本书出版得到973计划中医基础理论项目"确有疗效的有毒中药科学应用关键问题的基础研究"项目支持

有毒中药附子

YOUDU ZHONGYAO FUZI

主编 叶祖光

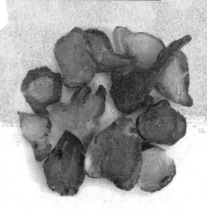

中国中医药出版社
·北京·

图书在版编目（CIP）数据

有毒中药附子/叶祖光主编．—北京：中国中医药出版社，2015.10（2024.1重印）

ISBN 978-7-5132-2778-0

Ⅰ.①有… Ⅱ.①叶… Ⅲ.①附子-药物毒性-研究 Ⅳ.①R282.710.5

中国版本图书馆 CIP 数据核字（2015）第 234343 号

中国中医药出版社出版
北京经济技术开发区科创十三街31号院二区8号楼
邮政编码 100176
传真 010 64405721
山东润声印务有限公司印刷
各地新华书店经销

*

开本 880×1230 1/32 印张 18.625 字数 401 千字
2015年10月第1版 2024年1月第3次印刷
书　号 ISBN 978-7-5132-2778-0

*

定价 69.00 元
网址　www.cptcm.com

如有印装质量问题请与本社出版部调换
版权专有　侵权必究
服务热线　010 64405510
购书热线　010 64065415　010 64065413
微信服务号　zgzyycbs
书店网址　csln.net/qksd
官方微博　http://e.weibo.com/cptcm
淘宝天猫网址　http://zgzyycbs.tmall.com

《有毒中药附子》
编委会

主　编　叶祖光（中国中医科学院中药研究所）
副主编　孙　蓉（山东省中医药研究院）
　　　　　张广平（中国中医科学院中药研究所）
编　委（按姓氏笔画排序）
　　　　　王均宁（山东中医药大学基础医学院）
　　　　　孙桂波（中国医学科学院药用植物研究所）
　　　　　朱跃兰（北京中医药大学东方医院）

序

附子是临床常用中药，在我国第一部药物学专著《神农本草经》中就有载录，列为"多毒，不可久服"之下品，以其功效刚烈迅猛，通上达下，行里彻表，补火助阳，温通诸经，而为治疗阳虚诸证及寒凝痛证之要药。临床应用数千年，历久弥新，广泛应用于休克、心脏病、肾病、骨关节痛、腹痛、腰痛、肿瘤等虚寒病证的治疗，药效卓著，为典型的虎狼药。附子含有剧毒成分乌头碱、次乌头碱等生物碱，若临床炮制、煎煮或应用不当，又极易导致中毒，但只要懂得如何掌控和驾驭，合理使用，就能扬长避短，成为真正治疗疑难重症的杀手锏。

我国古代的中医药先贤在长期的临床实践中形成了针对附子的严格控毒理论与方法，使附子的治疗效果大于风险，这正是附子可以应用于临床数千年的缘故。然而，附子的中毒案例和不良事件仍然时有报道，这说明我们对附子毒性的认识还不够彻底，其控毒理论与实践尚未达到尽善尽美，故不论从理论分析，还是从临床应用与科学研究的角度，对附子的毒性研究及其减毒增效的规律进行全面系统的研究，都具有十分重要的科学价值和临床价值。

有关附子的研究甚多,发表的论文以及著作可谓浩如烟海。叶祖光教授主编的《有毒中药附子》,能够在众多的附子著作中占有一席之地,与作者的学术权威性、研究工作的系统深入性有关。同时该著作尚具有以下特色:一是突出"毒性"这一主题,全书内容以附子毒性以及减毒控毒的研究为主线有序展开;二是注重经典,上溯本草、方书,下及先贤诸家,考镜源流,由博返约;三是博采众长,广泛搜集近几十年来有关附子的国内外研究成果,分析提炼,总结规律,提出新的见解;四是研究新知,以所承担的973研究项目"确有疗效的有毒中药科学应用关键问题的基础研究"为平台,荟萃了该项目各个课题组有关附子研究的最新成果,并结合作者的研究结果和体会,对有关文献报道进行分析和评述,颇具新意,给人以启迪,为该书增色不少。

作者编写本书的宗旨是为附子临床安全合理用药提供参鉴,所以该书不仅具有较高的学术水平,而且具有临床实用价值,是近些年研究附子的力作,值得研读。

本著作即将付梓,应祖光先生之赐,先读为快,并将读后感写出以谢作者,也权充为序。

中国工程院 院士
中国中医科学院 院长
天津中医药大学 校长

癸巳年元月旅美途中

前　言

有幸承担973研究项目"确有疗效的有毒中药科学应用关键问题的基础研究",同时承蒙管理部门和学术界的抬爱,任命我担任首席科学家。经过课题组全体人员几年的辛勤劳作,终于圆满完成了973规定的科研任务。除了总结汇报之外,我总感觉应当把我们几年来的研究工作整理出版出来,与同道分享。基于上述考虑,我们编写了这本《有毒中药附子》。

在我所承担的973"确有疗效的有毒中药科学应用关键问题的基础研究"项目中,附子是重点研究内容,我们从附子的本草学、生药学、化学、毒理学、药理学、药代动力学、毒性-功效-证候关联性、控毒、临床安全用药等方面进行了全方位的研究,但在这些研究中,有一条主线贯穿各个方面的工作,这就是附子的毒性问题。在本书的编写中以附子毒性为主题,做到言必称毒性,同时在收集文献和介绍他人经验时,力戒照本宣科的抄录,避免不加消化的生搬硬套;尽量结合自己研究工作的经验和体会以及所做的试验结果,对有关问题进行分析和评述,让读者感到作者是在第一线工作的科研人员,而不是录入员。

该书字数虽然不多,但写作人员不少,每个章节的写作者都是这个章节内容的专家和具体科研人员,只有这样才能写出有见地的作品。当然由于各个章节的作者学术水平、写作能力等因素,所以各个章节之间的差异是显而易见的。此外,在编写过程中由于时间、水平以及文献谙熟程度等原因,挂一漏万之处在所难免,敬请读者多加原谅,同时也万望指正和不吝赐教,从而有利于本书日后的修订。

  973 项目"确有疗效的有毒中药科学应用关键问题的基础研究"的实施是撰写本书的原动力,各课题的研究工作是本书成文的基础,全体编写人员辛勤的努力是本书成文的根本,所以我要感谢我所承担的 973 项目课题组全体人员。除编委会人员外,北京中医药大学东方医院侯秀娟、韦尼、马菲,北京中医药大学中药学院孙文燕,山东省中医药研究院黄伟、栾永福、王懿、钱晓路、冯群、赵庆华,山东中医药大学张成博、张丹、杨雅西、平静、于鹰、李进,中国医学科学院药用植物研究所陈荣昌、张强,中药复方新药开发国家工程研究中心翟建英、张思玉参与编写工作,在此一并表示感谢。总之,愿本书对读者能起到开卷得益的作用,倘若如此,几个月笔端耕耘的编写人员就深感欣慰了。

叶祖光
2015 年 1 月 30 日

目 录

第一章 本草学研究 ································· 1
    一、药名释义 ································· 1
    二、主要药性 ································· 2
    三、功用主治 ································· 9
    四、用量用法 ································· 22
    五、中毒反应 ································· 26
    六、使用注意 ································· 28

第二章 附子生药学研究 ·························· 34
    一、附子的基原与性状 ····················· 34
    二、采集炮制 ································· 40

第三章 附子化学成分研究 ······················· 54
    一、生物碱 ···································· 54
    二、多糖 ······································· 59
    三、植物甾醇 ································· 60
    四、有机酸、有机碱 ························ 60
    五、蛋白质、酶、氨基酸 ·················· 61
    六、微量元素 ································· 61
    七、其他成分 ································· 62

第四章　附子药理作用研究 …………………… 66
　一、对心脏与血管的作用 ………………… 66
　二、镇痛抗炎作用 ………………………… 74
　三、免疫系统作用 ………………………… 84
　四、抗肿瘤作用 …………………………… 85
　五、抗衰老作用 …………………………… 86
　六、降低胆固醇 …………………………… 87
　七、对肾功能的影响 ……………………… 87
　八、对糖尿病的影响 ……………………… 89
　九、其他作用 ……………………………… 90

第五章　附子代谢动力学研究 ……………… 103
　一、附子代谢动力学过程与代谢机制研究 … 104
　二、病证对附子代谢动力学的影响 ……… 120
　三、关于附子代谢动力学研究的思考 …… 121

第六章　附子毒性研究 ……………………… 125
　一、附子系统毒理学研究 ………………… 125
　二、毒性部位及机制研究 ………………… 128
　三、小结 …………………………………… 134

第七章　附子用量－毒性－功效关联性研究 … 139
　一、附子用量与功效关联性研究 ………… 139
　二、附子用量与毒性关联性研究 ………… 148
　三、附子剂量－毒性－功效关联性研究 … 154

第八章　附子的毒性－功效－证候关联评价研究 … 162
　一、从物质基础研究附子的功效和毒性关联 … 163
　二、基于病证的附子功效－毒性－证候研究 … 167

三、影响附子毒性－功效－证候关联性
　　　　评价的因素研究…………………… 173
　　四、小结………………………………… 176
第九章　附子的控毒研究……………………… 179
　　一、炮制减毒…………………………… 180
　　二、配伍减毒…………………………… 196
第十章　附子临床应用………………………… 249
　　一、附子在古代方剂中的应用规律研究……… 249
　　二、附子在现代临床中的应用规律研究……… 284
第十一章　扶阳派重用附子经验及其研究……… 321
　　一、扶阳派学术思想…………………… 321
　　二、扶阳派诸医家超大剂量应用附子的经验 … 324
　　三、小结………………………………… 329
第十二章　临床运用附子的不良反应与救治……… 333
　　一、临床应用附子的常见不良反应……… 333
　　二、临床运用附子中毒原因分析………… 336
　　三、临床运用附子中毒的救治…………… 341
　　四、临床运用附子中毒的预防…………… 345
附录一　古代附子经典常用方剂……………… 351
　　一、内科方剂…………………………… 351
　　二、外科方剂…………………………… 490
　　三、妇人经带胎产诸疾方剂…………… 497
　　四、五官口齿科方剂…………………… 503
　　五、其他………………………………… 512
附录二　已批准上市含附子的中药品种……… 513

第一章 本草学研究

一、药名释义

附子之名,因其附于乌头之根而得名。早在《神农本草经集注》就有"乌头与附子同根"的记载,宋代杨天惠《彰明附子记》亦谓:"附子之品有七,实本同而末异,初种之小者为乌头,附乌头而旁生者为附子,又左右附而偶生者为鬲子,又附而长者为天雄,又附而尖者为天佳,又附而上出者为侧子,又附而散生者为漏篮。皆脉络连贯,如子附母,而附子以贵,故独专附名,自余不得与焉。"其后的《本草纲目》也说乌头"出彰明者,即附子之母"。而在我国本草著作出现以前,乌头以"堇"的名称出现在我国甲骨文中,字面解释为"天降的灾难"。汉代贾逵《春秋左氏传·解诂》云:"堇,即乌头也。"由于"堇"字的发音在古代和"艮"字的发音相同,至汉代又写成"艮"或"茛""耿"等。《说文·艸部》云:"芨,堇草也。"《尔雅·释草》亦谓"芨,堇草。"《广雅·释草》云:"蒻,奚毒,附子也。一岁为蒯(与侧同)子,二岁为乌喙,三岁为附子,四岁为乌头,五岁为天雄。"认为乌头、附子、侧子、乌喙、天雄五物同为一体,由于生长

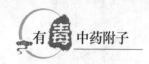

时间长短的不同,而分为各种称谓。三国时期的《吴普本草》记载:"乌头一名堇,附子一名茛。"(茛的发音古人也读作"建")。晋·葛洪在《肘后备急方》中记有三建汤,三建(堇、茛、建)就是乌头、附子及天雄。晋末谢灵运在《山居赋》中明确指出:"三建即乌头、附子、天雄,异名同出。"明代《本草蒙筌》谓:"附子系乌头旁出,故附子佥名。"《本草纲目》释名"附乌头而生者为附子,如子附母也。乌头如芋魁,附子如芋子。"

二、主要药性

1. 毒性

对于附子的毒性认知,历代本草记载不尽一致。汉代,《神农本草经》将本品列为"多毒,不可久服"的下品,魏《吴普本草》首次明确记载其"有毒"。南北朝时期,《名医别录》《神农本草经集注》均谓其"有大毒"。自此以降,历代本草多谓其有"大毒"(表1-1),《本草害利》更是着重指出:"生附子,毒紧功烈。"据历代本草记载,综合其用量大小与毒性反应的强弱及对机体损害程度,除1957年版《中国药典》未收载,1963年版《中国药典》将其定性为大毒外,历版(1977~2010年)《中国药典》(一部)、《中华本草》《中药大辞典》及各类高等中医药院校教材《中药学》等均将其毒性定为"有毒"。

表1-1 古代本草著作中有关附子毒性衍变的记载

朝代	著作	内容	朝代	著作	内容
汉	神农本草经	下品	清	本草择要纲目	大毒
魏	吴普本草	有毒		本草新编	大毒
梁	名医别录	大毒		冯氏锦囊秘录	大毒
	神农本草经集注	大毒		本草备要	有毒
唐	新修本草	大毒		本草经解要	大毒
	千金翼方·本草	大毒		得配本草	大毒
宋	政和本草	大毒		本草求真	有毒
金元	汤液本草	大毒		本草再新	有毒
明	本草蒙筌	大毒		本草述钩元	大毒
	本草纲目	大毒		务中药性	有毒
	药鉴	大毒		医学要诀	大毒
	本草真诠	大毒		本草求原	大毒
	本草原始	大毒		本草害利	毒紧功烈
	本草经疏	大毒		本经便读	大毒
	本草正	有毒		药性粗评全注	大毒
	本草乘雅半偈	大毒			
	本草通玄	有毒			
	本草汇笺	大毒			

2. 性味

关于附子的性味,历代本草记载不尽一致(表1-2)。

表1-2 古代本草著作中有关附子性味衍变的记载

朝代	著作	性味
汉	神农本草经	味辛,温
魏	吴普本草	岐伯、雷公:甘。李氏:苦,大温
梁	名医别录	味甘,大热
	神农本草经集注	味辛、甘,温,大热
唐	新修本草	味辛、甘,温,大热
	千金翼方·本草	味辛、甘,温,大热
宋	政和本草	大毒
金元	医学启源	气热,味大辛
	主治秘要	性大热,味辛、甘
	汤液本草	气热,味大辛,纯阳;辛、甘,温,大热
明	心印绀珠经	味辛,性热
	本草蒙筌	味辛、甘,气温,大热
	本草纲目	辛,温
	药鉴	味辛,性热
	本草真诠	味辛甘,气温,大热
	本草原始	气味辛温
	景岳全书·本草正	气味辛、甘,腌者大咸,性大热
	本草经疏	气味皆大辛大热,微兼甘苦
	本草图解	辛,热
	药品化义	味大辛,气雄壮,性悍烈
	本草乘雅半偈	气味辛温
	本草通玄	辛热
	本草汇笺	附子禀雄壮之质,具悍烈之性,大辛大热,兼甘苦
	雷公炮制药性解	味辛、甘,性大热

朝代	著作	性味
清	医学要诀	辛、热
	本草择要纲目	气味辛温
	本草新编	味辛,气温、大热
	本草必用	辛、甘,大热
	冯氏锦囊秘录	甘,苦
	本草备要	辛甘,大热纯阳
	本经逢原	气味俱厚而辛烈
	本草经解要	气温大热,味辛
	本草从新	辛、甘,大热纯阳
	得配本草	大辛,大热
	本草求真	辛,大热,纯阳
	药笼小品	辛、甘大热,其性纯阳
	本草分经	辛、甘,大热纯阳
	本草再新	味甘、辛,性热
	本草述钩元	气味大辛大热,微兼甘苦
	务中药性	辛、甘,大热纯阳
	本草求原	辛温,大热
	本经便读	具辛温气味
	本草撮要	味辛,温
	药性粗评全注	辛,温

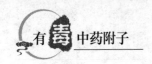

由上可见，附子性味辛、甘，大热，为历代诸多医家和诸家本草所认同，现多从之，除1977年版《中国药典》（一部）、《中药大辞典》《中华本草》将性味定为"辛、甘，热"外，历版（1957～2010年）《中国药典》（一部）及高等中医药院校教材《中药学》等均将性味定为"辛、甘，大热"。

3. 归经

中药的归经理论，始于金元时期。对于附子归经的认识，有从六经定位者，多数医家谓其通行十二经脉（表1-3）。现代多以脏腑定位，除1957～1977年版《中国药典》未列附子归经外，历版（1987～2010年）《中国药典》（一部）、《中华本草》《中药大辞典》及高等中医药院校教材《中药学》等均将其归经定为"心、脾、肾经"。

表1-3 历代本草著作中有关附子归经衍变的记载

朝代	著作	内容
金元	医学启源	通行诸经
	汤液本草	通行诸经引用药。入手少阳三焦经、命门之剂
明	本草经疏	入手厥阴、命门，手少阳三焦，兼入足少阴、太阴经
	本草图解	通行十二经，无所不至
	药品化义	流通十二经，无不周到
	本草通玄	通十二经，无所不至

朝代	著作	内容
清	本草择要纲目	入手少阳足少阴二焦命门
	本草必用	入脾、肾二经
	本草备要	通行十二经，无所不至
	冯氏锦囊秘录	入手厥阴命门，手少阳三焦，兼入足少阴太阴经
	本经逢原	通行十二经，无所不至
	本草经解	入足厥阴肝经、足少阴肾经、手太阴肺经
	本草从新	通行十二经，无所不至
	药性切用	入肾命而通行十二经
	得配本草	入手少阴经，通行十二经络
	药笼小品	通行经络，无所不至
	本草再新	入心、肝、肾三经
	本草述钩元	入手厥阴命门，手少阳三焦，兼入足少阴太阴经
	务中药性	通行十二经，无所不至
	本草撮要	入足太阴、厥阴经
	药性粗评全注	入少阴三焦命门

4. 升降浮沉

历代医家对附子升降浮沉的认识多有分歧（表1-4）。

表1-4 历代本草著作中有关附子升降浮沉衍变的记载

朝代	著作	内容
金元	医学启源	《主治秘要》云：气厚味薄，轻重得宜，可升可降，阳也
	汤液本草	浮中沉，无所不至……为阳中之阳，故行而不止
明	心印绀珠经	浮也，阳中之阳也。其性浮而不沉
	本草蒙筌	浮也，阳中之阳也
	药鉴	气味俱厚，浮也，阳中之阳也。其性浮而不沉，其用走而不守
	本草真诠	浮也，阳中阳也
	本草经疏	气厚味薄，阳中之阴，降多升少
	药品化义	善走而不守
	雷公炮制药性解	阳中之阳，其性浮而不沉，其用走而不息
清	本草择要纲目	可升可降，阳中之阴，浮中之沉，无所不至
	本草新编	浮也，阳中之阳
	冯氏锦囊秘录	气厚味薄，阳中之阴，降多升少，浮中有沉，无所不至……其性走而不守
	本草备要	其性浮而不沉，其用走而不守
	本草从新	其性浮多沉少，其用走而不守
	药笼小品	其性纯阳多浮，其用走而不守
	本草分经	其性浮多沉少
	本草述钩元	气厚味薄，可升可降，浮中沉无所不至
	医学衷中参西录	其力能升能降

三、功用主治

1. 回阳救逆

附子辛甘大热，能上助心阳以通脉，下补肾阳以益火，"暖五脏，回阳气"（《景岳全书·本草正》），尤能"补命火以回元阳"（《药性切用》），皆因"其力能升能降，能内达能外散……谓善补命门相火，而服之能使心脉跳动加速，是于君相二火皆能大有补益也"（《医学衷中参西录》），故能"回欲尽之阳"（《医林纂要探源·药性》），"为回阳救逆第一品药"（《神农本草经读》），"阳微欲绝者，回生起死，非此不为功"（《本草备要》），凡"厥冷腹痛，脉沉细，甚则唇青囊缩者，急须用之，有退阴回阳之力，起死回生之功"（《本草纲目》引吴绶语），"故治汗多亡阳"（《医学衷中参西录》），"暴泻脱阳"（《本草原始》）。与人参配伍，其功尤胜，"以其禀雄壮之资，有斩关夺将之势，能引人参辈行于十二经，以追复其散失之元阳"（《医学正传》），"附子何以必得人参以成功，岂他药独不可制之乎？夫人参得附子则直前，无坚不破；附子得人参则功成，血脉不伤。至于他药，未尝不可兼投。然终不知人参与附子，实有水乳之合也。参附汤之治阴寒直中，又救一时之垂绝者，何以又不用生附子耶？夫熟附子之治直中阴寒也，寒入于至阴之肾中，祛命门之火出外，而不敢归宫，真火越出，而阴寒乘势祛逐，元阳几无可藏之地，此时而不大用人参，则元阳飞出于躯壳之外矣。然而徒用人参，不佐之以附子，则阴寒大盛，人参何能直入于腹中，以生元阳于无何有之

乡？既用附子，而不制其猛悍之气，则过逐阴寒，一往不顾，未必乘胜长驱。随阴寒而尽散热，必元阳无可归，而气又遽亡。故必须用熟者，同入于人参之中，既能逐阴寒之外出，又引元阳之内归，得附子之益，去附子之损，所谓大勇而成其大仁也"(《本草新编》)。

2. **温肾壮阳**

附子温热性急，"入足少阴肾经，补助真阳"(《本草经解要》)，"益阳火"(《本草经疏》)，"补下焦之阳虚"(《本草纲目》)，"补命门衰败之火"(《本草约言》)，故"为峻补元阳"之要药(《冯氏锦囊秘录》)，"补先天命门真火第一要剂"(《本草求真》)。治"肾虚脾损，腰膝软弱，滑泻无度，及真阳不足，头晕气喘而短，自汗勿止"(《药品化义》)，"肾火虚衰，五更溏泻"(《本草必用》)，"肾阳虚衰，阳痿宫冷"[2010年版《中国药典》（一部）]，又为"下血虚寒，痈疽久漏，久痢休息，虚寒病冷，肝肾元阳不足必用之品"(《萃金裘本草述录》)。

3. **温助脾阳**

《神农本草经》记载附子能"温中"，《珍珠囊药性赋》谓能"温暖脾胃"，《本草约言》认为其是因"入足少阴肾、太阴脾，补命门衰败之火，以生脾土"，因而《本经便读》称其为"温中峻剂"，故能治"心腹冷痛，霍乱转筋，下痢赤白"(《名医别录》)，"久痢脾泄……久病呕哕，反胃噎膈"(《本草纲目》)，"大肠冷结，小便虚秘，胃冷呃逆"(《医学要诀》)，"脾虚久泄……小儿慢惊"(《药笼小品》)，"脾胃冷泄，如洞泄完谷，澄澈清冷"（《本草必用》），"虚寒吐泻，脘腹冷痛"[2010年版《中国药典》（一部）]等。

4. 温助心阳

附子辛热入心，能上助心阳以通脉，善"补助阳气不足"（《医学启源》），尤"专补上焦阳虚……调血脉"（《本草蒙筌》），"能使自下而上而脉生，周行通达而厥愈"（《本草经读》），"服之能使心脉跳动加速"（《医学衷中参西录》），治"心阳不足，胸痹心痛"[2010年版《中国药典》（一部）]。

5. 散寒祛湿止痛

附子辛热气雄，走而不守，能外散寒邪，内温经脉，除湿止痛。如《神农本草经》记载，附子"主风寒咳逆邪气，温中，金疮，破癥坚积聚血瘕，寒湿痿躄，拘挛膝痛，不能行步。"《本草经解要》解析云："其主风寒咳逆邪气者，肺受风寒之邪气，则金失下降之性，邪壅于肺，咳而气逆也。附子入肺，辛热可解风寒也。寒湿之气，地气也，感则害人皮肉筋骨，而大筋软短，小筋舒长，拘挛痿躄之症成焉。附子入肝，肝主筋，辛可散湿，热可祛寒，寒湿散，而拘挛痿躄之症愈矣。膝痛不能行步者，肝肾阳虚，而湿流关节也，温热益阳，辛毒行湿，所以主之。癥坚积聚血瘕者，凡物，阳则轻松，阴则坚实，坚者皆寒凝而血滞之症也，附子热可软坚，辛可散结，温可行滞也。金疮寒则不合，附子温肺，肺主皮毛，皮毛暖，则疮口合也。"《神农本草经读》则概括指出，"上而心肺，下而肝肾，中而脾胃，以及血肉筋骨营卫，因寒湿而病者，无有不宜。"

（1）附子能"温经散寒"（《药品化义》），"去脏腑沉寒"

(《医学启源》),"能除肾中寒甚"(《用药法象》),"疗寒气凝涩"(《本草约言》),故可"治六腑沉寒,五脏痼冷,主伤寒直中三阴诸证,寒疝内结"(《本草述钩元》)等"一切沉寒痼冷之症"(《药笼小品》)。《汤液本草》认为"治寒,附子之类为君。兼见何证,以佐使药分治之",《本草约言》称其为"少阴受寒小腹痛,必用之药"。

(2)附子辛散温通,"生用走表,开腠理,通关窍,逐寒风清湿之邪"(《医林纂要探源·药性》),"走经络,有通达之权"(《本草约言》),为"除寒湿之要药"(《本草经疏》)。《神农本草经》载其主"寒湿痿躄,拘挛膝痛,不能行步",《药征》谓其"治恶寒,身体四肢及骨节疼痛,或沉重,或不仁",《本草必用》言其"疗风寒湿痹,手足麻木,瘫痪疼痛,或拘挛不能动履",为"除风寒湿三邪之要药"(《冯氏锦囊秘录》),"散阴寒,逐冷痛,通关节之猛药"(《本草汇言》)。又能"引温暖药达下焦,以祛除在里之冷湿"(《本草正》),"治脾湿肾寒"(《珍珠囊药性赋》),"脾虚湿淫腹痛,或虚冷肿胀"(《本草述钩元》)。

(3)"附子入肺,辛热可解风寒"(《本草经解要》),"能引发麻黄、防风、杏仁辈发表开腠理,以驱散其在表之风寒"(《医学正传》)。主"风寒咳逆"(《神农本草经》),"风寒头痛"(《医学要诀》),"阳虚外感"[2010年版《中国药典》(一部)]。

(4)附子辛热,能助阳散寒,温通气血,对《名医别录》所载本品"破癥坚积聚血瘕,金疮",《本草求原》释之为"破癥坚积聚,阳气虚而寒气内凝。血瘕,血寒聚而为瘕。金疮，寒在血肉，则刀伤溃烂，而肌不长"。附子"入坚结，有破散之勇。走经络，有通达之权"（《本草约言》），故《本草经解要》认为"癥坚积聚血瘕者……皆寒凝而血滞之症也，附子热可软坚，辛可散结，温可行滞也。金疮寒则不合，附子温肺，肺主皮毛，皮毛暖，则疮口合也。"此外，附子能"宣阳气而开邪郁，通经水而益肾衰"（《本草再新》），又治"妇人经寒不调"（《本草正》），"经闭"（《本草原始》）。

6. 引火归原

附子"善引火下行"（《本草从新》），"大能引火归原，制伏虚热"（《本草正》），凡"诸病真阳不足，虚火上升，咽喉不利，饮食不入，服寒药愈甚者，附子乃命门主药，能入其窟穴而招之，引火归原，则浮游之火自熄矣"（《本草汇言》）。"引火下行，亦有津调贴足心者"（《本草备要》），"若眼赤，以附片贴足心，引火下行自愈"（《本草撮要》）。"口疮久不瘥，醋面和末贴脚底"（《本草蒙筌》）。亦治"格阳喉痹"（《本草正》）。

此外，《医学要诀》载其能治"阴毒痈疽，鼻渊喉痹，齿痛耳聋，蛔厥麻痹"。《本草拾遗》载本品"醋浸削如小指，内耳中去聋。去皮炮令坼，以蜜涂上炙之，令蜜入内，含之勿咽其汁，主喉痹"；《本草纲目》载"合葱涕，塞耳治聋"。《本草撮要》云："若手足冻裂，附子去皮为末，以水面调涂"；"漏疮，锉片如钱封口，加艾可灸"（《本草蒙筌》）。又能"开关门，消水肿"（《药笼小品》），治"腰重腿肿，小便不利，或肚腹肿胀，或喘急痰盛"（《药品化义》），但其"消水气浮肿，必口不渴，不烦满，大便溏，小便虽少而不赤涩，内无热者"(《本草必用》)。

附子在历代本草著作、现代教材中的功效主治见表1-5、1-6。

表1-5 历代本草著作中有关附子功效主治衍变

朝代	著作	内容
汉	神农本草经	主风寒咳逆邪气,温中,金疮,破癥坚积聚血瘕,寒湿痿躄,拘挛膝痛,不能行步
南北朝	名医别录	脚疼冷弱,腰脊风寒,心腹冷痛,霍乱转筋,下痢赤白。坚肌骨,强阴。又堕胎,为百药长
南北朝	神农本草经集注	主风寒咳逆,邪气,温中,金创,破癥坚积聚,血瘕,寒湿痿躄,拘挛膝痛,不能行走。治脚疼冷弱,腰脊风寒,心腹冷痛,霍乱转筋,下痢赤白,坚肌骨,强阴。又堕胎,为百药长
唐	本草拾遗	醋浸削如小指,纳耳中去聋。去皮炮令坼,以蜜涂上炙之,令蜜入内,含之勿咽其汁,主喉痹
唐	千金翼方·本草	主风寒咳逆,邪气,温中,金疮,破癥坚积聚,血瘕,寒湿痿躄拘挛,膝痛脚疼、冷弱,不能行步,腰脊风寒,心腹冷痛,霍乱转筋,下痢赤白,坚肌骨,强阴。又堕胎,为百药长
宋	政和本草	主风寒咳逆,邪气,温中,金疮,破癥坚积聚,血瘕,寒湿痿躄拘挛,膝痛脚疼、冷弱,不能行步,腰脊风寒,心腹冷痛,霍乱转筋,下利赤白,坚肌骨,强阴。又堕胎,为百药长
宋	本草衍义	补虚寒,则须用附子

朝代	著作	内容
金元	医学启源	《主治秘要》云，其用有三：去脏腑沉寒一也；补助阳气不足二也；温暖脾胃三也
	珍珠囊药性赋	治脾湿肾寒
明	本草约言	疗寒气凝涩，有温中之妙。除手足厥逆，有回阳之功。入坚结，有破散之勇。走经络，有通达之权……又少阴受寒小腹痛，必用之药
	本草蒙筌	除四肢厥逆，去五脏沉寒。噤闭牙关，末纳鹅管吹入。红突疔毒，末调酽醋涂消。口疮久不瘥，醋面和末贴脚底。脚气暴发肿，醋汁搅末敷患间。漏疮锉片如钱，封口加艾可灸。暖脚膝健步，坚筋骨强阴。佐八味丸中，壮元阳益肾。非附子不能补下焦阳虚，故八味丸加桂附，乃补肾经之阳；六味丸去桂附，盖补肾经阴也……专补上焦阳虚，善治一切风气。驱寒湿痹，缓急拘挛，却头面风往来疼痛。助武勇力作不倦，消结积，身轻健行。调血脉益精，堕胎孕通窍
	本草纲目	温暖脾胃，除脾湿肾寒，补下焦之阳虚（元素）。除脏腑沉寒，三阳厥逆，湿淫腹痛，胃寒蛔动，治经闭，补虚散壅（李杲）。督脉为病，脊强而厥（好古）。治三阴伤寒，阴毒寒疝，中寒中风，痰厥气厥，柔痓癫痫，小儿慢惊，风湿麻痹，肿满脚气，头风，肾厥头痛，暴泻脱阳，久痢脾泄，寒疟瘴气，久病呕哕，反胃噎膈，痈疽不敛，久漏冷疮。合葱涕，塞耳治聋（时珍）

朝代	著作	内容
明	本草征要	补元阳，益气力，堕胎孕，坚筋骨。心腹冷疼，寒湿痿躄，足膝瘫软，坚瘕癥癖，主治繁众，皆由风、寒、湿三气所致。邪客上焦，咳逆心痛。邪客中焦，腹痛积聚。邪客下焦，腰膝脚痛。附子热而善走，诸证自瘥也
	药鉴	除六腑之沉寒，补三阴之厥逆
	本草真诠	通行诸经引药，又云入手少阳三焦命门之剂，下焦阳虚非此不补，八味丸加桂附乃补肾之阳，六味丸去桂附乃补肾之阴，治外感证非得身凉四肢厥者不可替用，治内伤证从身来热甚而气虚脉细者正宜速入
	本草原始	主治风寒咳逆，邪气寒湿，痿躄拘挛，膝痛不能行步，破癥坚积聚，血瘕金疮。腰脊风寒，脚气冷弱，心腹冷痛，霍乱转筋，下痢赤白，温中强阴，坚肌骨，又堕胎，为百药长。温暖脾胃，除脾湿肾寒，下焦之阳虚。除脏腑沉寒，三阴厥逆，湿淫腹痛，胃寒蛔动，治经闭，补虚散壅。督脉为病，脊强而厥。治三阴伤寒，阴毒寒疝，中寒、中风痰厥，小儿慢惊，风湿痹肿满，头风头痛，暴泻脱阳，久痢寒疟，呕逆反胃。疗耳聋
	景岳全书·本草正	功能除表里沉寒，厥逆、寒噤，温中强阴，暖五脏，回阳气，格阳喉痹，阳虚二便不通及妇人经寒不调，小儿慢惊等证

朝代	著作	内容
明	本草图解	暖脾胃而祛寒湿，补命门而救阳虚。除心腹腰膝冷疼，破癥坚积聚血瘕。治伤寒阴证厥逆，理虚人膈噎胀满，主督脉脊强而厥，救疝家引痛欲绝，敛痈疽久溃不收，拯小儿脾弱慢惊
	药品化义	附子属纯阳，体重而大实，色肉微黄皮黑，气雄壮，味辛，性大热而烈，能浮能沉，温经散寒，性气与味俱厚，通行诸经……主治身不热，头不痛，只一怕寒，四肢厥逆，或心腹冷痛，或吐泻，或口流冷涎，脉来沉迟，或脉微欲脱。此大寒直中阴经，宜生用以回阳，有起死回生之功。如肾虚脾损，腰膝软弱，滑泻无度，及真阳不足，头晕气喘而短，自汗勿止，炮用，以行经络
	本草乘雅半偈	主风寒咳逆邪气，寒湿痿躄拘挛，膝痛不能行步，破癥坚积聚、血瘕金疮
	本草通玄	暖脾胃而驱寒湿，补命门而救阳虚，除心腹腰膝冷疼，破癥坚积聚血瘕，治伤寒阴症厥逆，理虚人膈噎胀满，主督脉脊强而厥，救疝家引痛欲绝，敛痈疽久溃不收，拯小儿脾弱慢惊

朝代	著作	内容
清	医学要诀	阴证伤寒，中风冷厥，小儿慢惊，厥阴寒疝，风寒头痛，肾厥头疼，霍乱转筋，癫痫柔痓，皆有起死回生之功。又主久痢脾泄，阴疟脚气，心腹冷痛，反胃噎膈，半身不遂，口眼㖞斜，大肠冷结，小便虚秘，胃冷呃逆，阳虚吐血，阴毒痈疽，鼻渊喉痹，齿痛耳聋，蛔厥麻痹。督脉为病，脊强而痛，小儿顶软囟陷。妇人血风经闭。补命门，坚筋骨，温中强阴，功力为最
	本草择要纲目	主治风寒咳逆，温中，散脏腑沉寒，拘挛膝痛，补虚散壅，脊强而厥，久病呕哕，反胃噎膈，痈疽不敛，下痢赤白，助阳退阴。凡伤寒传变三阴及中寒夹阴，虽身大热而脉沉者必用之……功能退阴扶阳，起死回生
	食物本草会纂	疗虚损，翻胃，壮元阳之力
	冯氏锦囊秘录	为峻补元阳，而除风寒湿三邪之要药
	本草备要	回阳，补肾命火，逐风寒湿
	本经逢原	暖脾胃而通噎膈，补命门而救阳虚，除心腹腰膝冷痛，开肢体痹湿痿弱，疗伤寒呃逆不止，主督脉脊强而厥，救寒疝引痛欲死，敛痈疽久溃不收及小儿脾弱慢惊，并须制熟用之。附子为阴证要药，凡伤寒阴证厥逆直中三阴，及中寒夹阴，虽身热而脉沉细或浮虚无力者，非此不治。或厥冷腹痛，脉沉细，甚则唇青囊缩者，急须生附以峻温散之

朝代	著作	内容
清	本草经解要	主风寒咳逆邪气，寒湿痿拘挛，膝痛不能行步，破癥坚积聚血瘕、金疮
	本草从新	大燥回阳，补肾命火，逐风寒湿……气厥痰厥，心腹冷痛，暴泻脱阳，脾泄久痢，拘挛风痹，癥瘕积聚，督脉为病，脊强而厥，小儿慢惊，壮阳退阴，杀邪辟鬼，通经堕胎
	得配本草	主六腑沉寒，回三阴厥逆
	本草求真	为补先天命门真火第一要剂。凡一切沉寒痼冷之症，用此无不奏效……冷痢寒泻，霍乱转筋，拘挛风痹，癥瘕积聚，督脉为病，脊强而厥，小儿慢惊，痘疮灰白，痈疽不敛，皆属于寒者
	药征	主逐水也，故能治恶寒，身体四肢及骨节疼痛，或沉重，或不仁，或厥冷，而旁治腹痛、失精、下利
	神农本草经三家合注	主治风寒咳逆邪气，寒湿痿躄拘挛，膝痛不能行走，破癥瘕坚积聚、血瘕金疮
	药笼小品	治中寒中风，心腹冷痛，暴泻脱阳，脾虚久泄，拘挛风痹，小儿慢惊，痘疮灰白，一切沉寒痼冷之症。开关门，消水肿。通宜冷服，热因寒用
	本草再新	宣阳气而开邪郁，通经水而益肾衰，温中燥湿，治阴寒，疗疝痔

朝代	著作	内容
清	本草述钩元	其性走而不守，非若干姜止而不行。补下焦阳虚，治六腑沉寒，五脏痼冷，主伤寒直中三阴诸证，寒疝内结，脾虚湿淫腹痛，或虚冷肿胀，脏冷脾泄，暴泻脱阳，久冷反胃，久痢休息，寒湿痿痹拘挛，腰脊膝痛，脚疼冷弱不能行步，更治偏风半身不遂，头风，肾厥头痛，皆因阳虚。又疗下血虚寒，痈疽久漏
	药性集要	治短呃，虚寒喘
	务中药性	能治风痹拘挛，癥瘕积聚，督脉为病，而厥，小儿慢惊，痘疮灰白，痈疽不敛，一切沉寒痼冷之证
	本经便读	主风寒邪气喘逆，破血瘕癥坚积聚，膝痛拘挛不能行，寒湿痿躄亦能治，兼主金疮，温中峻剂
	萃金裘本草述录	偏风半身不遂，下血虚寒，痈疽久漏，久痢休息，虚寒病冷，肝肾元阳不足必用之品
	本草撮要	功专驱风泄湿……若手足冻裂，附子去皮为末，以水面调涂。若眼赤以附片贴足心引火下行自愈，附尖合浆水饮之可吐胶痰
	药性分类	治中风中寒，心腹冷痛，暴泻脱阳，霍乱转筋，督脉为病，小儿慢惊，一切沉寒痼冷之症

表1-6 现代历版《中国药典》、本草著作及教材等有关附子功效主治衍变

时间	著作	功效	主治
1957年	中国药典		未载
1963年	中国药典（一部）	回阳补火，散寒除湿	阴盛阳格，大汗亡阳，暴泻脱阳，厥逆脉微，沉寒痼冷，心腹冷痛，寒泻冷痢，风寒湿痹，肿满脚气，小儿慢惊，久漏冷疮
1977年	中国药典（一部）	回阳，温里，逐寒，止痛	亡阳虚脱，四肢厥冷，汗出脉微，虚寒泄泻，脘腹冷痛，寒湿痹痛，阳虚水肿，心力衰竭，慢性肾炎水肿
1985年	中国药典（一部）	回阳救逆，补火助阳，逐风寒湿邪	亡阳虚脱，肢冷脉微，阳痿，宫冷，心腹冷痛，虚寒吐泻，阴寒水肿，阳虚外感，寒湿痹痛
1990~2005年	中国药典（一部）	同上	同上
2010年	中国药典（一部）	回阳救逆，补火助阳，散寒止痛	亡阳虚脱，肢冷脉微，心阳不足，胸痹心痛，虚寒吐泻，脘腹冷痛，肾阳虚衰，阳痿宫冷，阴寒水肿，阳虚外感，寒湿痹痛

时间	著作	功效	主治
1986年	中药大辞典	回阳补火,散寒除湿	阴盛格阳,大汗亡阳,吐利厥逆,心腹冷痛,脾泻冷痢,脚气水肿,小儿慢惊,风寒湿痹,痿躄拘挛,久阴疽疮漏及一切沉寒痼冷之疾
1999年	中华本草	回阳救逆,补火助阳,散寒除湿	亡阳欲脱,肢冷脉微,阳痿宫冷,心腹冷痛,虚寒吐泻久痢,阴寒水肿,阳虚外感,风寒湿痹,阴疽疮疡

四、用量用法

1. 用量

古代本草均未明确记载附子用量,即使在方书中附子的用量亦不一致。汉代《伤寒论》与《金匮要略》中附子用量多为1枚,《神农本草经集注》谓:"附子、乌头若干枚者,去皮净,以半两准一枚。"临床可资参考。

本草中有根据附子的生熟异用及炮制程度、配伍药物而酌定用量者,如《本草正义》云:"惟此物善腐,市肆中皆是盐制之药,而又浸之水中,去净咸味,实则辛温气味,既一制于盐之咸,复再制于水之浸,久久炮制,真性几于尽失,故用明附片者,必以干姜、吴萸等相助为现,方有功用,独以钱许,其力甚缓。寿颐尝于临症之余，实地体验，附片二钱，尚不如桂枝三五分之易于桴应，盖真性久已淘汰，所存者寡矣。是以苟遇大症，非用至一二钱不能有效，甚者必三五钱，非敢孟浪从事，实缘物理之真，自有非此不可之势。若用生附，或兼用乌头、草乌，终嫌毒气太烈，非敢操必胜之券矣。"

本草中也有根据所治病证不同而酌定分量者，如《本草新编》曰："凡阳虚之症，宜用阳药救之，故附子可多用以出奇；阴虚之病，宜用阳药养之，故附子可少用以济胜。阳得阴而功速，阴得阳而功迟，各有妙用也。或疑附子之功，有以少而成功者，又是何故？夫急症宜多，而缓症宜少，此用附子之法也。但古人有用附子止一片而成功，非藉其斩关夺门之神也。"

现代，《中国药典》（一部）1963 年版规定日用量为一至三钱，1977～2010 年版均规定为 3～15g。《中华本草》谓："内服：煎汤，3～9g（炮制品），回阳救逆可用 18～30g；或入丸、散。外用适量。"

2. **用法**

《医学源流论·服药法论》曰："病之愈不愈，不但方必中病，方虽中病，而服之不得其法，则非特无功，而反有害，此不可不知也……服药之法，宜热宜温，宜凉宜冷，宜缓宜急，宜多宜少，宜早宜晚，宜饱宜饥，更有宜汤不宜散，宜散不宜丸，宜膏不宜丸。其轻重大小，上下表里，治法各有当。"所以服用方法是否得当，也是附子能否取效或引起中毒反应不可忽视的因素。

（1）内服宜用炮制品，生品多作外用，作汤剂者，宜久煎。关于附子生熟的使用问题,古代医家观点有分歧,本草著作中的记载也不一致。有认为回阳救逆宜生用者,如《药雅》谓:"生者其力特猛,救里阳于垂脱之际;炮则其性稍缓,走表分以温经逐水。"《本草正义》亦认为:"仓猝暴病之肢冷肤清,脉微欲绝,或上吐下泻,澄澈清冷者,非生用不为功。而其他寒病之尚可缓缓图功者,则皆宜用炮制,较为驯良。"有认为温补宜熟用,发散当生用者,如宋代陈衍《宝庆本草折衷》引郭坦语:"大抵以之扶衰疗冷,敛汗止泻,则炮者是须;以之驱风消痰,除湿散癖,即生者是取焉。"《医林纂要探源·药性》也说:"生用走表,开腠理,通关窍,逐寒风清湿之邪;熟行里,回欲尽之阳,滋已燥之血;制用滋本,固命火于寒水之中,逐淫邪于沉痼之地。"《本经逢原》谓:"附子生用则散阴寒,熟用则助真元。"《药性切用》亦云:"生用暖肾脏,以祛寒湿;熟用补命火,以回元阳。"《药笼小品》概之谓:"发散生用,峻补熟用。"但附子生用毒性较大,为保证用药安全,又基本不影响其疗效,现代内服,主张使用炮制品,即使生用亦应久煎,如《中国药典》(一部)1963年版规定:"一般炮制后用,生者作汤须久煎。"1977年版规定无论生熟,均须"久煎,至入口无麻辣感为度"。

(2)宜从小量开始,逐渐加量。《神农本草经集注》指出:"分剂秤两,轻重多少,皆须甄别。若用得其宜,与病相会,入口必愈,身安寿延。若冷热乖衷,真假非类,分两违舛,汤丸失度,当瘥反剧,以至殆命。医者意也,古之时所谓良医,盖善以意量得其节也。"若"单行一两种毒物,如巴豆、甘遂辈,不可便令至剂耳,依如经言。一物一毒,服一丸如细麻；二物一毒，服二丸如大麻；三物一毒，服三丸如胡豆；四物一毒，服四丸如小豆；五物一毒，服五丸如大豆；六物一毒，服六丸如梧子；从此至十，皆如梧子，以数为丸。而毒中又有轻重，如狼毒、钩吻，岂同附子、芫花辈耶？凡此之类，皆须量宜。"《诸病源候论·服药失度候》云："凡合和汤药，自有限剂，至于圭铢分两，不可乖违，若增加失宜，更生它疾。其为病也，令人吐下不已，呕逆而闷乱，手足厥冷，腹痛转筋。久不以药解之，亦能致死。速治即无害。"说明使用有毒中药应据其药性特点，选用适宜的剂量，对于预防中毒极为重要。宋官修方书《圣济总录·服药过剂》云："毒药攻邪，不必过剂，过则反伤正气，犹以五味致养，稍过亦能为害，此理之必至也。"宋·寇宗奭《本草衍义》亦指出："凡服药多少，虽有所说……今更合别论，缘人气有虚实，年有多少，病有新久，药有多毒少毒，更在逐事斟量，不可举此为例，但古人凡设例者，皆是假令，岂可执以为定法？"《景岳全书》亦云："然毒药虽有约制，而饮食亦贵得宜，皆不可使之太过，过则反伤其正也。"说明毒药的应用剂量，既要有一定规矩，也应根据具体情况斟酌其宜。

（3）若寒证病情严重，出现真寒假热证时，可热药冷服，以防呕逆拒药。如《本草纲目》曰："凡用乌、附药，并宜冷服者，热因寒用也。盖阴寒在下，虚阳上浮。治之以寒，则阴气益甚而病增；治之以热，则拒格而不纳。热药冷饮，下嗌之后，冷体既消，热性便发，而病气随愈。不违其情而致大益，此反治之妙也。"《本草备要》也说："凡阴证用姜附，药宜冷服，热因寒用也……此反治之妙也。"

（4）不宜多服久服。"多毒不可久服"（《神农本草经》），中病即止，是服用有毒中药的基本法则。附子在《神农本草经》中列为下品，《本草经集注》云："下品药性，专主攻击，毒烈之气，倾损中和，不可恒服，疾愈则止。"《本草纲目》也说："大抵攻病用毒药，中病即当止也。"附子为有毒之品，其性辛甘大热，过剂必伤其正，或助火生热，若久用难免不致里热内生，故《本草崇原》谓附子不可过服，"服之必发火，而痈毒顿生"。

（5）把握服药时间。倘若服药时间不当，扰乱了人体的正常生理节律，不但效果不佳，反而会产生或加重药物的"毒性"。正如徐灵胎在《慎疾刍言·煎药服药法》中所言："（服药）早暮不合其时……不惟无益，反能为害。"《阴证略例·阴阳寒热各从类生服药同象》指出："假令附子与大黄合而服之，昼服则阳药成功多于阴药，夜服则阴药成功多于阳药，足从其类也。况人之疾，独不然乎！若病阳症，昼则增剧，夜则少宁；若病阴症，昼则少宁，夜则增剧。是人之阴阳寒热从天地之行阴行阳也，寒热之化，以此随之。故前人治药续于夜半之后者，所以却类化之阴而接身与子所生之阳也。"

现代，《中华本草》谓："内服煎汤……或入丸、散。外用适量，研末调敷，或切成薄片盖在患处或穴位上，用艾炷灸之。内服宜制用，宜久煎；外用多用生品。"

五、中毒反应

附子有毒，若服用不当，或生品内服，均容易引起中毒。其主要表现如下。

(1) 肢体麻木，口唇发麻，目痛昏晕，呕吐，腹泻。《诸病源候论·解诸药毒候》云："但着毒重者，亦令人发病时咽喉强直，而两眼睛疼，鼻干，手脚沉重，常呕吐，腹里热闷，唇口习习，颜色乍青乍赤，经百日便死。其轻者，乃身体习习而痹，心胸涌涌然而吐，或利无度是也。"若生用更易中毒，如《玉楸药解》记载："稍生服之，则麻木昏晕。"

(2) 易致堕胎。《本草蒙筌》谓其"堕胎甚速"。

(3) 腹痛、狂躁、出血，甚则死亡。洪迈《夷坚志》记载："有人服附子酒多，头肿如斗，唇裂血流。"《冷庐医话》又载："吾邑陈庄李氏子，夏月霍乱，延医定方，有制半夏二钱，适药肆人少，而购药者众，有新作伙者，误以附子与之，服药后腹即大痛，发狂，口中流血而卒。"

现代，《中华本草》记载："附子服用不当可引起中毒，其症状为口舌及全身麻木，流涎，恶心，呕吐，腹泻，头晕，眼花，口干，脉搏减缓，呼吸困难，手足搐搦，神志不清，大小便失禁，血压及体温下降，心律紊乱，室性期前收缩和窦房停搏等。中毒严重者，可死于循环、呼吸衰竭，及严重的心律紊乱。"

但有时附子的治疗剂量与中毒剂量非常接近，当出现某些毒性反应症状时，也恰是发挥药效时的征兆，即《尚书·说命》篇所谓"药弗瞑眩，厥疾弗瘳"。如《伤寒论》谓："（桂枝附子汤去桂加白术汤）初一服，其人身如痹，半日许服之；三服都尽，其人如冒状，勿怪。此以附子、术并走皮内，逐水气未得除，故使之耳。"《药征》为之作了解析："桂枝附子去桂加术汤条曰：一服觉身痹；半日许再服，三服都尽，其人如冒状，勿怪，即是术、附并走皮中逐水气，未得除故耳。乌头桂枝汤条曰：初服二合；不知，即服三合；又不知，复加至五合。其知者，如醉状。得吐者，为中病也。此二者，言附子逐水瞑眩之状也。凡附子中病，则无不瞑眩，甚者脉绝色变，如死人状。顷刻吐出水数升，而其所患者，顿除也。"清代火神派《医法圆通》云："但初服辛温，有胸中烦躁者，有昏死一二时者，有鼻血出者，有满口起泡者，有喉干痛、目赤者。此是阳药运行，阴邪化去，从上窍出也。以不思冷水吃为准，即吃一二冷水，皆无妨。服辛温四五剂，或七八剂，忽咳嗽痰多，日夜不辍。此是肺胃之阴邪，从上出也，切不可清润。服辛温十余剂后，忽然周身面目浮肿，或发现斑点，痛痒异常，或汗出，此是阳药运行，阴邪化去，从七窍出也，以饮食渐加为准。服辛温十余剂，或二十余剂，或腹痛泄泻。此是阳药运行，阴邪化去，从下窍而出也。但人必困倦数日，饮食懒餐，三五日自已。其中尚有辛温回阳，而周身反见大痛大热者，阴陷于内，得阳运而外解也，半日即复。又说：凡服此等热药，总要服至周身、腹中发热难安时，然后与以一剂滋阴……以上所论，不过略陈大意耳，学者须知。"

六、使用注意

1. 治证禁忌

《本草求真·毒物》云："如其审证不明，妄为投治，祸犹指掌，不可不慎。"《本草害利》也指出："药利必有害，断不可粗知大略，辨证不明，信手下笔，枉折人命。"

（1）非阳虚寒证不可用。《汤液本草》认为："非身表凉而四肢厥者不可僭用。"《本草征要》也说："若非阴寒寒湿，阳虚气弱之病，而误用于阴虚内热，祸不旋踵。"《药鉴》亦云："非大虚寒之症，不可轻用。"

（2）阴虚内热、真热假寒等证尤当审慎。《本草经疏》指出："若非阴寒、寒湿、阳虚、气弱之病，而误用之于阴虚内热，血液衰少，伤寒、温病、热病阳厥等证，靡不立毙……凡病属阴虚及诸火热，无关阳弱，亦非阴寒，法所均忌。"《本草图解》谓："若内真热而外假寒，热厥似寒，因热霍乱等证，服之祸不旋踵。"《本草乘雅半偈》云："设肺热叶焦，发为痿躄者，所当避忌。"《本草通玄》认为："若阴虚阳旺，形瘦，脉数者，不可轻投。"《本草必用》进而指出："世徒见疗阳虚气衰，有起死之功，不细审辨用之，是不操刀而杀人矣。故特著其害，以表其非轻用之药也……温病、热病、暑病、燥病，俱系热病，万无可用之理。即传经伤寒，亦系热病，与直中阴经不同。若东南中风，症皆非真中寒，俱当远避。阳厥症，虽有肢体尽冷，指甲青黑，自汗发呃，吐蛔下利，身卧如塑，六脉无力，或微或绝，种种似阴，审其内症，必气喷如火，咽干口臭，舌胎芒刺，渴欲饮冷，谵语太息，喜凉恶热，心腹胀满，按之痛甚，小便必黄赤短少，下利必臭秽殊常，误投下咽必毙。至若阴虚内热骨蒸，血液衰少诸病，吐衄肠红崩漏，均为大忌。老人精绝，少年失志极不适意之候，暑月湿热，皆令阳痿，不可误服辛热。"

《本草汇笺》更是罗列其禁忌之证以警示世人，谓："若非阴寒寒湿，阳虚气弱之病，而误用之于阴虚内热、血液衰少、伤寒、温病、热病、阳厥等症，靡不立毙。谨列其害如下，医师司命，宜详审而深鉴之，为生人之大幸。伤寒阳厥，其外症虽与阴厥相类，而实不相伴。阳厥之病，若系伤寒瘟疫，其先必发热头疼口渴，其后虽头不疼而表热已除，然必面赤颧红，二便不利，小水必赤或短少，是其候也。此当下之病也，产后血虚角弓反张，病名曰痉。痉者劲也，是去血过多，阴气暴虚，阴虚生内热，热则生风，故外现风症，实乃阴血不足无以荣养于筋所致。足厥阴肝家大虚之候，此宜益阴补血清热则愈也。故凡病人一见内热口干，咽干口渴，渴欲引饮，咳嗽多痰，烦躁，五心烦热，骨蒸劳热，恶寒阴虚内热，外寒虚火上攻齿痛，脾阴不足以致饮食无味，小便黄赤短涩及不利，大便不通或燥结，腹内觉热闷，喜饮冷浆及鲜果，畏火及日光，兼畏人声水声。虚阳易兴，梦泻不止。产后发热，产后血行不止，及恶疮臭秽，小产憎寒壮热，中暑厥晕，阴虚头晕，中暑暴泄，利下如火，赤白滞下。小儿中暑伤食作泄，小便短赤，口渴思饮，血虚腹痛按之即止。火炎欲呕，反胃而恶热焦烦，得寒暂止。中热腹中绞痛，中暑霍乱吐泻，或干霍乱或久疟寒热并盛，或赤白浊、赤白淋，尿血、便血、血崩、吐衄、齿衄、舌上出血。目昏神短，耳鸣盗汗，汗血多汗恶热，老人精绝阳痿，少年纵欲伤精，以致阴精不守，精滑脑漏。妇人血枯无子，血枯经闭，肾虚小便余沥，血虚大便燥结，阴虚口苦口干。心经有热，梦寐纷纭，下部湿热，行履重滞，湿热痿痹，湿热作泄，湿热脚气。小儿急惊内热，痘疮干焦黑陷，痘疮火闭不出，痘疮皮薄娇红，痘疮因热咬牙，痘疮挟热下利，痘疮余毒生痈。中风僵仆不语，中风口眼歪斜，中风语言蹇涩，中风半身不遂，中风痰多神昏，一切痈疽未溃，金疮失血发痉，血虚头痛，偏头风痛，以上内外男妇小儿共七十余症，病属阴虚，及诸火热无关，阳弱亦非阴寒，法所均忌，倘误犯之，轻变为重，重者必死。"

（3）孕妇忌用。早在《名医别录》就谓附子"堕胎"，《本草蒙筌》更指其"堕胎甚速"，故诸多本草谓"孕妇忌煎"（《本草蒙筌》）、"妊娠不可服"（《本草品汇精要》）、"孕妇勿用"（《药鉴》）、"孕妇亦大忌之"（《本草必用》）、"怀孕禁用"（《药品化义》）。现代，自1963年后历版《中国药典》（一部）及《中药大辞典》《中华本草》均规定孕妇"忌服"或"禁用"。

2. 配伍禁忌

附子"恶蜈蚣"（《本草经集注》），"与防风相反"（《珍珠囊药性赋》）。至清代，因附子与乌头同出一物，认为与乌头相反之药，亦当与附子相反。如《本草备要》《本草求真》《本经逢原》等皆谓其"反贝母、半夏、瓜蒌、白及、白蔹"。现代，仍从清代诸家之说，除1963～1977年版《中国药典》（一部）及《中药大辞典》未提及配伍禁忌外，《中华本草》指出附子"反半夏、瓜蒌、白蔹、白及、贝母"，1985～1995年版《中国药典》（一部）规定"不宜与半夏、瓜蒌、贝母、白及同用"。进入21世纪，《中国药典》对其相反药物的规定范围又逐渐扩展，如2000～2005年版《中国药典》（一部）规定"不宜与半夏、瓜蒌、天花粉、贝母、白蔹、白及同用"，2010年版《中国药典》又规定"不宜与半夏、瓜蒌、瓜蒌子、瓜蒌皮、天花粉、川贝母、浙贝母、平贝母、伊贝

母、湖北贝母、白蔹、白及同用"。

3. 饮食禁忌

《诸病源候论·解诸药毒候》云："从酒得者难治,言酒性行诸血脉,流遍周体,故难治;因食得者易愈,言食与药俱入胃,胃能容杂毒,又逐大便泄毒气,毒气未流入血脉,故易治。"《本草纲目》亦谓："一切毒药,因酒得者难治。"故《景岳全书》认为："毒药虽有约制,而饮食亦贵得宜。"所以,现代《中华本草》指出："服药时不宜饮酒,不宜以白酒为引。"此外,在饮食方面,《本草纲目》又谓："忌豉汁、稷米。"

4. 因人因地而宜

因人之体质强弱有别,地域禀赋有异,因而对毒性的耐受力也就不尽相同,故用附子时当因人因地而异。如《本草纲目》就用事实见证和文献史料予以佐证,谓："乌附毒药,非危病不用,而补药中少加引导,其功甚捷。有人才服钱匕,即发燥不堪,而昔人补剂用为常药,岂古今运气不同耶?荆府都昌王,体瘦而冷,无他病,日以附子煎汤饮,兼嚼硫黄,如此数岁。蕲州卫张百户,平生服鹿茸、附子药,至八十余,康健倍常。宋张杲《医说》载,赵知府耽酒色,每日煎干姜熟附汤吞硫黄金液丹百粒,乃能健啖,否则倦弱不支,寿至九十。他人服一粒即为害。若此数人,皆其脏腑禀赋之偏,服之有益无害,不可以常理概论也。又《琐碎录》言:滑台风土极寒,民啖附子如啖芋栗。此则地气使然尔。"

5. 中病即止

《本草备要》援引王好古之说云："用附子以补火,必防涸水。如阴虚之人，久服补阳之药，则虚阳益炽，真阴愈耗，精血益枯，气无所附丽，遂成不救者多矣。"《本草约言》也说其"不可多用，经曰壮火食气故也"。

（山东中医药大学　张成博、王均宁）

第二章 附子生药学研究

药物的有毒无毒、寒热温凉,与药物的产地、采收、加工、炮制、真伪、陈新均有密切关系。早在汉代的《神农本草经》就指出:"药有酸、咸、甘、苦、辛五味,又有寒、热、温、凉四气,及有毒无毒,阴干曝干,采治时月生熟,土地所出,真伪陈新,并各有法。"明代李时珍在《本草纲目》中也说:"一物有谬,便性命及之。"可见,药物的品种、产地、采收、加工、炮制、真伪,关系到临床用药之安全、有效。附子为有毒中药,更需要对此加以认真研究。

一、附子的基原与性状

1. 药用基原

关于附子的药用基原,早在《神农本草经集注》中就有"乌头与附子同根"的记载,宋代杨天惠《彰明附子记》云:"附子之品有七,实本同而末异,初种之小者为乌头,附乌头而旁生者为附子。"据以上所载,附子与乌头的原植物应为同一种,即主根称为乌头,侧根(子根)称为附子,之后诸家本草所述与此基本一致。现代,附子的药用基原为毛茛科植物

乌头 *Aconitum carmichaeli* Debx. 的子根（《中国药典》《中华本草》）。

2. 产地分布

汉代，《神农本草经》只载其"生山谷"，并未言明确的地域范围。至魏晋南北朝时期，《吴普本草》谓"或生广汉"（广汉即今四川省广汉市北），《神农本草经集注》又谓"生犍为山谷及广汉"（犍为即今四川省犍为县），并谓天雄"与乌头、附子三种，本并出建平，谓为三建。今宜都山最好，谓为西建。钱塘间者，谓为东建，气力劣弱，不相似，故曰西水，犹胜东白也"。建平即今四川巫山，宜都即今湖北宜昌市，钱塘即今浙江杭州市，此时乌头产地主要在四川和杭州两处，陶弘景认为以宜昌产者最好。

至唐代，历史上第一部官修药典《新修本草》则指出："天雄、附子、乌头等，并以蜀道、绵州、龙州出者佳。余处纵有造得者，气力劣弱，都不相似。江南来者，全不堪用。陶以三物俱出建平故名之，非也……若当阳以下，江左及山南嵩高、齐、鲁间，附子时复有角如大豆许。夔州以上剑南所出者，附子之角曾微黍粟，持此为用，诚亦难充。比来京下，皆用细附子有效，未尝取角。"蜀道即今四川成都平原一带，绵州即今四川省绵州市，龙州即今广西龙州县，当阳即今湖北省中部、处于鄂西山地向江汉平原过渡地带的当阳市。可见乌头的产地较陶弘景时代有所扩大，道地产区从宜昌变为绵阳和龙州，杭州变为江南，并延及山东、河南等地。孙思邈《千金翼方·药出州土》明确记载乌头的优质产区仅为绵州和龙州，附子的优质产区亦当在此地。

宋代，杨天惠《彰明附子记》云："绵州故广汉地，领县八，惟彰明出附子。彰明领乡二十，惟赤水、廉水、会昌、昌明宜附子……然赤水为多，廉水次之，而会昌、昌明所出微甚。"并记载附子的种植方法，说明附子的人工栽培已有悠久的历史。《本草图经》亦云："附子、侧子生犍为山谷及广汉，今并出蜀土。然四品都是一种所产，其种出于龙州……绵州、彰明县多种之，惟赤水一乡者最佳。"彰明，即今四川省江油市南太平镇。

明代，《本草品汇精要》引用《本草图经》载文，又指出"梓州、蜀中"是附子的道地药材产地。梓州，即今四川三台。

清代，《本草述钩元》谓："出犍为山谷及少室。近以蜀道绵州（今属成都），领县八，惟彰明出附子。彰明领乡十，惟赤水为多。龙州者为良，他处虽有，力薄不堪用也。"《本草备要》又谓"附子以四川彰明、赤水产者为最"。《本经崇原》也说："附子以产彰明、赤水者为胜，盖得地土之专精。"

由以上文献记载可考，自魏晋以来，诸家本草多以四川出产的附子最为正宗。《本经崇原》还指出："今陕西亦莳植附子，谓之西附，性辛温，而力稍薄，不如生于川中者，土浓而力雄也。"同时又告知医家与病家"今药肆中零卖制熟附子，皆西附之类。盖川附价高，市利者皆整卖，不切片卖，用者须知之。"《本草从新》也持此见，谓："从前附子皆野生，所产甚罕，价值甚高，而力甚大。近今俱是种者，出产多而价值贱，力甚薄，土人以盐腌之，愈减其力。陕西出者名西附，四川出者名川附。"

综上所述，附子的原产地，主要分布于四川、广西、湖北、山东、陕西、江浙等地，而以四川产者药力为胜，被历代奉为道地药材，陕西等地所产者药力稍弱。现代，据《中华本草》所述，附子产地主要分布于四川南部、陕西、甘肃、山东、江苏、安徽、浙江、江西、河南、湖北、湖南、广东北部、广西、四川、贵州、云南。主要栽培于四川，陕西、湖北、湖南、云南等也有栽培。

3. 性状鉴别

（1）植物性状鉴别：对附子的原植物形态描述，最早见于魏《吴普本草》，谓："正月始生，叶浓，茎方中空，叶四面相当，与蒿相似。"五代后蜀韩保昇《蜀本草》又载："苗高二尺，叶似石龙芮及艾，其花紫赤，其实紫黑。"至宋，《本草图经》云："其苗高三四尺以来，茎作四棱，叶如艾，花紫碧色，作穗，实小紫黑，色如桑葚。"《彰明附子记》谓："其茎类野艾而泽，其叶类地麻而厚，其花紫叶黄，长包而圆。"清代，《本草述钩元》谓："十一月播种，入春生苗，茎类野艾而泽，叶类地麻而浓，花则瓣紫蕤黄，苞长而圆，实类桑葚，子细且黑。"

（2）药材性状鉴别：早在魏晋南北朝时期，《吴普本草》记载附子药材"皮黑肌白"。因乌头、附子、乌喙、天雄、侧子、木鳖子同出一体，功用有异，故雷敩在《雷公炮炙论》中告诫世人"凡使，先须细认，勿误用"。并对上述药材性状进行了描述，谓："乌头少有茎苗，长身乌黑，少有旁尖；乌喙皮上苍，有大豆许者孕八九个，周遭底陷，黑如乌铁；天雄身全矮，无尖，周匝四面有附孕十一个，皮苍色，即是天雄；

并得侧子,只是附子旁,有小颗附子如枣核者是;木鳖子只是诸喙、附、雄、乌、侧中毗者,号曰木鳖子,不入药中用,若服,令人丧目。若附子,底平、有九角、如铁色,一个重一两,即是气全,堪用。"《神农本草经集注》又说:"天雄似附子,细而长者便是,长者乃至三四寸许,此与乌头、附子三种,本并出建平,谓为三建。"

唐五代,《大明本草》则指出:"天雄大而长,少角刺而虚;附子大而短,有角平稳而实。乌喙似天雄,乌头次于附子,侧子小于乌头,连聚生者名为虎掌,并是天雄一裔,子母之类,气力乃有殊等,即宿根与嫩者尔。"

宋代,《彰明附子记》则认为:"附子之形以蹲坐正节角少为上,有节多乳者次之,形不正而伤缺风皱者为下;附子之色以花白为上,铁色次之,青绿为下。"

明清时期,《本草蒙筌》谓:附子"皮黑体圆底平,山芋状相仿佛……附子顶圆正,乌头顶歪斜,宗此别之,庶弗差谬。"《本草备要》认为"附子以四川彰明赤水产者为最,皮黑体圆、底平八角、重一两以上者良。"《本经逢原》又认为附子"必正节、角少、顶细、脐正者为上,顶粗、有节、多鼠乳者次之,伤缺偏绉者为下。有两岐者名乌喙。"并指出:"近时乌附多产陕西,其质粗,其皮浓,其色白,其肉松,其味易行易过,非若川附之色黑、皮薄、肉理紧细,性味之辛而不烈,久而愈辣,峻补命门真火也。"《本草从新》又谓:"陕西出者名西附,四川出者名川附,川产为胜。川附体松而外皮多细块,西附体坚而外皮光洁。以皮黑体圆、底平八角、顶大者良。"《本草易读》言其"切片色光黑而润软。今时一种附子，片色暗黑而干焦，全失附子气味，用者慎之"。

对乌头、乌喙、天雄、附子、侧子的功用长短，古代本草也有论述，以供医家临证选用。如宋代《本草衍义》指出："乌头、乌喙、天雄、附子、侧子，凡五等，皆一物也，只以大小、长短、似像而名之。后世补虚寒，则须用附子，仍取其端平而圆、大及半两以上者。其力全不僭。风家即多用天雄，亦取其大者。以其尖角多热性，不肯就下，故取敷散也。此用乌头、附子之大略如此。余三等，则量其材而用之。"明代，《本草蒙筌》认为："附子、乌头、乌喙、天雄、侧子、射罔、木鳖子七名，实出一种，但治各有不同。今尊《会编》，附其总论。天雄长而尖者，其气亲上，故曰非天雄不能补上焦阳虚。附子圆而矮者，其气亲下，故曰非附子不能补下焦阳虚。乌头原生苗脑，形如乌鸟之头，得母之气，守而不移，居乎中者也。侧子散生傍侧，体无定在，其气轻扬，宜其发四肢克皮毛，为治风疹之神妙也。乌喙两岐相合，形如乌嘴。其气锋锐，宜其通经络利关节，寻蹊达径而直抵病所也。煎为射罔，禽兽中之即死。非气之锋锐捷利者，能如是乎？又有所谓木鳖子，乃雄、喙、乌、附、侧中有吡穗者。其形摧残，其气消索。譬如疲癃生理残障之人，百无一能，徒为世累，且又令人丧目，宜其不入药用也……专入外科之用。"清代，《本经逢原》曰："有两岐者名乌喙，此禀气不正，专主大风顽痹。附子生用则散阴寒，熟用则助真元。"

现代，2010年版《中国药典》（一部）和《中华本草》均要求附子的加工品，须符合以下规格。①盐附子：圆锥形，长 4~7cm，直径 3~5cm。表面灰黑色，被盐霜，顶端有凹陷

的芽痕，周围有瘤状突起的支根或支根痕。体重。横切面灰褐色，可见充满盐霜的小空隙及多角形的形成层环纹，环纹内侧筋脉（导管束）排列不整齐。气微，味咸而麻，刺舌。以个大、质坚实、灰黑色、表面光滑者为佳。②黑顺片：为纵切片，上宽下窄，长1.7~5cm，宽0.9~5cm，厚2~5mm。外皮黑褐色，切面暗黄色，油润具光泽，半透明状，并有纵向筋脉（导管束）。质硬而脆，断角质样。气微，味淡。以片大、均匀、棕褐色、有光泽者为佳。③白附片：为纵切片，无外皮，黄白色，半透明，厚约3mm。以片匀、黄白色、半透明者为佳。

二、采集炮制

药材的采集时间、加工炮制对其有毒无毒、寒热温凉、升降浮沉及功效主治均有一定影响，正如《备急千金要方·诸论》所说："草有根、茎、枝、叶、皮、骨、花、实，诸虫有毛、翅、皮、甲、头、足、尾、骨之属，有需烧炼炮制，生熟有定……顺之者福，逆之者殃。或需皮去肉，或去皮须肉，或需根茎，或须花实。"古今对于附子的采集与炮制存在着诸多差异，需要我们加以深入研究。

1. 采集加工

（1）采收时间：在宋代以前，本草记载多在秋季采集，如魏《吴普本草》谓"八月采"，南北朝《名医别录》谓："八月采为附子，春采为乌头。"《神农本草经集注》云："八月上旬采。"唐代《新修本草》亦谓："附子以八月上旬采也。"

至宋代,《本草图经》对《本经》"冬采为附子,春采为乌头"的采集时间提出了质疑,谓:"然收采时月与《本经》所说不同。盖今时所种如此,其内地所出者,与此殊别,今亦稀用。《本经》冬采为附子,春采为乌头。而《广雅》云:奚毒,附子也。一岁为荝(与侧同)子,二岁为乌喙,三岁为附子,四岁为乌头,五岁为天雄。今一年种之,便有此五物,岂今人种莳之法,用力倍至,故尔繁盛也。虽然药力当缓,于岁久者耳。"至明代,则明确提出冬季采集,如《本草品汇精要》谓:"冬月取根,阴干。"《本草蒙筌》也认为:"冬月收采者汁全。"《本草述钩元》认为"九月采者为佳"。1963年版《中国药典》(一部)和《中药大辞典》均记以"夏至至小暑间挖取"。自1977~2010年版《中国药典》(一部)均规定为"6月下旬至8月上旬采挖"。

(2) 加工贮藏:关于采集后的加工贮存方法,古代本草文献也记之甚详。

①去根须,洗净,削去黑皮,去掉非药用部位。如《本草图经》要求"将所收附子等去根须,于新洁瓮内淹浸七日"。《金匮玉函经》又谓:"皆破解,不㕮咀,去黑皮,刀刮,取里白者。"

②防腐处理,以便贮藏。为防止附子腐烂,古代医药学家发明了酿造法、用盐腌制及甘草汁煮制等方法。如《本草图经》记载:"本只种附子一物,至成熟后,有此四物,收时仍一处造酿方成。酿之法,先于六月内踏造大、小麦曲,至收采前半月,预先用大麦煮成粥,后将上件曲造醋候熟,淋去糟。

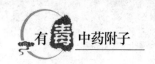

其醋不用太酸，酸则以水解之。便将所收附子等去根须，于新洁瓮内淹浸七日。每日搅一遍，日足捞出，以弥疏筛摊之，令生白衣，后向慢风日中晒之百十日，以透干为度。若猛日晒则皱，而皮不附肉……如方药要用，须炮令裂去皮脐使之。"《本草问答》云："予四川人，知四川彰明县采制附子，必用盐腌。"《本草正义》认为是因"唯此物善腐，市肆中皆是盐制之药"。《本经逢原》则提出了其他防腐霉变的方法，谓："用盐过多，虽一两五六钱，制熟不及七八钱，且容易腐烂。若欲久藏，须同灶灰入罐中，置近火处，庶可经久"，或用"一味甘草浓煎汁煮，汁尽为度"。附子采挖后用盐腌制以防腐的方法，现代仍然沿用。

③贮藏方法，宜置于干燥处，防潮。韩保昇《蜀本草》提出："以白灰囊之，切勿使干。"《本经逢原》云："用盐过多，虽一两五六钱，制熟不及七八钱，且容易腐烂。若欲久藏，须同灶灰入罐中，置近火处，庶可经久。"

④现代加工品：《中国药典》与《中华本草》均规定，6月下旬至8月上旬挖出全株，抖去泥沙，摘取子根（附子）、去掉须根，即是泥附子，需立即加工。其加工品有以下几种。

a. 选择个大、均匀的泥附子，洗净，浸入食用胆巴的水溶液中，过夜，再加食盐，继续浸泡，每日取出晾晒，并逐渐延长晒晾时间，直到表面出现大量结晶盐粒（盐霜）、质地坚硬为止，习称"盐附子"。

b. 取盐附子洗净，浸入食用胆巴的水溶液中数日，连同浸液煮至透心，捞出，水漂，纵切成约 5mm 的厚片，再用水浸漂，用染色液使附片染成浓茶色，取出，蒸到出现油面、光泽后，烘至半干，再晒干或继续烘干，习称"黑顺片"。

c. 选择大小均匀的泥附子，洗净，浸入食用胆巴的水溶液中数日，连同浸液煮至透心，捞出，削去外皮，纵切成约3mm的薄片，用水浸漂，取出，蒸透，晒至半干，以硫黄熏后晒干，习称"白附片"。

2. 炮制

（1）炮制目的

①减控毒性：《汤液本草》谓："川乌、附子须炮，以制毒也。"《医学入门·本草》也说："凡药用火炮汤泡煨炒者，制其毒也。"

②改变性能：《慎斋遗书》曰："或童便浸煮，或面裹煨熟，或黄连、甘草汤煮。面煨者，走而不守，其势上行，可以壮阳于表；童便制者，守而不走，其势下行，可以回阳于里。以寒热监制者，是用之而又畏之也，譬之用人，正欲任使之又束缚之，安能尽其才哉！"《药性切用》云："生用暖肾脏，以祛寒湿；熟用补命火，以回元阳。盐水炒黑，专入肾脏，燥湿功胜，兼益元气，下寒上热，里寒外热之症最宜。"

③增强疗效：《本经逢原》云："入阳虚补剂，用黄连、甘草制。"《神农本草经读》曰："制附子曰炮，助其热也。"

④防腐霉变：《本经逢原》："用盐过多，虽一两五六钱，制熟不及七八钱，且容易腐烂……若欲久藏，一味甘草浓煎汁煮，汁尽为度。"

（2）炮制衍变：附子用于临床，最早见于张仲景的《伤寒杂病论》，有用生附子者，但以用"炮附子"者居多，谓之"炮去皮，破八片"。这是关于附子炮制的最早记载。

晋代葛洪《肘后备急方》中对附子的炮制又发明了"烧"法。陶弘景在《神农本草经集注》又改用"煻灰炮",谓:"凡用三建,皆热灰微炮令坼,勿过焦","凡汤、丸、散,用天雄、附子、乌头、乌喙、侧子,皆灰火炮制,令微坼,削去黑皮。"

雷敩《雷公炮炙论》又创制了"阴制法",谓:"生去尖皮底,薄切,用东流水并黑豆浸五日夜,漉出,晒干用。"

至唐宋时期,因直火加热法不易掌握火候和温度,医家又创造了"蜜炙""生姜水煮"及与大枣、黄连、黑豆、盐水等辅料同炙的炮制方法。如陈藏器《本草拾遗》有"去皮炮令坼,以蜜涂上炙之,令蜜入内",宋《太平圣惠方》有"炮裂去皮脐,涂蜜炙令黄"的记载。宋代还创造了水浸漂法、加辅料蒸煮、介质加热等炮制法,诸如"每日早以新汲水浸,日一度换水,浸经七日"(《太平圣惠方》),用姜枣"同煮一时辰,去皮脐切碎,焙干炒","用黄连各半两,剉碎,同铫子内炒微黄,不用黄连"(《圣济总录》),"去皮脐,切四片,用生姜半斤,以水一碗,同煮,汁尽为度,取附子,焙干为末"(《博济方》),"附子、黑豆入瓷瓶内慢火煮,以附子烂为度","炮裂,米醋中浸,淬三五次,去皮尖"(《三因极一病证方论》), "用童便浸数日,火煨,切看无白星为度"(《校注妇人良方》), "同姜炒令赤,去姜,先炮,切片"(《女科百问》)等方法。

金元时期,附子的炮制又有创新,改用童便、盐水制法,如朱震亨在《丹溪心法》主张"凡用乌、附,必用童便煮过,以杀其毒",改进了附子"炮,又以盐水浸,再炮,如此七次,去皮脐"的方法。

明清时期,对前人的炮制方法和经验,又有继承创新,特别是以甘草汤炮制附子,为诸多医家所认同,其法如"每一个,用甘草二钱,盐水、姜汁、童尿各半盏同煮熟,出火毒一夜,用之,则毒去也"(《本草纲目》),或"以厚纸包裹,沃甘草汤,或煨或炙,待其柔软,切开,再用纸包,频沃又炙,以熟为度"(《景岳全书·本草正》),或"附子用沸汤泡少顷,去皮脐,切作四桠,用甘草浓汁二钟,慢火煮之,汁干为度,隔纸烘干"(《本草通玄》),或"煎极浓甘草水,将附子泡浸,剥去皮脐,切作四块,再浓煎甘草汤泡浸令透,然后切片,慢火炒黄而干,放泥地上出火毒"(《本草从新》)。

明清以后,附子加工技术有了较大发展。在有选择地沿用历代炮制方法的基础上,对历代炮制方法进行分析、总结,并对炮制方法、炮制程度、炮制原理及炮制技术的优劣进行了大量论述。如张介宾在《景岳全书·本草正》中指出:"稽之古者,则有单用童便煮者,有用姜汁盐水煮者,有用甘草黄连者,有数味皆兼而用者,其中宜否,最当详辨……今所用之,以回阳,补脾肾,以行参芪、熟地等功,若制以黄连,则可以借其回阳,若制以盐水,则反以助其降低,若制以童便,则必不免于尿气……惟姜汁一制颇通第,其以辛助辛,似欠和平,若果直中阴寒等证,欲用其热,此法为良,至若常用,而欲得其补性者,不必用此。"《本草从新》也对前人使用的某些炮制方法作了总结性评述,如"有用水浸,面裹煨令发坼,则虽熟而毒仍未去,非法之善者。有用黑豆煮者,有用甘草盐水姜汁童便煮者,恐煮之气味煎出,其力尤薄。且制之不过欲去其毒性尔,若用童便,是反抑其阳刚之性矣,尤非法之善者。唯用甘草汤泡浸,则毒解而力不减,允为尽善矣。市医漂淡用之,是徒用附子之名尔。"

综上所述,唐以前,对其炮制理论记载较少,对附子的处理,亦均沿用炮、煨、炒、烧灰存性等火炮制法。唐宋以后,鉴于火炙法的火候大小和时间长短不易掌控,常致影响疗效,又因各地广泛使用大量成品,附子的炮制方法亦逐渐多样,经常使用水漂、洒醋或其他辅料如生姜、甘草、黑豆等与附子同煮,也有用童便浸和酿造法来处理其毒性等法。总之,古代对附子的炮制方法由简到繁,从简单的炮、煨、烧等干热法,逐渐演变为有介质加热、加辅料共煮等方法,除用炙法外,还发明了浸漂法等方法,且对炮制程度的要求也越来越明确,其中一些炮制方法沿用至今,为进一步研究附子的加工技术提供了宝贵经验。

(3) 炮制方法

1) 干热法:从汉代至唐代的几百年间,附子炮制去毒的方法,主要采用直火加热,即干热法。

①单纯加热法

a. 炮:古代"炮"的原意就是"裹物烧"(《广韵》),是将原生药裹置炭上,或埋于炭火灰中,至外裹物焦黄,爆裂为度。此法应用最早,汉代张仲景《伤寒杂病论》所载附子就用炮法,陶弘景在《神农本草经集注》中指出:"凡用三建,皆热灰微炮令坼,勿过焦",或用"煻灰火炮制,令微坼,削去黑皮。"

操作方法:《雷公炮炙论》记载:"若用附子,勿用杂木火,只用柳木灰中炮令皴坼,以刀刮去上孕子,并去底尖,擘破,于屋下平地上掘一坑深一尺,安于中一宿,至明取,焙干用。"

炮制程度:陶弘景在《本草经集注》记载:"炮令坼,勿过焦。"

b. 煨:唐代,又出现了用煨法制附子(《仙授理伤续断秘方》)。有用"纸裹煨"(宋《苏沈良方》)者,"亦有用面裹而煨者"(明《本草正》)。

操作方法:各地各朝有各法。如《本草品汇精要》言:"用纸裹数层,以盐水蘸透,灰火中炮。"《景岳全书·本草正》则谓:"以厚纸包裹,沃甘草汤,或煨或炙,待其柔软,切开,再用纸包,频沃又炙,以熟为度。"《本草求真》云:"水浸面裹,煨令发坼,乘热切片。"

c. 烧:晋代葛洪《肘后备急方》中对附子的炮制,又增加了"烧为灰"。唐宋仍沿用,如《圣济总录》记载了"烧存性,用冷灰焙,去火毒","去皮脐,烧令烟尽"等制法。

操作方法:宋《太平圣惠方》记载,于"炭火内烧令黑色,勿令药过,取出,用盆子盖之,候冷"。

炮制程度:《肘后备急方》《圣济总录》等均要求应"烧存性"或"烧令烟尽"等。

②介质加热法:由于直接用火炮或烧等法,其火候大小、时间长短等不易掌握,因此,从唐宋至明清采用了介质加热法。

操作方法:黄连炒:"去皮脐,用黄连各半两剉碎,同銚子内炒微黄,不用黄连"(《圣济总录》)。姜炒:"同姜炒令赤,去姜,先炮,切片"(《女科百问》)。蛤粉炒:"用防风、盐、黑豆炒附子裂,米泔水、姜浸三日,次用蛤粉炒制"(《普济方》)。麸炒:"于文武火中炮令皱,坼者去之,用刀刮上孕子,并去底尖,微细劈破,于屋下平地上掘一坑,可深一尺,安于中一宿。至明取出,焙干,用麸炒。欲炮者,灰火勿用杂木火,只用柳木最多"(《炮炙大法》)。

2)湿热法:包括蒸、煮、煎等水火共制法等,其中历代以煮法的应用最为普遍。同时多在炮制后再煮,并且多加入不同辅料煮制。

①生姜煮:"用生姜半斤,以水一碗,同煮附子,汁尽为度。"(《博济方》)或"炮裂去皮脐,趁热切作片子,厚薄如钱,用生姜半斤取汁,以慢火煮附子令汁尽,焙干。"(《圣济总录》)

②姜枣汤煮:"以生姜半两,枣四枚,同煮一时辰,去皮脐,切碎,焙干炒。"(《圣济总录》)

③甘草煮:"沸汤泡少顷,去皮脐,切作四楞,用甘草浓汁二钟,慢火煮之,汁干为度。"(《本草图解》)

④童便煮:《炮炙大法》云:"此物性太烈,古方用火炮,不若用童便煮透尤良。"

3)浸漂法:由于附子采用干热法炮制时,其炮制程度不易掌握,古代医家又发明了浸漂法。如《雷公炮炙论》记载了用水加黑豆浸漂法,《证类本草》中用醋浸法的记述。

①清水浸漂法:"每日早以新汲水浸,日一度换水,浸至七日"(《太平圣惠方》)。或"以刀削去皮脐,每个剖作四块,用滚水微温泡三日,一日一换,去盐味,晒半燥"(《神

农本草经读》)。

操作要求：水浸漂不宜太久，否则药性气味大失，药效骤减。正如《本草从新》所说："市医淡用之，是徒用附子之名尔。"《本草正义》也指出："唯此物善腐，市肆中皆是盐制之药，又浸于水中去尽咸味，实则辛温气味既一制于盐之咸，复再制于水之浸，久久泡制，真性几乎尽失。"这也可能是现代除盐附子需经漂淡外，一般不再进行浸漂的主要原因。

②加辅料浸漂法

a. 加黑豆浸："即生去尖皮底，薄切，用东流水并黑豆浸五日夜，然后漉出，于日中曝令干用。凡使须阴制，去皮尖了，每十两，用生乌豆五两，东流水六升"（《炮炙大法》）。

b. 加童便浸："以小便浸二七日，拣去坏者，以竹刀每个切作四片，井水淘净，逐日换水，再浸七日，晒干用。"（《本草纲目》引朱丹溪语）

c. 加盐水浸："盐水浸七度，去皮。"（《本草述》）

d. 加甘草浸："用甘草不拘，大约酌附子之多寡而用。甘草煎至浓甜汤，先浸数日，剥去皮脐，切为四块，又添浓甘草汤再浸二三日，捻之软透。"（《景岳全书·本草正》）

4）复合制：古代医家又恐浸漂时间短，或加热处理的火候不好掌握，不能达到完全去毒之目的，对传统的炮制方法进行了改良，将几种去毒的炮制方法综合运用，常于浸漂后再经过"炮""炒""煮"等加热处理，或先行"炮"过后再经过"浸泡""煮""炒""焙"等复合处理法。

如《圣济总录》有"去皮脐切，盐汤浸，暴干炒"及"炮裂去皮脐，趁热切作片子，厚薄如钱，用生姜半斤取汁，

以慢火煮附子令汁尽,焙干",或"以生姜半两,枣四枚,同煮一时辰,去皮脐,切碎,焙干炒"的改良法。

《汤液本草》主张"乌、附、天雄、侧子之属,皆水浸炮裂,去皮脐用之。多有外黄里白,劣性尚在,莫若乘热切作片子,再炒,令表里皆黄,内外一色,劣性皆去,却为良也。"

《本草蒙筌》载:"制宗陶氏槌法,以刀去净皮脐,先将姜汁、盐水各半瓯,入沙锅紧煮七沸;次用甘草、黄连各半两,加童便缓煮一时,捞贮罐中,埋伏地内,昼夜周毕,囫囵曝干。藏须密封,用旋薄锉,仍文火复炒,庶劣性尽除。气因浮中有沉,功专走而不守,凡和群药,可使通行诸经,以为四肢厥逆,去五脏沉寒。"

《明医杂著》载制附子法:"附子重一两三四钱,有莲花瓣,头圆底平者,先备童便五六碗,将附子先放在灶上烟柜中间,良久,乘热投入童便,浸五七日,候润透揭皮,切四块,仍浸二三日,用粗纸数层包之,浸湿埋灰火半日,取出切片,查看有白星者,乃用瓦上炙熟,至无白星为度。如急用,即切大片,用童便煮二三沸,热瓦熟用之。"

《药品化义》则"制用童便,浸三日,一日换二次,再用甘草同煮熟。"

《景岳全书·本草正》载法:"甘草煎至浓甜汤,先浸数日,剥去皮脐,切为四块,又添浓甘草汤再浸二三日,捻之软透,用咀为片,入锅文火炒至将干。"并指出:"庶行生熟匀等,口嚼尚有辣味,是其度也。若炒太干,则太熟而全无辣味,并其热性全失矣。故制之太过,则但用附子之名耳,效与不效,无从验也。"

《雷公炮制药性解》云："择每只重一两者，去皮脐，以姜汁盐水煮数沸，又用黄连甘草童便合煮一时，于平地上掘坑埋一宿，取出，囫囵晒干用。"

《神农本草经读》则"以刀削去皮脐，每个剖作四块，用滚水微温泡三日，一日一换，去盐味，晒半燥，剖十六块，于铜器炒熟用之。"

《扁鹊心书》先"炮，切片，童便浸，再加姜汁炒干。"《本草真诠》用"黑豆水浸五日，去皮脐，面裹煨，外黄内白，须炒至俱熟用。"《本草述钩元》又谓："凡乌、附、天雄，须用童便浸透，煮过，以杀其毒，并助下行之力，入盐少许尤好。"

《本草从新》认为："从前附子皆野生，所产甚罕，价值甚高，而力甚大，近今俱是种者，出产多而价值贱，力甚薄，土人以盐腌之，愈减其力。"载修治法："煎极浓甘草水，将附子泡浸，剥去皮脐，切作四块，再浓煎甘草汤泡浸令透，然后切片，慢火炒黄而干，放泥地上出火毒。有用水浸，面裹煨令发坼，则虽熟而毒仍未去，非法之善者。有用黑豆煮者，有用甘草、盐水、姜汁、童便煮者，恐煮之气味煎出，其力尤薄。且制之不过欲去其毒性尔，若用童便，是反抑其阳刚之性矣，尤非法之善者。唯用甘草汤泡浸，则毒解而力不减，允为尽善矣。市医漂淡用之，是徒用附子之名尔。"

5）酿造法：《本草原始》："附子生用则发散，熟用则峻补。酿之法，先于六月内踏造大小面麴，未采前半月，用大麦煮成粥，以麴造醋，候熟，去糟，其醋不用太酸，酸则以水解之。将附子去根须，于新瓮内淹七日，每日搅一遍，捞出，以稀筛摊之，令生白衣，乃向微风淡日中晒之百十日，以透干为度。若于烈日中晒，则皱而皮不附肉。"

（4）讨论：古代利用水浸泡及炮、烫、炒、蒸、煮、煨等加热法炮制附子，以减缓其毒性，已为现代科学研究所证实。2010年版《中国药典》采用水浸泡后，先蒸后烘（黑顺片），或先煮再浸漂后蒸（白附片），及浸漂后以黑豆、甘草水共煮（淡附片）等法炮制附子，是前人炮制经验的沿用和发展，但有几个问题需加以探讨。

①附子的主要活性成分是乌头类生物碱和水溶性物质，其中乌头类生物碱既是附子的有效成分，又是其毒性成分。附子炮制的目的主要是减毒，水浸漂可以达到去毒的目的，但乌头碱的水解产物及其他水溶性物质也会大量流失，必然也会影响附子的疗效，因此，水浸的程度如何掌握，需进一步研究。

②干热法在古代历史条件下，不容易掌握火候、温度和时间，因此宋代以后基本不用。但现代，在已有恒温设备的条件下，采用烘干法减毒，还是简便易行的。

③湿热法能加速乌头碱的消解和破坏，去毒效果较好，其水溶性物质的流失也较单纯水浸法少。采用水浸润透后，再加压蒸、煮，其穿透力强，水解完全，所以毒性低，效率高，还可避免在蒸煮时出现"夹生"现象。

④水解及蒸煮后已可减低附子毒性，那么采用辅料制以减毒是否有必要，目前仍有不同的认识，需待今后进一步研究。

⑤附子的炮制程度，目前仍沿用传统的"口尝麻舌感"为度的经验鉴别方法。此法虽然简便，可随时检查，但因人的味觉敏感度不同，口尝量和口尝方式不同，而有很大差异。因

此,建立快速、简便、准确的测定方法势在必行。

⑥附子的炮制过程相当繁杂,难保证炮制质量,《中国药典》2010年版规定,附子有黑顺片、白附片、淡附片可供临床使用,不同的炮制方法制备的附子饮片,对其功效的影响有多大?这3种附子饮片在临床使用时,又该如何取舍?《中药典》中均未能明示。建议在研究附子的炮制方法时,应密切结合其临床应用实际。

(山东中医药大学　张成博、杨雅西、于鹰)

第三章 附子化学成分研究

附子为毛茛科植物乌头（*Aconitum carmichaeli* Debx.）子根的加工品，其性大热，味辛、甘，有毒。自20世纪60年代，我国学者首先开始研究附子的化学成分后，国内外学者对附子的有效成分进行了深入研究，现已报道附子的化学成分主要是生物碱类物质，此外还有脂类物质以及多糖等。为了进一步阐明附子的药效基础，寻求更为有效的具有抗休克、抗心衰及抗心律失常活性的单体化合物，近年来越来越多的研究者对附子化学成分进行了研究，并取得了很大的进展。

一、生物碱

1. 脂溶性生物碱

现代研究表明生物碱类是附子中的主要化学成分，目前已从附子中分离得到的生物碱类成分按溶解性分类可分为脂溶性和水溶性两类，其中脂溶性生物碱包括乌头碱（aconitine）、中乌头碱（mesaconitine）、次乌头碱（hypaconitine）、中乌头原碱（8 – O – Et – 14 – benzoylmesaconine）、尼奥灵（neoline）、附子灵（fuziline）、海替生（hetisine）、北草乌碱

(beiwutine)等。此外还有塔拉地萨敏(talatisamine)、川乌碱甲和乙(chuanwu base A, B)、杰斯乌头碱(jesaconitine)、异翠雀花碱(isodelphinine)、氯化棍掌碱(coryneine chloride)、宋果灵(songorine)、卡拉可林(Karakoline)、生附子碱(Senbusine) A、B、C、脂乌头碱(8-Lipoaconitine)、脂海帕乌头碱(8-Lipohypaconitine)、脂美沙乌头碱(8-Lipomesaconitine)、苯甲酸乌头原碱(Picraconitine, 14-Benzoylaconine)、苯甲酰美沙乌头原碱(Benzoylmesaconitine)、苯甲酰海帕乌头原碱(Benzoylhypaconitine)、新乌宁碱(neoline)、附子宁碱(fuziline)、多根乌头碱(karakoline)。

按化学结构分类,附子中主要含有二萜类生物碱、异喹啉生物碱及Dopamine类生物碱等。二萜类生物碱包括双酯型二萜类生物碱,如乌头碱、中乌头碱、下乌头碱、3-乙酰乌头碱、2-乙酰乌头碱、去氧乌头碱、脂乌头碱、脂中乌头碱、脂下乌头碱和脂去氧乌头碱;单酯型二萜类生物碱,如苯甲酰乌头原碱、苯甲酰中乌头原碱、苯甲酰下乌头原碱和去氧乌头原碱;二萜类醇胺,如乌头原碱、中乌头原碱、下乌头原碱和去氧乌头原碱等;异喹啉生物碱包括去甲乌药碱,去甲猪毛菜碱;Dopamine类生物碱包括氧化甲基多巴胺等。

从化学结构上看,二萜生物碱的基本骨架可分为三大类:C_{18}-,C_{19}-,C_{20}-二萜生物碱类。其中,附子中的生物碱类型以C_{19}-二萜生物碱为主,该类生物碱也是目前发现化合物最多的一类生物碱,同时是目前发现最具毒性的植物成分之一,又称为乌头碱型生物碱。二萜生物碱的结构和活性关系密切,其取代基种类和数目、取代基位置的差异等均可引起它们在药理作用和毒性方面的不同。

研究表明附子中的主要毒性成分是 C_{19} - 二萜类脂溶性生物碱,包括乌头碱、中乌头碱和次乌头碱(图 3-1)等,及其水解产物苯甲酰乌头原碱、苯甲酰中乌头原碱和次乌头原碱等,其中乌头碱毒性最强,苯甲酰单酯型乌头碱毒性较小,乌头原碱类毒性很弱,或几乎无毒性。乌头碱的水解过程如图 3-2。双酯型乌头碱 C_8 位上的乙酸基水解(或分解),失去一分子醋酸,得到相应的苯甲酰单酯型生物碱,其毒性为双酯型乌头碱的 1/50~1/100;再进一步将 C_{14} 位上的苯甲酰基水解(或分解),失去一分子苯甲酸,得到亲水性氨基醇类乌头原碱,其毒性仅为双酯型乌头碱的 1/2000~1/4000。次乌头碱在水中加热的样品中,主要的反应产物是次乌头碱、焦次乌头碱和次乌头原碱,水解过程如图 3-3,次乌头碱在有水和加热的条件下,易水解为次乌头次碱,次乌头次碱再水解为次乌头原碱,同时可热分解为焦次乌头碱,水解后毒性明显降低。

乌头碱　$R_1 = C_2H_5$　　$R_2 = OH$
中乌头碱　$R_1 = CH_3$　　$R_2 = OH$
次乌头碱　$R_1 = CH_3$　　$R_2 = H$

图 3-1　常见乌头碱的化学结构

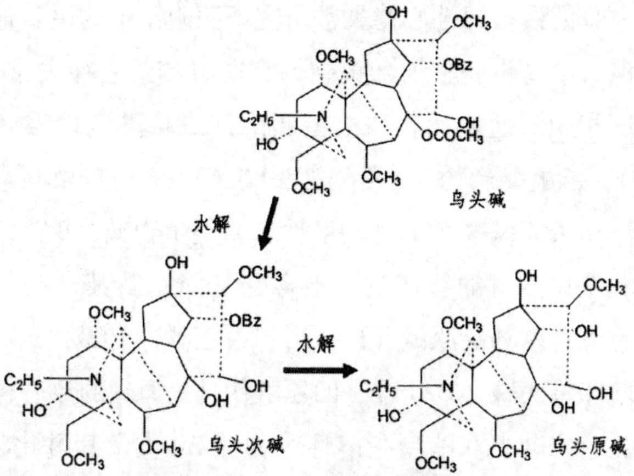

第三章 附子化学成分研究

图3-2 乌头碱的水解途径

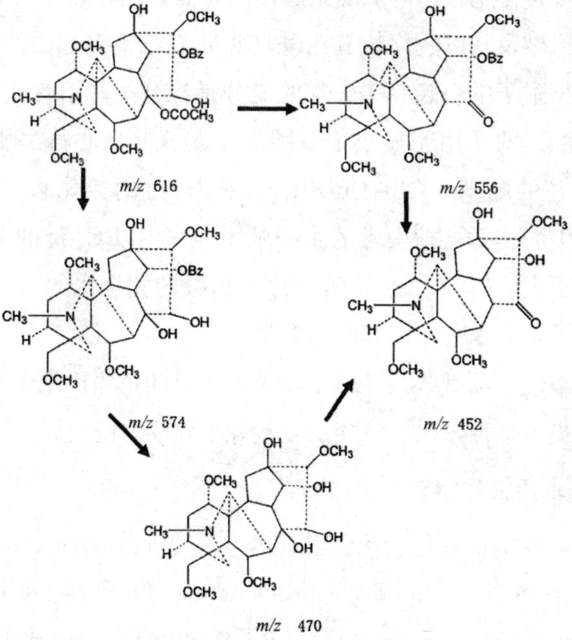

图3-3 次乌头碱的水解途径

进一步的致多源性心律失常研究证明附子中的主要毒性成分乌头碱、中乌头碱和下乌头碱均有明显的致心律失常作用，作用强度相似。通过比较双酯型脂溶性二萜类生物碱（乌头碱，Ac），乙酰化产物3-乙酰乌头碱（3-AAc）及其水解产物苯甲酰乌头原碱（单酯型脂溶性二萜类生物碱，BA），乌头原碱（乌头碱水解的终产物，不含酯基团）及其乌头原碱的乙酰化物五乙酰乌头原碱（PAA），3-乙酰印乌碱（3-AIA）和二乙酰印乌头碱（DAIA）、四乙酰伪乌头原碱的致心律失常结果可见，二萜类双酯型脂溶性生物碱 Ac 类及其酰化物 3-AAc、半水解产物二萜类单酯型脂溶性生物碱 BA 均有明显的致心律失常作用，而以双酯型的作用为强。但它的完全水解产物乌头原碱及其以酰化物五乙酰乌头原碱则不引起心律失常。由此可见附子中引起心律失常的成分是二萜类酯溶性生物碱，其中单酯型的作用明显小于双酯型。在这些致心律失常成分中，C_8 位的酯基（$C_8-OCOCH_3$）和 C_{14} 位的芳香基（$C_{14}-OCOC_6H_5$）是致心律失常的主要基团，其中以 C_8 位的芳香基团毒性更大。C_{19}-二萜类脂溶性生物碱的完全水解产物乌头原碱是无毒的，也不引起心律失常。

脂溶性生物碱 AC、MA 和 HA 有明显的镇痛作用，并可以抑制发炎、炎性渗出、疼痛、发热等主要症状的发展。

2. 水溶性生物碱

水溶性生物碱包括新江油乌头碱（Neojiangyouaconitine）、宋果灵盐酸盐（sonsorinehuarochloride）、附子亭（fuzitine）、消旋去甲乌药碱（Nigenamine，*dl*-Demethylcoclaurine）、去甲猪毛菜碱（salsolinol），以及具有强心活性的尿嘧啶（Uracil）。

研究表明附子中去甲乌药碱具有强心作用,去甲猪毛菜碱可增加收缩频率,升压;乌头原碱可抑制心缩力、降低血压等。

去甲猪毛菜碱　　　尿嘧啶

二、多糖

多糖是一类高分子化合物,日益受到关注。作为多种中草药中高效、低毒的有效成分之一,某些多糖还具有抗癌、抗炎、抗病毒、提高免疫力等作用。目前对附子的多糖类成分的研究越来越多,如乌头多糖(Aconitans)A、B、C、D。其药理学研究主要集中在对免疫功能的影响和抗肿瘤方面,阮期平等在水提醇沉法的基础上,对黄附片和白附片粗多糖进一步纯化,分离得到两种糖复合物,一种为中性多糖(PS-Ⅰ),含量为3%;另一种为酸性蛋白多糖(PS-Ⅱ),含量为1%(其中糖含量97%、蛋白质含量3%、葡萄糖醛酸含量9%)。此糖复合物的获得将有助于附子抗癌、抗衰老和增强免疫机能的研究。对附子多糖的提取与纯化,从分子水平揭示附子多糖的药理作用与结构的关系目前研究较少,是未来的主要研究方向。

三、植物甾醇

附子中含有的植物甾醇类成分 β-谷甾醇，广泛存在于植物种子中。目前 β-谷甾醇以其特有的生物学特性和物理化学性质被广泛应用到医药行业中，尤其是研究显示 β-谷甾醇的摄入量与许多慢性病的发生率有关，因此 β-谷甾醇的医药应用及发展前景受到越来越多的关注。

β-谷甾醇

四、有机酸、有机碱

有研究者对制附子水提部分用聚酰胺柱层析，水-乙醇梯度洗脱，再用 28% 氨水-乙醇洗脱。水-乙醇洗脱部分经硅胶柱层析，氯仿-甲醇-水洗脱得到两个化合物，再经制备型 HPLC 分离得到化合物（E）-4-O-（13-D-吡喃葡萄糖基）-香豆酸和（Z）-4-O-（13-D-吡喃葡萄糖基）-香豆酸。用多普勒激光血流测量仪检测小鼠背部皮肤流量发现 0.05mg（Z）-4-O-（13-D-吡喃葡萄糖基）-香豆酸可增加外周血流，而（E）-4-O-（13-D-吡喃葡萄糖基）-香豆酸无此作用。

五、蛋白质、酶、氨基酸

乌头属植物中蛋白质含量一般比较低。赵英永等采用染色法测定多地产草乌中可溶性蛋白质含量,均值在 6.71 ± 0.03 mg/kg。侯大斌等动态分析了附子植物体内谷草转氨酶和谷丙转氨酶活性。谷草转氨酶和谷丙转氨酶是植物体内重要的两种酶,可以催化相应的有机酸转化为氨基酸,也可以催化氨基酸通过转氨、脱氢而降解,是植物体内氮、氨代谢的关键酶。日本松井美和对55℃干燥的附子与高压处理的制附子进行研究,结果表明精氨酸、γ-氨基丁酸含量较高,加热后各种氨基酸均减少,其中减少最多的是γ-氨基丁酸、赖氨酸、精氨酸等含有α-氨基酸外的氨基酸。

六、微量元素

川附子中含人体必需的微量元素 Cu、Zn、Fe、Mn、Cr、Ni、Co、V,宏量元素 Ca、Mg 和 P、S,有害痕量重金属元素 Pb、Cd、Hg、As 以及微量 Al 和 Ba 等。微量元素是维持人体健康的必要条件,在人体内锌抑制铜、铜加速铁的吸收,适量锌抑制汞的吸收,铁、锰协同产生生血效果,锌拮抗氟减弱其毒性。川附子有强心作用被认为与 Ca 有一定关系,血 Mg 浓度对心脏也有独特作用。顾永祚等通过测定炮制前后附子中 Zn、Cu、Fe、Cr、Cd、V、Pb、Ba、Ca、Sr、Mg、Al、Ni、Mn 等元素的含量变化,认为炮制后增加的多为必需元素,减少的主要为有毒元素。

七、其他成分

附子中除生物碱外,还含有0.7%脂类成分,含量较高的为附子脂酸,其次为附子磷脂酸钙、脂肪酸酯、挥发油类成分、脑苷类成分、胡萝卜苷、附子苷等。

附子苷

目前进行了大量附子化学成分研究工作,但基本上都围绕附子炮制前后成分的变化来进行的,有关附子毒性、药效物质基础的研究仍不够深入。附子在治疗心脏疾病方面疗效显著,研究表明炮附子水溶部分(不含二萜类脂溶性生物碱)不但具有明显的的强心、抗心衰和抗休克作用,并对心血管系统具有广泛的药理作用,能扩张心脑血管,增加血流量而具有抗缺血作用,也明显扩张外周血管而增加外周血流量,显著增加心输出量,减少心脏作功,减低心肌耗氧等作用;附子水溶部分还可对抗乌头碱引起的心律失常,这是附子作用的另一亮点。所有这些作用铸就了附子对心血管系统作用的优势。正因为附子在治疗心衰方面的特效,使附子虽因其毒性被列为下品却成为临床无可替代的要药。目前虽然已经报道了一些对心血管系统具有明显作用的有效成分,如去甲乌药碱,但其含量甚微,不能解释附子的作用。而且,在临床应用剂量下,不能达到有效浓度。陈迪华等从附子中提取了去甲猪毛菜碱,该化合物为弱β肾上腺素兴奋剂,它能兴奋豚鼠离体心房,增加收缩频率,升高血压,并证明对α、β和γ肾上腺素受体均有兴奋作用,但并未证实它有强心作用的报道。氯化甲基多巴既是α肾上腺素受体,又是神经节和结前纤维兴奋剂,氯化甲基多巴胺的作用虽明确,但也难以解释附子的生理效应。4-(2-甲酰-5-羟甲基吡咯)-丁酸能明显增加动物的外周血流量,这与附子水溶性部分的作用相似,以此来解释附子的作用虽有一定根据,但仍需进一步实验。附子苷的强心作用可能是激活L型钙离子通道,使大量细胞外钙离子进入细胞内,增强心肌收缩力;也可能是激活心室肌细胞膜上的钠-钙交换机制,产生正性肌力作用。附子苷有明显的强心作用,对正常动物的血压和心率无明显影响而能明显增加心衰动物的血压和心率,可说明附子苷是附子强心的有效成分之一,但其作用仍缺乏足够的试验支持。

基于上述问题,应加强附子毒效成分研究,从分子生物学、细胞生物学等方向阐释附子中各种成分的作用机制,指导附子的临床应用。

参考文献

[1] 国家药典委员会. 中华人民共和国药典(一部)[M]. 北京:化学工业出版社, 2005: 132.

[2] 国家中医药管理局《中华本草》编委会. 中华本草精选本（上册）[M]. 上海：上海科学技术出版社，1999：483-493.

[3] Murayama M, Mori T, BandoH, et al. Studies on the constituents of Aconitum species. Ⅸ. The pharmacological properties of pyro - type aconitine alkaloids, components of processed aconite powder "Kako - bushimatsu", analgesic, anti - inflammatory and acute toxic activities [J]. J Ethnopharmacol, 1991, 35 (2)：159-164.

[4] 徐暾海，赵洪峰，徐雅娟，等. 四川江油生附子强心成分的研究 [J]. 中草药，2004，35（9）：964-966.

[5] Zhao C, Li M, Luo YF, et al. Isolation and structural characterization of an immunostimulating polysaccharide from fuzi, Aconitum carmichaeli [J]. Carbohydr Res, 2006, 341：485-491.

[6] 张思佳，刘敏卓，刘静涵，等. 附子的化学成分研究 [J]. 药学与临床研究，2010，18（3）：262-264.

[7] 陈嬿，朱元龙，朱任生，等. 中国乌头的研究Ⅳ——川乌、附子中的生物碱 [J]. 药学学报，1965，12（7）：435-439.

[8] 李家实. 中药鉴定学 [M]. 上海：上海科技出版社，1996：76-77.

[9] Konno C, Shiruasaka M, Hikion H, et al. Cordioactive principle of Aconitum carmichaeli roots [J]. Planta Medica, 1979, 35：50-52.

[10] Konno C, Shiruasaka M, Hikion H, et al. Struature of senbusine A, B, C, Ditepenic alkaloids of Aconitum Carmichaeli roots from China [J]. J Nat Prod, 1982, 45 (2)：128-133.

[11] 周远鹏. 附子及其主要成分的药理作用和毒性 [J]. 药学学报，1983，18（5）：394-400.

[12] 张卫东，韩公羽，梁华清，等. 四川江油附子生物碱成分的研究 [J]. 药学学报，1992，17（9）：670-673.

[13] Konno C, Shiruasaka M, Hikion H, et al. Cordioactive principle of Aconitum carmichaeli roots [J]. Planta Medica, 1979, 35 (2): 150-155.

[14] 杨华元, 张兰桐. 附子注射液的含量测定 [J]. 中成药研究, 1984, 5: 12-14.

[15] Kosuge, T. Yokota, M. Chem, Pharm. Bull. (Tokyo), 1976, 24: 176-177.

[16] 陈迪华, 李慧颖, 宋维良, 等. 中国附子成分研究 II——白附片的化学成分 [J]. 中草药, 1982, 3 (11): 481-483.

[17] 阮期平, 高长健, 李华隆, 等. 附子多糖 FI 的分离、纯化及部分理化性质研究 [J]. 天然产物研究与开发, 2000, 12 (5): 46-49.

[18] 魏金婷, 刘文奇. 植物药活性成分 β-谷甾醇研究概况 [J]. 莆田学院学报, 2004, 14 (2): 38-46.

[19] 王桂玲, 徐雅娟, 房建强, 等. 附子非生物碱类成分的研究 [J]. 泰山医学院学报, 2007, 3 (28): 179-181.

[20] 杨春华, 张汉杰卜, 刘静涵, 等. 黄花乌头中生物碱类化学成分的研究 [J]. 中草药, 2004, 35: 1328-1329.

[21] L He, YJ Pan, YZ Chen, et al. New diterpenoid alkaloids from Delphinium souliei J Chem, Sect B [J]. Organic Chemistry Including Medicinal Chemistry, 2001, 40: 1285-1286.

(中国医学科学院药用植物研究所 孙桂波、陈荣昌、张强)

第四章 附子药理作用研究

附子为毛茛科植物乌头子根的加工品。味辛甘，性大热，有毒，归心、肾、脾、经。有回阳救逆、补火助阳、逐风寒湿邪之功，主要用于亡阳虚脱，肢冷脉微，阳痿，宫冷，心腹冷痛，虚寒吐泻，阴寒水肿，阳虚外感，寒湿痹痛。附子是中药四大主帅之一，又称"药中四维"，可见其地位之重要，功效之卓著。据现代药理学研究表明，附子药理作用主要为强心、抗心律失常、抗炎镇痛、抗肿瘤、提高免疫力等，近几年关于附子药理作用研究如下。

一、对心脏与血管的作用

1. 强心作用

文献研究表明附子具有强心作用，其在临床上对心力衰竭、休克等症有很好疗效，这与中医所描述附子的回阳救逆功效相符。王胜林等通过观察附子对慢性心力衰竭大鼠血流动力学、血管紧张素、醛固酮及左室重构的影响发现，附子可以显著增强慢性心力衰竭心脏收缩力，具有明显的量效关系。陈长勋等对服用附子煎剂不同时间的豚鼠血清药理作用进行试验发现，服药动物血清具有明显的增强心肌收缩力和加快收缩速度的作用，给药 2 小时血清作用达到最高峰。证明附子中确实含有强心成分并且口服有效。邓家刚研究发现附子回阳救逆功效显著，在一定剂量范围内存在量效关系，临床可能有效剂量范围为 5.56～44.44g/d。张志仁等通过对正常及股静脉注射戊巴比妥钠造成急性心力衰竭大鼠左心室插管，观察附子炮制前后有效部位双酯型生物碱（DDAS）和单酯热解型生物碱（MDA-P）经十二指肠给药对大鼠血流动力学影响，研究附子炮制前后有效部位对正常及心衰大鼠血流动力学的作用。结果各给药组对在体心衰大鼠血流动力学指标 LVSP、$\pm dp/dt_{max}$、LVEDP 有显著性差异（$P<0.01$，$P<0.001$），DDAS 对正常大鼠 LVEDP 有显著作用（$P<0.05$），但对心率变化无显著性差异（$P>0.05$）。从而得出结论，附子炮制前后双酯型生物碱和单酯热解型生物碱对正常及心衰大鼠血流动力学作用趋势一致，且对心衰大鼠血流动力学作用较正常大鼠作用显著。曾代文研究发现附子总生物碱与干姜提取物 1∶1.2∶1 配伍及附子总生物碱与干姜挥发油 1∶1 配伍时，能够明显升高急性心衰心阳虚衰证大鼠的心率、$\pm LVdp/dt_{max}$，显著改善急性心衰大鼠的血流动力学。张俊平发现附子高、低剂量组能轻微改善盐酸阿霉素（ADR）致心肌损伤大鼠心功能，减轻心衰症状。秦永刚等采用离体蛙心实验方法，对不同蒸煮时间的附子进行了强心作用比较研究，初步实验结果表明，蒸煮 8 小时、10 小时、12 小时的附子具有较强正性肌力作用。但上述报道也发现附子应用一旦超出相应剂量范围，即出现严重的毒性反应，所以临床应用应谨慎。

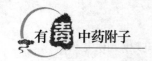

附子在临床中多与其他中药配伍应用,如干姜、甘草等,可明显降低附子毒性,发挥药效。展海霞通过血流动力学等各项指标研究证明附子与干姜配伍可以加快心衰大鼠的心率、升高左室内压、提高左室内压最大上升和下降速率,改善心衰大鼠血流动力学的变化,有明显抗心力衰竭作用。李超英等发现附子与人参配伍前后均可改善急性心衰大鼠血流动力学指标,但二者单味给药组作用缓和且时间较短,配伍后作用增强,并且随着人参配伍比例的增加作用强度增强;附子与人参配伍有增强治疗或缓解急性心力衰竭的作用。炮制可以使附子毒性降低,王立岩在研究中发现附子炮制前后有效部位对离体蛙心均有增大振幅作用。

附子虽然应用历史悠久,疗效得到肯定但是其强心作用的主要成分及机制还存有争议。有研究发现附子中提取的尿嘧啶类化合物具有抗失血性休克作用与增强心肌收缩力、提高心输出量与平均动脉压有关。张云琦发现将炮附子水煎醇沉液给予离体蛙心心衰模型,强心作用缓慢,强心浓度及范围都大于生附子;给药后离体蛙心心率变化率无明显差异。王桂玲等也研究发现附子水溶性成分具有明显正性肌力作用,所以研究者认为从附子水溶液中分离得到的尿嘧啶、附子苷是附子的强心成分。党万太用附子苷溶液治疗盐酸阿霉素致大鼠心力衰竭,8天后发现治疗组 0.7mg/kg、0.35mg/kg 剂量组血清钙调磷酸酶(CaN)含量明显高于模型组,作者认为在有效成分附子苷对心衰进行治疗过程中,CaN 信号分子起重要的靶向作用。

从最早认为附子生物碱既是有毒成分又是有效成分到现在,有研究认为附子的强心成分是附子苷、附子多糖等水溶性成分，附子强心作用研究在一步步深入，并取得了很大的进展。

2. 抗心律失常作用

附子治疗心律失常作用显著，临床及实验证实附子可以通过对离子通道的作用影响心肌细胞的搏动节律达到治疗目的。张梅等研究发现附子正丁醇提取物、乙醇提取物及水提物均对氯仿所致小鼠室颤有预防作用，其中尤以水提物作用最为明显。

窦性心动过缓是指成人窦性心率低于60次/分钟。通过大量临床观察，窦性心动过缓患者多表现为头昏乏力、胸闷、心慌气短、脉沉缓或沉迟，病机多为心肾亏虚、心阳不足导致心主血脉功能减弱，不能鼓动血液到周身。有医家采用温补心肾之阳的麻黄细辛附子汤加味或炙甘草汤合麻黄附子细辛汤治疗本病，取得了良好的疗效。

近几年对于附子抗心律失常的成分和机制研究报道很多，取得了很大的进展。贾波等用原代培养的方法获得单个心肌细胞，用全细胞膜片钳技术记录加入含药血清前后心肌细胞钠通道电流的变化。结果发现25%细辛配伍附子的含药血清对钠通道的激活曲线、恢复曲线均有影响。龚东梅等通过用全细胞膜片钳技术记录乌头碱对酶解法分离的豚鼠和大鼠心肌细胞离子通道的作用，发现乌头碱使大鼠心肌细胞动作电位时程电流增加、外向钾电流减少、内向整流钾电流增加，确定了其诱发心律失常的最佳靶点，为其治疗该病机制的阐述提供了很好的材料。Shi－Wei Zhang 通过乳鼠体外心肌细胞培养发现乌头碱不仅诱导 Cx43 和 PK－Ca 去磷酸化，而且还改变细胞内 Ca^{2+}

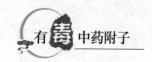

培养心肌细胞的振荡模式。以上研究证实附子抗心律失常的机制可能与附子中生物碱成分对心肌细胞离子通道及电流的影响有关。

3. 心肌保护作用

附子除强心、抗心律失常作用外，还具有心肌保护作用。李劲平发现附子总生物碱可调节缺血心肌的能量代谢、信号传导和机能、细胞修复和抗氧自由基损伤等多组相关蛋白的表达，对缺血心肌产生保护作用。Zhao DY 等认为含有附子的四逆汤可以通过增加心肌细胞线粒体 mRNA 的表达来对抗由于心肌缺血所导致的线粒体损伤。有研究表明四逆汤抗心肌缺血的药效物质基础主要来自淡附片的生物碱类成分。

研究发现附子多糖保护心肌缺血作用显著，刘颖等发现附子多糖预处理可以逆转缺氧复氧所造成的心肌细胞存活率下降和凋亡率升高，该保护作用具有剂量依赖性；附子多糖可以呈剂量依赖形式增加金属硫蛋白的合成，减少丙二醛的生成与乳酸脱氢酶的释放，抑制心肌细胞凋亡。表明附子多糖保护心肌细胞对抗缺氧复氧损伤的作用机制与附子多糖抑制内质网应激反应，维持内质网稳态，阻碍内质网应激诱导的细胞凋亡有关，也可能与附子多糖促进锰超氧化物歧化酶的表达合成、保护线粒体及促进金属硫蛋白的合成、对抗氧化应激损伤有关。刘古锋等建立小鼠力竭性游泳实验模型，观察附子多糖灌胃后，小鼠心肌自由基代谢和细胞凋亡的变化，探讨附子多糖对运动过程中心肌过氧化损伤的保护作用，结果发现附子多糖能够显著提高力竭小鼠的心肌 SOD、CAT、GSH－Px 活性，降低 MDA 含量；降低心肌细胞凋亡指数，增强 Bcl－2 的表达，抑制 Caspase-3 的表达降低，提高运动耐力。从而证明附子多糖能够通过其抗氧化作用及影响相关凋亡基因的表达，发挥抗过氧化损伤作用，增强运动能力。

心肌细胞凋亡是阿霉素诱导性心肌病的主要机制之一。阿霉素引起心脏毒性的主要毒性靶点是心肌线粒体，通过诱导心肌细胞线粒体功能障碍导致心肌细胞凋亡。范颖等研究发现，细胞色素 C 参与了阿霉素所致心肌损害的全过程，给予附子治疗后细胞色素 C 含量下降，附子对阿霉素造成的心肌损害的保护作用可能与线粒体途径的调节有关。孙江波等也证实发现参附汤可以通过抑制线粒体途径的细胞凋亡，对阿霉素损伤心肌有防治作用。

4. 对血管的作用

附子对血管微循环影响明显，具有扩张血管、增加血流的作用。韩涛采用活体微循环观测技术，观察制附子不同配伍对小鼠耳郭局部滴加肾上腺素（Adr）所致微循环障碍的影响。发现制附子不同配伍能明显扩张小鼠耳郭微血管，增加血流量，加快血流速度，对抗 Adr 所致小鼠耳郭微循环障碍。牛彩琴等发现附子水煎剂对主动脉舒张作用具有内皮依赖性，与内皮释放的一氧化氮（NO）有关。杨学伟等根据双肾动脉夹闭法建立肾性高血压动物模型，应用四逆汤（附子、干姜、甘草）灌胃治疗，发现四逆汤可能通过调节肾血管性高血压大鼠血浆和肾组织中血管活性物质 AngⅡ和 cGRP 的水平，发挥其血压调节和保护高血压靶器官的作用。曾代文也证明附子与干姜组分配伍对大鼠血浆血管紧张素Ⅰ、血管紧张素Ⅱ、醛固酮均有一定的调控作用。

5. 作用机制研究

范颖等采用 ELISA 法测定心肌线粒体 Bcl-2、Bax、CytC、Caspase-9、Caspase-3 含量,探讨附子对阿霉素所致心肌损伤大鼠线粒体途径细胞凋亡的影响。结果发现阿霉素所致心肌损伤大鼠模型的心肌线粒体 Bcl-2 含量降低,Bax、CytC、Caspase-9、Caspase-3 含量均升高,有统计学意义($P<0.05$)。从而得出结论:Bcl-2、Bax、CytC、Caspase-9、Caspase-3 参与了阿霉素心脏毒性损伤的发生、发展过程,附子通过调节线粒体途径的细胞凋亡而达到保护心肌作用。详细结果见表 4-1~4-3。

表 4-1 附子对心肌线粒体 Bcl-2、Bax 含量的影响($n=10$, $\bar{x}\pm s$)

组别	剂量 (g/kg)	Bcl-2 (pg/mL)	Bax (pg/mL)	Bcl-2/Bax (pg/mL)
正常组	-	5.00±0.94▲#	0.63±0.22▲#	9.08±4.20▲#△
模型组	-	1.13±0.19★#	4.84±1.59★#	0.25±0.06★△
附子空白组	1.75	1.17±0.53★	3.47±1.83★▲	4.46±1.86★▲#
附子组	1.75	2.35±0.97★	1.96±0.57★▲#bd	1.27±0.57★△bc
人参组	0.875	3.27±0.92★▲ad	0.63±0.13▲△#	5.29±1.39★▲#d
黄芪组	0.875	3.75±0.85★▲ad	1.15±0.81▲△#	4.21±1.89★▲#
干姜组	1.75	2.04±0.59★▲#a	0.73±0.22▲△#	3.15±1.54★▲#

注:与正常组比较,★$P<0.05$;与模型组比较,▲$P<0.05$;与中药对照组比较,#$P<0.05$;与附子空白组比较,△$P<0.05$;各治疗组比较,abcd$P<0.05$。

表4-2 附子对心肌线粒体细胞色素C
(CytC) 含量的影响 ($n=10$, $\bar{x} \pm s$)

组别	剂量 (g/kg)	CytC (pg/mL)
正常组	-	1.42 ± 0.22▲△
模型组	-	3.77 ± 0.93★#△
附子空白组	1.75	2.64 ± 0.32★▲#
附子组	1.75	2.08 ± 0.13★▲#△
人参组	0.875	1.84 ± 0.21▲#△
黄芪组	0.875	2.09 ± 0.24★▲#△
干姜组	1.75	1.87 ± 0.22★▲#△

注：与正常组比较，★$P<0.05$；与模型组比较，▲$P<0.05$；与中药对照组比较，#$P<0.05$；与附子空白组比较 △$P<0.05$。

表4-3 对心肌线粒体 Caspase-9、
Caspase-3 含量的影响 ($n=10$, $\bar{x} \pm s$)

组别	剂量 (g/kg)	Caspase-9 (pg/mL)	Caspase-3 (pg/mL)
正常组	-	1.21 ± 0.23▲#	1.20 ± 0.37▲
模型组	-	8.35 ± 1.83★#	3.30 ± 0.54★
附子空白组	1.75	5.05 ± 1.63★▲	1.39 ± 0.37★▲
附子组	1.75	1.50 ± 0.17▲#	1.73 ± 0.58★▲
人参组	0.875	2.88 ± 0.45★▲#	1.80 ± 0.19★▲
黄芪组	0.875	2.40 ± 0.36★▲#	1.95 ± 0.33★▲
干姜组	1.75	2.25 ± 0.43★▲#	1.78 ± 0.67★▲

注：与正常组比较，★$P<0.05$；与模型组比较，▲$P<0.05$；与中药对照组比较，#$P<0.05$；与附子空白组比较，△$P<0.05$。

二、镇痛抗炎作用

1. 镇痛作用

附子辛热燥烈,能温阳散寒,燥湿止痛,走而不守,通行十二经,故善温通经脉以止痛。且其本身并有麻醉止痛作用,常配伍桂枝、白术、麻黄、防风等药,如桂枝附子汤,桂枝芍药知母汤等。

实验证实附子单药及配伍用药对化学刺激及热痛大鼠具有较好的镇痛效果。段小毛等通过热板法和扭体法研究发现麻黄细辛附子汤能明显降低小白鼠对热疼痛及化学刺激引起的疼痛反应,有明显的镇痛的作用,且持续时间长,兼有一定的镇静作用。尾山氏发现附子中主要成分乌头碱能有效增强末梢神经和脑干部的下行抑制系统,以显示镇痛效果。潼昌则进一步研究表明镇痛有效成分中的乌头碱,对脊髓系节后纤维神经节以及神经节所含的肽类递质有减少作用,推测可减少 P 物质,使传导痛感的神经末梢物质含量降低,故疼痛减轻。张明发等给大鼠灌服附子水煎剂,能减少腹腔注射酒石酸锑钾或乙酸引起的扭体反应次数,延长小鼠对热痛反应的潜伏期,且这些镇痛效应呈剂量依赖性。邓家刚通过考察以附子为君药的附子汤,也证实全方及各配伍组均能使热板小鼠痛阈延长,醋酸刺激所致小鼠扭体反应次数减少及潜伏期延长,各给药组都能不同程度的抑制甲醛致痛反应。张啸环通过动物模型证实桂枝附子汤对各炎症模型均有一定的抑制作用,对热刺激致痛、醋酸致痛有明显的镇痛作用,桂枝加附子汤与桂枝附子汤相比镇痛作用更强。

徐红萌发现附子通过阿片受体介导，可以对神经病理性疼痛大鼠产生镇痛作用。有研究证实附子汤与芍药甘草汤合用可使镇痛作用加强，对中枢及外周神经末梢均有镇痛作用，其镇痛作用与 NO、PGE_2、SOD 有关。王晓聆通过直流电离子导入乌头液治疗大鼠佐剂性关节炎，发现其能明显影响关节炎大鼠的痛阈。汪瑶通过实验表明附子汤能提高蟾蜍离体坐骨神经阈刺激，延长不应期，降低兴奋性，对坐骨神经动作电位传导有明显阻滞作用。王铁东发现附子能明显缓解坐骨神经分支选择性损伤大鼠的机械和热痛觉过敏现象，达到镇痛效果，同时能使脊髓细胞因子的表达减少。王俊霞发现脾阳虚疼痛模型大鼠血浆 cGRP 含量降低，AngⅡ含量升高，用附子粳米汤治疗后，cGRP 含量升高，AngⅡ含量降低，疼痛缓解。通过以上研究可以发现，附子镇痛效果显著，对头痛、关节疼痛、腰痛、神经病理性疼痛等症状具有较好镇痛效果，临床应用广泛。

2. 镇痛作用机制

徐红萌通过观察给药前后不同时间点各组大鼠机械性痛敏实验的压力阈值（PWPT）和热痛敏实验的潜伏期（PWL），研究附子对神经病理性疼痛大鼠的镇痛作用。方法如下。实验一：SD 大鼠 40 只随机分为 5 组（n=8），结扎坐骨神经（CCI）模型制成后 14 天，分别给予生理盐水 1mL（组1），附子 0.5g/kg（组2）、1g/kg（组3）、2g/kg（组4）、4g/kg（组5）溶于 1mL 生理盐水中灌胃。实验二：SD 大鼠 32 只随机分为 4 组（n=8），CCI 模型制成后 14 天，分别给予生理盐水

1mL 灌胃（组Ⅰ），附子 2g/kg 溶于 1mL 生理盐水中灌胃（组Ⅱ），附子 2g/kg 灌胃 + κ - 阿片受体阻断剂（nor - BNI）2mg/kg 腹腔注射（组Ⅲ），附子 2g/kg 灌胃 + nor - BNI100μg 蛛网膜下腔注射（组Ⅳ）。观察给药前后不同时间点各组大鼠机械性痛敏实验的压力阈值（PWPT）和热痛敏实验的潜伏期（PWL）。结果显示：实验一：与组1比较，给药后60分钟后，组3、4、5的PWL延长，组4、5的PWPT升高，组2的PWPT及PWL差异无统计学意义。实验二：组Ⅲ、Ⅳ的PWPT和PWL与组Ⅰ相比差异无统计学意义，但低于组Ⅱ。从而证明附子通过 κ - 阿片受体介导对神经病理性疼痛大鼠产生镇痛作用。详细结果见表4-4~4-7。

表4-4 CCI前、后大鼠后肢手术侧和非手术侧 PWPT 和 PWL 的比较（$n=8, \bar{x} \pm s$）

指标	后肢	CCI前	2天	4天	6天	8天	10天	12天	14天
PWPT (g)	手术侧	35.0±7.0	19.0±7.0*#	22.0±6.0*#	19.0±3.0*#	18.0±7.0*#	15.0±6.0*#△	12.0±4.0*#△	12.0±3.0*#△
	非手术侧	33.0±4.0	34.0±7.0	43.0±6.0	24.0±6.0	45.0±6.0	36.0±11.0	36.0±9.0	30.0±6.0
PWL (g)	手术侧	19.6±0.9	11.9±2.0*#	12.6±4.5*#	11.8±1.6*#	12.1±4.4*#	9.5±1.2*#△	9.0±1.4*#△	8.6±1.3*#△
	非手术侧	17.1±1.5	19.3±2.3	20.0±0.9	20.5±1.2	20.1±0.8	19.2±1.5	19.8±1.5	19.1±2.0

注：与非手术侧比较，*$P<0.05$；与CCI前比较，#$P<0.05$；与2~8天比较，△$P<0.05$。

表4-5 实验一各组大鼠给药前、后手术侧后肢 PWPT 和 PWL 的比较（$n=8$，$\bar{x} \pm s$）

指标	组别	给药前	给药后			
			30 分钟	60 分钟	120 分钟	180 分钟
PWPT (g)	组1	22.2±2.5	18.4±3.1	18.4±3.3	19.4±1.2	18.1±1.5
	组2	20.3±7.3	18.2±5.3	19.1±6.7	18.4±6.5	18.1±3.8
	组3	17.8±3.6	17.8±5.0	18.4±2.9	19.3±5.6	20.1±3.5
	组4	19.5±6.1	20.3±3.2	20.6±5.4*	20.5±5.4	20.0±5.9
	组5	21.7±2.7	26.7±5.0*	27.5±3.3*	24.6±6.5*	24.8±6.6*
PWL (g)	组1	6.3±0.9	5.9±0.6	5.9±0.6	6.2±0.6	5.7±0.5
	组2	5.6±0.9	5.7±1.0	5.5±1.2	5.7±1.1	5.8±0.9
	组3	5.0±0.5	5.4±0.8	7.4±2.0*	6.3±2.0	5.7±0.8
	组4	6.0±0.7	8.3±3.0*	8.6±2.0*	6.3±1.8	5.7±1.2
	组5	5.8±1.6	10.1±2.5*	9.9±1.9*	8.4±2.8*	6.7±1.7*

注：与组1比较，*$P<0.05$。

表4-6 实验一各组大鼠非手术侧后肢 PWPT 和 PWL 的比较（$n=8$，$\bar{x} \pm s$）

指标	组别	给药前	给药后			
			30 分钟	60 分钟	120 分钟	180 分钟
PWPT (g)	组1	47.5±2.5	47.3±2.3	44.6±2.3	46.3±3.5	47.0±2.1
	组2	46.7±3.3	43.0±6.5	43.0±2.7	42.2±3.8	45.0±2.3
	组3	45.8±5.2	47.8±2.8	47.3±6.5	46.4±2.4	45.2±4.0
	组4	47.8±4.1	47.1±3.7	46.0±4.7	46.8±2.8	46.2±4.3
	组5	47.5±4.2	47.2±3.7	47.3±3.4	46.1±2.1	46.2±2.6
PWL (g)	组1	10.7±0.6	10.7±0.6	10.3±0.7	10.1±1.2	11.7±4.0
	组2	10.7±1.4	11.1±2.2	12.4±3.0	11.5±3.1	11.2±1.8
	组3	11.8±2.2	11.7±1.3	11.1±2.6	11.8±2.3	11.0±1.8
	组4	11.0±1.1	12.4±2.0	12.3±3.1	10.0±1.1	9.9±1.0
	组5	11.4±2.6	13.6±3.8*	13.3±1.5*	11.6±2.8	11.8±2.4

注：与组1比较，*$P<0.05$。

表4-7 实验二各组大鼠手术侧后肢 PWPT 和 PWL 的比较（$n=8$，$\bar{x}\pm s$）

指标	组别	给药前	给药后60分钟
PWPT（g）	组Ⅰ	19.0±1.6	18.4±3.3
	组Ⅱ	19.0±2.5	22.2±2.2*
	组Ⅲ	18.2±2.2	17.1±1.5#
	组Ⅳ	17.0±5.5	17.5±5.5#
PWL（g）	组Ⅰ	5.2±0.6	5.4±0.7
	组Ⅱ	5.5±0.8	7.7±1.2*
	组Ⅲ	5.2±0.3	5.0±0.3#
	组Ⅳ	5.4±0.5	5.3±0.6#

注：与组Ⅰ比较，*$P<0.05$；与组Ⅱ比较，#$P<0.05$。

文献报道，给予糖尿病小鼠0.1g/kg附子煎液所产生的抗伤害性感受作用可以被κ-阿片受体阻断剂 nor - BNI（0.1mg/kg 腹腔注射，10μg 鞘内注射）拮抗，提示附子的镇痛作用与κ-阿片受体有关。蛛网膜下腔给予 nor - BNI（100μg）可产生与腹腔内给予 nor - BNI 同样的拮抗作用，提示附子的镇痛作用部位主要是在脊髓水平。

有研究表明附子可增加脊髓后角强啡肽的释放，通过κ-阿片受体介导而发挥镇痛作用。此实验结果显示附子的镇痛作用在手术侧明显，在非手术侧抗伤害刺激作用不明显。使用其他κ-阿片受体激动剂对 CCI 大鼠实验时也得到了同样的结果。还有研究表明，阿片类药物对病理状态下出现的疼痛具有量-效依赖性镇痛作用，而对正常状态下的动物作用微弱或几乎没有。有学者推测可能是由于在炎症和病理情况下破坏了周围神经屏障，使药物在末梢神经处更容易与阿片受体结合。另一方面，CCI可以增加神经轴索中阿片受体的转运以增加阿片受体在外周神经的数量。

综上所述，附子对神经病理性疼痛大鼠可以产生镇痛作用。这种作用在脊髓水平通过κ-阿片受体介导。其对临床神经病理性疼痛的效果还有待进一步研究。

3. 抗炎作用

附子在临床中广泛用于治疗肠炎、前列腺炎、风湿性关节炎等症，疗效明确。

类风湿性关节炎（rheumatoid arthritis，RA）是一种以关节滑膜炎为特征，常累及肌腱、韧带、关节软骨等部位的慢性自身免疫性疾病，其发病原因复杂，病机不明，较为难治。西医临床常应用抗风湿、消炎、镇痛药物治疗RA，长期服用，毒副作用较大，因此中医治疗具有很大的发展潜力。附子在中药抗风湿治疗中应用广泛、疗效确切。实验研究也证实附子对二甲苯、巴豆油、完全弗氏佐剂等化学物质致炎动物模型具有很好的抗炎效果。张明发等给大鼠灌服或腹腔注射附片水煎剂，能明显对抗甲醛或蛋清引起的踝关节肿胀，抑制二甲苯引起的小鼠耳郭肿胀；白附片和炮附子不含乌头碱的水提物和日本产附子不含生物碱的水提物也能抑制大鼠佐剂性关节炎和肉芽肿形成，并对佐剂性关节炎引起的骨变性有抑制作用。唐林发现附子汤可抑制醋酸所致小鼠腹腔毛细血管通透性增高及二甲苯所引起的耳郭肿胀。王维赋等发现麻黄附子细辛汤能改善过敏性鼻炎豚鼠症状，对血液中组胺的降低和鼻黏膜的修复优于小青龙汤。张维敏发现附子煎剂对巴豆油所致小鼠耳部炎症、甲醛所致大鼠足趾肿胀均有明显抑制作用。有报道以弗氏完全佐剂诱导大鼠佐剂性关节炎为模型证实桂枝附子汤对类风湿性关节炎有明显的治疗作用。池田孔己用 BALb/c、ICR 小鼠和 SD 大鼠口服给予麻黄附子细辛汤和阳性对照药,研究其对 I 型变态反应（抗白蛋白诱发的速发型炎症反应）模型和 IV 型变态反应（苦基氯诱发的接触性皮炎）模型的影响。发现麻黄附子细辛汤对 I、IV 型变态反应水肿的抑制率, 0.5g/kg 组约为 30%, 1.0g/kg 组约为 50%。进一步研究显示 1.0g/kg 组对水肿、中性粒细胞和淋巴细胞浸润、骨质坏死等佐剂性关节炎性大鼠的病理表现有显著抑制作用。

研究认为附子抗炎机理与减少炎性介质的释放及改善血流变有关。赵保文指出,附子抗炎作用的机理主要是抑制蛋清、角叉菜胶、甲醛等所致大鼠足肿胀,抑制醋酸所致毛细血管通透性亢进,抑制肉芽肿形成及佐剂性关节炎。如在抗胰腺炎研究中,大黄附子汤通过下调 TNF-α、IL-1β 及 IL-18 等促炎细胞因子的释放,清除循环中已产生的炎性因子,打断重症急性胰腺炎（SAP）的"瀑布式"反应,并重建促炎和抗炎细胞因子的平衡,进而减轻组织损伤,阻止 SAP 的发生发展。加味芍药甘草附子汤能降低佐剂性关节炎大鼠血液浓、黏、聚程度,具有改善血液流变性的作用,其机理与其降低红细胞聚集性、增强红细胞的变形能力、改变血浆中大分子物质含量有关。刘建磊等通过实验发现制附子可通过抑制 IL-1β 分泌,降低相关炎症因子释放,进而起到抗炎作用。

NO 是在一氧化氮合成酶（iNOS）催化下生成的反应性极强的自由基,与炎症反应关系密切。附子可持续降低血清 NO

水平，提示制附子可通过抑制 NO 的产生，减轻血管的扩张和渗出，同时减少血清 IL-1β 释放，打破正反馈效应，降低炎症反应。陈蕊等为研究芍药甘草附子汤对类风湿性关节炎的作用机理，采用 48 只 Wistar 大鼠随机分为空白对照组、模型组、雷公藤多苷组、芍药甘草附子汤组。除空白组外，各组大鼠复制类风湿关节炎模型，连续灌胃给药 21 天，采血测定白介素-1β（IL-1β）、前列腺素 E_2（PGE_2）水平，取左踝关节组织观察病理改变。结果显示芍药甘草附子汤组血清中 IL-1β、PGE_2 明显降低，与模型组比较有显著性差异，关节病理损害明显改善。提示芍药甘草附子汤能够降低 IL-1β、PGE_2 含量从而减轻其对关节的侵害。路爽等亦证明桂枝附子汤能控制佐剂性关节炎大鼠血清中 IL-1、PGE_2 等炎症介质的活性。从以上研究我们可以发现附子可以通过减少炎症介质产生、抑制介质释放达到抗炎效果。

附子生物碱可能在抗炎过程中起到重要作用。Nesterovalu V 通过实验证明乌头属植物的生物碱可以抑制炎性渗出、疼痛、发热等主要症状的发展。梁少瑜等研究表明制附子总碱能有效缓解过敏性鼻炎的症状，达到治疗过敏性鼻炎的目的。杨洁红证实附子生物碱与甘草活性物质配伍能有效抗炎，缓解佐剂性关节炎症状。皮子凤等利用电喷雾串联质谱方法和内标法分析麻黄附子甘草汤中二萜类生物碱的种类和含量变化，发现炮附子在复方中发挥抗炎作用的主要成分可能为热解型单酯型生物碱。

4. 抗炎作用机制

张维敏等通过实验证明附子煎剂对巴豆油所致小鼠耳郭炎

症、甲醛所致大鼠跖肿胀有显著抑制作用,附子煎剂对切除双侧肾上腺的大鼠的甲醛所致足跖肿胀有明显抑制作用。提示附子有抗炎症作用,且抗炎作用与肾上腺系统无明显关系。详细结果见表4-8~4-10。

表4-8 附子煎剂对巴豆油所致小鼠耳郭炎症肿胀的影响($n=10, \bar{x} \pm s$)

药物	左耳重(mg)	右耳重(mg)	肿胀度(mg)	抑制率(%)
附子煎剂(1000mg/kg)	13.71±2.52	9.42±1.01	4.59±2.4*	54
氢化可的松(10mg/kg)	15.42±4.92	9.71±0.85	5.91±3.18**	41
溶剂对照(10mg/kg)	19.53±3.21	9.43±0.81	10.11±3.21	1

注:与对照组比较,* $P<0.05$,** $P<0.01$。

表4-9 附子煎剂对大鼠甲醛性足跖肿胀的影响($n=5, \bar{x} \pm s$)

药物	致炎后不同时间肿胀率(抑制率)		
	1小时	3小时	5小时
附子煎剂(1000mg/kg)	12.76±7.34* (67%)	24.78±11.87* (60%)	28.67±15.45* (61%)
氢化可的松(10mg/kg)	16.42±8.17** (58%)	37.54±16.23** (40%)	55.18±27.67** (28%)
溶剂对照(10mg/kg)	39.56±21.78 (-)	62.57±23.34 (-)	74.28±21.31 (-)

注:与对照组比较,* $P<0.05$,** $P<0.01$。

表4-10　附子煎剂对切除双侧肾上腺
大鼠甲醛性足跖肿胀的影响（$n=5$, $\bar{x}\pm s$）

药物	致炎后不同时间肿胀率（抑制率）		
	1小时	3小时	5小时
附子煎剂 (1000mg/kg)	$14.61\pm5.12^*$ (64)	$24.32\pm6.21^*$ (56)	$29.26\pm7.4^*$ (53)
氢化可的松 (10mg/kg)	$20.47\pm8.34^{**}$ (50)	$28.74\pm8.93^{**}$ (48)	$32.56\pm8.78^{**}$ (47)
溶剂对照 (10mg/kg)	41.56 ± 6.14 (-)	55.82 ± 9.12 (-)	62.33 ± 11.21 (-)

注：与对照组比较，$^*P<0.05$，$^{**}P<0.01$。

有实验表明，灌服、皮下注射或肌肉注射熟附片水煎液能减少动物肾上腺内维生素C或胆固醇含量，增加尿中17-酮类固醇排泄，减少血中嗜酸性白细胞数，提高磷酸酶活性，增加肝糖原。由于戊巴比妥和氯丙嗪不影响附子减少肾上腺内维生素C含量，因此认为附子是通过刺激垂体肾上腺皮质系统释放糖皮质激素产生抗炎作用。可是也有实验发现，1次或6次灌服黑顺片水煎剂都不减少大鼠肾上腺内维生素C含量，而且对摘除肾上腺大鼠中仍有抗炎作用。炮附子在抑制肉芽肿形成的同时并不影响肾上腺和胸腺重量，对摘除肾上腺的大鼠也有抗炎作用。故认为附子的抗炎作用不是通过肾上腺释放皮质激素引起的，而是由于附子的组胺样作用。同时，该实验团队的另一篇文献报道显示较大剂量的炮附子（500mg/kg水提物）可提高大鼠血清11-羟基皮质激素含量。因此推测附子可能同时存在两种抗炎机理。又有人用附子所含去甲乌药碱进行实验,发现腹腔注射 30μg/kg 能明显对抗皮下注射组胺诱发的大鼠关节炎,并进一步证明去甲乌药碱是通过清除炎症关节液中超氧自由基,阻止关节液中氨基多糖解聚,免除关节受自由基损害。

三、免疫系统作用

有人认为附子能够上调虚寒证大鼠的免疫应答相关基因及氧化还原酶活性相关基因,可能是经典热药附子温阳散寒作用的分子机制。王树鹏采用 10% 二异氢酸甲苯酯(TDI)橄榄油溶液给大鼠滴鼻造成的变应性鼻炎大鼠模型,研究麻黄细辛附子汤对变应性鼻炎大鼠(AR)红细胞免疫的影响,发现麻黄细辛附子汤能够显著减少大鼠鼻分泌物量、喷嚏次数和鼻抓痒次数,使红细胞 C3b 受体和红细胞免疫复合物玫瑰花环率升高。表明麻黄细辛附子汤对实验性变应性鼻炎大鼠有明显作用,其机制可能与红细胞 C3b 受体和红细胞免疫复合物玫瑰花环率升高有关。吴丽等证实大黄附子汤能有效调节 BAL b/c 小鼠腹腔巨噬细胞免疫及抗氧化功能,改善脂多糖(LPS)对 BAL b/c 小鼠腹腔巨噬细胞的诱导作用。郭尹玲等研究发现中药附子免煎剂能明显降低免疫性肝损伤大鼠的 ALT、AST、TBIL,与模型组比较有显著性差异($P<0.05$)。病理组织学检查显示各用药组均能减轻肝组织的损伤。代谢组学检测表明附子免煎剂能减轻肝损伤所造成的小分子代谢物的改变。

有研究显示附子多糖对正常小鼠机体免疫有增强作用。附子酸性多糖可以显著提高免疫低下小鼠体液免疫和细胞免疫功能,并可减轻由于环磷酰胺引起的白细胞降低,可减轻化疗药的毒副作用，具有广阔的开发应用前景。

四、抗肿瘤作用

恶性肿瘤是当前威胁人类健康和生命的严重疾病。化学药物治疗（化疗）是目前治疗恶性肿瘤的重要手段之一，在延长患者生存期和提高疗效方面起着重要的作用，但化学药物的非特异性使得其在杀灭肿瘤细胞的同时也对正常细胞及脏器功能造成损害，且有诱发继发性肿瘤的危险。中医药治疗肿瘤具有独特优势。在《灵枢·百病始生》中就有"积之始生，得寒乃生，厥乃成积"的论述，《神农本草经》则指出附子有"破坚积聚血瘕"的功效。后世很多医家将附子应用于恶性肿瘤的治疗。陈佩珏研究表明附子提取物可诱导 B 淋巴瘤 Raji 细胞凋亡，并随药物浓度增加和作用时间延长，凋亡细胞数逐渐增多。任丽娅建立移植性肝癌 H22 模型，随机分组，腹腔注射给药，观察各组抑瘤效应，检测 TNF－α、NF－κB 及 Caspase－3 表达。结果显示，附子提取物能显著抑制肝癌移植瘤的生长，与环磷酰胺合用可显著抑制移植瘤生长，有协同作用；其效应机制可能与活化细胞凋亡信号传导通路，诱导肿瘤细胞凋亡有关。

附子多糖具有较好的抑瘤作用，可能是附子抗癌作用的主要成分。董兰凤发现附子粗多糖和酸性多糖可两种显著的抑制荷瘤小鼠肿瘤，延长存活时间，两种多糖均明显增大了小鼠脾脏的重量，提高了荷瘤小鼠的淋巴细胞转化能力和 NK 细胞活性，促进抑癌基因 p53 和 Fas 的表达，并且增加了肿瘤细胞凋亡率。现在研究多认为附子粗多糖和酸性多糖的抑瘤作用机制主要是增强机体的细胞免疫功能、诱导肿瘤细胞凋亡和调节癌基因的表达。

五、抗衰老作用

王世军研究发现附子可下调超氧阴离子生成催化酶基因水平，上调自由基清除相关基因表达水平，减少自由基生成，促进清除；调控性激素代谢相关基因表达，促进性激素转化，减少灭活，发挥一定抗氧化、抗衰老作用，这可能是其温热效应机制之一。

附子对老年大鼠抗氧化系统影响的实验研究（TAA）显示其能提高老年大鼠血清红细胞超氧化物歧化酶（SOD）活性，降低脑组织脂褐素（LPF）和肝组织丙二醛（MDA）含量，增加心肌组织 $Na^+-K^+-ATPase$ 活性，改善肝细胞膜脂流动性（LFU）；增强机体抗氧化能力，具有抗衰老作用。盛延良等发现白术、附子、肉桂合剂对神经细胞凋亡有明显抑制作用，与老年组比较，其凋亡率显著减少（$P<0.05$）。其机制可能与合剂中的某些成分具有上调 Bcl-2 表达，抑制线粒体 CytC 释放，使胞浆内 CytC 降低，而达到抑制细胞凋亡的作用。GSH-Px 及 SOD 是体内十分重要的抗氧化酶。BAL b/c 小鼠在经过次声暴露后大脑 MDA 的含量显著提高，而 GSH-Px 和 SOD 活性出现了代偿性增加，此种情况是机体为了增强抗氧化能力的代偿反应，而使用了附子汤后 BAL b/c 小鼠的 GSH-Px 与 SOD 的活力明显提高，并且大脑 MDA 的含量显著减少，这种情况是因为附子汤提高了体内 GSH-Px 以及 SOD 的活力，提升了体内消除自由基的能力，从而可以降低次声暴露之

后小鼠大脑的损害，起到防护作用。

六、降低胆固醇

有研究表明附子多糖具有明显的降血胆固醇作用，其机制与上调 CYP7-1 mRNA 及蛋白水平和下调大鼠肝脏 HMG-CoA 还原酶 mRNA 水平有关。周芹等研究发现附子多糖能抑制高胆固醇血症大鼠血清中总胆固醇（TC）和低密度脂蛋白胆固醇（LDL-C）的水平；附子多糖组大鼠肝细胞脂肪变性较模型组轻微，肝脏 LDL-C 的 mRNA 水平和蛋白表达上调；放射配基结合分析表明多糖组大鼠肝脏 LDL-C 的密度和亲和力均较模型组明显升高。所以作者认为附子多糖明显降血胆固醇的作用机制与上调大鼠肝脏 LDL-C 基因水平、蛋白表达以及受体的活性有关。real-time PCR 和 Western blotting 结果显示附子多糖能显著上调高胆固醇大鼠肝脏 CYP7α-1 mRNA 水平和蛋白表达，并明显降低 HMG-CoA 还原酶的 mRNA 水平（$P<0.01$）。

七、对肾功能的影响

附子对阿霉素、腺嘌呤等所致肾毒性有治疗作用，但是机制还不是很清楚。易英豪发现附子和硫黄配伍干姜后对腺嘌呤所致慢性肾衰小鼠肾功能有显著改善作用，附子和硫黄可能通过激活相关黄嘌呤氧化还原酶的 Fe-S 中心，而产生肾脏保护作用。刘兰兰也发现一定剂量附子对腺嘌呤造成的慢性肾衰有一定的疗效，能降低尿素氮、肾系数，提高精子数、血红蛋白

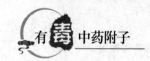

含量,但其作用机制还有待于进一步研究。杨金招发现高剂量附子水煎液对腺嘌呤所致慢性肾功能衰竭小鼠的肾功能具有一定保护作用,与干姜配伍后其疗效增加,毒性降低。鲁艳芳等发现阿霉素肾病模型动物出现脾肾阳虚、虚寒内盛之象,服用附子煎剂对模型鼠进行温补肾阳。通过实验可知,模型鼠血清TC、TG升高,TP、ALB降低,尿蛋白升高,BUN、SCr升高,肾损害明显。用附子治疗后,各治疗组大鼠血清TC、TG降低,TP、ALB升高,尿蛋白升高,BUN、SCr降低,肾损害减轻。杨金风等研究附子对阿霉素肾病大鼠的治疗作用,发现附子具有降低尿蛋白、升高血清蛋白水平,降低血脂以及减轻肾脏损害的作用。

马兜铃酸肾病(Aristolochic acid nephropathy,AAN)是近十年来新发现的一种以继发性肾小管-间质损害为主的一种疾病,受到了国内外极大关注。范建萍研究发现附子对关木通致慢性马兜铃酸肾病的肾脏酸中毒的纠正作用较为明显。腺嘌呤致慢性肾衰模型虽使血清乳酸含量显著升高,但肝、肾、睾丸中均未出现乳酸蓄积,附子能使该模型小鼠的肝、肾乳酸含量和乳酸脱氢酶活性趋于正常,提示附子的温阳、肾脏保护作用与调节乳酸代谢有关。附子理中免煎颗粒可增加急性马兜铃酸肾病大鼠肾组织SOD、降低MDA的表达,和强的松联合处理后更能明显增加急性马兜铃酸肾病大鼠肾组织SOD、降低MDA的表达,减轻肾脏病理损害。

杜晟南研究发现关木通所致慢性肾病模型中肾脏氧化还原处于较低水平,机体的氧化还原平衡出现紊乱,氧自由基减少,还原性物质增多,尿酸代谢异常。附子在该模型上表现出一定的治疗作用，与抑制尿酸代谢的药物合用能够起到较好肾脏保护作用。但是在发病过程中抑制一氧化氮的生成会加重病情。

微小病变性肾病（MCD）是以大量蛋白尿、低蛋白血症、水肿、高脂血症为临床表现的肾病综合征。西医治疗虽然疗效肯定但是副作用比较大，结合中医辨证治疗可以提高疗效、降低毒副作用。杨金风发现附子对大鼠微小病变性肾病具有一定的治疗效果，具体表现在改善一般状况，降低尿蛋白，降低血脂，以及恢复肾功能等方面，其机制可能与阻断 Ang II 与受体的结合，降低与受体结合所产生的生物学效应有关。

八、对糖尿病的影响

糖尿病是因体内胰岛素相对或绝对不足或靶细胞对胰岛素敏感性降低，或胰岛素本身存在结构上的缺陷而引起的碳水化合物、脂肪和蛋白质代谢紊乱的一种慢性疾病。本病发病率日益增高，已成为世界性的常见病、多发病。中药在糖尿病治疗中所起的作用越来越受到关注，有人研究附子对糖尿病的治疗取得了很大的进展。

赵俭用生石膏、龙胆草、黄柏和知母水煎剂灌胃大鼠 14 天复制虚寒模型，再用附子水煎剂灌胃治疗 7 天。结果发现附子能显著增加虚寒模型大鼠肝 LD 及 LDH 含量，并能增强 $Na^+ - K^+ - ATP$ 酶、$Ca^{2+} - Mg^{2+} - ATP$ 酶、SDH 酶活力。热性中药附子能使虚寒模型大鼠能量代谢增强，改善大鼠虚寒状态，其促进能量代谢的机制与调节 ATP 酶活性有关。于乐研究发现附子多糖在对脂肪细胞毒副作用较小的基础上可促进 3T3 - L1

脂肪细胞对葡萄糖的消耗，促进胰岛素抵抗模型脂肪细胞对3H-葡萄糖的摄取。随着附子降糖作用机制的阐述及有效成分的研究，附子在糖尿病治疗中作用会越来越大，具有广阔的前景。

九、其他作用

附子应用广泛，历史悠久，对多种病症具有独特的疗效。小儿易脾虚胃弱，致湿浊之邪停留脾胃。附子理中汤（丸）具有温中散寒、益气健脾之效，使风寒之邪从里至外托之、散之，即达散寒解表之效，辅以麻黄、桂枝发汗解表，全方结合，相得益彰，散寒解表，标本同治。邵峰发现附子对脾阳虚小鼠小肠推进运动具有明显的抑制作用，而且能使小鼠体重明显上升。提示附子对脾阳虚小鼠具有良好的抗寒泻作用。

小儿轮状病毒感染性腹泻病又称秋季腹泻，是在秋冬季节因轮状病毒感染所引起的一种腹泻，其临床特征为腹泻水样或蛋花样大便，每日数次至10余次，起病突然、迅速，常伴有不同程度的脱水。多发生于秋冬季节，偶可见于春季，具有一定的传染性，发病具流行病学特征。荆州市中医医院儿科以附子理中汤加味保留灌肠治疗此病收到了良好的效果。

慢性荨麻疹是一种常见皮肤病，病因复杂，俗称"风矢""鬼风疙瘩"。本病内因禀赋不耐、气血虚弱，卫气失固，外因虚邪贼风侵袭，或吸入异物，或食鱼腥、辛辣、药物、膏粱厚味而化火动风，或因七情变化、宿滞等多种因素而诱发。病情反复发作，难以治愈；西药虽能控制症状，但难以根治。莫怀民发现附子理中汤治疗脾胃虚寒型慢性荨麻疹的疗效确切，值得推广。

β_2 肾上腺素受体是多种药物作用的主要靶标,从生理学和药理学上用 β 肾上腺素激动剂或抑制剂对其进行调控在临床具有广泛应用,尤其针气管平滑肌紊乱症。从附子中得到的去甲乌药碱是很好的 β_2 肾上腺素受体激动剂,对缓解支气管狭窄有很好的疗效。Mkino T 等研究发现附子制品通过增加受寒冷刺激小鼠的棕色脂肪组织中解偶联蛋白来影响产热量,其中的有效成分是不含生物碱的小分子混合物。

临床中因外感风寒引起的声音嘶哑甚至失音不时碰到,采用经方麻黄附子细辛汤治疗,疗效满意。

吴琪发现附子对实验中的横纹肌溶解模型能起到一定的保护作用,但与给药持续时间长短有一定关系。

附子临床应用十分广泛,受到古今众多名医的推崇。通过以上报道我们可以发现附子主要针对心血管的作用,表现为强心及抗心律失常,附子苷等水溶性非生物碱类可能为强心的主要成分。此外附子多糖的药理作用越来越受到重视,其可能是附子抗肿瘤、提高免疫力的物质基础。附子抗炎镇痛作用有可能与萜类生物碱有关。此外附子还对多种疑难重症具独特作用,如风湿性关节炎。随着技术的发展,对附子中单体类成分研究越来越深入,可以更加清晰地阐明附子的药理机制及物质基础,更好地指导附子临床用药。

参考文献

[1] 王胜林,董耀荣. 附子水煎液对心梗后心力衰竭大鼠血流动力学的影响 [J]. 陕西中医,2007,28 (6):745-748.

[2] 王胜林,董耀荣. 附子水煎液对心梗后心力衰竭大鼠心室重构的影响 [J]. 辽宁中医药杂志, 2010, 37: 243-245.

[3] 陈长勋,金若敏,贺劲松,等. 用血清药理学实验方法观察附子的强心作用 [J]. 中国中医药科技, 1996, 3 (3): 12-14.

[4] 邓家刚,范丽丽,郝二伟,等. 附子回阳救逆量效关系的实验研究 [J]. 时珍国医国药, 2010, 21 (3): 656-658.

[5] 张志仁,张大方,李丽静,等. 附子炮制前后有效部位对正常及心衰大鼠血流动力学影响 [J]. 长春中医药大学学报, 2009, 25 (3): 331-332.

[6] 曾代文,彭成,余成浩,等. 附子干姜组分配伍对急性心衰心阳虚证大鼠血流动力学的影响 [J]. 中药药理与临床. 2011, 27 (5): 93-96.

[7] 张俊平,杨卫平. 附子对慢性充血性心力衰竭模型大鼠 NO、TNF-α 水平的影响 [J]. 浙江中医药大学学报, 2009, 33 (1): 38-42.

[8] 秦永刚,张美荣,张建平,等. 不同蒸煮时间对附子强心作用及心脏毒性的影响 [J]. 医学信息, 2002, 15 (10): 618.

[9] 展海霞,彭成. 附子与干姜配伍对心衰大鼠血流动力学的影响 [J]. 中药药理与临床, 2006, 22 (1): 42-44.

[10] 李超英,李玉梅. 附子与人参配伍对急性心衰大鼠血流动力学的影响 [J]. 中药新药与临床药理, 2011, 22 (6): 593-598.

[11] 王立岩,张大方. 附子炮制前后有效部位强心作用的实验研究 [J]. 中国中药杂志, 2009, 34 (5): 596-599.

[12] 杨帆,林树新,张福琴,等. 四川江油附子提取物抗失血性休克的作用研究 [J]. 第四军医大学学报, 1996, 17 (2): 116.

[13] 张云琦. 炮制对附子强心作用的影响 [J]. 黑龙江医药, 2011, 24 (6): 884-886.

[14] 王桂玲,徐雅娟,房建强,等. 附子非生物碱类成分的研究

[J]. 泰山医学院报,2007,28(3):179-180.

[15] 党万太,苗维纳,杨晓放,等. 钙调磷酸酶在附子苷对心衰调控过程中的靶向研究[J]. 中药药理与临床,2011,27(2):59-61.

[16] 张梅,张艺. 附子抗心律失常有效组分研究[J]. 时珍国医国药,2000,11(3):391-491.

[17] 王东冬. 麻黄附子细辛汤加味治疗窦性心动过缓7例[J]. 现代医药卫生,2007,23(15):2322-2323.

[18] 姚凤祯,石月平. 麻黄细辛附子汤加味治疗窦性心动过缓[J]. 中医药学报,2002,30(3):9.

[19] 李伟. 炙甘草汤合麻黄附子细辛汤治疗窦性心动过缓53例[J]. 现代中医药,2011,31(1):8-9.

[20] 贾波,石含秀,韩林,等. 细辛配伍附子含药血清对大鼠心肌细胞钠通道的影响[J]. 中国现代中药,2009,11(10):30-33.

[21] 龚冬梅. 哇巴因和乌头碱诱发豚鼠和大鼠心律失常的离子作用靶点[J]. 药学学报,2004,39(5):328-332.

[22] Shi-Wei Zhang. Aconitine alters connexin43 phosphorylation status and [Ca^{2+}] oscillation patterns in cultured ventricular myocytes of neonatal rats [J]. Toxicology in Vitro,2007,21:1476-1485.

[23] 李劲平,吴伟康. 附子总生物碱对缺血心肌蛋白质组的影响[J]. 中南药学,2008,6(1):18-21.

[24] Zhao DY, Zhao MQ, Wu WK. Study on activity and mechanism of Sini Decoction anti-mitochondrial oxidation injury caused by myocardial ischemia/reperfusion [J]. Zhong yao cai,2008,31(11):1681-1685.

[25] 刘颖,纪超,吴伟康,等. 附子多糖保护缺氧/复氧乳鼠心肌细胞及其抗内质网应激的机制研究[J]. 中国病理生理学杂志,2012,28(3):459-463.

[26] 刘颖,纪超. 附子多糖后处理对缺氧/复氧乳鼠心肌细胞锰超氧

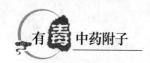

化物歧化酶表达的影响 [J]. 中药药理与临床, 2011, 27 (5): 53 - 56.

[27] 刘颖, 纪超, 吴伟康, 等. 金属硫蛋白介导附子多糖对缺氧复氧心肌细胞的保护 [J]. 中国实验方剂学杂志, 2012, 18 (4): 172 - 175.

[28] 刘古锋, 吴伟康, 段新芬, 等. 附子多糖对力竭运动小鼠心肌过氧化损伤的保护作用 [J]. 海南医学, 2008, 19 (7): 67 - 69.

[29] Zhou S, Starkov A, Froberg MK, et al. Cumulative and irreversible cardiac mitochondrial dysfunction induced by doxorubicin [J]. Cancer Res, 2001 (61): 771 - 777.

[30] Oliveira PJ, Santos MS, Wallace KB. Doxorubicin - inducedthiol - dependent alteration of cardiac mitochondrial permeability transition and respiration [J]. Biochem (Mosc), 2006, 71 (2): 94 - 99.

[31] Green PS, Leeuwenburgh C. Mitochondrial dysfunction is an early indicator of doxorubicin induced apoptosis [J]. Biochim Biophys Acta, 2002, 1588 (1): 94 - 101.

[32] Childs AC, Phaneuf SL, Dirks AJ, et al. Doxorubicin treatment in vivocauses cytochrome c release and cardiomyocyte apoptosis, as well as increased mitochondrial efficiency, superoxid dismutase activity, and bcl - 2: bax ratio [J]. CancerRes, 2002, 62: 4592 - 4598.

[33] Oliveira PJ, Santos MS, Wallace KB. Doxorubicin - induced thioldependent alteration of cardiac mitochondrial permeability transition and respiration [J]. Biochemistry (Mosc), 2006, 71 (2): 194 - 199.

[34] Green PS, Leeuwenburgh C. Mitochondrial dysfunction is an early indicator of doxorubicin induced apoptosis [J]. Biochim Biophys Acta, 2002, 1588 (1): 94 - 101.

[35] Fisher PW, Salloum F, Das A, et al. Phosphodiesterase - inhibitionwith sildenafil attenuates cardiomyocyte apoptosis and left ventricular dysfunction in a chronicmodel of doxorubicin cardiotoxicit [J]. Circulation,

2005，111（13）：1601 – 1610.

[36] Chae HJ, Kim HR, Lee WG, et al. Radiation protectsadriamycin – induced apoptosis [J]. Immuno – pharmacoloryand Immunotoxicology，2005，27（2）：211 – 232.

[37] 范颖，于彩娜，徐丹，等. 人参、黄芪、附子、干姜对阿霉素心脏毒性损伤大鼠线粒体途径细胞凋亡的影响[J]. 辽宁中医杂志，2011，38（6）：1030 – 1032.

[38] 孙江波，于彩娜. 中药人参、附子及其小复方参附汤抑制阿霉素心脏毒性损伤大鼠细胞凋亡的研究[J]. 辽宁中医杂志，2012，39（4）：754 – 756.

[39] 韩涛，程小丽，刘晓东. 制附子及其不同配伍对小鼠实验性微循环障碍的影响[J]. 中药药理与临床，2007，23（2）：14.

[40] 牛彩琴，张团笑. 附子水煎剂对家兔离体主动脉血管舒张作用的研究[J]. 中药药理与临床，2004，20（4）：23 – 25.

[41] 杨学伟，郭云良，崇卓，等. 四逆汤（附子、干姜、甘草）对肾血管性高血压大鼠血压调节作用的实验研究[J]. 中华高血压杂志，2007，15（3）：206 – 209.

[42] 曾代文，彭成，余成浩，等. 附子与干姜组分配伍对急性心衰心阳虚证大鼠血浆肾素 – 血管紧张素 – 醛固酮系统的影响[J]. 中药药理与临床，2011，27（4）：5 – 7.

[43] 范颖，于彩娜，徐丹，等. 人参、黄芪、附子、干姜对阿霉素心脏毒性损伤大鼠线粒体途径细胞凋亡的影响[J]. 辽宁中医杂志，2011，38（6）：1030 – 1031.

[44] 郭佩玲. 日本对慢性疼痛的中药治疗现状[J]. 浙江中医学院学报，2000，42（3）：75 – 78.

[45] 张明发，沈雅琴. 温里药温经止痛除痹的药理研究[J]. 中国中医药医药信息杂志，2000，7（1）：29 – 32.

[46] 段小毛,李茯梅. 麻黄细辛附子汤镇痛药理作用研究 [J]. 中医药学刊, 2006, 24 (3): 513-514.

[47] 邓家刚,范丽丽,杨柯. 附子镇痛作用量效关系的实验研究 [J]. 中华中医药学刊, 2009, 27 (11): 2249-2251.

[48] 张啸环. 桂枝附子汤的抗炎镇痛作用试验研究 [J]. 长春中医药大学学报, 2007, 23 (5): 17-18.

[49] 代璞,徐英辉,赵玉堂,等. 桂枝附子汤与桂枝加附子汤镇痛作用比较的实验研究 [J]. 承德医学院学报, 2008, 25 (3): 330-331.

[50] 徐红萌,姜慧卿. 附子对神经病理性疼痛大鼠的镇痛作用 [J]. 中华麻醉学杂志, 2005, 25 (5): 381-384.

[51] 李睿明,王明亮,雷朝霞,等. 附子汤合芍药甘草汤镇痛抗炎作用研究 [J]. 现代中西医结合杂志, 2002, 11 (10): 899-901.

[52] 李睿明,王明亮,雷朝霞,等. 附子汤与芍药甘草汤合用的镇痛作用及机制研究 [J]. 现代中西医结合杂志, 2002, 11 (23): 2323-2325.

[53] 王晓聆,岳寿伟. 乌头碱直流电离子导入对大鼠佐剂性关节炎镇痛作用的探索 [J]. 中国医学物理学杂志, 2007, 24 (6): 430-431.

[54] 汪瑶,谢伟英,沈洁波,等. 附子汤对蟾蜍坐骨神经动作电位的影响 [J]. 辽宁中医药大学学报, 2012, 14 (2): 192-193.

[55] 王铁东,刘皎,曲雷鸣. 附子对神经病理性疼痛大鼠的影响 [J]. 中华中医药学刊, 2010, 28 (5): 1083-1085.

[56] 王俊霞,陈继婷,王和生,等. 附子粳米汤对脾阳虚大鼠疼痛模型血浆 CGRP 和 AngⅡ的影响 [J]. 中国实验方剂学杂志[J]. 2011, 17 (23): 192-194.

[57] 徐红萌,姜慧卿. 附子对神经病理性疼痛大鼠的镇痛作用 [J]. 2005, 25 (5): 381-384.

[58] 绳昌则,大宫雄司,铃木康之. 修治ワシ末 (TJ-3022) の

品质ょ药理学的研究 [J]．Nat Med，1998．52：343-352．

[59] Omiya Y, Goto K, Suzuki Y, et al. Analgesia – pralucmg mechanism ofprocessed Aconiti tuber: role of dynorphin, an endogenous K – opioid ligandin the rodent spinal cord [J]．Jpn J Phatmacol, 1999, 79：295-301.

[60] Walker J, Catheline G, Guibaud G, et al. Lack of cross – tolerance betweenthe antinociceptive effects of systemic morphine and asimadoline, a peripherally – selective K – opioid agonist, in CCI – neuropathic rats [J]．Pain, 1999, 83：509-516.

[61] Kalso E, Trainer MR, Carroll D, et al. Pain relief from infra – articular morphine after knee surgery; a qualitative systematic review [J]．Pain, 1997, 71：127-134.

[62] 赵保文．附子、川乌、草乌的炮制加工及药理作用比较[J]．首都医药，2000，7（4）：33-43．

[63] Antonijevic I, Mousa SA, Stein C, et al. Prineurial defect and peripheral opioid analgesia in inflammation [J]．J Neurosci, 1999, 15：165-172.

[64] Li JK, Kaneko Y, Mizuno N. Effects of perpheral nerve ligation on expression of p – opioid receptor in sensory ganglion neurons: an irzununohistochemical study in dorsal root and nodose ganglion neurons of the rat [J]．Neurosci Lett, 1996, 214：91-94.

[65] Hassan AHS, Ableitner A, Srein C, et al. Inflammation of the rat paw enhances axonal transport of opioid receptors in the sciatic herve and increases their density in inflamed tissue [J]．Neuroscience, 1993, 55：185-195.

[66] 卢立军．附子八物汤加味治疗寒湿阻络型类风湿性关节炎[J]．中国实验方剂学杂志，2012，18（15）：290-292．

[67] 唐林．附子汤及其配伍镇痛抗炎的实验研究 [D]．沈阳：辽宁中医药大学，2008．

[68] 王维赋, 谭晓梅, 梁少瑜, 等. 麻黄附子细辛汤和小青龙汤对过敏性鼻炎豚鼠作用的研究 [J]. 中国实验方剂学杂志, 2011, 17 (7): 176-178.

[69] 张维敏, 徐志敏, 郭彬, 等. 附子抗炎症作用的实验研究 [J]. 中医药信息, 1994, 5: 41-42.

[70] 孙雪莲, 马成. 附子与桂枝配伍对大鼠佐剂性关节炎的实验研究 [J]. 现代中西医结合杂志, 2008, 17 (14): 2124-2127.

[71] 何江媛, 谷松. 桂枝附子汤对类风湿性关节炎大鼠血清肿瘤坏死因子水平影响的研究 [J]. 实用中医内科杂志, 2008, 22 (12): 48-49.

[72] 池田孔己. 应用炎症模型对麻黄附子细辛汤抗炎作用的研究 [J]. 国外医学中医·中药分册, 1999, 21 (5): 49-50.

[73] 路小光, 战丽彬. 大黄附子汤对重症急性胰腺炎大鼠细胞因子的影响 [J]. 中国中西医结合急救杂志, 2004, 11 (6): 352-354.

[74] 王醱恩, 杨景锋, 杨毅, 等. 加味芍甘附子汤改善佐剂性关节炎大鼠血液流变性的实验研究 [J]. 山东中医学院学报, 2007, 8 (6): 14-15.

[75] 陈蕊, 林大勇, 付勇强, 等. 芍药甘草附子汤对类风湿性关节炎大鼠的免疫调节作用 [J]. 中华中医药学刊, 2008, 26(5): 1081-1083.

[76] 路爽, 徐月英, 慕杨娜, 等. 桂枝附子汤治疗佐剂性关节炎大鼠 IL-1、PGE_2 水平影响的实验研究 [J]. 实用中医内科杂志, 2008, 22 (11): 24-25.

[77] Nesterova lu. Evaluation of anti-inflammatory activity of extracts from Siberian plants [J]. Vestn Ross Akad Med Nauk, 2009, 11: 30-34.

[78] 梁少瑜, 谭晓梅. 制附子总碱的急性毒性及对过敏性鼻炎豚鼠鼻黏膜和组胺的影响 [J]. 中华中医药杂志, 2011, 26 (12): 2986-2989.

[79] 杨洁红, 张宇燕, 万海同, 等. 附子生物碱与甘草活性物质

组合抗大鼠佐剂性关节炎的实验研究 [J]. 中草药, 2010, 41 (3): 439-444.

[80] 皮子凤, 越皓. 麻黄附子甘草汤配伍过程中炮附子生物碱成分的变化研究 [J]. 世界科学技术·中医药现代化, 2009, 11 (2): 269-273.

[81] 张维敏. 附子抗炎症作用的实验研究 [J]. 中医药信息, 1994, 5: 41-42.

[82] 韩冰冰, 王世军. 基因芯片技术研究附子对虚寒证大鼠肝全基因表达谱的影响 [J]. 中国中药杂志, 2012, 37 (4): 500-504.

[83] 王树鹏. 麻黄细辛附子汤对变应性鼻炎大鼠行为学和红细胞C3b受体及红细胞免疫复合物花环率的影响 [J]. 中药药理与临床, 2008, 24 (5): 10-12.

[84] 吴丽, 刘晓, 蔡皓, 等. 大黄附子汤对BAL b/c小鼠腹腔巨噬细胞功能的影响 [J]. 中国实验方剂学杂志, 2012, 18 (9): 176-179.

[85] 郭尹玲, 扈晓宇, 钟森, 等. 附子对免疫性肝损伤模型大鼠的影响及代谢组学研究 [J]. 西部医学, 2010, 22 (5): 797-799.

[86] 李发胜, 徐恒瑰, 李明阳, 等. 附子多糖的提取及免疫活性研究 [J]. 现代预防医学, 2008, 35 (12): 2290-2295.

[87] 苗智慧, 刘京生, 王燕凌, 等. 附子酸性多糖提高免疫低下小鼠免疫功能的实验研究 [J]. 河北中医, 2007, 29 (12): 1130-1132.

[88] 陈佩珏, 曾升平. 附子提取物诱导B淋巴细胞凋亡的实验研究 [J]. 中国中医基础医学杂志, 2007, 13 (6): 454-456.

[89] 张晓迪. 附子提取物抗胃癌SGC-7901细胞增殖及诱导癌细胞凋亡研究 [J]. 浙江中医药大学学报, 2011, 35 (5): 665-668.

[90] 任丽娅, 曾升平. 附子提取物对移植性肝癌H22细胞凋亡影响的实验研究 [J]. 河南中医. 2008, 28 (11): 34-37.

[91] 董兰凤, 刘京生, 苗智慧, 等. 附子多糖对H22和S180荷瘤

小鼠的抗肿瘤作用研究 [J]. 中国中医基础医学杂志, 2003, 9 (9): 14-17.

[92] 王世军, 于华芸, 季旭明, 等. 附子对氧自由基及性激素代谢相关基因表达的影响 [J]. 中国老年学杂志, 2012, 32 (5): 961-963.

[93] 张涛, 王桂杰, 白书阁, 等. 附子对老年大鼠抗氧化系统影响的实验研究 [J]. 中国老年学杂志, 2001, 3 (21): 53.

[94] 盛延良, 江旭东. 白术、附子、肉桂合剂对老年小鼠脑细胞凋亡作用的实验研究 [J]. 中国老年学杂志, 2004, 24: 1055-1056.

[95] 邱燕祥. 附子汤对次生损伤的防护作用 [J]. 中医中药, 2012, 10 (5): 222-223.

[96] 周芹, 段晓云. 附子多糖预防高胆固醇血症的作用及其对肝脏CYP7-1表达的影响 [J]. 中国病理生理杂志, 2011, 27 (5): 991-995.

[97] 周芹, 段晓云, 武林鑫. 附子多糖对大鼠食诱性高胆固醇血症的预防作用及机制研究 [J]. 中国药理学通报, 2011, 27 (4): 492-496.

[98] 易英豪, 史杰会, 杜晟楠, 等. 附子和硫黄及其配伍对腺嘌呤所致慢性肾衰小鼠肾功能影响分析 [J]. 亚太传统医药, 2012, 8 (6): 33-34.

[99] 刘兰兰, 王友群. 附子对腺嘌呤造成的小鼠慢性肾衰的疗效及其机制探讨 [J]. 亚太传统医药, 2010, 6 (6): 28-30.

[100] 杨金招, 范建萍, 王友群, 等. 附子及附子配伍干姜对腺嘌呤所致慢性肾衰小鼠肾功能的影响 [J]. 2011, 35 (5): 224-229.

[101] 鲁艳芳, 黄琼霞, 袁军, 等. 阿霉素肾病模型与中医阳虚关系的探讨 [J]. 中国中医药科技, 2004, 11 (5): 259-260.

[102] 杨金凤, 王长松. 附子对阿霉素肾病大鼠的影响 [J]. 山西中医, 2010, 26 (2): 39-41.

[103] 谌贻璞, 陈文. 马兜铃酸肾病的研究进展 [J]. 肾脏病与透析肾移植杂志, 2002, 11 (1): 65.

[104] 范建萍,杨金招,王友群,等.附子对两种不同慢性肾病小鼠乳酸代谢的影响[J].药学进展,2011,35(7):323.

[105] 史伟,黄仁发,蓝芳,等.加味附子理中免煎颗粒对急性马兜铃酸肾病大鼠抗氧化作用的研究[J].云南中医中药杂志,2011,32(7):61-64.

[106] 杜晟南,史会杰,吴琪,等.附子及其与三种常见药配伍对关木通所致慢性肾病小鼠的影响[J].亚太传统医药,2012,8(6):23-26.

[107] 杨金凤,王长松,王媛媛,等.附子对微小病变肾病大鼠的影响[J].辽宁中医杂志,2010,37(1):245-246.

[108] 赵俭,韩冰冰,高娜,等.附子对虚寒模型大鼠肝组织糖原、LD含量、LDH活力及肝SDH、ATP酶活力的影响[J].辽宁中医杂志,2011,38(7):1455-1456.

[109] 于乐,吴伟康.附子多糖对胰岛素抵抗脂肪细胞模型葡萄糖摄取的影响[J].亚太传统医药,2009,5(7):11-13.

[110] 邵峰,李赛雷,刘荣华,等.附子对脾阳虚小鼠的抗寒泻作用[J].中国实验方剂学杂志,2011,17(14):176-178.

[111] 王超群,唐其民.附子理中汤加味灌肠治疗轮状病毒感染性腹泻病疗效观察[J].中国中医药信息杂志,2012,19(4):71-72.

[112] 莫怀民.附子理中汤治疗脾胃虚寒型慢性荨麻疹疗效观察[J].中医药学报,2011,39(1):42-43.

[113] Gang BAI, Yang YANG. Identification of higenamine in Radix Aconiti Lateralis Preparata as a beta2-adrenergic receptor agonist [J]. Acta Pharmacol Sin, 2008, 29 (10): 1187-1194.

[114] Mkino T, Kato K, Mizukami H. Processed aconite root prevents cold-stress-induced hypothermia and immuno-suppression in mice [J]. Biol Pharm Bull, 2009, 32 (10): 1741-1748.

[115] 李荣高. 经方麻黄附子细辛汤治疗失音19例 [J]. 中国社区医师, 2012, 14 (316): 201.

[116] 吴琪, 王友群, 杜晟南, 等. 附子及关木通对辛伐他汀与吉非罗齐合用致横纹肌溶解模型的影响及比较 [J]. 亚太传统医药, 2012, 8 (6): 41-44.

(中国医学科学院药用植物研究所　孙桂波、陈荣昌、张强)

(山东省中医药研究院　孙蓉、黄伟)

第五章　附子代谢动力学研究

　　研究中药有效成分的药代动力学规律和毒性物质的毒代动力学规律，对于阐明中药有效、有毒物质作用机制，促进中药临床药学研究和毒理研究的开展，指导临床合理用药及评价药物安全性，促进新药开发，实现中医中药现代化具有重要意义。

　　附子具有回阳救逆、补火助阳、祛风寒湿邪的功效，在治疗亡阳虚脱、肢冷脉微、阳痿、宫冷、心腹冷痛、虚寒吐泻、阴寒水肿、阳虚外感、寒湿痹痛等方面有很好的效果。同时，附子又是有毒之品，近年来临床上不断有服用附子中毒的报道，目前也有不少关于附子毒性机理及安全用药的研究。附子的主要化学成分为生物碱，另有醇类、脂类、糖类及微量元素等。生物碱是其发挥功效的主要物质基础，其中的双酯型二萜类生物碱亦是其毒性物质基础。近年来，对附子一些成分在体内的吸收、分布、代谢和生物利用度的动态变化规律及其剂量－毒性－功效和剂量－功效－证候关系进行了研究，对于掌握其作用机制、作用过程，指导新药设计、临床用药，提高药物的疗效和安全性有巨大的推动作用。但由于其化学成分多种多样，代谢途径复杂，产物多，研究难度大，此领域研究成果

仍相对较少。

一、附子代谢动力学过程与代谢机制研究

附子中含有多种生物碱，主要为乌头类生物碱成分，包括乌头碱（aconitine）、次乌头碱（hypaconitine）和新乌头碱（mesaconitine）等。现代药理研究表明，乌头类生物碱具有镇痛、抗肿瘤、抗炎、调节机体免疫功能的作用。从化学成分上看，乌头碱型生物碱如乌头碱（aconitine）、次乌头碱（下乌头碱，hypaconitine）、新乌头碱（中乌头碱，mesaconitine），既是附子的生理活性物质，也是毒性物质，因此比较该类生物碱在动物不同机体状态下的血药浓度差异，可在一定程度上反映不同机体状态对药物代谢的差异，即机体的代谢环境有差异。研究乌头类生物碱的药动学特征，对阐明附子的作用机制、监测不良反应、指导临床合理用药具有重要的意义。

1. 乌头碱

乌头碱存在于川乌、草乌、附子等植物，具有镇痛作用，临床上可用于缓解癌痛，尤其适用于消化系统癌痛；外用时能麻痹周围神经末梢，产生局部麻醉和镇痛作用；有消炎作用。但本品毒性极大，能麻痹感觉神经和中枢神经、胆碱能神经和呼吸中枢，兴奋心脏迷走神经，直接毒害心肌细胞。临床主要表现为口舌及四肢麻木、全身紧束感等，降低窦房结的自律性，引起异位起搏点的自律性增高而引起各心律失常，损害心肌。口服纯乌头碱 0.2mg 即可中毒，3~5mg

可致死，虽然有研究使用 HPLC 测定乌头碱的含量，但由于乌头碱毒性大，最大给药量小，动物血浆中乌头碱含量较低，不易检测。且乌头碱对热不稳定，容易在 C_{14} 位发生水解，产生苯甲酰乌头碱等。有研究发现乌头碱在甲醇溶液中不稳定，常温下放置短时间即可产生新的物质，故陶长戈等采用甲醇沉淀冻干法处理血浆样品，运用 HPLC-MS-MS 检测样品中乌头碱的含量，对静脉注射给药后乌头碱在大鼠体内的动力学特点进行了如下研究。

取 SD 大鼠，雌雄各半，体重（280 ± 20）g。按 33.75μg/kg 的剂量尾静脉注射浓度为 1.35μg/mL 的乌头碱对照品溶液，分别于注射后 5、10、20、30、45、60、90、120、180、240、360、540、720 分钟断尾取血 0.5mL，肝素钠抗凝，离心后取血浆，按 1∶4 的比例加入甲醇，振荡 3 分钟，沉淀蛋白，按 10000r/min 离心 10 分钟，取上清液，加入双蒸水配成甲醇浓度为 20% 的溶液，置于冻干瓶中冷冻干燥，检测前，冻干瓶中加入甲醇，震荡 3 分钟，按 10000r/min 离心 5 分钟，取上清液测定样品。分别得到不同时间点的血药浓度。将药时数据用中国药理学会药代动力学程序进行自动拟合处理。以理论血药浓度值与实验测定值的最大相关系数和最小 AIC 作为判断标准，结果乌头碱的药动学曲线经拟合均符合静脉注射给药的二室模型，主要药动学参数见表 5-1，药物浓度-时间曲线见图 5-1。

表 5-1 乌头碱的代谢动力学参数（$n=6$, $\bar{x}\pm s$）

参数	值（Mean ± SD）
表观分布容积（Vc）	0.086901 ± 0.0018（μg/kg）/（ng/mL）
α 相半衰期（$t_{1/2\alpha}$）	0.432 ± 1.28 分钟
β 相半衰期（$t_{1/2\beta}$）	403.32 ± 90.48 分钟
药-时曲线下面积（AUC）	18581.8 ± 469.6 mg/mL·min
血浆清除率（CL）	0.001816 ± 0.00078 mL/min

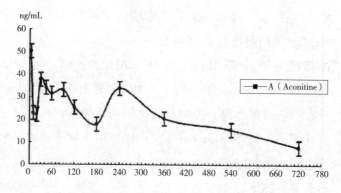

图 5-1 大鼠尾静脉注射乌头碱（A）药物浓度-时间曲线

药-时曲线表明，乌头碱在给药后 10 分钟内，血药浓度下降了一半左右，在 30、90、240 分钟出现了多峰，提示乌头碱进入体内后分布很快，短时间内血药浓度快速下降，然后由于多峰现象出现波动，呈现整体缓慢下降趋势。

武洁等建立 HPLC-MS 分析方法同时测定大鼠血浆中的乌头碱含量，并用于研究大鼠口服附子煎液后乌头碱的药代动力学。采用的方法为：血浆经氨水碱化后用乙酸乙酯进行液-液萃取。色谱柱用 Alltima C18 柱（250mm × 4.6mm，

5μm），流动相为甲醇 – 10mmol/L 醋酸铵水溶液（75∶25）。质谱检测方式为选择性离子监测，选择监测的离子为 m/z646.45（乌头碱）和 m/z336.60（盐酸小檗碱，内标）。结果发现：血浆中乌头碱在 0.05～5μg/L 范围内线性关系良好，定量限为 0.05μg/L，血浆中的平均提取回收率高于 90%，批内和批间精密度均小于 15%。主要药动学参数见表 5 – 2，平均血药浓度 – 时间曲线见图 5 – 2。

表 5 – 2　乌头碱的主要药动学参数（$n=6, \bar{x} \pm s$）

药动学参数	乌头碱
C_{max}（μg/L）	1.25 ± 0.33
t_{max}（小时）	0.95 ± 0.43
MRT（小时）	13.65 ± 2.08
$t_{1/2}$（小时）	13.07 ± 2.00
$AUC_{0 \to \tau}$（ng/h·mL）	12.80 ± 3.36
$AUC_{0 \to \infty}$（ng/h·mL）	13.73 ± 3.67

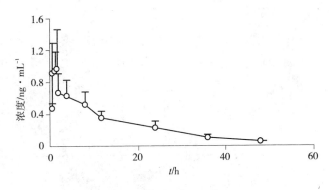

图 5 – 2　乌头碱平均血药浓度 – 时间曲线

王彬辉等建立了微透析取样技术结合 RP – HPLC 分析方法测定大鼠血液透析液中乌头碱的药物浓度,并将其用于乌头碱在大鼠体内的药动学研究。主要药动学参数见表 5 – 3,平均血药浓度 – 时间曲线见图 5 – 3。

表 5 – 3 附子提取物十二指肠给药的药动学参数 ($n = 6$, $\bar{x} \pm s$)

参数	乌头碱
α (/min)	0.052 ± 0.014
β (/min)	0.0046 ± 0.0010
K_α (/min)	0.050 ± 0.020
K_{10} (/min)	0.0029 ± 0.0011
K_{12} (/min)	0.045 ± 0.026
K_{21} (/min)	0.008 ± 0.004
$t_{1/2K_\alpha}$ (分钟)	14.1 ± 4.4
$t_{1/2\alpha}$ (分钟)	13.4 ± 4.3
$t_{1/2\beta}$ (分钟)	152 ± 45
t_{max} (分钟)	37.6 ± 0.6
ρ_{max} (mg/L)	0.071 ± 0.021
AUC (mg/L·min)	6.1 ± 2.2
CL (L/min)	0.030 ± 0.014
Vc (L)	0.60 ± 0.22

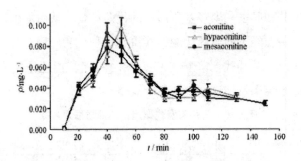

图 5-3 附子提取物十二指肠给药的平均药-时曲线

附子主要的药理活性（同时也是毒性）成分是乌头类双酯型生物碱，乌头碱（aconitine，AC）为该类生物碱的典型代表。乌头属植物传统上采用口服的给药方式。但是，随着中药现代化的发展，已经有一些中药注射剂中含有 AC。给药方式的不同会导致药物在体内的生物转化过程不同，因此会产生不同的代谢产物。而药物的代谢产物与其所体现的活性和毒性密切相关。目前国内鲜有关于不同给药方式下 AC 活性及毒性的报道。为全面认识 AC 的活性和毒性，梁峰等通过不同的给药方式研究 AC 在尿液中的代谢产物，探讨不同代谢产物的生理作用，为合理用药提供理论依据。实验方法：将 5 只家兔分为乌头碱 1.0mg/kg 灌胃给药组、0.02mg/kg 静脉给药组及空白对照组，收集代谢产物，采用 LC/ESI-MS$_n$ 方法测定化合物的准分子离子和各级碎片离子，推断尿液中存在的代谢产物。结果发现：与空白对照组比较，静脉给药组尿液中除原型药物外主要有一种代谢产物（M_1），灌胃给药组除原型药物外主要有 2 种代谢产物（M_1，M_2）；M_1 为 16-O-去甲基乌药碱，M_2 为乌头碱去氧去甲基产物；且 M_1 和 M_2 可能为 AC 失去一个亚甲基和脱去一个羟基所形成的代谢产物。从而得出以下结论：乌头碱经不同体内代谢方式得到 2 种代谢产物，与乌头碱原型相比，两种代谢产物与乌头碱的药理及毒理作用密切相关。详细结果及结论见表 5-4，图 5-4。

表 5-4　乌头碱及代谢产物的液质联用数据

Compound	RT (/min)	[M+H]$^+$	MS$_2$	MS$_3$	Reference
AC	42.7	646	586	526	2, 4
M$_1$	30.8	632	572	512	2, 3, 4
M$_2$	33.1	616	556	496	1, 3

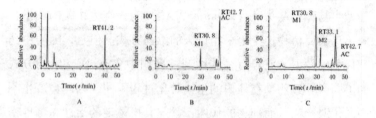

图 5-4　兔尿液样品的 BPC 质谱图

A. 空白对照组；B. 静脉给药组；C. 灌胃给药组

Lan Tang 等运用 HPLC 方法检测附子提取物中乌头碱的含量，并用 UPLC 与质谱串联的方法研究乌头碱药代动力学特征，以此进一步探究单次及多次口服附子提取物后，乌头碱在大鼠体内的药代动力学特征；比较单次及多次给予乌头碱单体与附子提取物的药代动力学特征，通过平衡透析法检查乌头碱与血浆中蛋白质的结合。结果发现分别给予乌头碱（0.5mg/kg）和附子提取物（0.118mg/kg，乌头碱）后，乌头碱的绝对生物利用度分别为 8.24% ±2.52% 和 4.72% ±2.66%。纯乌头碱的吸收较快,达峰时间为 30.08 ± 9.73 分钟,而附子提取物的达峰时间为 58.00 ± 21.68 分钟。纯乌头碱半衰期短(i.v., 80.98 ± 6.40 分钟),消除快,且蛋白结合率低(23.9% ~ 31.9%);其单次及多次给药观察到的药代动力学参数没有显著差异(ANOVA, $P > 0.05$)。然而,多次给予附子提取物,乌头碱的吸收(t_{max} 58.00 ± 21.68 分钟)快于单次给药的吸收(20.00 ± 8.66 分钟, $P < 0.05$),且大于单次给药的 AUC。从而得出结论:乌头碱的生物利用度低,纯乌头碱在单次给药或多次给药所观察到的药代动力学行为没有显著性差异。相比而言,附子提取物多次给药乌头碱 AUC 和 t_{max} 与单次给药相比有明显差异,表明多次给药可以增加乌头碱的生物利用度,这可能导致其毒性。此外,乌头碱的蛋白结合率低(23.9% ~ 31.9%)可导致其迅速清除。

2. **次乌头碱**

生物样本中乌头类生物碱的测定已有多篇文献报道,大多采用 HPLC – 紫外法或是 HPLC – M 法,上述文献所用方法无法满足大鼠药动学测定灵敏度的要求。故武洁等建立了灵敏、简便的 HPLC – MS 法分析血浆中次乌头碱含量,并用于研究大鼠口服附子煎液后次乌头碱的药动学。

方法:SD 大鼠禁食不禁水过夜(至少 10 小时),于次日晨以 3mL/kg 灌附子煎液胃,附子剂量为 1.5g/kg,分别于给药前及给药后 0.333、0.667、1、1.5、2、4、8、12、24、36、48 小时眼底静脉丛取血 300μL,冷冻分离出血浆,每次取血后给大鼠补充等量生理盐水。分析前,取待测血浆 150μL 于 1.5mL 离心管中,加入内标盐酸小檗碱溶液(0.48mg/L)

10μL、氨水 20μL,振荡 10 秒,加乙酸乙酯 1mL,振荡 2 分钟,15000r/min 离心 10 分钟,取上清液 900μL 于 45℃真空浓缩至干,残渣加 100μL 流动相溶解,振荡 2 分钟,15000r/min 高速离心 5 分钟,取上清液 20μL 进入 LC – MS 分析。

结果:采用 DAS2.0 软件以统计矩方法求算大鼠单剂量口服附子煎液后次乌头碱的药动学参数,次乌头碱在 2.5~250μg/L 范围内线性关系良好,定量限为 0.05μg/L,血浆中的平均提取回收率高于 90%,批内和批间精密度均小于 15%。主要药动学参数见表 5 – 5,平均血药浓度 – 时间曲线见图 5 – 5。

表 5 – 5 次乌头碱的主要药动学参数（$n=6$, $\bar{x} \pm s$）

药动学参数	次乌头碱
C_{max}（μg/L）	106.73 ± 66.88
t_{max}（小时）	1.14 ± 0.52
MRT（小时）	14.34 ± 1.92
$t_{1/2}$（小时）	15.30 ± 4.72
$AUC_{0 \to \tau}$（ng/mL · h）	670.92 ± 283.51
$AUC_{0 \to \infty}$（ng/mL · h）	768.35 ± 297.67

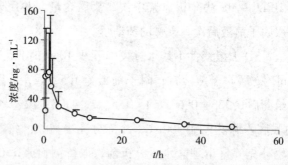

图 5 – 5 次乌头碱平均血药浓度 – 时间曲线

次乌头碱在大鼠体内的浓度很低，主要是因为附子在炮制过程中，双酯型二萜生物碱易发生水解反应，生成毒性更小的单酯型二萜生物碱，从而达到减毒增效的目的。

王彬辉等建立了微透析取样技术结合 RP-HPLC 分析方法测定大鼠血液透析液中次乌头碱的药物浓度，并将其用于次乌头碱在大鼠体内的药动学研究。方法：大鼠十二指肠给予附子提取物 1.055mg/kg，颈静脉微透析采样，RP-HPLC 测定透析液中次乌头碱含量，以回收率校正实际药物浓度，并用 3P97 程序计算药动学参数。结果：透析液中次乌头碱在 0.0106~0.53mg/L（$r=0.9997$）内线性关系良好，方法回收率在 93.12% 以上。次乌头碱的血药浓度-时间曲线符合开放式二室模型。主要药动学参数见表 5-6，平均血药浓度-时间曲线见图 5-6。

表 5-6 附子提取物十二指肠给药的药动学参数（$n=6$，$\bar{x} \pm s$）

参数	次乌头碱
α（/min）	0.046 ± 0.014
β（/min）	0.0096 ± 0.0028
K_α（/min）	0.053 ± 0.020
K_{10}（/min）	0.0066 ± 0.0019
K_{12}（/min）	0.037 ± 0.014
K_{21}（/min）	0.012 ± 0.003
$t_{1/2K_\alpha}$（分钟）	13.1 ± 5.0
$t_{1/2\alpha}$（分钟）	15.1 ± 4.6
$t_{1/2\beta}$（分钟）	72 ± 22

参数	次乌头碱
t_{max}(分钟)	38.5 ± 1.9
ρ_{max}(mg/L)	0.072 ± 0.027
AUC(mg/L·min)	7.36 ± 3.10
CL(L/min)	0.032 ± 0.017
Vc(L)	0.86 ± 0.32

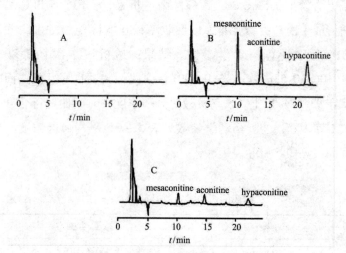

图 5-6 透析液 RP-HPLC 色谱图
A. 空白透析液；B. 空白透析液加对照品溶液；C. 透析液

陶长戈等研究口服附子总生物碱后次乌头碱在大鼠体内的药动学特征。方法：口服给予大鼠附子总生物碱后，断尾取血，采用甲醇沉淀冷冻干燥法处理血浆样品，采用 HPLC-MS/MS 分析方法检测次乌头碱的血药浓度。药时数据用中国药理学会 3P97 药代动力学程序计算主要药动学参数。结果：此实验建立的用于检测大鼠血浆的 HPLC-MS/MS 分析方法，

第五章 附子代谢动力学研究

灵敏度高、专属性强、稳定性好，能很好的符合生物样品分析的要求。次乌头碱的药动学曲线经拟合符合口服给药的二室模型。结论：灌胃给予附子总生物碱后次乌头碱在大鼠体内的过程符合口服二室模型。主要药动学参数见表5-7，平均血药浓度-时间曲线见图5-7。

表5-7 次乌头碱的主要药动学参数（$n=6$，$\bar{x} \pm s$）

参数	次乌头碱
V（L/kg）	7.870±1.43
$t_{1/2\alpha}$（分钟）	125.482±51.654
$t_{1/2\beta}$（分钟）	1007.757±349.485
AUC（mg/L·min）	241.206±9.147
CL（s）（L/kg·min）	0.005±0.002
t_{max}（分钟）	16.765±5.478
C_{max}（ng/mL）	164.302±20.891

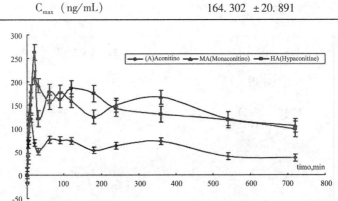

图5-7 次乌头碱（HA）的药物浓度-时间曲线

3. 新乌头碱

武洁等建立 HPLC – MS 分析方法测定大鼠血浆中的新乌头碱含量,并用于研究大鼠口服附子煎液后新乌头碱的药动学。方法:血浆经氨水碱化后用乙酸乙酯进行液 – 液萃取。色谱柱用 Alltima C18 柱 (250mm × 4.6mm, 5μm),流动相为甲醇 – 10mmol/L 醋酸铵水溶液 (75:25)。质谱检测方式为选择性离子监测,监测离子为 m/z 632.38(新乌头碱)和 m/z 336.60(盐酸小檗碱,内标)。结果:血浆中新乌头碱在 0.5 ~ 50μg/L 范围内线性关系良好,定量限为 0.05μg/L,血浆中的平均提取回收率高于 90%,批内和批间精密度均小于 15%。主要药动学参数见表 5 – 8,平均血药浓度 – 时间曲线见图 5 – 8。

表 5 – 8 新乌头碱的主要药动学参数 ($n = 6, \bar{x} \pm s$)

药动学参数	新乌头碱
C_{max} (μg/L)	11.53 ± 7.18
t_{max} (小时)	1.06 ± 0.38
MRT (小时)	15.45 ± 1.86
$t_{1/2}$ (小时)	16.28 ± 4.63
$AUC_{0 \to \tau}$ (ng/h·mL)	103.75 ± 66.95
$AUC_{0 \to \infty}$ (ng/h·mL)	119.82 ± 70.43

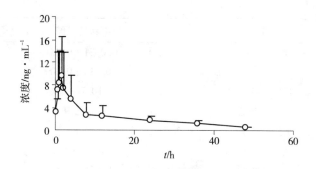

图 5-8 新乌头碱平均血药浓度-时间曲线

王彬辉等建立了微透析取样技术结合 RP-HPLC 分析方法测定大鼠血液透析液中乌头碱、次乌头碱和新乌头碱的药物浓度，并将其用于新乌头碱在大鼠体内的药动学研究。方法：大鼠十二指肠给予附子提取物 1.055 mg/kg，颈静脉微透析采样，RP-HPLC 测定透析液中乌头碱、次乌头碱和新乌头碱的含量，以回收率校正实际药物浓度，并用 3P97 程序计算药动学参数。结果：透析液中新乌头碱在 0.0114~0.57mg/L（$r=0.9998$）内线性关系良好，方法回收率在 93.12% 以上。新乌头碱的血药浓度-时间曲线符合开放式二室模型。主要药动学参数见表 5-9，平均血药浓度-时间曲线见图 5-9。

表 5-9 附子提取物十二指肠给药的药动学参数（$n=6, \bar{x} \pm s$）

参数	新乌头碱
α (/min)	0.026 ± 0.011
β (/min)	0.012 ± 0.005
K_α (/min)	0.06 ± 0.04
K_{10} (/min)	0.021 ± 0.008

参数	新乌头碱
K_{12}（/min）	0.0021 ± 0.0012
K_{21}（/min）	0.015 ± 0.009
$t_{1/2K_\alpha}$（分钟）	10.7 ± 3.9
$t_{1/2\alpha}$（分钟）	26.8 ± 9.6
$t_{1/2\beta}$（分钟）	58 ± 11
t_{max}（分钟）	40.4 ± 1.0
ρ_{max}（mg/L）	0.076 ± 0.030
AUC（mg·min/L）	6.4 ± 2.5
CL（L/min）	0.051 ± 0.028
Vc（L）	0.8 ± 0.4

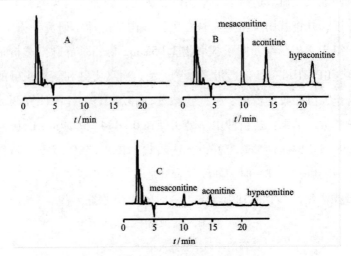

图 5-9 透析液 RP-HPLC 色谱图

A. 空白透析液；B. 空白透析液加对照品溶液；C. 透析液

陶长戈等研究口服附子总生物碱后乌头碱、新乌头碱和次乌头碱在大鼠体内的药动学特征。方法：口服给予大鼠附子总生物碱后，断尾取血，采用甲醇沉淀冷冻干燥法处理血浆样品，采用HPLC-MS/MS分析方法检测乌头碱、新乌头碱和次乌头碱的血药浓度。药时数据用中国药理学会3P97药代动力学程序计算主要药动学参数。结果：用于检测大鼠血浆的HPLC-MS/MS分析方法灵敏度高、专属性强、稳定性好，能很好的符合生物样品分析的要求。新乌头碱的药动学曲线经拟合符合口服给药的二室模型。结论：灌胃给予附子总生物碱后新乌头碱在大鼠体内的过程符合口服二室模型。主要药动学参数见表5-10，平均血药浓度-时间曲线见图5-10。

表5-10 乌头碱及代谢产物的液质联用数据

Compound	RT（分钟）	$[M+H]^+$	MS_2	MS_3	Reference
AC	42.7	646	586	526	2，4
M1	30.8	632	572	512	2，3，4
M2	33.1	616	556	496	1，3

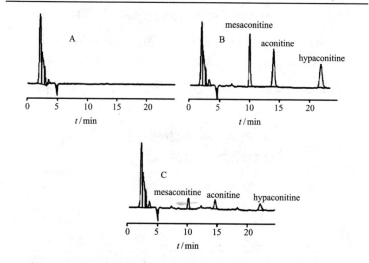

图5-10 透析液RP-HPLC色谱图

A. 空白透析液；B. 空白透析液加对照品溶液；C. 透析液

二、病证对附子代谢动力学的影响

药物在不同机体状态的动物体内,其血药浓度的变化可能存在差异,可在一定程度上反映不同机体状态对药物的代谢的影响。杨媛等采用符合中医临床附子适应证的虚寒状态小鼠模型,模拟临床中药汤剂治疗周期,予以常态和虚寒状态组小鼠附子水煎液灌胃1、7、14天后,检测虚寒状态小鼠和常态小鼠血清中次乌头碱浓度。在给药周期内,通过考察血液中次乌头碱浓度以及存活率的差异,分析不同机体代谢环境的差异,在代谢层面说明药物毒性发生与机体的代谢环境有关。结果显示:附子水煎液对虚寒状态小鼠机体代谢起调节作用,给药14天后,其血药浓度恢复或接近正常组水平;附子水煎液对常态组小鼠的体内代谢环境存在扰动,给药7、14天的血药浓度均比第1天高;在14天的给药周期内,虚寒组血药浓度的变化范围小于正常组。附子水煎液灌胃后第7天及第14天,虚寒状态组小鼠的存活率明显高于常态组小鼠。详细结果见表5-11。

表5-11 常态和虚寒状态小鼠次乌头碱血药浓度比较（$n=5$, $\bar{x} \pm s$）

组别	给药第1天	给药第7天	给药第14天
正常状态	3.05 ± 0.52	$11.53 \pm 0.46^{3)}$	$7.75 \pm 2.08^{3)}$
虚寒状态	$4.22 \pm 0.66^{1)}$	$4.94 \pm 0.69^{2)}$	$2.96 \pm 0.68^{2)}$

注：与正常状态组比较，$^{1)}P<0.01$，$^{2)}P<0.001$；与正常状态第1天组比较，$^{3)}P<0.001$。

实验结果说明，常态和虚寒状态小鼠的代谢环境存在差异，在给予附子水煎液的过程中会发生代谢环境的改变。实验结果在一定程度上说明附子在临床上产生毒性的剂量与机体的代谢环境有关。

三、关于附子代谢动力学研究的思考

目前对于附子的药代动力学研究虽然取得了一定的进展，但远未达到深入了解药物在体内吸收、分布、代谢和排泄等过程以提高药物临床控制程度的目的。对于附子的药代动力学研究现状和方向，笔者在此提出以下拙见。

首先，附子含有复杂的化学成分，要想深入了解其在体内的代谢情况，必须先清楚其所含化学成分，尤其是具有生理活性和药理作用的成分。目前，附子的活性成分研究并不十分透彻，主要集中在生物碱类，而其他成分的研究相对较少。这也在一定程度上限制了附子药代动力学研究。同时，对于目前已发现有生理活性的成分而言，体内代谢研究也并不全面。附子本身含有的生物碱、多糖以及脂酸等成分都具有一定的生理活性，但目前的药动学研究只集中于生物碱类中的乌头碱、次乌头碱和新乌头碱等双酯型生物碱，而对于单酯型生物碱和其他非生物碱类成分则鲜有研究。鉴于此，只有充分弄清附子含有的活性成分，并对其进行体内代谢动力学研究，才能深入了解附子在体内的吸收、分布、代谢和排泄等过程。

其次，目前附子药动学研究中最常用的模型拟合方法是经典房室模型，附子的有效成分在体内的行为符合二室模型，即首先在中央室内达到分布平衡，然后再与周边室间达到分布平

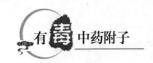

衡,其血药浓度除受吸收和消除的影响外,在室间未达分布平衡前还受分布的影响。近年来,随着药动学理论的发展,出现了非房室模型、生理药动学模型、药动学/药效学(PK/PD)结合模型等新的数学模型,不同程度上弥补了经典房室模型中的某些不足。因此,在今后的附子药动学研究中应尝试使用这些模型来模拟药物在体内的动力学过程,以便更好地指导临床用药和中药新药的研发。

第三,近年来系统生物学飞速发展,尤其是代谢组学高通量、整体性研究技术和思路,为附子活性成分及其代谢产物的药动学分析提供了新思路和新方法。代谢组学主要研究药物在体内形成的生物化学物质代谢物组对机体的系统作用,这与中医治疗疾病的整体观念非常一致。因此在今后的附子代谢动力学研究过程中,如果能同时进行中药作用物质基础的三维(化学、毒性、药代)研究和代谢物组学研究,从化学指纹图谱和代谢指纹图谱追踪角度研究发挥药效和毒性作用的化学成分及其变化规律,则会进一步对附子的药效及其整体作用机制和毒性及其作用机制进行科学的解释。

综上所述,附子的代谢动力学研究虽然已经取得了很大的进展,但在许多方面仍存在问题需要我们去解决。随着科技的不断进步,许多新技术如液质联用技术、核磁共振、超临界流体萃取、在体微透析技术、生物电阻抗技术等在中药研究中应用,必将促进和加强中药活性成分的体内代谢动力学研究。这对于提高指导新药设计、临床用药、提高药物的疗效和安全性有着重要的意义。

参考文献

[1] 李外, 万元浩, 刘萍. 中药毒性及合理应用毒性中药 [J]. 中国职业药师, 2005, 11: 32.

[2] 邓雅琼, 刘荣华, 邵峰, 等. 反相高效液相色谱法测定附子中乌头碱等3种成分的含量 [J]. 时珍国医国药, 2009, 20 (5): 1038 – 1039.

[3] 肖凤霞, 周莉玲, 李锐. 大鼠血清中乌头类生物碱含量测定方法的研究 [J]. 食品与药品, 2005, 7 (10A): 47 – 50.

[4] 马鸿雁, 李楠, 杨明. 乌头碱水解实验和热力学研究 [J]. 成都中医药大学学报, 2005, 28 (3): 57.

[5] 陶长戈, 李文军, 彭成. 乌头碱在大鼠体内的毒代动力学研究 [J]. 湖北中医药大学学报, 2011, 13 (3): 21 – 23.

[6] 武洁, 沈红, 朱玲英, 等. 液 – 质联用法同时测定大鼠血浆中的乌头碱、新乌头碱、次乌头碱及其药动学 [J]. 中国医院药学杂志, 2011, 31 (14): 1162 – 1166.

[7] 王彬辉, 冯健, 赵燕敏, 等. 附子中乌头类生物碱在大鼠体内的药动学研究 [J]. 中国药学杂志, 2009, 44 (18): 1412 – 1415.

[8] 梁峰, 随志刚, 闫峻, 等. 不同给药方式下家兔尿液中乌头碱代谢产物的比较 [J]. 吉林大学学报, 2010, 36 (3): 443 – 445.

[9] Lan T, Yun G, Chang L, et al. Pharmacokinetics of aconitine as the targeted marker of Fuzi (Aconitum carmichaeli) following single and multiple oral administrations of Fuzi extracts in rat by UPLC/MS/MS [J]. Joural of Ethnopharmacology, 2012, 141: 736 – 741.

[10] 陶长戈, 李文军, 彭成. 附子总生物碱中乌头碱、新乌头碱、次乌头碱在大鼠体内的药动学研究 [J]. 云南中医中药杂志, 2011, 32 (3): 49 – 52.

[11] 杨媛, 黄建梅, 刘小青, 等. 常态及虚寒状态小鼠体内次乌

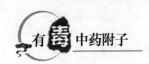

头碱的血药浓度差异研究[J].中国中药杂志,35(15):2008-2010.

[12] 宋晓莉,钱瑞琴.中药有效成分药代动力学研究进展[J].中国中西医结合杂志,2008,28(10):955-960.

(山东省中医药研究院 孙蓉、栾永福、黄伟)

第六章 附子毒性研究

附子为毛茛科植物乌头子根的加工品，在传统中药里占有重要的地位。性味辛、甘，大热，有毒，归心、肾、脾经。有回阳救逆、补火助阳、散寒止痛之功效，成为临床治疗危急重症的要药。但因其性刚烈迅捷，历代医家及本草著作皆言附子有毒，用之不当，易出现严重的毒副作用，概括为"麻、颤、乱、竭"四大特征：麻即麻木，舌、口、面及全身麻木；颤即颤抖，唇、肢体颤动以致言语不清，不能行走；乱即心律失常，胸闷、烦躁不安，抽搐；竭即衰竭，呼吸或循环衰竭，呼吸慢、弱，神志昏迷，四肢厥冷，脉弱欲绝，血压下降，心音微弱。总之，附子中毒临床症状多数属危急，通常发生在服药后的0.5~1小时，多需入院抢救，必要时还需使用心电监护、除颤仪等设备，如不及时救治，很有可能造成严重后果，甚至死亡。所以附子毒性研究对其临床应用非常之重要。本章就近几年附子毒性研究进展进行论述。

一、附子系统毒理学研究

1. 急性毒性研究

谢晓芳给予小鼠黑顺片、白附片和泥附子的醇提物灌胃，测定其半数致死量（LD_{50}），给予小鼠、大鼠黑顺片、白附片和泥附子的水提物灌胃，观察其最大给药量和毒性反应。灌胃给予小鼠黑顺片、白附片、泥附子的醇提物的 LD_{50} 分别为 49.853、42.550、22.169g（生药）/kg；3 种附子炮制品灌胃小鼠、大鼠的最大给药量分别为 48.80、59.00、92.80g（生药）/kg 和 48.80、59.00、46.40g（生药）/kg。不同提取物引起的毒性反应程度存在差异，附子的醇提物较水提物毒性大，而泥附子醇提物毒性最大。

陈学习研究附子对病证动物模型急性毒性研究结果，观察服用生附子 15 分钟、30 分钟、1 小时、2 小时、3 小时、4 小时水煎液对模型动物急性毒性，疼痛、炎症、脾阳虚证及肾阳虚证模型小鼠均出现呃逆、运动麻痹、流涎、腹泻、昏睡、抽搐等中毒症状，其半数致死量（LD_{50}）分别在 19.11~71.33、19.11~65.25、18.62~64.59、19.63~71.78、20.60~72.99 及 19.14~71.789g（生药）/kg 之间；生附子 6 小时水煎液对模型动物急性毒性观察显示，各证型小鼠均出现嗜睡、触痛觉减退等轻微的中毒症状，不能测出 LD_{50}，最大耐受量（MTD）为 240g（生药）/kg。观察黑顺片 15 分钟~6 小时水煎液、白附片 15 分钟~6 小时水煎液对模型动物急性毒性，各证型小鼠均出现嗜睡、触痛觉减退等轻微的急性中毒症状，不能测出 LD_{50}，MTD 分别在 240~312g（生药）/kg 与 240~336g（生药）/kg 之间。生附子 6 小时水煎液、黑顺片 15 分钟~6 小时水煎液及白附片 15 分钟~6 小时水煎液均能明显延长冰醋酸扭体模型小鼠的扭体反应潜伏期，减少扭体次数，延长热板痛阈反应潜伏期，降低耳郭肿胀率，降低肉芽肿干重，增加脾肾阳虚证小鼠体重，升高体温及延长游泳时间。不同煎煮时间、给药剂量及炮制方法的附子对病证动物模型基础毒性的大小也存在较大的差异，提示在附子毒性研究中应注意综合因素的影响。

有研究结果表明，附子中主要毒性成分为双酯型生物碱，包括乌头碱（Acotine，AC）、中乌头碱（Mesaeonitine，MA）、下乌头碱（Hypaeonitine，HA）、3-乙酰乌头碱（3-Aeetylaeonitine）、去氧乌头碱（Deoxyaconitioe）、脂乌头碱（Lipoaeonitine）、脂中乌头碱（Lipomesaeonstine）、脂下乌头碱（Lipohypaeonitine）及脂去氧乌头碱（Lipodeoxyaconitine）等11个成分。这类成分在附子中占有较大比例，也是毒性最强的成分。其中AC、MA和HA毒性甚大，3~4mg/kg便可致人死亡，不同条件下3种双酯型生物碱的半数致死量，AC的小鼠po、se、ip和iv的LD_{50}分别为1.8、0.27~0.38、0.3~0.38和0.12~0.27mg/kg。蛙、兔和豚鼠的LD_{50}分别是0.075~1.65、0.04~0.05、0.06~0.12和0.07mg/kg。MA的小鼠po、se、ip和iv的LD_{50}分别是1.9、0.2~0.26、0.21~0.30和0.1~0.13mg/kg，HA为5.8、1.19、1.10和0.47mg/kg，HA的毒性最小。

2. **长期毒性研究**

在生附子对虚寒证动物模型长期毒性研究中，研究者用SD大鼠建立虚寒动物模型，分为9组，正常组、模型对照组，生附子15分钟、30分钟、1小时、2小时、3小时、4小时、6小时水煎液组。给药30天之后观察，发现15分钟组、1小时组大鼠出现嗜睡、唇目红赤、流涎、触痛觉减退等较为明显

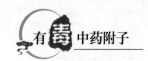

的中毒症状；15分钟组、2小时组和3小时组动物血清尿素氮（BUN）明显升高，15分钟组、1小时组和4小时组大鼠脑脏器系数明显增大，15分钟组、30分钟组个别大鼠肝脏、肾脏有轻度病理损伤；各给药组动物体重、体温、腹围指数、自发活动次数等较模型组均有不同程度升高。停药15天后观察，各给药组动物中毒症状消失，体重、体温、自发活动次数逐渐回升，15分钟组、1小时组、4小时组及6小时组动物脑脏器指数明显增高，15分钟组、1小时组动物血清尿素氮（BUN）明显增高或有增高趋势。说明生附子对虚寒证动物模型具有一定的神经系统、心脏及肝肾毒性，尤以服用煎煮15分钟和1小时水煎液的动物症状最为显著。

附子有毒，长期大剂量应用，可致极量中毒。如患者在服药初期，未出现中毒症状，随着服药量的累积，逐渐可出现手指麻木的神经末梢损害症状，因此要注意长期应用附子的慢性蓄积中毒问题。特别是年老体弱、久病多疾之人，排泄功能不全者，更易发生药毒累积中毒。

二、毒性部位及机制研究

目前，对附子的毒性研究较为全面，已报道的毒性靶器官主要是神经系统、循环系统和消化系统，其主要毒性成分乌头碱对心肌细胞、大脑皮质神经元、睾丸支持细胞的间质细胞、结肠ICC细胞、肝脏细胞、肾小管上皮细胞等均有细胞毒性。研究显示，黑顺片、白附片和泥附子水提物灌胃大鼠对脾、肺、肾、肾上腺、脑的脏器指数无明显影响，对心脏和肝脏有一定影响，其中黑顺片水提物灌胃3天可引起大鼠胸腺指数明显下降,提示胸腺亦可能是其急性毒性靶器官,在以后的研究中可结合病理和免疫功能检测等进行探讨。另有临床实践及实验研究可见,给予附子煎液后动物运动和呼吸系统呈现先兴奋后抑制表现,唾液分泌增加,出现多源性心律失常,最后因呼吸停止而死亡。这些症状与单用乌头碱引起的症状相似。

附子的毒性主要由双酯型二萜类生物碱引起,现在的研究也多以附子所含某一单体化学成分为研究对象,利用现代技术从整体、离体、细胞等多水平对其毒性靶器官及机制等进行研究,对附子临床应用具有重要参考价值。

1. 心脏毒性

临床上服用附子中毒的明显体征变化是心律失常,学者对附子心脏毒性作用机制的研究也很深入。秦永刚等采用离体蛙心对不同蒸煮时间的附子进行了心脏毒性的初步实验观察,结果表明,附子具有心脏毒性,随蒸煮时间的延长,毒性减小。Fu 等研究发现附子中毒的 SD 大鼠心脏自主活动节律、振幅和心肌细胞内 Ca^{2+} 浓度都有明显异常,Ca^{2+} 离子释放通道蛋白的 mRNA 转录水平、蛋白表达水平和细胞膜 Ca^{2+} 交换也相应升高,且该异常可以被 Ca^{2+} 通道抑制剂逆转。研究者认为细胞内 Ca^{2+} 稳态的破坏是附子引起心脏毒性的主要机制。Shi-Wei Zhang 研究发现乌头碱不仅诱导乳鼠心肌细胞 Cx43 和 PKCα 的去磷酸化,还改变细胞内 Ca^{2+} 振动模式。他们通过 Westernblot 分析发现相比于对照组(82.77% ±2.04% 和 17.23% ±2.04%),实验组磷酸化的 Cx43(P-Cx43)所占比例降低(47.68% ±2.29%),非磷酸化的 Cx43(NP-Cx43)所占比例升高(52.32% ±2.29%)。定量的免疫荧光

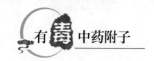

显微镜观察显示，同样条件下培养的心肌细胞 Cx43 间隙接头处的磷酸化状态发生同样的改变。同时激光扫描显微镜观察显示，对照组细胞内 Ca^{2+} 相对稳定，偶尔会出现钙闪烁；用乌头碱处理后，出现 Ca^{2+} 的高频振动，但典型的钙闪烁消失。此外，Western blot 分析显示，经乌头碱处理后的细胞，其磷酸化的 PKCα 明显减少。

Min Fu 等认为心肌细胞肌浆网 Ca^{2+} 通道 Ryanodine 受体（RyR_2）对乌头碱诱发心律失常起着关键作用，并建立 RyR_2 敲除模型，在正常的心肌细胞中，可以观察到稳定和周期循环的 Ca^{2+} 自发性振动，暴露在 3 mol/L 乌头碱下的 Ca^{2+} 自发性振动的频率升高、振幅降低；在给予 3mol/L 乌头碱 5 分钟后，可使咖啡因诱导的 Ca^{2+} 释放水平增加，但 L 型 Ca^{2+} 电流抑制。在 RyR_2 敲除心肌细胞中，稳定和周期循环的 Ca^{2+} 自发性振动几乎消失，但可被乌头碱重新诱导；咖啡因诱导的 Ca^{2+} 释放水平增加，L 型 Ca^{2+} 电流被抑制。结果显示 RyR_2 似乎与乌头碱诱导心律失常有直接联系。因此有学者认为乌头碱对心脏的作用，更主要的是直接对心肌的影响，它通过使细胞膜去极化而导致心律失常，引起心室纤颤。然而 Sheikh – Zade YR 等研究发现乌头碱除直接作用于心肌细胞导致心律失常和心脏毒性外，还间接通过心外神经介导造成心脏毒性。其具有明显的抗胆碱和阻断迷走神经特性，从而诱导心律失常。下丘脑在心血管的调节中也发挥着重要作用，从这一方面考虑，Hisashi Yamanaka 等研究证明乌头碱能使离体培养的神经元细胞去极化，这种神经元细胞本身具有兴奋性或抑制性的突触结。乌头碱的这种去极化作用在 CNQX 存在时受到抑制，在 GABA 拮抗剂存在时加强,在两者都存在时只有轻微的去极化作用。这表明乌头碱突触前膜的去极化作用也许比它直接对突触后膜的作用更强。因此,研究者认为心血管对乌头碱的反应有可能是因为其通过增加兴奋性或抑制性神经递质在下丘脑神经元细胞外的浓度来实现的。

笔者也通过实验发现,原代心肌细胞加入乌头碱5分钟左右即出现心律失常现象,高浓度时随给药时间延长细胞逐渐停止搏动,但大约20小时左右又逐渐恢复。据此推测,可能因为随药物代谢浓度降低,毒性减弱,对细胞离子通道影响减弱所致。故认为,虽然乌头碱能引起细胞凋亡,但其心脏毒性的主要原因还是其对心律的影响。

心脏毒性是附子生物碱的主要毒性作用,对其毒性机制的研究也较为深入。乌头碱具有明显的心脏毒性,能诱导心肌细胞的凋亡,其机制可能与DNA损伤有关。尽管现在对其作用机制的认识并不完全统一,但随着研究的深入,研究水平的不断提高,一定能得到更加明确的阐释。

2. 神经毒性

严光焰的研究表明川乌提取液在高剂量27.6g(生药)/kg(体重)时对小鼠神经行为有不良影响。大脑海马和隔区的中枢神经系统是与学习记忆密切相关的脑区,对缺氧、毒物等损害非常敏感,与衰老的关系也很密切,常作为研究神经元生长、退变或损害的生物学标志。韩岫等研究生川乌、生草乌及生附子对体外培养大鼠海马神经元毒性作用。结果表明三者均能显著抑制海马神经元的生存,且随着剂量的增加抑制作用增强,有显著的量效关系。这说明乌头类中药可以表现出直接

的神经细胞毒作用。Pengc 等认为附子中的乌头碱（0.05%～8%）可以使星形间质细胞（ICC）细胞膜的完整性受到损伤，从而导致细胞内离子溢出和 $Na^+ - K^+ - ATP$ 酶失活。离子紊乱导致细胞呼吸链中断，使无氧呼吸增加，糖原大量分解，最终造成细胞能量代谢受阻而受到损伤，并且他们发现这种毒性作用可以被布洛芬拮抗。

有研究发现乌头碱能诱导神经元细胞凋亡。给予体重（200±10）g 的 SD 大鼠一次性灌胃乌头碱 1.46mg/kg（1/$6LD_{50}$），大鼠在 6 小时内精神萎靡，仅进食水，12 小时后逐渐恢复活动，正常进食，分别于给药后 1、2、3、5 天处死动物，取大脑进行病理组织学检查和免疫组化法细胞凋亡观察。结果显示，在光学显微镜下可见脑淤血，部分脑神经细胞肿胀、变性。给药后第 1 天即出现明显的脑神经元凋亡，且达到高峰，其后几天细胞凋亡数逐级减少，但明显高于正常大鼠脑神经元细胞凋亡速度。体外试验表明，生附子提取物对大鼠海马神经元细胞具有细胞毒性，可抑制细胞生长，其 IC_{50} 为 22.04mg/μL。乌头碱对体外培养 SD 乳鼠大脑皮质神经元细胞亦有显著毒性，其毒性作用与影响细胞膜稳定性、细胞内离子通道功能和离子浓度、细胞能量代谢及细胞神经递质分泌有关。

3. 肾毒性

乌头碱、美沙乌头碱、次乌头碱是附子的主要毒性成分，BoSun 等用代谢组学分析方法来研究由这几种化合物导致的 Wistar 大鼠的代谢改变情况，分别给予大鼠单剂量的 3 种生物碱，结果显示肾小管的机能在给药 24 小时内受到较大干扰，并且乌头碱组受到的影响比美沙乌头碱和次乌头碱组大。通过质谱联用技术对代谢物进行分析，显示乌头碱和美沙乌头碱二者的毒性机制亦有可能不同。

乌头碱能诱导肾小管上皮细胞凋亡，但其机制未见详细报道。

4. 胚胎毒性

Xiao K 等将大鼠在器官发育关键时期的胚胎全部分离出来暴露于不同浓度的乌头碱下，结果发现胚胎在 2.5g/mL 的乌头碱中受到明显的不利影响，表现为冠臂和头部长度减少，体节数下降，身体形态改变。当乌头碱浓度上升到 5g/mL 时会导致胚胎严重畸变，包括心脏缺损（如心血管的粘连和心包腔的膨大）、体节不规则、脑畸变。这个发现对附子的临床应用有很大意义，在未清楚附子对胚胎毒性机制的情况下，孕妇临床用药应该谨慎。

有研究者发现，乌头碱 $0.05\mu g/mL$、$0.5\mu g/mL$、$5\mu g/mL$ 各剂量组均可刺激睾丸支持细胞分泌乳酸，$5\mu g/mL$、$50\mu g/mL$ 抑制睾丸支持细胞增殖；$0.05\mu g/mL$、$0.5\mu g/mL$、$5\mu g/mL$、$50\mu g/mL$ 乌头碱对体外培养的大鼠睾丸间质细胞（Leydig 细胞）作用 24 小时、48 小时无明显的毒性，其 MDA 含量和 SOD 活性无明显异常，对 HCG 诱导的 Leydig 细胞睾酮分泌亦无明显影响。

5. 消化系统毒性

体外试验研究表明，乌头碱对小鼠结肠 Cajal 间质细胞（ICC 细胞）具有生长抑制毒性，其作用机制与影响 ICC 细胞内 Na^+、K^+、Ca^{2+} 等离子浓度，细胞膜上的 Na^+-K^+-ATP 酶

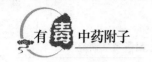

活性和细胞能量代谢有关。乌头碱能诱导肝细胞凋亡,但其机制未见详细报道。

6. 其他毒性

现在对附子的研究多集中在急性毒性上,长期应用附子对生理的影响报道还很少。Kentaro Wada 通过观察长期给予乌头碱的小鼠体重和直肠温度变化,并比较乌头碱在肝肾的浓度和代谢产物来研究乌头碱对小鼠的生理影响。发现其代谢产物在 22 天后开始增加,给药组小鼠体重的增加在给药后 22 天低于对照组。在最后一次给药 30 分钟内发生直肠温度瞬间过低,然后逐渐回升至正常水平。这一实验显示,长期给药可使药物代谢水平增加并且毒性降低。

一些文献表明乌头碱能引起细胞程序性死亡,但其机制需要进一步研究。Lei HC 等用细胞凋亡检测技术检测乌头碱中毒 Wistar 大鼠的细胞凋亡情况。HE 染色和免疫荧光染色表明与药物组心肌细胞、肝细胞和肾小管上皮细胞的凋亡比不同时期对照组均明显升高。此外,同一组织的凋亡情况在中毒持续的不同时间也不相同。这表明当乌头碱中毒的临床症状并不明显,或当其含量不能被检出时,重要脏器的病理改变可以通过检测细胞凋亡的情况来研究。de Inés C 在研究二萜类生物碱对肿瘤细胞毒性中发现其作用机制是抑制 ATP 的产生。

三、小结

通过以上研究,我们发现附子主要成分乌头碱对心脏的作用,部分是由于迷走神经的影响,更主要的是直接对心肌的影响,它可使心肌细胞 Na^+ 通道开放,加速 Na^+ 内流,促使细胞膜去极化,提高自律组织反应细胞的自律性,而导致心律失常,引起心室纤维颤动。中毒初期心率减慢,随即由于高度刺激,可突然加快,且心收缩力加强,很快出现心律紊乱,心收缩力减弱,血压下降,终则心跳停止。附子中生物碱对心肌细胞 Na^+ 通道的影响研究较为透彻,人们发现其还可以通过影响细胞内 Ca^{2+} 浓度来影响心肌的收缩力、心率等。对于附子的神经毒性,也有学者开始从细胞分子水平进行机制研究,主要是对神经细胞的抑制性损害。同时,对附子其他毒性的研究也越来越多,如胚胎毒性、肾毒性,所以对孕妇及肾疾病患者应谨慎用药。此外,有报道证实附子应用具有蓄积效应,长期应用必须遵照医嘱,切勿自行加量。附子在传统中药里占有重要地位,所以研究附子的毒性机制及影响因素对其应用具有重要意义。

参考文献

[1] 陈学习. 附子对病证动物模型基础毒性作用的实验研究 [D]. 成都: 成都中医药大学, 2006.

[2] 王新月. 附子蓄积中毒例析 [J]. 中医函授通讯, 1997, 16 (2): 12.

[3] 谢晓芳, 彭成, 易进海, 等. 附子不同炮制品提取物急性毒性的比较研究 [J]. 中药与临床, 2012, 3 (3): 29 - 33.

[4] 周远鹏, 江京莉. 附子的研究——附子中乌头碱及其有关化合物的药理作用 [J]. 中药药理与临床, 1993, 8 (5): 45 - 48.

[5] Dhein S. Pharmacology of gap junctions in the cardiovascular system

[J]. Cardiovasc Res, 2004, 62 (2): 287-298.

[6] Cheng Peng, Tao Zheng, Fan Yang, et al. Study of Neurotoxic Effects and Underlying Mechanisms of Aconitine on Cerebral Cortex Neuron Cells [J]. Arch PharmRes, 2009, 32 (11): 1533-1543.

[7] 张建军, 王衍堂, 王金勇, 等. 乌头碱对大鼠睾丸支持细胞的毒性研究 [J]. 现代预防医学, 2007, 34 (7): 1221-1227.

[8] 雷怀成, 易建华, 刘涛, 等. 乌头碱中毒肝细胞凋亡的观察 [J]. 卫生毒理学杂志, 2004, 18 (3): 199-200.

[9] Peng Cheng, Wang Lan, Wang Yanhong, etal. The toxicity of aconitine, emodin on ICC cell and the anagonist effect of the compatibility [J]. European Journal of Drug Metabolism and Pharmacokinetics, 2009, 34 (3, 4): 213-220.

[10] 雷怀成, 易建华. 乌头碱中毒肾小管上皮细胞凋亡的观察 [J]. 工业卫生与职业病, 2005, 31 (2): 83-85.

[11] 李宗浩. 现代急救医学 [M]. 杭州: 浙江科学出版社, 1993: 408.

[12] 杨小欣. 浅谈附子的毒性反应及防范措施 [J]. 辽宁中医学院学报, 2003, 5 (2): 162-163.

[13] 张智. 15味有毒中药小鼠半数致死量的实验研究 [J]. 中国中医基础医学杂志, 2005, 11 (6): 435-436.

[14] 李云霞, 顾风云. 急性乌头碱中毒2例 [J]. 中国中西医结合急救杂志, 1995, 2 (1): 30.

[15] Bisset NG. Arrow poisons in China. Part II. Aconitum - botany, chemistry and pharmacology [J]. Ethnopharmacol, 1981, 4: 247-336.

[16] Min Fu, Meng Wu. Disruption of the intracellular Ca^{2+} homeostasis in the cardiacexcitation contraction coupling is a crucial mechanism of arrhythmic toxicity in aconitine - induced cardiomyocytes [J]. Biochemical and Bio-

physical Research Communications, 2007, 354: 929 - 936.

[17] Shi - Wei Zhang, Yan Liu. Aconitine alters connexin43 phosphorylation status and [Ca^{2+}] oscillation patterns in cultured ventricular myocytes of neonatal rats [J]. Toxicology in Vitro, 2007, 21: 1476 - 1485.

[18] 秦永刚, 张美荣, 张建平, 等. 不同蒸煮时间对附子强心作用及心脏毒性的影响 [J]. 医学信息, 2002, 15 (10): 618.

[19] Min Fu, Ruxin Li, Li Fan, et al. Sarcoplasmic reticulum Ca^{2+} release channel ryanodine receptor (RyR2) plays a crucial role in aconitine - induced arrhythmias [J]. biochemical pharmacology, 2008, 75: 2147 - 2156.

[20] 王浴生. 中药药理与应用 [M]. 北京: 人民卫生出版社, 2000: 21.

[21] Sheikh - Zade YR, Cherednik IL, Galenko - Yaroshevskii PA, etal. Peculiarities of cardiotropic effect of aconitine [J]. Bull Exp Biol Med, 2000, 129: 365 - 366.

[22] Hisashi Yamanaka, Atsushi Doi. Aconitine facilitates spontaneous transmitter release at rat ventromedial hypothalamic neurons [J]. British Journal of Pharmacology, 2002, 135: 816 - 822.

[23] 严光焰, 何晓娟. 生川乌对小鼠神经行为的影响 [J]. 现代预防医学, 2008, 35 (11): 2026 - 2027.

[24] Angela A, Johannes G. Inhibition of neuronal in rat hippocampal slices by Aconitum alkaloids [J]. Brain Res, 1996, 738: 154 - 157.

[25] 韩岫, 吕雷, 王汉蓉, 等. 3 种乌头类中药在大鼠体内外的神经毒性 [J]. 华西药学杂志, 2007, 22 (3): 286 - 288.

[26] 雷怀成, 向文采, 石亮. 乌头碱中毒后脑神经细胞凋亡的实验研究 [J]. 山东医药, 2006, 46 (27): 21.

[27] 潘黎, 张建军, 卢豪, 等. 乌头碱对大鼠睾丸间质细胞的毒性研究 [J]. 癌变畸变突变. 2008, 20 (3): 231.

[28] Cheng Peng, Tao Zheng, Fan Yang, et al. Study of Neurotoxic Effects and Underlying Mechanisms of Aconimine on Cerebral Cortex. Arch Pharm. Res. 2009, 32 (11): 1533.

[29] Bo Sun, Ling Li, ShengmingWu, et al. Metabolomic analysis of biofluids from rats treated with Aconitum alkaloidsusing nuclear magnetic resonance and gas chromatography/time of flight mass spectrometry [J]. Analytical Biochemistry, 2009, 395: 125-133.

[30] Xiao K, Wang L, Liu Y, et al. Study of aconitine toxicity in rat embryos in vitro [J]. Birth Defect Res B Dev Reprod Toxicol, 2007, 80 (3): 208-212.

[31] Kentaro Wada, Makoto Nihira, Youkichi Ohno, et al. Effects of chronic administrations ofaconitine on body weight and rectal temperature in mice [J]. Journal of Ethnopharmacology, 2006, 105: 89-94.

[32] Lei HC, Yi JH. Observation of apoptosis in renal tubule epithelial cell after aconitine poisoning [J]. Ind health Occup Dis, 2005, 31: 83-85.

[33] Lei HC, Song DJ, Yi JH, et al. Studies on apoptosis in myocardial cells after aconitine poisoning in mice [J]. Chinese J Ind Med, 2004a, 17: 373-374.

[34] Lei HC, Yi JH, Liu T, et al. Studies on apoptosis in hepatic liver cells after aconitine poisoning in mice [J]. J Health Toxicol, 2004b, 118: 199-200.

[35] de Inés C, Reina M, Gavín JA, et al. In vitro cytotoxicity of norditerpenoid alkaloids [J]. Z Naturforsch C, 2006, 61 (1-2): 11-18.

（中国医学科学院药用植物研究所 孙桂波、陈荣昌、张强）

（山东省中医药研究院 孙蓉、黄伟）

第七章　附子用量-毒性-功效关联性研究

附子作为"回阳救逆第一品药",能上助心阳、中温脾阳、下补肾阳,是临床治疗亡阳证的首选药物,2010年版《中国药典》写明附子功效的同时也注其为"有毒"。因此,探讨附子用量-毒性-药效之间的关联,寻找发挥最大药效而无毒副作用的用药剂量,是现有基础研究中的重要内容,体现了中医理论中对作用峻烈药物严格控制用量,中病即止的思想,同时也为临床合理、准确运用附子提供安全剂量范围。因此,本章将从附子的用量与功效、用量与毒性及用量-毒性-药效间的关联,结合实验室研究成果做如下解读。

一、附子用量与功效关联性研究

1. 从功效上看附子用量

(1) 回阳救逆:附子能助心阳而复脉,救散失之元阳,被称为"回阳救逆第一品",生用性烈善走,药力峻猛,在张仲景《伤寒论》所用方剂多与干姜配伍,所谓"附子无姜不热"的说法也在古籍中早有验证。仲景在辨证的基础上根据病情之轻重、性别及体质的强弱,确定附子的用量。治疗阴盛阳衰重证,附子生用,如通脉四逆汤证,重用生附子(大者一枚),常见的四逆汤证中也只用生附子一枚。对阳气极微者,即症见"利不止,厥逆无脉,干呕烦者"的白通汤加猪胆汁汤证,轻用生附子一枚。可见,仲景方中附子多以枚计,且对于阳脱证都用生附子,以期药性峻猛以还病者之阳。另据考证,仲景时代附子每枚平均重约40g,1~2枚即合现制40~80g,超出现在常规用量(3~15g)。

(2) 补火助阳:附子辛甘温煦,有峻补元阳、益火消阴之效,归心、肾、脾三经,凡肾、脾、心诸脏阳气衰弱者均可应用。在治疗阳虚证时,性烈善走,因而对生附子的应用减少,改之以炮制品,如阳虚不甚,表里同病,寒热交杂者,使用附子则炮用轻用,像麻黄附子细辛汤、桂枝加附子汤、附子泻心汤都只用炮附子一枚,阳虚轻证附子炮用剂量亦轻。唐代《备急千金要方》之温脾汤,以附子、大黄、干姜、人参各6g,甘草3g,水煎服,功能温补脾阳,攻下冷积,疗冷积便秘,或久痢赤白,腹满痛,手足不温,舌苔薄白,脉沉弦。《景岳全书》之镇阴煎,以熟地30~60g,牛膝6g,炙甘草3g,泽泻4.5g,肉桂3~6g,制附子1.5~9g,冷服,用于补阴助阳,引火归原,主治阴虚于下,格阳于上,真阳失守。火神派传人均喜应用大剂附子,量少则20~30g,多至60~120g,甚至更多,但其传人在附子的应用上,较前人更为丰富,注意药物的配伍与煎法、方剂的引经佐使。

(3) 散寒止痛:生附子性烈,炮后药性变缓,在发挥散寒止痛,治疗风寒湿痹上,一般炮用重用。因其药性缓和,有贵徐不贵骤之义,重用则散寒燥湿力强,故在仲景方中,治疗风寒湿痹的桂枝附子汤用炮附子三枚,甘草附子汤及附子汤用炮附子二枚。此外还应随患者体质强弱、性别不同而异,如桂枝附子去桂加白术汤,"附子三枚,恐多也,虚弱家及产妇宜减之"。无论附子生用炮用,总属燥烈之品,对虚弱者及产妇,即使有是证,亦应防耗伤津血,故宜减之。

从古代附子相关方剂记载分析,附子在用量上有两大特点:①附子生用,其服用量应小,并严格控制和掌握用药后的症状;②炮制附子服用量大时,应久煎,以扬其利去其弊。要使附子的用量安全可靠要结合用药方法,考虑患者的自身情况,综合各方面因素使用。

2. 附子用量的现代研究

(1) 心血管系统作用

①强心作用:附子能增强心肌收缩力,加快心率,增加心输出量。去甲乌药碱(DMC)是从附子中提取得到的主要强心成分,有研究表明,注射 $1 \sim 2\mu g/kg$ 去甲乌药碱后,对离体、在体和衰竭心脏均有强心作用,能增强心肌收缩力,加快心率,增加心输出量及心肌耗氧量;给巴比妥类引起的心衰猫静脉注射附子冷浸液和水煎剂后,心收缩力加强,冷浸液的最小有效量和最大耐受量几乎相等,水煎剂的最大耐受量为最小有效量的 $16 \sim 122$ 倍。王立岩等研究表明附子炮制前后有效部位在离体蛙与在体大鼠上均有强心作用,对离体蛙心强心的有效剂量范围是:双酯型生物碱(DDAs) $0.0078 \sim 0.0156 g/L$,单酯热解型生物碱(MDA-P) $0.0235 \sim 0.0470 g/L$,并且在离体蛙心实验上表现出一定的剂量依赖性,剂量越大,给药前

后离体蛙心振幅变化率越显著,数据见表7-1。

表7-1 双酯型生物碱和单酯热解型生物碱对离体蛙心的作用($n=10$, $\bar{x}\pm s$)

组别	剂量(g/L)	给药前(mm)	给药后(mm)	变化率(%)
空白组	—	0.096 ± 0.071	0.093 ± 0.078	-5.641 ± 8.97
	0.0156	0.132 ± 0.031	0.202 ± 0.068	56.691 ± 52.34***
DDAs	0.0078	0.141 ± 0.037	0.229 ± 0.086	75.542 ± 94.12*
	0.0052	0.156 ± 0.047	0.16 ± 0.048	3.498 ± 10.24
	0.047	0.134 ± 0.027	0.25 ± 0.106	91.107 ± 87.66***
	0.0235	0.153 ± 0.039	0.202 ± 0.063	36.38 ± 44.14***
MDA-P	0.0157	0.159 ± 0.047	0.183 ± 0.071	15.305 ± 16.31
	0.0118	0.164 ± 0.044	0.163 ± 0.04	0.804 ± 13.07

注:与模型组比较,*** $P<0.001$,* $P<0.05$。

张云琦研究炮制对附子强心作用的影响中,初步验证:生附子在稀释400~600倍时的强心作用显著,其中稀释500倍时的附子强心作用差异性最大,可视其为生附子的最佳强心剂量;炮附子在稀释300~700倍时的强心作用显著,其中炮附子在稀释400倍时的强心作用差异性最大,可视为炮附子最佳强心剂量。数据如表7-2所示。

表 7-2 不同剂量的生、炮附子对离体蛙
心振幅及频率的影响（$n=10$，$\bar{x}\pm s$）

组别	药物浓度 （g/mL）	振幅变化率 （低钙）（%）	频率变化率 （低钙）（%）
生附子	0.0067	-66.96 ± 11.25*	21.63 ± 3.34*
	0.005	83.33 ± 13.52**	50 ± 9.64*
	0.004	190.87 ± 19.4***	52.63 ± 8.9*
	0.0033	156.27 ± 1.58***	55 ± 9.05*
	0.0029	25.44 ± 3.35*	58 ± 4.02**
炮附子	0.004	26.73 ± 6.81*	-12.12 ± 4.36*
	0.0067	225.43 ± 39.16***	-97.14 ± 17.63**
	0.005	293.55 ± 30.46***	-45.16 ± 10.46*
	0.004	243.48 ± 29.51***	-39.39 ± 12.06*
	0.0033	244.83 ± 30.52***	-25.81 ± 5.39*
	0.0029	238.46 ± 21.02***	127.27 ± 23.51***
	0.0025	50 ± 11.46*	-4.76 ± 1.65*
蒸馏水	—	-33.33 ± 6.34	-37.5 ± 6.67

注：与空白组比较，*$P<0.05$，**$P<0.01$，***$P<0.001$。

②抗心律失常：附子提取物对大鼠心肌缺血和心律失常有显著对抗作用。研究发现，附子正丁醇提取物、乙醇提取物及水提物均对氯仿所致小鼠室颤有预防作用，其中以水提物作用最为明显。中药关白附子中有效成分关附甲素在抗室上性快速心律失常和改善心肌缺血及抗心绞痛等方面有应用价值。在含有附子的经典方剂研究中，麻黄细辛附子汤（MXF）具有一定的抗心动过缓作用，陈明等人分别采用 M 受体激动剂乙酰胆碱（Ach）和 β 受体阻断剂普萘洛尔（Pro）复制大鼠心率减慢模型，选取丙二醛（MDA）和超氧化物歧化酶（SOD）作为检测指标，以硫酸阿托品注射液（Atr）作为阳性对照药，

在 3.5~14g/kg 的剂量范围内对乙酰胆碱和普萘洛尔所致大鼠心动过缓的抑制作用进行研究，得出较为理想的结果，在这个范围内可以有效增加心率，实验结果见表 7-3、7-4。

表 7-3 MXF 不同剂量对 Ach 模型和 Pro 模型给药前后心率的影响（$n=9$, $\bar{x} \pm s$）

组别	剂量 (g/kg)	Ach 模型组（次/分钟）		Pro 模型组（次/分钟）	
		注射前心率	注射后心率	给药前心率	给药后心率
空白对照组	—	410±18	320±22▲▲	404±14	312±12▲▲
Atr 阳性对照组	0.15	316±24	353±27*▲▲	414±7	353±12**▲▲
MXF 小剂量	3.5	401±27	352±24*	406±11	343±9**▲▲
MXF 中剂量	7	406±18	364±15**▲▲	402±13	347±19**▲▲
MXF 大剂量	14	404±12	379±12**△▲▲	396±14	354±9**▲▲

注：与空白对照组比较，*$P<0.05$，**$P<0.01$；与 Atr 阳性对照组比较，△$P<0.05$；与本组治疗前比较，▲▲$P<0.01$。

表 7-4 MXF 不同剂量对 Ach 模型和 Pro 模型给大鼠血清 SOD 和 MDA 的影响（$n=9$, $\bar{x} \pm s$）

组别	剂量 (g/kg)	Ach 模型组		Pro 模型组	
		SOD (U/mL)	MDA (nmol/L)	SOD (U/mL)	MDA (nmol/L)
空白对照组	—	71.6±3.6	7.12±0.81	71.3±1.9	8.64±0.7
Atr 阳性对照组	0.15	72.4±5.8	6.82±1.07	73.3±1.3*	7.03±0.45**
MXF 小剂量	3.5	76.3±1.6**	5.69±0.85**△	75.3±1.7*△△	5.58±0.87*△△
MXF 中剂量	7	75.1±2.7*	4.97±0.78**△△	76.6±1.6**△△	5.43±0.99**△△
MXF 大剂量	14	76±2.3**	5.38±0.72**△△	76.4±2.2**△△	6.12±1.3**

注：与空白对照组比较，*$P<0.05$，**$P<0.01$；与 Atr 阳性对照组比较，△$P<$

0.05,$^{\triangle\triangle}P<0.01$。

从以上实验研究中可以看出,附子的抗心律失常作用不仅仅在单独用药时有所体现,而且这种治疗作用必须在合理配伍下才能充分发挥,同时用量的要求也是值得关注的要点之一。

③抗休克:回阳救逆是附子主要的功效之一,在现代临床研究中,对于该功效的药理活性探讨比较深入,各家采用了不同的剂量来预防或阻止休克病情的发生,同时避免由休克产生的一系列弥散性血管内凝血现象的出现。杨甫昭等对附子回阳救逆药理作用进行研究,药物组给予附子水煎剂 10g(生药量)/kg 和 20g(生药量)/kg,发现冰冻 + 自来水组的小鼠血清中单胺氧化酶(MAO)含量明显高于正常组,冰冻 + 附子 10g/kg 组以及 20g/kg 组 MAO 含量较冰冻 + 自来水组明显降低,出现极显著性差异($P<0.01$);同时,血清中的甘油三酯检测结果也出现了同样结果,详见表 7-5。

表 7-5 附子对应激性大鼠血清酶含量及甘油三酯的影响 $(\bar{x}\pm s)$

组别	剂量(g/kg)	n	5'-核苷酸酶	单胺氧化酶	甘油三酯
正常对照组	—	10	20 ± 7	5 ± 1.7	167 ± 93
冰冻 + 自来水	—	9	40 ± 14*	6.8 ± 2.2*	413 ± 100***
冰冻 + 附子	10	10	44 ± 13	3.2 ± 0.5##	204 ± 84###
冰冻 + 附子	20	10	53 ± 10	3.6 ± 1.4##	186 ± 41##

注:与正常对照组比,*$P<0.05$,***$P<0.001$;与冰冻组相比,##$P<0.01$,###$P<0.001$。

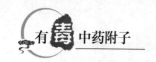

由表7-5说明,在冰水应激条件下,大鼠体内儿茶酚胺分泌增加,诱发心肌小血管内血小板聚集,造成微循环障碍,影响了心肌正常利用脂肪酸及糖类产能途径,导致供血供氧不足,引起了心肌内酶含量变化;附子水煎剂后对血小板的聚集及心肌损伤起到一定的保护作用,从而减少了机体能量的消耗。该实验说明附子水煎剂在10~20g(生药量)/kg剂量范围内对预防急性心肌梗塞、抗休克有意义。

陈南官等对临床120名难治性心衰患者使用不同剂量的附子破格救心汤结合西药疗法治疗,治疗A组给予熟附子剂量为30g的破格救心汤,治疗B组给予熟附子剂量为60g的破格救心汤,结果治疗组的总有效率达到91.67%,但剂量超出《中国药典》规定范围。综合上述分析,我们不难得知,附子在回阳救逆、挽救生命时的用量可以有所扩大,但要注意规避和防范中毒情况的发生,只要能够把握用量用法,达到治病作用即可应用。

④对血压的影响:早期的实验研究中,关于附子对血压的影响报道很不一致。有研究认为附子水煎剂能引起快速短暂的血压下降,但附子注射液明显升高清醒正常狗的血压。附子中的主要成分乌头碱(Ac)、中乌头碱(MA)、下乌头碱(HA)给大鼠静脉注射50μg/kg可引起其血压下降,而10~15μg/kg的Ac静脉注射后会引起大鼠血压的轻度升高。因此认为附子对血压具有双向调节作用。经过相关的实验验证,发现降压的有效成分是去甲乌药碱,升压的主要成分是氯化甲基多巴胺和去甲猪毛菜碱,静脉注射40μg/kg氯化甲基多巴胺可使大鼠血压升高50%。对于不同用量下附子是否会对血压产生不同影

响,现代药理研究尚无相关报道,但在早期的一些研究中发现血压会受到用量的影响,生附子水煎剂小剂量可降压,剂量加大则出现先短暂降压,后明显升压的作用,但尚无明确剂量范围的报道。

(2)镇痛作用:附子散寒止痛之功效为历代医家所推崇,是治疗痹证的要药。现代药理实验表明附子对疼痛模型动物有明显镇痛作用,乌头碱是其主要镇痛成分,但易产生中毒反应。目前附子临床用量差异极大,治疗痹证所用剂量多达100g,甚至用至150~200g,其结果也不尽相同,有取得显著药效,并据此提出"去痹证之痛而不伤正"之说者;也有因剂量过大而出现中毒症状,引发医疗事故者。邓家刚等采用扭体法、热板法探索附子用于镇痛的最佳剂量,实验结果显示:附子对由恒温电热板所致小鼠疼痛并无镇痛作用,而对冰醋酸所致小鼠疼痛有明显镇痛作用,这可能与附子作用于中枢系统善于缓解中枢性疼痛,而对外周性疼痛作用不明显有关。由实验结果可以看出,附子镇痛作用在 0.75~6g/kg 范围内呈明显剂量依赖,提示临床显效的可能剂量为 5.77~46.15g/d。实验还发现超出此范围,动物即出现轻微中毒症状,从而初步说明仅在 0.75~6g/kg 范围内,附子剂量与其对冰醋酸所致小鼠镇痛作用呈良好正相关,该结果提示临床应用附子镇痛,剂量应控制在合理范围内。

(3)抗炎作用:附子因其抗炎止痛作用而在临床用于治疗风寒湿痹型关节疼痛。Arichi 和 Uchida 对附子抗炎作用的研究中发现,日本产附子不含生物碱的水提物也有明显的抗炎作用,并且口服 300mg/kg 对大鼠踝关节佐剂性关节炎的作用比

口服 50mg/kg 保太松强，口服 30mg/kg 对大鼠棉球肉芽肿的抑制作用比口服 20mg/kg 可的松强，说明 30mg/kg 和 300mg/kg 不含生物碱的附子水提取物有一定的抗炎作用。顾玉荣等在治疗寒重型类风湿性关节炎时重用附子，临床治疗 30 例患者取得了较好疗效，其中制附子用到 30g，还配伍独活、杜仲、当归等药材，同时采用附子先煎 30 分钟的方法进行治疗。卢立军等应用附子八物汤加味治疗寒湿阻络型类风湿性关节炎，方中制附子用到 15g，此外还配伍干姜、芍药、人参、白术、甘草等，治疗两个疗程效果显著。综合上述相关研究可以看出，附子在发挥抗炎作用时应用的剂量比较大，且多用制附子并先煎处理，但具体剂量范围比较模糊，没有一个明确界限。

二、附子用量与毒性关联性研究

1. 附子毒性的古代文献记载

凡是药物均有一定的药理活性，用之得当，可以调偏扶正，产生治疗作用；用之不当，则会产生一定的毒副反应，甚者有致命的危险。关于附子用量与毒性的关系，早在《淮南子》中即有记载："天雄、乌喙最凶险，但良医能活人。"《医法圆通》亦谓："病之当服，附子、大黄、砒霜，皆是至宝；病之不当服，参、芪、鹿茸、枸杞，都是砒霜。"对于药物本身而言，毒性强弱与剂量大小密切相关。如剂量过大，即使被认为是无毒的药物，也可能导致毒性反应的发生；而辨证得当、剂量适宜，即使是大毒者也不会出现毒性反应。附子因其主要有效成分毒性较强的乌头类生物碱,导致其在临床实践中的"毒""效"矛盾突出,对它的使用剂量认识不一。有医家坚持"附子大毒,不可用,非用必小",不可贸然用之;也有以"火神派"为代表的医家认为"附子为百药之长","量小无效",须重用。古今历代本草皆认为附子"有大毒"或"有毒",可见古人对于附子的毒性认识很早,但对于其应用不同的剂量后会产生怎样的毒副表现,历代本草皆记载不详,仅有用量不当有"堕胎"之描述。

2. 附子不良反应的现代文献报道

近年来,随着中药不良反应报道的增加,其安全性问题日益受到关注。附子的毒副作用十分突出,近年报道其不良反应也屡见不鲜。陕西省商洛地区医院报告8例中药汤剂口服中毒患者,其中黑附子用量为8~15g,服用未经炮制的生附子8~15g中毒6例,占75%,均可排除其他药物成分中毒的可能性;患者中毒多在服药第2至第3剂时出现,严重的中毒症状多表现在服药后20~60分钟内。青海省格尔木市海西州第二人民医院的病例报告:患者,女,36岁,因患慢性肠炎,食凉、油腻之物或受凉后腹泻加重,自认为阳虚,自行配方,初用附子60g起效,全方药用制附片60g,炙甘草10g,白芍30g,白术25g,茯苓15g,干姜25g,生姜15g,制附片先煎1.5小时,入群药再煎1小时。第一次煎取药汁约30mL,一次服完,半小时后自觉口干,余无不适,第二次又煎取药汁约350mL,服后7分钟,自觉胸中有团火,口干,静卧,15分钟后见患者眼睑下垂,不能抬起,口唇及面部肌肉痉挛,心慌,送急诊科救治。中国人民解放军第94医院的病例报告7例患

者全部为男性农民,均口服附子中毒,其中3例因治病心急,擅自加大剂量,发病时间为5~30分钟,从发病到入院时间为0.5~8小时。另有临床资料显示,年龄24~51岁的16例中毒患者,分别为关节疼痛10例,腰痛2例,胃腹冷痛3例,足跟痛1例,服用9~69g不等量的附子后,服用15~30g出现中毒症状者12例,达到75%,其中服用15g和24g者3例,大于30g者3例,接近20%。综合上述分析得出:服用附子发生不良反应的剂量范围比较模糊,不同医家用药轻重有别,但总体来看,大剂量附子的不良反应发生率较高。

现代医学之毒理学用中毒剂量、半数致死量以及最大耐受量等指标来评估药物的毒性,但仅适合化学成分明确的药物,且通常为常量。而中医理论强调中药之偏性(寒热温凉、四气五味、有毒无毒)和机体病证的关系,即"有病则病受之,无病则体当之"。在没有病邪存在或阴阳平衡的状态下,药物的偏性作用于人体则可能表现为毒性,"承则为治,亢则为害"。因此可推测,在完全符合辨证论治的理想状态下,中药的中毒剂量、半数致死量以及最大耐受剂量均应为变量,即中药之毒性是随机体状态或疾病状态的不同而变化的,是相对的概念。

3. 附子用量-毒性或用量-功效相关研究

附子虽与人参、熟地、大黄并称为"中药四维",有"回阳救逆第一品药"之称,但附子的"毒"与"效"矛盾,即多大剂量能发挥其效用,多大剂量易引起毒性,一直困扰着历代医家,因此有"最有用而最难用当推附子"之说。针对这一临床中的棘手问题,范丽丽等通过现代药理实验探讨附子的量-效关系,为临床安全规范用药提供实验依据。实验首先采用了离体蛙心来验证量-效关系的可能性,又用镇痛实验探讨不同剂量附子的镇痛作用。实验结果:附子增强离体正常及心衰蛙心心肌收缩力作用在一定剂量范围内呈剂量依赖,前者在 0.625~40mg/mL 范围内呈线性相关,量效方程为 $Y=0.0254X+0.2265$ ($r=0.933$),后者在 0.625~70mg/mL 范围内呈线性相关,量效方程为 $Y=0.026X+0.6768$ ($r=0.9641$)。附子对冰醋酸致痛的小鼠有明显镇痛作用,在 0.75~6g/kg 范围呈线性相关,量效方程为 $Y=0.0696X+0.2222$ ($r=0.8301$);超出此范围的 9g/kg、12g/kg 剂量组扭体抑制率并未上升而只是停留在 6g/kg 水平,且部分实验动物发生萎靡,体表温度下降等轻微中毒症状。实验结果见表 7-6 和表 7-7。

表 7-6　不同剂量附子对离体蛙心振幅增长的影响 ($n=6$, $\bar{x}\pm s$)

组别	剂量 (mg/mL)	正常蛙心振幅增长 (g)	心衰蛙心振幅增长 (g)
空白组	—	0.02 ± 0.01	0.01 ± 0.02
剂量 1	0.625	0.13 ± 0.08*	0.55 ± 0.11**
剂量 2	1.25	0.18 ± 0.13*	0.59 ± 0.21**
剂量 3	2.5	0.30 ± 0.13**	0.64 ± 0.09**
剂量 4	5	0.36 ± 0.18*	0.70 ± 0.20**
剂量 5	10	0.53 ± 0.33*	1.03 ± 0.32**
剂量 6	20	1.01 ± 0.33**	1.31 ± 0.45**
剂量 7	30	—	1.67 ± 0.40**

组别	剂量 (mg/mL)	正常蛙心振幅增长（g）	心衰蛙心振幅增长（g）
剂量 8	40	1.10 ± 0.57**	1.98 ± 0.52**
剂量 9	50	—	2.13 ± 0.51**
剂量 10	60	1.06 ± 0.34**	2.16 ± 0.67**
剂量 11	70	—	2.17 ± 0.47**
剂量 12	80	1.03 ± 0.37**	2.11 ± 0.33**
剂量 13	90	—	1.14 ± 2.19

注：与空白组比较，*$P<0.05$，**$P<0.01$。

表 7-7 不同剂量附子对冰醋酸所致小鼠扭体抑制率的影响（$n=10$，$\bar{x}\pm s$）

组别	剂量 (mg/mL)	扭体次数（次）	镇痛率（%）
空白组	—	40.60 ± 17.96	—
阳性组	0.14	7.80 ± 8.04**	80.79
剂量 1	12	15.50 ± 6.24**	61.82
剂量 2	9	15.20 ± 10.09**	62.56
剂量 3	6	16.10 ± 9.60**	60.34
剂量 4	3	20.30 ± 12.82**	50
剂量 5	1.5	25.30 ± 9.81*##	37.68
剂量 6	0.75	32.80 ± 15.96*##	19.21

注：与空白组比较，*$P<0.05$，**$P<0.01$；与阳性组比较，##$P<0.01$。

从上述实验结果中可以看出，在一定范围内附子的功效随剂量增大而增强，且呈线性相关，有验证量效关系的可能性；但同时发现其效应达到一定高度后不随剂量增大而增强，此时量效关系曲线发生起伏,观察实验动物的一般生理状态发现高剂量组伴随中毒症状,甚至出现动物死亡,说明附子剂量持续增加时疗效并未显著增强,反而产生毒性,提示临床附子用药剂量不可无限制增大。通过换算初步确定附子临床有效剂量范围可能为 5.56~44.44g/d,剂量范围外毒性反应明显,会增大不良反应的发生概率。

验证了上述镇痛剂量范围后,邓家刚等又对附子回阳救逆的量效关系进行了实验研究,制备附子不同剂量的供试药液,分别测定失血性休克大鼠模型的平均动脉压(MAP)、心率(HR),心动过缓小鼠模型的 HR,统计实验数据,绘制量效关系曲线,线性回归分析附子不同剂量与相应实验指标的相关性。实验结果表明:附子能显著扩张血管,升高 MAP,加快 HR,在 0.5~6g/kg 剂量范围内,剂量与升高 MAP 作用呈正相关,在 0.5~4g/kg 剂量范围内,剂量与加快 HR 作用呈正相关;附子还能显著对抗心动过缓,在 0.72~2.89g/kg 剂量范围内,剂量与其对抗普萘洛尔所致心动过缓作用呈正相关。提示附子回阳救逆功效显著,且在一定剂量范围内存在量效关系,一旦超出相应剂量范围动物易出现毒性反应,影响其存活率,说明附子临证用药的可能安全范围为 5.56~44.44g/d。

目前中枢和外周性神经损伤导致的神经病理性疼痛的治疗方法很多,但是由于此类疼痛的顽固性会对现有治疗方法产生耐受或出现较严重的并发症。鉴于此,徐红萌等试图研究不同剂量的附子对神经病理性疼痛的治疗作用。采用结扎坐骨神经(CCI)致神经病理性疼痛大鼠模型,依据机械性痛觉过敏实验和热痛觉过敏实验,灌胃给予不同剂量的附子,观察记录药

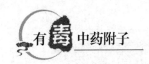

后大鼠足收缩时的压力阈值（PWPT）和接收辐射光源到足抬起之间的潜伏期（PWL）。实验结果表明：与对照组比较，大鼠灌胃附子 0.5g/kg 时，PWPT 和 PWL 没有明显变化；当剂量增加至 1g/kg，PWL 延长；2g/kg、4g/kg 时，PWPT 和 PWL 明显延长，说明附子不同剂量对 CCI 大鼠均会产生镇痛作用，但是，没有确切的量－效关系曲线，不能就附子对神经病理性疼痛的镇痛作用进行量－效关系评价。

三、附子剂量－毒性－功效关联性研究

附子最早载于《神农本草经》，在历代古籍中皆未见明确毒性剂量的记载。现代药理研究也集中在附子成方制剂在临床中的应用上，未能给出一个较为明确的剂量范围。随着临床不良反应的增多，附子的毒性研究也逐渐被国内外学者关注。通过上述文献研究的总结与分析可见，目前对附子的毒性研究仅局限于药理、毒理等单一学科上，都是就功效论功效、就毒性论毒性，相互之间缺乏关联性，没有将附子的毒性放在功效的背景下进行综合评价和科学认知，因此为找到药效剂量范围内的毒性症状情况。中药的药性和毒性均是中药偏性，找到附子的合适剂量，应用恰当的方法治疗疾病，可有力地将偏性变为正性。故附子的毒性应放在功效和证候的背景下综合研究和评价。若功效成分和毒性成分一致，应进行其用量－功效和用量－毒性关系研究，在毒性作用最小的前提下使功效最大化；若功效成分和毒性成分不一致，应在药效导向下分离两种成分，或通过炮制、配伍等方式增加功效成分、减少毒性成分以达到增效减毒或减毒存性的目的。在这一指导思想下，结合目

前附子在用量方面的研究情况以及前期急毒研究进行了如下探索。

1. 基于药效剂量范围的附子心脏毒性研究

通过上述文献研究，我们发现附子的毒性剂量范围并未明确，不同医家应用附子有重有轻，基于前期急毒研究结果，我们进行了药效剂量范围的心电实验，来观察附子不同组分对心电图的影响。实验设置附子水提组、醇提组、全组分组，在《中国药典》规定剂量范围内分为3、6、9、12、15g进行实验，测定心电图，分析P波、QRS波群、PR间期、QT间期的变化情况，采集不同时间点心电图进行对比，初步得出以下结论。

（1）醇提组：《中国药典》规定人用附子剂量为9g，按体表面积折算后给予小鼠。9g醇提组小鼠在药后10分钟出现了明显的室性早搏，持续0.5小时后，早搏的症状缓解，但同时出现了ST-T波异常；给药后1小时，ST段抬高，T波异常，提示出现心肌缺血现象，继而可能发展为心肌梗死。12g、15g醇提组的心电实验，与9g醇提组的表征基本一致，只是出现时间提前。同时3g和6g醇提组的实验结果也是出现了不同程度的ST段抬高，T波异常，但在2小时均得到了恢复。综上分析得：醇提组分毒性剂量与《中国药典》规定的有效剂量有重叠，正符合"瞑眩反应"这一假说，即按《中国药典》规定人用量9g折算，以上就出现了较为明显的毒性症状，3～9g时心电表征没有明显变化，但T波抬高还是提示会有一定的心肌功能的改变。

（2）水提组分：依据急毒实验结果，设定剂量为1/5MTD，

即 2.88g/kg，相当于《中国药典》规定人用量 15g 的 1.48 倍。药后半小时内 ECG 未出现明显的变化，考虑可能随时间延长出现相关 ECG 改变。3g 水提组小鼠 ECG 在给药 30 分钟后开始出现峰值变大，提示强心作用起效，作用时间持续到 90 分钟，峰值恢复正常。6g 水提组的小鼠 ECG 在药后 15 分钟后出现峰值变大，提示出现了强心作用，作用持续到 90 分钟，峰值恢复正常。9g、12g 水提组小鼠在给药后 5 分钟开始出现峰值变大，提示出现了强心作用，并且一直持续到 120 分钟，峰值仍然比正常值高。15g 水提组小鼠的 ECG 在给药后 5 分钟出现峰值变大，提示出现强心作用，但在 30 分钟时出现明显的室性早搏，但强度不大，持续到 90 分钟时有所缓解，到 120 分钟时，ECG 正常，峰值恢复正常。综合上述结果，我们可以得出：水提组分在 12g 以下应该是安全剂量范围，并可以起强心作用，可用于心衰的治疗，15g 时心电图会有一过性室性早搏出现，在临床中应用时应加以注意。

（3）全组分：3g 全组分组小鼠 ECG 表现在 120 分钟内基本一致，峰值没有出现显著性变化，只是在给药后 30 分钟和 90 分钟出现了一过性的 T 波抬高，但没有持续，提示临床使用剂量为 3g 时还是较为安全的。6g 全组分组小鼠 ECG 在药后 5 分钟时即出现了峰值的显著性差异，提示有一定强心作用，作用持续到药后 30 分钟，60~90 分钟之间又出现了室性早搏现象，T 波的高尖压过了正常的 QRS 波群，提示这段时间出现了心肌功能改变；90 分钟后恢复正常 ECG 图像，一直持续到 120 分钟。9g 全组分组小鼠 ECG 在给药后 5 分钟即出现峰值的显著性差异，一直持续到 30 分钟，提示前 30 分钟有强心作用；30分钟后，T波高尖，QT间期变大，90分钟时ECG出现频发性室性早搏，持续到120分钟。12g和15g全组分组小鼠ECG表现同醇提组分9g，分别在药后30分钟和10分钟出现了明显的室性早搏，持续30分钟后，早搏症状有所缓解，但同时出现了ST-T波异常，随后出现ST段抬高，T波异常，一直到120分钟，ECG依旧没有恢复正常，提示可能出现心肌出现缺血现象，继而发展到心肌梗死。综合上述结果，发现全组分组服药9g以上出现了较为明显的毒性表现，ECG示频发性室性异位搏动，振幅变大，完全掩盖了正常的窦性心律，因此，临床中此剂量以上不经浸泡或者煎煮的附子直接用于患者会引起不良反应的发生。

综上所述，附子按《中国药典》规定剂量3~15g折算后给药，对小鼠心脏功能有一定的影响，尤其是醇提组分对小鼠会产生一定的毒副作用。该结果提示今后临床大剂量应用附子发挥其"回阳救逆"功效时，必须实时监测ECG变化。

2. 基于急毒实验附子用量的神经系统毒性研究

神经系统毒性是附子又一主要毒性靶器官，且附子中毒后神经毒性出现早，多在服药后10~30分钟发生，常表现为麻、颤、乱、竭四大特点。从以上临床文献报道不难看出，附子的中毒性症状首先出现在神经系统，引起的口唇发麻最具代表性。在这一临床症状的提示下，结合前期急毒研究发现，给予小鼠附子不同组分灌胃后，短时间内就出现四肢麻木、抽搐等症状。故实验分别采用转棒法和旷野法对小鼠给予附子不同组分后的自主行为进行研究，结果见图7-1、7-2。

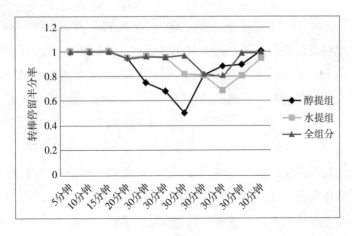

图 7-1　附子不同组分小鼠转棒实验停留百分率

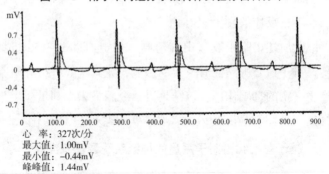

图 7-2　附子不同组分小鼠旷野实验自主运动数

图 7-1 结果显示，附子醇提组分致四肢麻痹的作用在给药后 1 小时达峰；水提、全组分在给药后 1.5 小时达峰，之后症状有所好转。图 7-2 结果显示，附子醇提组分使自主活动量减少，给药后 1 小时达峰；水提、全组分，在给药后 1.5 小时达峰，但水提出现先增加后减少的现象。

根据一般行为学两种实验方法的结果可以描绘醇提、水提、全组分 3 个组在药后 5～120 分钟内不同行为变化,结果为水提组分对神经系统有先兴奋后抑制现象,其余两个组分抑制较为明显。

针对现有的实验提示,进行了氧化损伤机制检测。丙二醛(MDA)为脂质过氧化物中醛类化合物,是氧自由基攻击生物膜中多不饱和脂肪酸引起脂质过氧化作用而形成的脂质过氧化物,可造成脂质过氧化,对细胞具有毒性作用。超氧化物歧化酶(SOD)是一种对热和 pH 值均稳定的酶类,具有清除自由基作用,是皮肤、心、肝等组织中自由基防御系统中重要组成部分,对机体氧化与抗氧化平衡起至关重要的作用。正常细胞膜在受到自由基攻击时,作为一种自身保护性机制,组织内 SOD 活性增加;毒性损伤后 SOD 合成被干扰、分泌受到抑制,使其含量减少、活性降低。鉴于 MDA 和 SOD 具有负相关性,选择了这两个指标进行三个组分不同时间点的检测,实验数据说明附子对神经细胞有一定的损伤作用,引起了机体内物质不平衡。

近年来,随着中药不良反应报道的增加,其安全性问题日益受到关注。究其原因,绝大多数仍是因为背离中医理论,不辨证虚实,长期、过量服用所致。中医药有其独特的理法方药,中药作用是包括多种毒性成分在内的多成分协同作用的结果。"药以治病,因毒为能",古人对中药毒性有着深刻认识,特别强调对用量-毒性-效效关系的把握,并通过严格炮制、配伍等方法减毒增效。通过整体观念和辨证论治理论,因时、因地、因人制宜,制定出配伍严密的方药即可趋利避害,以毒攻毒,从而达到治疗作用,甚至可获得意想不到的良好效果。

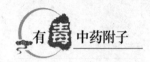

因此，需从中医角度完整审视和阐明中药的毒性，建立符合中医特色的毒理学研究方法。

参考文献

[1] 周远鹏. 附子及其主要成分的药理作用和毒性 [J]. 药学学报, 1983, 13 (5): 394 – 396.

[2] 王立岩, 张大方, 曲晓波. 附子炮制前后有效部位强心作用的实验研究 [J]. 中国中药杂志, 2009, 34 (5): 596 – 599.

[3] 张云琦. 炮制对附子强心作用的影响 [J]. 黑龙江医药, 2011. 24 (6): 884 – 886.

[4] 陈明, 高卫平. 麻黄细辛附子汤抗缓慢性心律失常的实验研究 [J]. 中华中医药杂志, 2009, 24: 275 – 278.

[5] 杨甫昭, 陈春梅, 许青媛. 附子的回阳救逆药理研究 [J]. 陕西中医, 1996, 17 (2): 89 – 90.

[6] 陈南官, 周智文, 李建汉, 等. 不同附子剂量破格救心汤治疗难治性心衰的临床研究 [J]. 中国中医急症, 2012, 21 (1): 8 – 9.

[7] 张明发. 附子温里药理的研究 [J]. 陕西中医, 1994, 15 (2): 88 – 91.

[8] 黄全法. 大剂量附子临床应用治验举隅 [J]. 中国医药学报, 1993, 8 (5): 32 – 33.

[9] 林曦, 胡晓萍. 中药附子中毒的诊治体会 [J]. 临床误诊误治, 2006, 19 (12): 86 – 87.

[10] 邓家刚, 范丽丽, 杨柯, 等. 附子镇痛作用量效关系的实验研究 [J]. 中华中医药学刊, 2009, 27 (11): 2249 – 2251.

[11] Hikino H, et al. Antinflammatory principles of Aconitum roots. J Pharmacobio – Dynamics, 1980, 3: 514 – 516.

第七章 附子用量-毒性-功效关联性研究

[12] 顾玉蓉, 童伯良. 重用附子为主治疗寒重型类风湿性关节炎30例 [J]. 安徽中医学院学报, 1996, 15 (3): 25-26.

[13] 卢立军. 附子八物汤加味治疗寒湿阻络型类风湿性关节炎 [J]. 中国实验方剂学杂志, 2012, 18 (15): 290-292.

[14] 笑英敏, 袁霞. 附子中毒致心律失常的诊治 [J]. 陕西中医, 1999, 20 (8): 376.

[15] 黄兆玉. 中药附子中毒一例报告 [J]. 青海医药杂志, 2007, 37 (11): 13.

[16] 王良馥, 陈自力. 综合抢救重度附子中毒7例 [J]. 药物不良反应, 2005, 12 (9): 86-87.

[17] 范丽丽, 郑作文, 杨柯, 等. 毒性中药附子量效关系的实验研究 [J]. 四川中医, 2011, 29 (5): 53-57.

[18] 邓家刚, 范丽丽, 郝二伟, 等. 附子回阳救逆量效关系的实验研究 [J]. 时珍国医国药, 2010, 21 (3): 656-658.

[19] 徐红萌, 姜慧卿. 附子对神经病理性疼痛大鼠的镇痛作用 [J]. 中华麻醉学杂志, 2005, 25 (5): 381-384.

(山东省中医药研究院　孙蓉、王懿、黄伟、冯群)

第八章 附子的毒性－功效－证候关联评价研究

附子有回阳救逆、补火助阳、祛风寒湿邪之功，用于亡阳虚脱、肢冷脉微、阳痿、宫冷、心腹冷痛、虚寒吐泻、阴寒水肿、阳虚外感、寒湿痹痛等症，被誉为"乱世之良将""回阳救逆之第一品""补先天命门真火之第一要药"。

附子的毒性认知，历代本草记载不一，有多毒、大毒、毒等记载，《中国药典》和各《中药学》教材将其界定为"有毒"。近年来临床上不断有服用附子中毒的报道，大大限制了其临床应用。自20世纪80年代末起，附子安全用药及毒性研究才逐渐开展，并获知附子不良反应发生的原因，其毒性影响因素主要与药物炮制、辨证用药、药物剂量、药物配伍、煎煮方法、个体差异和服药方法、等相关。如何扬其宏效之长避其峻毒之短，是摆在我们医药研究者面前的一个问题。

众所周知，中药的毒性是历代医家在漫长的中药临床应用过程中逐渐发现的，这就是古代的"药既毒"和"以毒攻毒"的观点。换言之，中药毒性有其自身的特点和规律，不能单独地就毒性论毒性，尤其不能以半数致死量（LD_{50}）的大小来界定毒性大小。中药毒性应当放在功效和证候的背景下进行合

第八章 附子的毒性-功效-证候关联评价研究

理评价和科学认知。任何一味中药进入人体产生毒性，必有其发挥毒性的物质基础、自身特点、体内过程和内在生物学机制，同时机体自身状态、疾病种类及程度等因素又可影响药效发挥和毒性改变，只有在中医理论指导下，正确理解附子毒性、功效和证候三者之间的关系，合理辨证用药方能达到减毒增效的效果。同时，明确附子毒性物质基础、功效物质基础以及二者之间的关系，合理利用炮制、配伍等手段达到减毒存性的目的。因此，我们应在辨证论治基础上，准确把握影响附子药效和毒性的诸多因素，达到临床安全有效地运用附子目的。

一、从物质基础研究附子的功效和毒性关联

1. 二萜类生物碱和二萜类醇胺

（1）二萜类生物碱：目前已从附子中分离出的双酯型二萜类生物碱有乌头碱（aconitine，AC）、中乌头碱（mesaconitine，MA）和下乌头碱（hypaconitine，HA），单酯型二萜类生物碱有苯甲酰乌头原碱（benzoylaconine，BA）、苯甲酰中乌头原碱（benzoylmesaconine，BM）和苯甲碱下乌头原碱（benzoylhyPaconine，BH）。

在这些化合物中，以 AC 的研究最全面，其毒性和药理作用均有不少报道。AC 的主要毒性作用是抑制呼吸及引起心律失常，对心脏的毒性作用是通过兴奋中枢和对心脏的直接作用引起的。有研究表明切断迷走神经后，AC 不能引起心搏变慢和传导阻滞，但用 AC 灌流无神经的离体心脏仍可使收缩频率变慢和传导阻滞。进一步的实验结果指出，AC 对心脏的直接

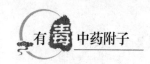

毒性作用是使心肌细胞 Na^+ 通道开放，加速 Na^+ 内流，促使细胞膜去极化，从而引起心律失常。已知奎尼丁等抑制心肌细胞 $Na+$ 的内流，因而能对抗 AC 引起心肌细胞的心律失常。室颤的发生是由于 AC 使心肌兴奋性增高，促进膜去极化而产生异位节律的结果。高浓度 Mg^{2+} 可抑制 AC 引起的室颤。

AC1.25μg 可使离体豚鼠心脏频率变慢，心收缩力增加。AC0.1μg/mL、MA 和 HA 0.03μg/mL 可使离体豚鼠右心房先兴奋（收缩力加强，频率加快）后抑制（收缩力减弱，频率变慢），进而出现心律失常。BA、BM 和 BH1～10μg/mL 能引起离体豚鼠右心房收缩力减弱而不影响收缩频率。给大鼠静脉注射 AC、MA 和 HA 50μg/kg 均引起血压下降，除 AC 减慢心率外，MA 和 HA 对心率无影响，而 AC 10～15μg/kg 静脉注射不引起大鼠心律失常，心率也无改变，血压轻度升高。静脉注射 20～30μg/kg 则出现多源性期外收缩，甚至室颤，在心律失常之前，可有心率减慢。

给狗静脉注射 AC 1～5μg/kg，可见皮层不同区域电活动明显改变。AC、HA 和 MA 60μg/kg 使小鼠自由活动减少并延长环己巴比妥钠的睡眠时间，以及产生体温降低等中枢作用。BH10～30mg/kg，BH、BM 和 BA30～60mg/kg 也有上述作用。

双酯型二萜类生物碱具有明显的镇痛麻醉作用。采用电刺激大鼠尾部法测得 AC 最小镇痛有效量为 25μg/kg，镇痛指数为 11.8（吗啡为 142），镇痛强度和维持时间随剂量的加大而增加，100μg/kg 的镇痛百分率可高达 60%，作用时间可维持 150 分钟。给小鼠静脉注射 AC（$1/4LD_{50}$）、MA（60μg/kg）和 HA（300μg/kg）可抑制醋酸引起的扭体反应。AC 能抑制兴奋在神经干的传导，高浓度 AC 可使神经干完全丧失兴奋和传导能力，这可能与其镇痛作用有关。

在不同的动物模型上均证实了 AC 类生物碱的抗炎作用。口服 AC、BA、BM 和 BH 均能明显对抗角叉菜胶引起的大鼠和小鼠后跖关节肿，抑制组胺引起的皮肤渗透性增加，减少受精鸡胚浆膜囊上肉芽组织形成。

（2）二萜类醇胺：附子中的这类化合物包括 aeonine、mesaconine 和 hypaconine，为 AC、MA 和 HA 相应生物碱的水解产物。它们的毒性很小，例如 aconine 的静脉注射 LD_{50} 仅为 AC 的 1/1000～1/4000，大剂量只引起窦房传导阻滞而不会引起异位节律和室颤。Aconine 可减慢心率，对抗 AC 引起的离体蛙心的心律失常，且有微弱的强心作用。

2. 去甲乌药碱

去甲乌药碱（higenamine）是附子的强心成分之一。Kosuge 等首先从日本附子中分离提取得到该成分，并经离体蛙心实验证明其有增加收缩力的作用，因此被认为是附子的强心成分，但含量甚微。

去甲乌药碱的毒性较低，小鼠静脉注射的 LD_{50} 为 589mg/kg，腹腔注射和口服的 LD_{50} 分别为 300mg/kg 和 3.35g/kg。

去甲乌药碱对心血管系统的作用很强，能明显增加离体蛙心、在位兔心和豚鼠衰竭心脏的心肌收缩力，给麻醉犬静脉注射去甲乌药碱 1～2μg/kg 后，左心室压力上升最大速率和心输出量均增加，冠脉、脑和外周动脉以及全身血管阻力降低，心肌氧消耗量增加，大鼠培养心肌细胞搏动频率和幅度也增加。上述作用可被心得安阻断，这些都与异丙肾上腺素的作用相似。

去甲乌药碱能加速心率,对实验性缓慢型心律失常有改善作用,临床观察也证实了去甲乌药碱对缓慢型心律失常有明显的治疗作用。静脉滴注后,患者的心率均有不同程度的增加,窦性心动过缓恢复到正常水平,窦房阻滞和结区房室传导功能得到改善,从而使传导阻滞减轻或消失,其机理主要为缩短A－H间期。用核素听诊器及 ^{113m} 铟检测,发现患者静脉注射去甲乌药碱后左室射血分数增加,舒张压下降,患者面部潮红,四肢由冷变热。表明去甲乌药碱能改善心脏功能,扩张外周血管,这与动物实验结果相符。临床电生理亦表明,去甲乌药碱能改善窦房传导功能。

去甲乌药碱可增加小鼠血浆中 cAMP 水平并呈现明显的量效关系,根据药物协同拮抗实验间接证明它属于肾上腺素受体部分阻滞剂。用放射配基结合法测定的实验结果表明,去甲乌药碱和异丙肾上腺素对 β 肾上腺素受体的亲和力相似,但内在活性明显小于异丙肾上腺素。从而证明去甲乌药碱是 β 肾上腺素受体部分激动剂。对气管的 $β_2$ 受体也有明显的激动作用,此作用比直接激动心肌 $β_1$ 受体强。去甲乌药碱的药理研究为解释附子的"回阳救逆"功效提供了部分证据。

3. 去甲猪毛菜碱

去甲猪毛菜碱(salsolinot,SAL)为弱 β 肾上腺素能兴奋剂。它能兴奋豚鼠离体心房,增加收缩的频率;静脉注射 SAL 能升高正常和毁脊髓大鼠血压,加快心率,且毁脊髓大鼠对SAL 的升压作用比正常大鼠更敏感。因而认为 SAL 对 β 受体和 α 受体都有兴奋作用。

SAL 也有镇痛作用,但其作用强度远不及吗啡。该作用为纳洛酮对抗，认为它的镇痛作用是由于和吗啡受体结合之故。

SAL 的重要作用是它能在体内产生并抑制儿茶酚 – O – 甲基转移酶的活性，其本身在该酶的作用下使游离羟基甲基化，从而改变了多巴胺等的代谢速率，是儿茶酚胺 – O – 甲基转移酶的竞争性抑制剂；SAL 对单胺氧化酶也有明显的抑制作用。可见 SAL 在体内的作用广泛而重要的。

4. 氯化甲基多巴胺

氧化甲基多巴胺具有明显的升压和强心作用，静脉注射 $40\mu g/kg$ 可使大鼠血压升高 50%，$3\mu g/mL$ 则可使离体豚鼠右心房的收缩力和频率分别增加 250% 和 120%。对毁脊髓猫也有上述作用。氯化甲基多巴胺的升高血压作用可被 α 肾上腺素受体阻滞剂酚妥拉明抑制；其升压作用及对豚鼠右心房的作用也能被神经节阻断药六烃季胺所对抗，因而认为氯化甲基多巴胺的作用与兴奋神经节或节前纤维有关。

二、基于病证的附子功效 – 毒性 – 证候研究

附子上助心阳、中温脾阳、下补肾阳，为"回阳救逆第一品"。常与干姜、甘草同用，治吐利汗出，发热恶寒，四肢拘急，手足厥冷，或大汗、大吐、大泻所致亡阳证；附子辛甘热，有峻补元阳、益火消阴之效，凡肾、脾、心诸脏阳气衰弱等阳虚证者均可应用；附子气雄性悍，走而不守，能温经通络，逐经络中风寒湿邪，故有较强的散寒止痛作用，凡风寒湿痹周身骨节疼痛者均可用之，尤善治寒痹痛剧。但服用过量或阴虚阳亢者服之，会造成阳气过盛或亡阴证。附子反半夏、瓜

蒌、贝母、白蔹、白及,若与上述各药组方则会产生毒性;若炮制、煎煮方法或服用方法等不当,也会引起中毒症状。

我们对附子全组分、水提组分和醇提组分分别做了正常小鼠和寒证小鼠的急毒试验,研究结果见表8-1。

表8-1 附子不同组分对正常、
寒证小鼠的急毒试验结果（$n=20, \bar{x} \pm s$）

组别	LD_{50}（95%可信限）（g/kg）		MTD（g/kg）		MLD（g/kg）	
	正常小鼠	寒证小鼠	正常小鼠	寒证小鼠	正常小鼠	寒证小鼠
全组分	—	—	16.0		16.0	
水提组分			14.4			28.8
醇提组分	11.7（11.1~12.4）	12.0（11.0~13.1）				

由表8-1可知,附子全组分、水提组分和醇提组分对寒证小鼠的毒性均小于对正常小鼠,这在一定程度上说明了附子的主治证候与所产生的毒性存在一定的关联。

由此可见,附子的毒性应当放在证候的背景下进行合理评价和科学认知。在中医理论的指导下,正确理解毒性和证候两者之间的关系,合理辨证用药才能达到减毒增效的目的。只有明确其毒性与证候的相关性,才能真正做到安全有效用药。

1. 针对亡阳、阳虚证的附子毒性-功效-证候关联性研究

（1）功效:邓家刚等通过给予小鼠不同剂量附子煎液测定乌头碱含量、半数致死量,筛选附子有效剂量范围,分别测定失血性休克大鼠模型平均动脉压（MAP）、心率（HR）及

心动过缓小鼠模型的 HR,统计实验数据并绘制量效关系曲线,线性回归分析附子不同剂量与相应实验指标的相关性,来探讨附子回阳救逆功效的量效关系。结果证明附子回阳救逆功效显著,且在一定剂量范围内存在量效关系,一旦超出相应剂量范围动物易出现毒性反应,且存活率受到影响,提示附子临证用药的可能安全范围为 5.56~44.44g/d。详细结果见表 8-2 和图 8-1、8-2。

表 8-2　不同浓度附子煎液急性毒性实验结果（$n=10$）

组别	给药剂量（g/kg）	死亡数（只）	死亡率（%）
剂量 1	20	0	0
剂量 2	26.7	4	40
剂量 3	35.56	6	60
剂量 4	47.41	7	70
剂量 5	63.21	10	100

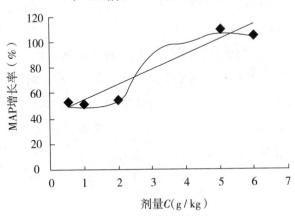

图 8-1　不同剂量附子煎液（0.5~0.6g/kg）对失血性休克大鼠 MAP 增长率的影响

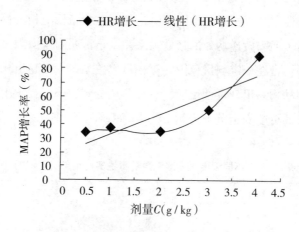

图 8-2 不同剂量附子煎液（0.5~4g/kg）
对失血性休克大鼠 HR 增长的影响

刘欣等用附子干预氢化可的松诱导大鼠的类阳虚状态，通过检测肾上腺皮质、甲状腺功能、物质能量代谢、心肌酶、钙等相关指标，观察给药后大鼠的生物学效应改变。结果发现大剂量附子对类阳虚大鼠的 17-羟皮质类固醇（17-OHCS）、甘油三酯（TG）、钙（Ca）有纠正作用；小剂量附子对类阳虚大鼠的 17-OHCS、三碘甲腺原氨酸（T3）、TG、总胆固醇（TC）、乳酸脱氢酶（LDH）、α-羟丁酸脱氢酶（α-HBDH）、肌酸激酶（CK）、Ca 有纠正作用。

（2）毒性：尚未见关于附子用于亡阳、阳虚证而引起毒性的文献报道。

2. 针对寒痹证的附子毒性-功效-证候关联性研究

（1）功效：寒痹为寒邪偏胜，风寒湿三气杂至，使经脉

第八章　附子的毒性－功效－证候关联评价研究

闭塞不通所致。附子气雄性悍，走而不守，能温经通络，逐经络中风寒湿邪，故有较强的散寒止痛作用。《本草求真》云："附子味辛大热，纯阳有毒，其性走而不守，凡一切沉寒痼冷之症，用此无不奏效。"

卢立军为验证附子八物汤加味治疗寒湿阻络型类风湿性关节炎的临床疗效，将60例患者随机分为两组，治疗组给予附子八物汤加味水煎剂，每日1剂，对照组给予甲氨蝶呤10mg/次治疗，每周1次，疗程均为2个月，比较两组治疗后临床症状、体征及实验室检测指标。结果发现，治疗组临床总有效率为96.67%，与对照组73.33%相比，差别有显著意义（$P<0.05$），且该方能改善患者主要症状及体征，使血沉、C反应蛋白、类风湿因子降低或恢复正常。从而得出结论：附子八物汤加味是临床治疗寒湿阻络型类风湿性关节炎的有效方剂。详细结果见表8-3~表8-6。

表8-3　两组患者资料及主要临床症状和实验室指标比较（$\bar{x}\pm s$）

组别	性别(n) 男	性别(n) 女	年龄(年)	病程(月)	疼痛指数	关节压痛指数	关节肿胀指数	晨僵时间(分钟)	CRP(g/L)	ESR(mm/L)	RF(U/mL)
治疗	14	16	38.73±10.54	30.63±33.21	11.49±5.89	8.64±3.56	9.13±3.60	47.14±13.49	8.68±6.02	39.91±19.07	138.24±177.68
对照	15	15	40.81±9.67	35.67±36.74	11.62±5.74	8.38±4.12	8.44±3.37	46.82±14.71	8.89±5.97	38.78±20.13	144.37±186.27

表8-4 两组患者疗效比较（$n=30$）

组别	显效	进步	有效	无效	总有效率（%）
治疗组	5	14	10	1	29*
对照组	2	10	10	8	22

注：与对照组相比较，*$P<0.05$。

表8-5 两组主要临床症状治疗前后比较（$n=30$，$\bar{x}\pm s$）

组别	时间	疼痛指数	关节压痛指数	关节肿胀指数	晨僵时间（分钟）
治疗组	治疗前	11.49±5.89	8.64±3.56	9.13±3.60	47.14±13.49
	治疗后	4.47±2.75*	4.12±1.56*	4.03±2.03*	26.20±12.24*
对照组	治疗前	11.62±5.74	8.38±4.12	9.44±3.37	46.82±14.71
	治疗后	6.93±4.72*	5.43±1.75*	5.63±1.99*	35.33±13.89*

注：与本组治疗前相比较，*$P<0.05$。

表8-6 两组实验室有关指标治疗前后比较（$n=30$，$\bar{x}\pm s$）

组别	时间	CRP（g/L）	ESR（mm/h）	RF（U/mL）
治疗组	治疗前	8.68±6.02	39.91±19.07	138.24±177.68
	治疗后	6.35±2.45*	16.30±6.40*	62.73±109.44*
对照组	治疗前	8.89±5.97	38.78±20.13	144.37±186.27
	治疗后	6.39±1.60*	24.90±10.82*	112.4±164.11*

注：与本组治疗前相比较，*$P<0.05$。

（2）毒性：尚未见关于附子用于寒痹证而引起毒性的文献报道。

三、影响附子毒性-功效-证候关联性评价的因素研究

1. 煎煮时间

秦永刚等进行了不同蒸煮时间的附子对离体蛙心强心作用比较研究,结果表明:蒸煮8小时、10小时、12小时的附子具有强的正性肌力作用。结果见表8-7。

表8-7 不同蒸煮时间对附子强心作用及心脏毒性影响($\bar{x} \pm s$)

不同蒸煮时间(小时)	振幅增加率(%)	中毒浓度(g/mL)	有效浓度(g/mL)
12	21.97 ± 18.21	0.071 ± 0.01* (n=6)	0.033 ± 0.009* (n=6)
10	39.86 ± 27.85*	0.077 ± 0.008* (n=7)	0.027 ± 0.008* (n=7)
8	36.47 ± 10.35*	0.064 ± 0.047* (n=7)	0.057 ± 0.016* (n=8)
6	28.15 ± 3.097*	0.044 ± 0.014 (n=6)	0.029 ± 0.014 (n=6)
4	14.60 ± 7.148	0.067 ± 0.019 (n=8)	0.019 ± 0.007 (n=8)
2	17.94 ± 10.53	0.069 ± 0.028* (n=7)	0.023 ± 0.066 (n=7)
生附子	20.48 ± 9.49	0.068 ± 0.00 (n=7)	0.023 ± 0.001 (n=8)

注:与生附子组比较,*$P < 0.05$。

分析可得,附子随蒸煮时间的延长,毒性减小,强心作用

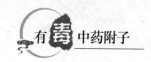

增强,振幅增加率增加。与生附子对照,经过8、10、12小时炮制的附子样品对离体蛙心有显著的强心作用（$P<0.05$）。

2. 炮制因素

"遵古炮制"是中药的一大特点,自汉代至今附子的炮制方法约有70余种。现代附子处方用药的炮制品主要有黑顺片、白附片等。有研究表明,经相同过程和方法炮制后的黑顺片、白附片,总碱含量下降为原生药的1/9~1/6,而原型生物碱只相当于原来的1/100左右。据报道,四川产附子药材中总生物碱含量为1.1%,而炮制后的白附片为0.17%、黑顺片为0.27%,在炮制过程中生物碱总含量减少达81.3%。

附子炮制的主要目的是为了减毒,其减毒机制为：剧毒性的双酯型乌头碱在加工炮制过程中水解成苯甲酰单酯型生物碱,再水解成醇胺类乌头原碱类生物碱；乌头碱类成分结构上的8位乙酰基被脂肪酰基置换,而生成毒性较小的脂生物碱；在炮制过程中浸、泡、漂、煮等使各种类型的生物碱均被破坏和流失。附子中含有的多种二萜双酯型生物碱具有很强的心脏毒性,其水解后形成的乌头原碱毒性则大大降低,水解后二萜双酯碱含量下降而苯甲酰乌头原碱含量升高,按生药计其半数致死量（LD_{50}）值提高10~100倍不等。各种炮制方法和工艺均能使附子中生物碱含量下降。但应该指出,附子中总生物碱含量的多少不能准确反映其毒性大小,而应该分别测定几种双酯型生物碱的含量,因为双酯型生物碱是决定其毒性作用的主要因素。

3. 用药剂量因素

药物中毒与剂量密切相关,而剂量又与药效相关,于是剂

第八章 附子的毒性－功效－证候关联评价研究

量成为药效与毒性两者矛盾转化的关键因素。一般而言，毒物剂量越大其毒性越大，发生毒性反应越快，而毒物作用的增加，比剂量的增加还要大。瑞士早期毒理学家 Paracelsus 指出："所有的物质都是毒物，没有不是毒物的物质，只是剂量区别它是毒物还是药物。"同一种药物，剂量大小与有无毒性反应及毒副反应的强弱程度有直接关系。

早在《神农本草经》中即有"若毒药治病，先起如黍粟，病去即止。不去倍之，不去十之，取去为度"的记载。《素问·五常政大论》亦有"大毒治病十去其六，常毒治病十去其七，小毒治病十去其八，无毒治病十去其九，谷肉果菜食养尽之，无使过之，伤其正也"的论述。可见古人对毒剧药物的用量一直是谨慎的。仲景运用附子剂量差别较大，如在桂枝芍药知母汤、桂枝附子汤、黄土汤和大黄附子汤等方中，重用附子多达三枚或二两，取其散寒止痛、温脾回阳之效而无中毒之虞；在乌头赤石脂丸中因与乌头配伍故附子用量仅半两，且服用蜜丸如梧子大以图缓；而在瓜蒌瞿麦丸中以炮附子一枚，服用蜜丸如梧子大以扶阳配阴，又有反佐之义。又如《伤寒论》中的甘草附子汤用量"恐一升多者，宜服六七合始"，又体现了小量试服，循序渐进的用药原则。

现代对附子的临床用量规定及临床报道也不一致，如 2010 年版《中国药典》载附子用量为 3~15g；帅焘总结云南名医吴佩衡用附子经验，发现其对一般性虚寒证，附子用量通常为 20~100g，急性阴阳格拒、阴盛阳虚之危候，则为 60~250g。有人统计国内因服用乌头类药物而引起中毒者 700 余例，中毒主要原因是用量过大。由于当前对毒性的认识不足，

将有毒药与无毒药绝对化,以至临床用药形成两个误区:其一是使用所谓无毒药时,毫无顾忌,盲目增大剂量以追求疗效而忽视安全,反致中毒甚至造成死亡。其二是使用有毒药特别是大毒药时,亦存在随意降低剂量以求安全而忽视疗效的现象,丧失疗效则失去了用药的意义。总之,对附子的超大剂量应用风险很大,有服用后立即中毒的,也有服用一段时间后出现蓄积中毒的,临证时应辨证论治,以小量递增、峻药缓图、中病即止、密切观察毒性反应为原则,若非准确地选择适应证,确因病证需要,万不可轻意运用。

四、小结

综本章所述,笔者认为,附子的毒性与功效和证候密切相关,其毒性应当放在功效(适应证)和中医的"证候"之间进行综合评价和科学认识,不能孤立地"就毒性论毒性"。中药药性理论是以功效为核心、以物质为基础,性、味、归经、有毒无毒等要素相互关联的复杂理论,构成中药药性理论的核心即是药性、物质、功(毒)效,而影响中药毒性的因素包括毒性物质基础、临床合理辨证等因素及各因素间的关联和差异,故应该在中医理论指导下,将中药毒性放在有毒中药本质属性下,依托证候和功效背景科学合理用药。

"辨证论治"思想是中医药理论的核心,"辨证"是为了取得更好的疗效,同时也是为了避免毒副作用。因此,"辨证论治"是确保临床用药"安全有效"的基本保障,强调认识中药时不能孤立地去研究药物本身的毒性物质,而要着眼于药物与机体的相互关系。《内经》"有故无殒"思想为我们提供

第八章 附子的毒性-功效-证候关联评价研究

了相关的理论依据。"有故无殒,亦无殒"原文阐述的是妊娠用药的权衡原则,但是它所强调的辨证施治对临床合理用药的指导作用,"有是故用是药"即"有是证用是药",早已超越了它的原意,不再仅限于妊娠患病而推广到所有疾病的治疗用药上,广泛应用于临床医疗中。究其原理,"有故无殒,亦无殒"思想实为对中药药性与毒性的准确认识,强调的是中药"毒-效-证"之间的密切关系。"人参杀人无过,大黄救人无功"就是割裂了"毒-效-证"之间的关系,忽略辨证而去孤立地评价药物。因此,中药毒性的研究也不能离开机体病"证"孤立地研究药物的毒性,而应该充分考虑药物和机体之间的关系。

目前我国中药毒性的研究,基本上沿用了现代毒理学的研究方法,考察的是中药对正常机体的毒性作用,缺乏中医药的自身特色。如目前中药在新药急性毒性研究过程中,一般都使用正常动物进行试验,能通过这种筛选的药物在正常机体上不能表现或是只表现极小的毒性,药物偏性都不会很大,用以攻逐病邪力量可能会比较弱;而能够治病的"大毒""常毒"之药,会因为其偏性而在正常机体上反映出较大毒性而被淘汰,依此对中药进行筛选评价,岂非大量药物不能应用?根据"有故无殒"的理论,药性作用于没有病邪的机体,就会表现出毒性;同样的药物用于临床患者,药性作用于病邪表现出来的就是治疗作用。因此,必须转变当前中药安全性评价的思路与模式,积极借鉴西方现代毒理学最新研究成果的同时,更要充分体现中药毒性理论的思想内涵。

参考文献

[1] 周远鹏. 附子及其主要成分的药理作用和毒性 [J]. 药学学报, 1983, 18 (5): 394 - 400.

[2] 邓家刚, 范丽丽, 郝二伟, 等. 附子的回阳救逆量效关系研究 [J]. 中国实验方剂学杂志, 2010, 16 (9): 150 - 154.

[3] 刘欣, 张冰, 刘小青等. 辛热药附子对类阳虚状态的干预实验研究 [J]. 天津中医药, 2011, 28 (1): 69 - 71.

[4] 卢立军. 附子八物汤加味治疗寒湿阻络型类风湿性关节炎 [J]. 中国实验方剂学杂志, 2012, 18 (15): 290 - 292.

[5] 雷怀成, 向文采, 石亮. 乌头碱中毒后脑神经细胞凋亡的实验研究 [J]. 山东医药, 2006, 46 (27): 21.

[6] 韩岫, 吕雷, 王汉蓉, 等. 3 种草乌类中药在大鼠体内外的神经毒性 [J]. 华西药学杂志, 2007, 22 (3): 286.

[7] Cheng Peng, Tao Zheng, Fan Yang, et al. Study of Neurotoxic Effects and Underlying Mechanisms of Aconimine on Cerebral Cortex. Arch Pharm. Res. 2009, 32 (11): 1533.

[8] 秦永刚, 张美荣, 张建平, 等. 不同蒸煮时间对附子强心作用及心脏毒性的影响 [J]. 医学信息, 2002, 15 (10): 618.

[9] 叶定江, 原思通. 中药炮制学辞典 [M]. 上海: 上海科学技术出版社, 2005.

[10] 帅焘. 吴佩衡运用附子经验初探 [J]. 云南中医杂志, 1982, 13 (5): 1.

[30] 吴镭. 药学科学前沿与发展方向 [M]. 北京: 中国医药科技出版社, 2000.

[31] 高晓山. 中药药性论 [M]. 北京: 人民卫生出版社, 1992.

(山东省中医药研究院孙蓉、栾永福、赵庆华)

第九章 附子的控毒研究

古代医家在长期的临床实践中，根据附子的药性、毒性特点和用药经验，总结出一系列减毒控毒行之有效的方法。如《神农本草经》就明确记载"若有毒宜制，可用相畏相杀者"，说明有毒药可经炮制或配伍与之相拮抗的药物以抑制其毒性。又云："凡欲治病，先察其源，先候病机……治寒以热药，治热以寒药，饮食不消以吐下药，鬼注蛊毒以毒药，痈、肿、疮、瘤以疮药，风湿以风湿药，各随其所宜。"是谓控毒取效，应根据病情，辨证用药。《神农本草经》还指出："药性有宜丸者，宜散者，宜水煎煮者，宜酒渍者，宜膏煎者，亦有一物兼宜者，亦有不可入汤酒者。并随药性，不得违越。"说明使用有毒药物，须根据药性与毒性特点，选择适宜剂型，方可减控毒性。又谓："若毒药治病，先起如黍粟，病去即止，不去倍之，不去十之，取去为度。"是谓控毒取效，要严格控制剂量，可先以小量，中病即止，不效渐加，取效为度。并强调"多毒不可久服"，指明使用有毒中药，既要严格把握适应证，减毒控毒，又不可多服、久服。附子乃治诸阳虚证及寒凝痛证之要药，但毒性较大，但只要炮制得法，辨证用药，恰当配伍，自可去其毒性。正如明代医家张介宾所说："附子之性

虽云有毒而实无大毒,但制得其法,用得其宜,何毒之有!"(《景岳全书·本草正》)但附子炮制减毒的方法,在各个历史时期的本草文献中记载不一,往往是"一地多法"或"各地各法"。但按其制毒原理,大致可分为以下几类。

一、炮制减毒

1. 古代文献研究

汉代张仲景的《伤寒论》中共载方113条,运用附子的成方占33条。其中17方用生附子(配干姜),16方用炮附子,说明汉代时已开始用"炮"的方法制附子了。《伤寒论》与《金匮要略》中,其炮制方法是"㕮咀","炮,去皮";晋代葛洪的《肘后备急方》中方法是"炮,炮去皮脐,烧";南齐《刘涓子鬼遗方》有"炮裂"之说;《雷公炮炙论》则较为详细地介绍了火炮法制附子。唐宋时期已经发展为火制和辅料制两种方法。以后历代不断发展改进,主要有火制法的炮、烧、炒、炙、蒸、煮等;辅料制法的醋制、蜜制、姜汁制、童便制、甘草制等。

(1)加热制毒法:这是历史上最早使用的减毒方法。通过高温,附子的毒性成分被分解或破坏,从而达到减毒目的。如《景岳全书·本草正》指出:"附子之性刚急而热,制用失宜,难云无毒,故欲制之得法。夫天下之制毒者,无妙于火。火之所以能制毒者,以能革物之性,故以气而遇火则失其气,味而遇火则失其味,刚者革其刚,柔者失其柔。"

直接加热,是古代最早使用的减毒炮制方法。如金代李东垣《用药心法》谓："川乌、附子须炮，以制毒也。"《本草汇笺》云："附子入药去皮脐。若熟用者，以水浸过，炮令发坼，去皮脐，乘热切片再炒，令内外俱黄，去火毒入药。"《本草问答》也说："今用盐腌以去毒，使附子之性不全，非法也。附子古用火炮，正是去其毒也，或解为助附子之热，非也。予四川人，知四川彰明县采制附子，必用盐腌，其腌附子之盐，食之毒人至死，并无药可解。可知附子之毒甚矣，然将腌附子之盐放于竹筒中，用火过则无毒，入补肾药又温而不烈，反为良药。"

（2）水浸制毒法：此法是利用附子的有毒成分易被水解的特性，经过多次漂洗而减毒。宋代就有用水浸泡，不断换水漂洗以减毒的水制法，如《太平圣惠方》载："每日早以新汲水浸，日一度换水，浸经七日。"其后，历代均有沿用，如《本草崇原》谓："附子本无咸味，而以盐淹之，故咸也。制附子之法，以刀削去皮脐，剖作四块，切片，用滚水连泡二次，去盐味、毒味。"《务中药性》又说："近时土人以盐卤水制造来货，用则必须漂去卤水，即生用亦要漂净以去卤毒。"

这种千百年来沿用下来的水处理炮制技术，在除去附子的毒性方面虽有合理的一面，但过度的浸泡也导致药效成分的大量丢失，从而影响附子的疗效。清代就有医家对当时浸泡处理附子的方法提出质疑，如《本草从新》曾说附子"市医漂淡用之，是徒用附子之名尔"。《女科要旨》也说："时行临证指南，其药惯用生姜滓、泡淡附子……皆无气无味之类。"所以现代为减少附子毒性，长时间浸泡并非妥当之法，应进一步改进，以既要保证无毒，又不损失药效为前提。

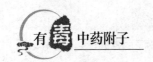

(3) 辅料制毒法：这一方法主要利用辅料中的某些成分与有毒物质作用后，可结合转化成无毒而又不影响疗效的物质。此法常与加热法、水浸法合用。

①辅料浸漂法

a. 黑豆汁浸漂：早在《吴普本草》就记载，大豆能"杀乌头毒"。《神农本草经集注》又云："乌头、天雄、附子毒，用大豆汁、远志、防风、枣肌、饴糖并解之。"故《雷公炮炙论》采用将黑豆加入水中浸漂以降低附子毒性的方法，谓："若阴制使，即生去尖皮底了，薄切，用东流水并黑豆浸五日夜，然后漉出，于日中晒令干用。凡使，须阴制去皮尖了，每十两，用生乌豆五两，东流水六升。"这一方法后世仍有沿用，如《本草真诠》就记载用"黑豆水浸五日，去皮脐，面裹煨，外黄内白，须炒至俱熟用。"

b. 童便浸漂：明代《本草发挥》云："有必须用附子、乌头者，当以童便浸之，以杀其毒，且可助下行之力。"其法，"以小便浸二七日，拣去坏者，以竹刀每切四片，井水淘净，逐日换水，再浸七日，晒干用"（《本草述钩元》）。但也有医家对此法持有疑义，如《本草从新》认为"用童便，是反抑其阳刚之性矣，尤非法之善者。"

c. 甘草汤浸漂：《备急千金要方·解毒杂治方》云："甘草解百药毒，此实如汤沃雪，有同神妙。有人中乌头、巴豆毒，甘草入腹即定。"《医学要诀》曰："甘草杀附子毒。"《本草从新》认为附子炮制减毒法虽多，"唯用甘草汤泡浸，则毒解而力不减，允为尽善矣。"《本草新编》也认为用甘草炮制减附子之毒，正是"取甘草至仁，以制不仁也。"具体炮制方法如《本草新编》云,"每个用甘草五钱,煮水一碗,将附子泡透,不必去皮脐尖子,正要全用为佳。"

②辅料加热法

a. 蜂蜜炙：陈藏器《本草拾遗》云："去皮炮令坼,以蜜涂上炙之,令蜜入内。"《太平圣惠方》：炮裂去皮脐,涂蜜炙令黄。《得配本草》："或蜜炙用,或蜜煎用。"

b. 姜汁煮：《神农本草经集注》云："俗方每用附子,须甘草、人参、生姜相配者,正制其毒故也。"说明生姜有解附子毒的作用,所以《圣济总录》有"炮裂去皮脐,趁热切作片子,厚薄如钱,用生姜半斤取汁,以慢火煮附子令汁尽,焙干。"《博济方》有"用生姜半斤,以水一碗,同煮附子,汁尽为度"等去附子毒的炮制法。

c. 姜枣煮：《神农本草经集注》云："乌头、天雄、附子毒,用大豆汁、远志、防风、枣肌、饴糖并解之。"说明枣肉也可解附子之毒,故《圣济总录》有"以生姜半两,枣四枚,同煮一时辰,去皮脐,切碎"法。

d. 童便煮：《本草衍义补遗》："每以童便煮而浸之,以杀其毒,且可助下行之力,入盐尤捷。"《本草述钩元》："凡乌附天雄,须用童便浸透,煮过,以杀其毒,并助下行之力,入盐少许尤好。"以童便煮法减毒,古代医家也颇多争议。有推崇者,如《炮炙大法》谓："此物（附子）性太烈,古方用火炮,不若用童便煮透尤良。"有非议者,如《本草图解》曰："或用童便制者,止可速用,不堪藏也。"《本草崇原》云："近世皆以童便煮之,乃因讹传讹,习焉不知其非耳。"《神农本草经集注》谓："近世以便煮之,非法也。"《本草求原》也

提倡"水浸、火炒用",认为"若童便煮,则力减"。该法现代已不用。

e. 甘草煮:《景岳全书·本草正》:"其所以必用甘草者,盖以附子之性急,得甘草而后缓;附子之性毒,得甘草而后解;附子之性走,得甘草而后益心脾;附子之性散,得甘草而后调营卫,此无他,亦不过济之以仁而后成其勇耳。"《本草图解》记载了"沸汤泡少顷,去皮脐,切作四柾,用甘草浓汁二钟,慢火煮之,汁干为度"的减毒炮制法。

f. 黑豆煮:明李士才《雷公炮制药性解》曰附子"畏人参、甘草、黄芪、防风、黑豆"。《本草备要》谓:"今人用黑豆煮亦佳。"

g. 多种辅料共煮:《备急千金要方·解毒杂治方》云:"甘草解百药毒,此实如汤沃雪,有同神妙。有人中乌头、巴豆毒,甘草入腹即定……方称大豆汁解百药毒,余每试之,大悬绝不及甘草,又能加之为甘豆汤,其验尤奇……如此之事,皆须知之,此成规更不须试练也。"

《本草蒙筌》主张:"制宗陶氏槌法,以刀去净皮脐,先将姜汁、盐水各半瓯,入沙锅紧煮七沸;次用甘草、黄连各半两,加童便缓煮一时,捞贮罐中,埋伏地内,昼夜周毕,刨凼曝干。藏须密封,用旋薄锉,仍文火复炒,庶劣性尽除。气因浮中有沉,功专走而不守,凡和群药,可使通行诸经,以为四肢厥逆,去五脏沉寒。"

《本草纲目》则采用"每一个,用甘草二钱,盐水、姜汁、童尿各半盏,同煮熟,出火毒一夜用之,则毒去也"。《药品化义》又有"制用童便,浸三日,一日换二次,再用甘草同煮熟"之法，《本草必用》亦赞同此法，谓："童便浸一日，去皮，切作四片，童便、浓甘草汤同煮，汁尽为度，则毒去矣。"《本草真诠》则主张："凡用去皮脐用，黄连、甘草、盐水浸煮一沸，又入童便半盏，三沸捞起，阴干用。"也有医家对此法进行了改良，如《冯氏锦囊秘录》谓："宜以童便湿粗纸包裹，慢火中煨令极熟，方去皮脐，切作十字样四块，再以防风、甘草、黑豆煎汤，乘热浸过晒干用，或单以三味煎浓汁煮透用亦可，不必用童便浸煨也。盖过制则性太缓耳。"《本草汇笺》云："附子入药去皮脐。若熟用者，以水浸过，炮令发坼，去皮脐，乘热切片再炒，令内外俱黄，去火毒入药。又法，每一枚用甘草二钱，盐水、姜汁、童便各半盏同煮熟，出火毒一夜用之。"

《景岳全书·本草正》则主张以甘草制最为得当，其法"用甘草不拘，大约酌附子之多寡而用。甘草煎至浓甜汤，先浸数日，剥去皮脐，切为四块，又添浓甘草汤再浸二三日，捻之软透，用咀为片，入锅文火炒至将干，庶行生熟匀等，口嚼尚有辣味，是其度也。"《本草图解》亦赞同此法，并主张先煮后煨，谓："沸汤泡少顷，去皮脐，切作四桠，用甘草浓汁二钟，慢火煮之，汁干为度，隔纸烘干。"

③复合制减毒法：《本草从新》载"修治法"，言："煎极浓甘草水，将附子泡浸，剥去皮脐，切作四块，再浓煎甘草汤，泡浸令透，然后切片，慢火炒黄而干，放泥地上出火毒。"《长沙药解》："纸包数层，水湿，火中灰埋，煨熟，去皮脐，切片，沙锅隔纸焙焦用，勿令黑。庸工用童便、甘草水浸，日久全是渣滓，毫无辣味，可谓无知妄作之至矣。"

《本草原始》:"酿之法。先于六月内踏造大小面麴,未采前半月,用大麦煮成粥,以麴造醋,候熟,去糟,其醋不用太酸,酸则以水解之。将附子去根须,于新瓮内淹七日,每日搅一遍,捞出,以稀筛摊之,令生白衣,乃向微风淡日中晒百十日,以透干为度。若于烈日中晒,则皱而皮不附肉。"

对于以上辅料减毒法,明代医家张介宾认为生姜制和甘草制最为得当,既能减毒,又不减效,或能增效,其在《景岳全书·本草正》中说:"附子制法,稽之古者,则有单用童便煮者,有用姜汁盐水者,有用甘草黄连者,有数味皆兼而用者,其中宜否,最当详辨。夫附子之性热而刚急,走而不守,土人腌以重盐,故其味咸而性则降。今之所以用之者,正欲用其热性以回元阳,以补脾胃,以行参、芪、熟地等功,若制以黄连,则何以藉其回阳?若盐水,则反以助其性降;若制以童便,则必不免于尿气,非惟更助其降,而凡脾气大虚者,极易呕哕,一闻其臭,便动恶心,是药未入口,而先受其害,且其沉降尤速,何以达脾胃?惟是姜汁一制颇通,第其以辛助辛,似欠和平,若果直中阴寒等证,欲用其热,此法为良。"又谓:"其所以必用甘草者,盖以附子之性急,得甘草而后缓;附子之性毒,得甘草而后解;附子之性走,得甘草而后益心脾;附子之性散,得甘草而后调营卫,此无他,亦不过济之以仁而后成其勇耳。"

古今对附子的炮制方法虽然繁多,但概而言之,可分为浸漂等水处理,炮、煨、烧、焙等干热处理和蒸、煮等湿热处理,三类方法都能达到减毒目的。但水处理生物碱随水流失较多,药效受影响较大;炮、煨等干热处理总生物碱含量影响不大,对药效影响较小,但火候和温度不好把握;蒸、煮等处理总生物碱含量高,双酯型生物碱含量低,减毒效果好,生产周期短。《中国药典》(一部)采用水煮法或蒸法。

2. 现代研究

(1) 炮制品种

①附子简单加工品

a. 泥附子:《中药大辞典》记录于6月下旬至8月上旬采挖附子,除去母根、须根、及泥沙,习称"泥附子",需立即加工,泥附子加工品有下列品种。

盐附子:选择个大、均匀的泥附子,洗净,浸入食用胆巴(注:制食盐的副产品,主要成分是氯化镁)的水溶液中,过夜,再加食盐,继续浸泡,每日取出晾晒,并逐渐延长晾晒时间,直至附子表面出现大量结晶盐粒(盐霜),体质变硬为止。有研究者研究机械化生产下附子的炮制方法,如王莉等将洗净的附子浸入食盐胆巴水数日,经漂洗切片后,在110℃及0.7kg/cm^{2}条件下蒸30分钟,干燥即得。

黑附片(黑顺片):取泥附子,大小分档,分别洗净,浸入食用胆巴的水溶液中数日,连同浸液煮至透心,捞出、水漂、纵切成约5mm的厚片,再用水浸漂,用调色液使附片染成浓茶色,取出,蒸到出现油面、光泽后,烘至半干,再晒干或继续烘干。

白附片:选择大小均匀的泥附子,洗净,浸入食用胆巴的水溶液中数日,连同浸液煮至透心,捞出,剥去外皮,横切成约0.3cm的厚片,用水浸漂,取出,蒸透,晒至半干,以硫黄熏后晒干。

b. 炮附片:《金匮玉函经》:"皆破解,不㕮咀,或炮或生,皆去黑皮,刀刮取里者,故曰中白;炮去皮,破八片。"《雷公炮炙论》:"夫修事十两,于文武火中炮令皱坼者去之,用刀刮上孕子,并去底尖,微细劈破,于屋下午地上掘一坑,可深一尺,安于中一宿,至明取出,焙干用。夫欲炮者,灰火勿用杂木火,只用柳木最妙。"《外台秘要》:"炮令裂破。"《证类本草》:"热灰微炮,令坼勿过焦。"现行取净河砂,置炒制容器内,用武火加热,炒至灵活状态,加入净附片,不断翻炒,炒至鼓起并微变色,取出,筛去砂,摊晾。卢文清等采用的塘灰火炮附子的煨制方法,首先将附子净选,清水浸漂,盐附子漂至以微咸为度,晾干表皮。然后进行煨制,有两种方法,一是柳木灰火煨制法,一是谷壳灰火煨制法。

c. 烧附子:《太平圣惠方》:"炭火内烧令黑勿另药过,取出用盆子盖之,候冷细研。"《圣济总录》:"烧火存性,用冷灰焙去火毒。"

d. 煮制附子:《普济方》:"煮"。现行取产地加工的黑附瓣(黑顺片)置锅内,加水煮约1小时或用水浸泡1~2小时,取出稍晒后,再闷至内外湿度一致,切片。

②加辅料炮制品

a. 姜制附子:《博济方》:"去皮脐生切作四块,用生姜半斤,以水一碗同煮附子,汁尽为度,取附子焙干为末。"如来货是已加工好的熟附片,则拣去杂质,整理洁净即可。如来货是盐附子,则将盐附子洗净,用清水浸12小时,除去皮、脐、顺切成3mm厚片。再用清水漂3日,每日换水3次,换水时用木棒轻轻搅动,泻清旧水,注入清水。至附子的盐分漂净,捞起，晾至六成干，加入姜汁水（每100kg盐附子，用老生姜10kg榨汁，姜渣加适量水煎取浓汤与姜汁混合），搅匀，润渍约8小时，使吸尽姜汁水，蒸上汽4~6小时至熟透，取出干燥即成。

b. 甘草汤制附子：《景岳全书》："用甘草不拘，大约酌附子多寡，而用甘草煎极浓汤，先浸数日，剥去皮脐，切为四块，又添浓甘草汤再浸二三日，捻之软透，乃咀为片，入锅内文火炒至将干，庶得生、熟匀等，口嚼尚有辣味是其度也。"取黑附子瓣，择净砂石杂质，大小个分开。将锅内放入清水，取净甘草倒入锅内，加热熬煮，将煮液掏出过滤，再加入清水熬煮至透，捞出残渣去掉，取两次甘草煮液混合倒入锅内加热至沸。再取泡好黑附子瓣置锅内与甘草汤同煮，随时翻动，煮2~3小时至透，切开，口尝稍有麻辣感为度，捞出晾至六七成干，润至内外软硬适宜为度，切1mm片，摊开烘干或晒干，筛去碎末择净杂质即得。净黑附子瓣每100kg，用甘草6kg。

c. 淡附片：取净盐附子，用清水浸漂，每日换水2~3次，至盐分漂尽，与甘草、黑豆加水共煮至透心，切开后口尝无麻舌感时，取出，除去甘草、黑豆，切薄片，干燥。筛去碎屑。盐附子每100kg，用甘草5kg，黑豆10kg。

d. 豆腐煮附子：将原药（盐附子）洗净，漂2~3日（漂时夏天防腐，冬天防冻），每日换水1~2次，捞起，对切开，再漂1~2日，每日换水2~3次，去尽咸味，取出。用豆腐同煮，至口嚼无麻感，取出摊凉（防裂），除去豆腐，晒至半干，切极薄片，干燥，筛去灰屑。盐附子每100kg，用豆腐10kg。

e. 矾水煮附子：取盐附子，用水浸漂，每日换水 2～3 次，至盐分漂尽，置锅内与白矾加水煮透，至切开后初尝无麻辣味，久嚼有麻舌感为度。取出，切为两瓣，置锅内加水煮约 2 小时，煮透取出，晾晒，反复闷润至透，切片晒干。盐附子每 100kg，用白矾 20kg。

f. 胆制附片：先将附片放入锅内炒热，边炒边洒胆汁水，炒至均匀吸透，水干呈黄褐色取出。附片每 100kg，加猪胆汁 1kg，兑沸水（忌用生水）5kg。

③现代炮制品种：随着科学技术的发展，附子的炮制还出现一些现代炮制方法，此方法可破坏毒性生物碱成分，保留强心成分且简化工艺。如杨明等用微波炮制附子，净附子去皮后、入 50%老水中浸泡 10～15 小时，再换清水浸漂 20～24 小时，如此反复水处理 2～4 次后蒸制 10～20 分钟，晾干或烘干后用 2450MHz 或 915MHz 的微波机进行辐射干燥，制得含水量为 10%以下的附子。其生产效率大大提高，且易控制火候，成本低，制得附子毒性低且药效好。吴荣祖运用现代工艺控温、控湿、常压水提、醇沉、浓缩、喷雾干燥制粒作附子颗粒，不仅保持了附子的原有药效，而且还表现出增效的多项试验指标，提高了附子的药用价值，为高效、安全、稳定的附子新型颗粒制剂。

（2）附子炮制检验标准：《中国药典》采用乌头碱限量法。取黑顺片、白附片或淡附片粗粉 20g，置具塞锥形瓶中，加乙醚 150mL，振摇 10 分钟，加氨试液 10mL，振摇 30 分钟，放置 1～2 小时，分取醚层，蒸干，加无水乙醇 2mL 使溶解，作为供试品溶液。另取乌头碱对照品，加无水乙醇制成每 1mL

含2mg的溶液，作为对照品溶液。照薄层色谱法（《中国药典》2010年版附录ⅥB）试验，吸取供试品溶液6μL、对照品溶液5μL，分别点于同一碱性氧化铝薄层板上，以正己烷-乙酸乙酯（1:1）为展开剂，展开，取出，晾干，喷以碘化钾碘试液与碘化铋钾试液的等容混合液。供试品色谱中，在与对照品色谱相应的位置上出现的斑点应小于对照品的斑点或不出现斑点。

（3）附子炮制的作用研究：邵峰等通过醋酸扭体法，以小鼠扭体反应次数为考察指标，观察附子不同炮制品的镇痛作用；通过二甲苯致小鼠耳肿胀法，以小鼠耳肿胀度为考察指标，观察附子不同炮制品的抗炎作用。结果与模型组比较，盐附子与黑顺片均可明显抑制醋酸所致小鼠扭体反应次数（$P<0.05$），黑顺片可明显降低二甲苯所致的小鼠耳肿胀度（$P<0.05$）。由此证明炮制工艺不同，双酯型乌头碱类成分可能遭到不同程度的破坏，造成附子不同炮制品的镇痛抗炎作用不尽相同；其中黑顺片具有良好的镇痛抗炎作用，盐附子仅镇痛作用效果明显，白附片镇痛、抗炎作用效果均不明显。炮制后由于双酯型乌头碱类成分的分解使其毒性降低，但镇痛、抗炎作用仍然很明显，如果炮制太过，水解完全，则药效也会降低。

现已证明附子中的剧毒物双酯类乌头碱遇高热易被破坏，分解为毒性较小的生物碱，可见古代医家用火来处理附子，确有一定科学道理。火制法不但能降低附子的毒性，而且在避免有效成分的流失、保存药效等方面都有很大好处。其缺点是去毒的程度很难掌握，并容易烧焦、烧坏药材。不同炮制方法的附子功用各有侧重，但是目前临床应用区分不大，医院常用者为黑顺片。

（4）附子炮制减毒机理：从古至今，为了临床应用的安全有效，人们对附子的炮制减毒机理进行了研究探讨。明代《景岳全书》精辟地总结出甘草解附子毒的原理："以附子之性急，得甘草而后缓；附子之性毒，得甘草而后解；附子之性走，得甘草而后益心脾；附子之性散，得甘草而后调营卫"，"若欲急用，以厚纸包裹，沃甘草汤，或煨，或炙，待其柔软，切开，再用纸包频沃，又炙，以熟为度。"同时认为附子长久煎煮亦能解其毒性。对于炮制所用辅料，"有单用童便煮者，有用姜汁盐水者，有用甘草、黄连者，有数味皆兼而用者，其中宜否，最当详辩。""附子之性热而刚急，走而不守，世人腌以重盐，故其味咸而性则降。今之所以用之者，正欲用其热性以回元阳，以补脾肾，以行参、芪、熟地等功，若制以黄连，则何以藉其回阳？若制以盐水，则反以助其降性。若制以童便，则必不免于尿气，非惟更助其降，而凡脾气大虚者，极易呕哕，一闻其臭，便动恶心，是药未入口，而先受其害，且其沉降尤速，何以达脾？""惟是姜汁一制颇通，第其以辛助辛，似欠和平，若果直中阴寒等证，欲用其热，此法为良；至若常用而欲得其补性者，不必用此。"认为附子药性刚急，走而不守。

临床主要是利用附子热性挽回过多损耗的元阳，补脾肾之阳，增强人参、黄芪、熟地黄等药的补益作用。如果用黄连水制，则不能起到回阳功效；如果用大量盐腌制或盐水制，则使其味咸，药性也随之下降；如果用童便制，难免沾上尿气，加剧其下降之性，而且脾气大虚的人容易呕吐，闻到味便会觉得恶心，更不能使药力达到脾脏而补益脾阳；如果用姜制，以生姜的辛热增强附子的辛热，药性虽有些偏激，但对于寒邪较重的病证需用药物的热性时，则该法合适。但若需长期用药以获得药物的补益作用时，则不用此法，炮制太过将失去药效，"白水煮之极熟，则亦全失辣味，并其热性俱失，形如萝卜可食矣"。

现代研究表明，其炮制减毒机制主要为：①剧毒性的双酯型乌头碱在加工炮制过程中水解成苯甲酰单酯型生物碱，进而水解成醇胺类乌头原碱类生物碱；②乌头碱类成分其结构上8位乙酰基被脂肪酰基置换，而生成毒性较小的脂生物碱；③在炮制过程中浸、泡、漂、煮等使各种类型的生物碱均被破坏和流失。浸、泡、漂的过程，损失总生物碱80%以上，而蒸法则可比较有效地保持成分和降低毒性。另外一个流失去向是去皮。附子中含有的多种二萜双酯型生物碱具有很强的心脏毒性，其水解后形成的乌头原碱的毒性大大降低，水解后二萜双酯型生物碱含量下降而苯甲酰乌头原碱含量升高，按生药计，其LD_{50}值提高10~100倍不等。

很多实验报道证明附子炮制后毒性降低，相应双酯型生物碱含量也减少。朱日然等通过测定附子及熟附片（干片蒸制）、黑顺片、熟附片（鲜片蒸制）、盐附子、炮附片中次乌头碱、乌头碱、新乌头碱的含量后发现，与生附子相比，次乌头碱、乌头碱、新乌头碱在清水黑顺片、盐附子等炮制品中的含量大大降低。王瑞等也通过 RP-HPLC 方法分离和测定 15 种附子炮制品中乌头碱、新乌头碱、次乌头碱的含量，发现不同附子炮制品中三者含量差异悬殊。王小平分别采用江西建昌帮煨制法、樟树帮法与《中国药典》方法制备附子炮制品，以高效液相色谱（HPLC）方法测定其中新乌头碱、乌头碱与次乌头碱含量，发现不同的附子炮制品中三者的平均质量分数分别为：建昌帮煨制法：(2.11±0.28) μg/g，(6.70±0.19) μg/g，(11.24±0.93) μg/g；樟树帮法：(2.35±0.37) μg/g，(3.21±0.89) μg/g，(8.05±0.90) μg/g；《中国药典》法：(1.41±0.16) μg/g，(1.64±0.21) μg/g。赵纳分别采用炒法、蒸法、胆水浸泡及混合溶液浸泡对附子进行炮制。采用 UV 和 RP-HPLC 方法分别测定附子 4 种加工品中总生物碱和新乌头碱、乌头碱、次乌头碱等双酯型生物碱的含量。结果表明附子不同炮制品中生物碱的含量呈现明显的差异，蒸制品和炒制品含量可以达到《中国药典》规定酯型生物碱以乌头碱计，不得超过 0.15% 的规定，该实验也证明不同炮制方法对附子生物碱含量有显著影响。

李志勇通过对不同炮制时间附子饮片的毒性和功效，以及饮片 3 种双酯型生物碱的含量变化进行相关性研究。发现具有回阳救逆功效和高效低毒特点的附子饮片保存了适量的中乌头碱和次乌头碱，乌头碱干扰了附子回阳救逆功效的显现（负相关），次乌头碱与附子的毒性和回阳救逆功效均成正相关。所以说中乌头碱、次乌头碱在饮片中存在适当的配比是保证附子发挥回阳救逆功效及安全性的关键。张钰祺利用紫外谱线组法测试附子生品及 4 种炮制品在不同极性溶剂中的紫外谱线图谱，根据它们的紫外谱线图谱峰位置的差异，对其加以区分鉴别，并比较炮制前后的变化，发现附子生品及炮制品的紫外谱线组图像、最大吸收峰数目及峰位置有明显差异，其中氯仿提取部位尤其明显，从一定程度上可以说明附子中所含的生物碱成分经不同方法炮制后产生了量与质的变化，这与炮制方法不同而减毒作用和程度不同有密切的关联。

另有学者比较炮制附子时使用的不同辅料与其毒性的关系，结果表明，仅甘草、干姜有一定的解毒作用，金银花、黑豆、白矾、豆腐、皂角等均不甚明显，其中白矾还有增强毒性的现象。附子的毒性成分遇热分解，加热处理是降低附子毒性的关键。各种炮制方法和工艺均能使附子中生物碱含量下降。应该指出，附子中总生物碱含量的多少不能准确反映其毒性大小，而应该分别测定几种双酯型生物碱的含量，因为其是决定其毒性作用的主要因素。

附子的炮制应遵循中医临床用药的特点。生品可供临床经验丰富的医生用于回阳救逆，这不但为中医治疗危急重症的研究提供了物质基础，而且对继承和发展中医学具有重要意义。炮制品也要根据临床的需要，在考虑炮制去毒的同时，重视有效成分的含量。有研究证实，乌头碱水解产物乌头原碱的毒性仅为原生物碱 $1/4000 \sim 1/2000$，但已无明显强心作用。过去对附子炮制影响其药理作用的重视不够，故有外国学者认为中国产附子一般有炮制过度的倾向，所以不能一味追求减毒效果而使炮制太过，有效成分过多流失而影响药物疗效。最好是根据临床用药要求的不同制订出相应的附子炮制质量标准指纹图谱，由产地按统一加工方法进行炮制。这既可避免各地因附子加工炮制方法不同而造成的成分含量不均及有效成分大量流失，又可防止毒性差异较大带来的不良后果，保证中医临床使用附子的安全和有效。

二、配伍减毒

1. 古代文献研究

在长期的医疗实践中,古代先贤积累了丰富的配伍减毒的经验和方法,并形成了配伍减毒的理论体系。主要包括七情配伍、药性配伍、方剂配伍。从理论体系角度来看,七情配伍是关于药物相互作用性质(增效、减毒、减效、增毒)最基础的配伍理论,包括单行、相须、相使、相杀、相畏、相恶、相反。其中相杀、相畏配伍是专门对有毒中药配伍减毒理论的论述,并被后代医家作为中药配伍减毒的主要理论依据。七情配伍、药性配伍也是方剂配伍的基础。

魏晋南北朝时期,陶弘景《神农本草经集注》中收录了医家应用附子时减毒控毒常用的配伍用药,如"世方动用附子,皆须甘草或人参、干姜相配者,正以制其毒故也";"乌头、天雄、附子毒,用大豆汁、远志、防风、枣肌、饴糖并解之";附子"畏防风、黑豆、甘草、黄芪、人参、乌韭";远志"杀天雄、附子毒";防风"杀附子毒"。

隋唐时期,《新修本草》抄录了《神农本草经集注》中有关远志"杀天雄、附子毒",防风"杀附子毒","附子畏防风、黑豆、甘草、黄芪、人参、乌韭"等减附子配伍用药方法,由此说明前代医家总结的减毒配伍方法是有效的。药王孙思邈在《备急千金要方·解毒杂治方》中说明配伍甘草、大豆汁可减附子毒,若方中能配伍甘草、大豆,则去毒之功更胜。《食疗本草》也载大豆能"杀乌头、附子毒"。

至宋代,鉴于附子大辛大热,性燥烈,易涸水竭阴,故名医严用和在《济生方》中指出:"前贤之书,有单服附子之戒者,正虑其肾恶燥也。既欲用一刚剂专而易效,须当用一柔剂以制其刚,庶几刚柔相济,不特取效之速,亦可使无后患。"元代名医王好古之说恰好与此遥相呼应,谓:"用附子以补火必防涸水,如阴虚之人久服补阳之药,则虚阳益炽,真阴愈耗,精血益枯,气无所附丽,遂成不救者多矣。"后来明代张介宾在《景岳全书》中又有所阐发,曰:"气味之刚柔,柔者纯而缓,刚者躁而急,纯者可和,躁者可劫,非刚不足以去暴,非柔不足以济刚。"

明清时期,对附子减毒配伍的探索,既遵前人经验,亦有所发展,并对配伍减毒的机理进行深入探究。如《本草约言》提出"治沉寒痼冷,肾中无阳,脉气欲绝者,黑附子为引用。又多用能耗元气,盖辛以散之,则壮火食气故也,须以生甘草缓之。"《景岳全书·本草正》认为:"其所以必用甘草者,盖以附子之性急,得甘草而后缓;附子之性毒,得甘草而后解。"《本草正义》也认为:"甘能缓急……附子之燥热,必得甘草以制之。"《本草正》载附子"畏人参、黄芪、甘草、黑豆、绿豆、犀角、童便、乌韭、防风",较之《神农本草经集注》所载多了绿豆、犀角、童便等寒凉之品。《本草纲目》也提出附子"畏绿豆、乌韭、童溲、犀角"。此四药皆属寒凉,以药之寒制附子之热,减附子之毒,《慎斋医书》释之为"以寒热监制者,是用之而又畏之也"。均可作为临床应用附子配伍减毒的选用药物。

2. 现代研究

（1）七情配伍减毒的现代研究：我国古代医家对于附子的毒性早有认识，并在应用过程中积累了丰富的经验。基于历代医家的临床实践经验，张广平等根据《本草经集注》《新修本草》等文献有关附子相杀、相畏配伍减毒的记载，采用急性毒性和心脏毒性2种试验方法，分别观察了配伍不同比例甘草、黄芪、防风和远志后附子毒性的变化。结果显示，甘草、黄芪具有解附子毒性的作用，尤其是在甘草和黄芪用量大于附子时减毒作用明显。而附子与防风、远志联合用药时减毒作用不明显，认为本草中关于附子相杀、相畏的记载具有一定的科学性。同时研究发现，甘草和黄芪对于附子解毒作用仅仅是提高附子中毒剂量，对于其毒性表现没有明显影响。

针对附子毒性靶器官、毒性成分，有学者从不同角度进行了附子、甘草的配伍减毒研究。张广平等平行比较了附子和附子配伍不同比例甘草水煎液的急性毒性和心脏毒性，结果显示，附子配伍甘草后能够提高附子的半数致死剂量（TL_{50}）、心脏毒性的半数中毒剂量（TD_{50}），而且其减毒作用与甘草的配伍比例有一定的关系，由此认为甘草对于附子毒性具有剂量依赖性拮抗作用。

附子中的生物碱类成分是其主要毒性成分，针对附子与甘草配伍后对附子的毒性成分的影响许多学者做了大量的实验研究工作。李佰玲等使用紫外分光光度计，刘永新、黄爱萍、沈少华等采用高效液相色谱，张宇等采用离子对萃取－分光光度法对于附子配伍甘草后乌头碱的变化进行了研究，结果显示附子配伍甘草后其水煎液中乌头碱类生物碱溶出率降低。有学者也对含有附子的复方进行研究。张宇、裴妙荣等应用薄层扫描法测定了四逆汤中乌头碱的含量,张帆等利用紫外光谱检测了麻黄附子甘草汤中乌头碱的含量,结果都显示附子与甘草配伍后乌头碱含量明显降低。大量的实验研究证实甘草配伍附子使附子毒性成分乌头碱的溶出降低,这是甘草能够减附子毒的原因之一。

有学者对于甘草导致附子毒性成分减少的原因进行了进一步的研究。张宇燕等利用紫外可见分光光度法、刘鹏采用高效液相色谱法测定了甘草与附子合煎液中甘草苷的含量,结果显示其含量降低。王颖采用紫外分光光度法将3种附子饮片与甘草按不同比例共煎后甘草总皂苷的变化规律进行定性和定量研究,结果显示,附子合煎液中甘草总皂苷的含量明显下降,下降幅度与附子用量成正比。虞巧英用高效毛细管电泳法(HPCE)测定附子、甘草单煎及附子与甘草配伍合煎液中甘草苷、甘草酸、乌头碱含量动态变化情况,研究发现附子甘草配伍后乌头碱、甘草苷、甘草酸含量均比单煎时低。陈儒燕从"饮片配伍－有效部位配伍－有效成分配伍"三个层次,运用分光迳度法、薄层色谱扫描法、高效液相色谱法对附子与甘草以不同比配伍共煎后总生物碱、酯型生物碱、双酯型生物碱及其他指标性成分的变化规律进行定性和定量研究,结果显示附子、甘草共煎后,总生物碱含量明显升高,酯型生物碱、双酯型生物碱含量明显下降,升高及下降幅度与附子配伍甘草量成正比;同时总黄酮含量明显升高,而总皂苷含量明显下降,升高及下降幅度与配伍甘草量成正比。附子总生物碱配伍甘草各相关有效部位表明,总生物碱含量升高,而酯型生物碱、双酯型生物碱含量在配伍甘草多糖后略有升高,在配伍甘草总黄酮、总皂苷后降低,且降低幅度与甘草总黄酮、总皂苷含量成正比。对乌头碱与甘草酸铁配伍不同比例、不同煎煮时间等影响因素进行的研究表明,配伍后的乌头碱含量明显降低,且随着甘草酸铁比例增加,乌头碱含量下降幅度增大。

基于以上研究,有学者认为甘草苷、甘草酸、乌头碱等化学成分的变化是附子、甘草配伍能减毒增效的重要物质基础,其减毒机理主要表现为甘草中的酸性物质与附子中的酯型生物碱发生沉淀反应。甘草酸分子中含多个羧基,具有较强的酸性,可与附子中的多种生物碱(包括酯型生物碱)发生沉淀反应,生成不溶于水的大分子络合物,从而降低药液中酯型生物碱含量。陈长勋等进一步研究认为,甘草解毒机理之一是其所含甘草酸及甘草次酸可能与乌头类生物碱结合,延缓或减少毒性物质的吸收,甘草酸在胃肠道转化为甘草次酸而被机体吸收,吸收后的甘草次酸在体内有较强的抗乌头碱所致心律失常的作用。甘草所含黄酮类化合物可能在共煎液中与乌头类生物碱发生沉淀反应,减少有毒生物碱的吸收;同时认为甘草的黄酮类成分在体内也可发挥拮抗乌头碱所致心律失常作用。甘草酸水解产物葡萄糖醛酸可与乌头碱结合,减少有毒生物碱吸收或在体内与乌头碱结合加速其排泄而发挥解毒作用。马鸿雁应用高效液相分析方法,比较了乌头碱单煎、乌头碱与甘草酸合煎后所含物质的变化规律,发现甘草酸加速了乌头碱的水解,由此认为这是附子、甘草配伍减毒机理之一。甘草在减附子毒性同时,甘草中的成分也有对抗附子毒性的作用。张硕峰等研究发现甘草苷能明显降低乌头碱导致的小鼠死亡率,能够延缓对乌头碱引起的大鼠的心律失常模型心脏毒性反应的出现时间，提高大鼠离体心脏对乌头碱的耐受量，减缓停搏反应的出现。甘草中的甘草苷可能是减毒成分之一。王律韵等研究发现，甘草的三萜皂苷和黄酮类成分能使小鼠的半数致死量明显增加，且明显减轻附子生物碱对离体蛙心的心脏毒性。胡小鹰研究发现甘草的黄酮类成分异甘草素对乌头碱诱发的心律失常有明显对抗作用，认为甘草解附子心脏毒性作用的有效成分可能为黄酮类化合物异甘草素。根据以上研究推断，甘草中的甘草苷、甘草三萜皂苷和黄酮类成分可能是其减毒成分之一。

  有学者对甘草、附子配伍后，附子毒性成分的药代动力学角度研究了甘草对附子的解毒作用。沈红用 HPLC-MS 对附子、甘草单煎合并液和甘草附子合煎液中乌头碱、新乌头碱、次乌头碱的大鼠药动学进行研究，章津铭用 LC-MS/MS 测定了附子、甘草配伍后次乌头碱在大鼠体内的药动学变化，结果显示附子、甘草配伍后次乌头碱在大鼠体内的药动学行为发生显著改变。唐立中研究了甘草中甘草皂苷对附子脂溶性生物碱的血清药代动力学影响，结果显示，脂溶性生物碱配伍甘草皂苷后，其水解产物的含量大大增加，而水解产物的含量与单用脂溶性生物碱比较变化较为缓慢。由此认为，脂溶性生物碱与甘草皂苷在体内结合，此结合物在甘草酸的催化作用下发生解离，缓慢释放出乌头碱，乌头碱又在甘草酸的催化下进一步水解，其水解产物在体内的含量变化更为缓慢。肝药酶是与药物代谢有关的主要酶类，研究发现乌头碱也可被肝药酶代谢。潘英伟等以丙咪嗪为探针药物采用体内代谢的方法研究附子、甘草配伍减毒研究，发现附子、甘草配伍后体内代谢速率加快，从药物代谢的角度揭示了甘草缓和附子毒性的科学内涵。陈华英等以典型的肝药酶诱导剂苯巴比妥为阳性对照药,初步研究四逆汤配伍减毒机制,发现四逆汤中干姜、炙甘草(甘草次酸)具有与苯巴比妥相近的减毒作用,故认为其作用机制可能与中药对肝药酶的诱导有关。王曦烨以电喷雾质谱法为研究方法,以内标化合物为切入点,对复方中双酯型、单酯型生物碱的生物转化进行了深入研究,结果显示,附子配伍甘草和白术可以有效地降低共煎液中双酯型生物碱含量,而在代谢过程中,大鼠肠内菌群能够进一步将复方中毒性较大的双酯型生物碱转化为毒性较小的单酯型生物碱,从而达到中药配伍减毒增效的目的。张广平等以盐酸丁螺环酮为探针药物研究了附子、甘草配伍对附子代谢酶的影响,研究发现甘草能够调节附子中代谢毒性成分的酶类物质活动,由此被认为也是甘草能够减低附子毒性的原因之一。

(2)药性配伍减毒的现代研究:王均宁等收集历代本草中含有附子的方剂3188首,从中药药性的角度,通过对附子配伍的药物出现的频数分析和因子分析所得到的数据资料,结合历代本草及方论中有关附子配伍的阐述,对附子的增效减毒伍规律进行了总结。

①寒热配伍:《慎斋医书》指出:"以寒热监制者,是用之而又畏之也。"附子辛热燥烈,易伤阴劫液,配以寒凉降泄之品,如大黄、黄连、黄芩、木通、栀子等寒凉之品以制燥烈之偏,降泄以导热毒外出,可达减毒之效。如《伤寒论》大黄附子汤、附子泻心汤及《千金要方》温脾汤用附子配伍大黄。

现代研究表明，大黄所含鞣质与附子的主要有毒物质乌头碱结合，生成不被肠道吸收的鞣酸乌头碱盐，从而使其毒性降低。徐建东等用紫外分光光度法研究了附子配伍大黄对乌头碱含量的影响，结果显示，大黄配附子后煎液中乌头碱含量降低，且含量随着大黄剂量的增加而减少，两者均呈线性相关。上述研究可知，大黄能佐制附子的毒性，而且在一定范围内，大黄对附子的解毒作用随大黄剂量的递增而增加。叶强研究发现附子、大黄配伍对降低双酯型生物碱含量的作用最大，其中大黄多糖、鞣质是减低双酯型生物碱含量的关键因素，用量越大，下降越明显。蔡徐骄运用 UV、HPLC、LPCE、LC-MS 等分析技术，以总生物碱-酯型生物碱-双酯型生物碱（新乌头碱、乌头碱、次乌头碱）含量和溶出度为指标，从"药材配伍-有效组分配伍-单体成分配伍"三个层次入手研究附子大黄配伍前后各指标性成分的变化。结果显示，附子、大黄共水煎液中总生物碱溶出增加，酯型和双酯型生物碱溶出减小，附子总生物碱有效组分配伍大黄各组分表明大黄蒽醌、鞣质、多糖和盐均对酯型生物碱的水解有影响；单体成分配伍表明糖类、盐、大黄素、鞣酸不同溶剂和条件下均对双酯型性生物碱水解有影响，使双酯型生物碱溶出减小。因此认为附子水煎过程中毒性成分的溶出和水解是一个复杂的有机过程，受糖、盐、溶剂和 pH 值等多个因素综合作用的结果。周静波采用紫外分光光度法（UV）、高效液相色谱法（HPLC），对大黄附子共煎液中附子（总生物碱、酯型生物碱、双酯型生物碱）和大黄中的指标成分（总蒽醌、结合型蒽醌、游离型蒽醌、大黄多糖）进行测定，结果显示两者配伍后附子总生物

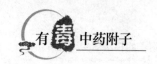

碱、酯型生物碱和双酯型生物碱含量均有显著下降，而且下降幅度与配伍大黄的量成正比；同时大黄中总蒽醌、结合型蒽醌和游离型蒽醌的含量也呈下降趋势，其下降的幅度也与配伍附子的量成正比。由此推断，酸性和碱性成分相互作用使煎液中毒性成分减少，从而发挥减毒作用。

丁国明研究发现木通可明显提高附子的半数致死剂量，并且附子配伍木通后生物碱含量下降最明显，且减毒效应与配伍木通的量呈正相关。杜晟南研究发现附子对关木通所致慢性肾病小鼠具有一定治疗作用。

②以甘缓毒：甘味药具有缓急、缓和的作用，可调和药性，缓急解毒。附子燥热峻猛毒烈，配伍甘润之品如甘草、蜂蜜、黑大豆等，可起到和药缓急制毒之效，如四逆汤中配伍甘草。

③以柔克刚：附子性燥烈辛热，用之不当，能耗散阴津，产生流弊，不仅于病无益，反使正气愈伤，病情愈为复杂，所谓"寒病未已，热病复起"，对素体阴津不足或津血已伤之患者可配以地黄、山药、白芍、阿胶等甘润阴柔之品，纠弊防偏。如《金匮要略》肾气丸以附子配干地黄、山药，《伤寒论》治阳虚水泛之真武汤配伍白芍，《宣明论方》治疗舌强不能言、足废不能用之瘖痱证的地黄饮子配伍地黄、麦冬等，以甘润阴柔之品，纠弊防偏，以达到增效减毒的目的。

④以守约行，附子配伍干姜：首见于《伤寒论》。附子走而不守，行而不止，过于燥烈走散是其"毒性"，配伍性"守"之品之干姜，以守约行，相畏相制，可控其辛烈之偏及毒性。姜附相配，除可增强回阳救逆的功效外，传统认为还能降低附子的毒性。如四逆汤、干姜附子汤中配伍干姜，附子走

而不守,干姜守而不走,以干姜之止抑制附子之行。

附子配伍干姜减毒的研究主要集中在其对附子毒性成分的影响上。吕立勋、李佰玲等采用紫外分光光度法,刘永新采用高效液相色谱法测定生姜与附子配伍后附子中乌头碱含量的变化,结果发现附子中后乌头碱的含量降低。裴妙荣等实验研究结果显示,干姜与附子同煎其合煎液中3种毒性生物碱(乌头碱、中乌头碱、次乌头碱)含量降低,与甘草解附子毒的作用类似,且发现甘草与干姜的交互作用对降解附子之毒更为有效。但也有学者研究发现,附子与干姜共煎液能增加乌头类生物碱的含量。陈佳江等研究生附子、白附片及黑顺片与干姜不同比例配伍后水煎液中总生物碱煎出量的变化,结果显示,不同附子炮制品与干姜不同比例配伍后总生物碱的煎出量不同,但配伍干姜后各组总生物碱煎出量均有所增加。李丛菊采用多指标评价体系评价附子、干姜药对的不同配伍比例在水煎液、人工胃液、人工肠液环境中及附片、干姜提取物不同配伍比例在不同的配伍环境中,总生物碱、酯型生物碱、乌头类生物碱及干姜相关成分的含量。结果显示,附子配伍干姜后,水煎液中总生物碱含量有升高趋势,在人工胃液和人工肠液孵化后双酯型生物碱含量均显著下降。黄齐慧采用紫外分光光度法,张宇采用薄板层析法研究了干姜与附子配伍后煎液中乌头类生物碱的含量,结果显示煎液中次乌头类生物碱含量增高,认为附子与干姜配伍,增加乌头碱煎出量,其机制可能是干姜中所含高分子化合物形成胶体溶液起到增溶作用,减小了乌头碱在煎煮中的水解所致。徐姗研究了干姜的水提物、乙酸乙酯、氯仿和石油醚的提取物分别与附子共煎液的急性毒性实验以及对附

子毒性成分乌头碱、次乌头碱的含量影响，结果显示，干姜与附子合煎有减小附子毒性的作用，但共煎液中的乌头碱含量增加，次乌头碱含量减小；干姜的氯仿提取物及石油醚提取物与附子共煎可明显减小附子的毒性，同时煎液中乌头碱含量明显减小，尤其是石油醚提取物同时使次乌头碱的煎出量也明显减小；干姜的乙酸乙酯提取物与附子共煎，可明显减小附子的毒性，但煎液中的乌头碱、次乌头碱含量均增加；干姜的水提物与附子共煎毒性略增大，乌头碱与次乌头碱的煎出量略有增加。由以上结果认为干姜氯仿、石油醚提取物可能通过减少乌头碱等有毒物质的煎出量而减小附子的毒性，干姜乙酸乙酯提取物可能具有同附子中的有毒生物碱发生某种结合而抑制其吸收的作用，也可能具有吸收后在体内发挥拮抗附子生物碱毒性的作用。陈道群等研究证实，干姜成分似生姜，亦主要含挥发油和姜辣素，并认为姜辣素可能对乌头碱有制约和解毒作用。陶长戈从药代动力学角度研究了附子、干姜配伍的减毒作用，研究发现附子、干姜按相应比例配伍后具有降低附子总生物碱中乌头碱、新乌头碱、次乌头碱吸收速率常数、单位时间内胃内吸收率，延长半衰期的趋势。

⑤调正固本以制其毒：附子辛热走散，固然可以温阳逐寒，但因其刚燥辛烈，若迳情直往，或反复使用，每易耗散正气，使机体耐毒排毒能力减弱而更易中毒；而对元阳欲脱之证，迳用大辛大热，则有暴散虚阳之虞。附子配伍人参、黄芪、白术、茯苓等可调正固本以制其毒。如《伤寒论》四逆加人参汤、《济生续方》参附汤、《伤寒六书》回阳救急汤、《圣济总录》之附子汤配黄芪配伍补益之品扶正祛毒。

马增春等利用超高效液相色谱－飞行时间质谱联用技术（UPLC－TOF/MS）分析人参、附子药对合煎液中次乌头碱、去氧乌头碱的含量，研究发现附子、人参配伍后合煎液中次乌头碱、去氧乌头碱明显降低，而苯甲酰中乌头原碱、苯甲酰次乌头原碱和去乙酸中乌头原碱等含量升高。人参、附子药对配伍应用时双酯型二萜生物碱的含量明显降低，而单酯型二萜生物碱的含量明显升高，这可能是人参、附子药对配伍减毒的物质基础。许庆轩以八味地黄汤为研究对象，考察各药味对附子生物碱的影响规律，结果显示，八味地黄汤中山茱萸对制附子起减毒作用，其减毒机制主要是抑制了制附子中次乌头碱的溶出，而山药则能导致附子毒性增加。

（3）方剂配伍：君、臣、佐、使的配方理论是中药方剂配伍的主要规则。其中，佐、使药常有制约及调和峻烈药物之毒性的作用。在附子组方配伍中，常常会针对附子的毒性配伍使用佐使药物，如四逆汤组方中君药附子大辛大热，温肾壮阳，祛寒救逆；臣药干姜辛热，温中散寒，助阳通脉；配伍佐使药炙甘草固护阴液，缓姜、附的燥烈之性，制附子毒性。

反佐药为佐药的一种，指根据病情需要，于方中配伍少量与君药药性相反而又能在治疗中起相成作用的药物。附子辛、甘大热，因此在使用附子时往往配伍少量寒凉药物制约附子的燥热之性，从而达到纠偏减毒的作用。如仲景方通脉四逆加猪胆汁汤，方中除用大剂附子、干姜行回阳救逆之功，另加猪胆汁半合，既可防止寒胜拒药，又可以益阴和阳，引领虚阳复归于阴中，亦有抑制附子毒性作用。已经上市的中药制剂参附强心丸和安阳固本膏的处方中均用寒性药物大黄制约附子的热性在一个合适的程度。

目前对于附子配伍减毒的研究主要是根据古代文献记载和在其基础上的验证性研究，缺乏根据附子毒性特点综合采用多种方法从多角度、多靶点、多指标系统的配伍减毒研究。在日后的研究中，应该应用毒理学、分子生物学、植物化学和分析化学等多学科综合方法加强附子配伍减毒机理的研究，找到附子配伍减毒的配伍规律，指导临床用药。

（山东中医药大学　王均宁、张成博）
（山东省中医药研究院　孙蓉、黄伟）
（中国医学科学院药用植物研究所　孙桂波）

参考文献

[1] 陈学习，彭成. 附子毒性控制的多因素探析 [J]. 中华中医药学刊，2007，25（4）：680.

[2] 陈东安，易进海. 附子煎煮过程中酯型生物碱含量的动态变化 [J]. 中国实验方剂学杂志，2011，17（3）：64-68.

[3] 骆梅娟，周至安. 附子的毒性及临床应用浅析 [J]. 广州中医药大学学报，2009，26（5）：512-513.

[4] 丘小惠，何洁. 煎煮时间及甘草配伍剂量对附子中酯型生物碱含量的影响 [J]. 时珍国医国药，2007，18（12）：30-35.

[5] 龚又明. 不同煎煮时间对熟附子生物碱的影响 [J]. 今日药学，2011，21（12）：727-733.

[6] 张存悌. 中医火神派探讨 [M]. 北京：人民卫生出版社，2007：258.

[7] 林大勇，李海波. "亦药亦毒"论附子 [J]. 吉林中医药，2008，28（5）：371-373.

[8] 黎明.附子的毒性与临床应用 [J].中国医药指南,2011,9(14):116-117.

[9] 柴玉爽,干玉刚.附子乌头草乌及其炮制品的毒效比较 [J].世界科学技术,中医药现代化,2011,13(5):847-851.

[10] 张钰祺,姜伊鸣.附子及其4种炮制品的紫外谱线组法鉴别 [J].时珍国医国药,2011,22(4):947-948.

[11] 裴妙荣,王世民,李晶,等.四逆汤中甘草对附子解毒作用的相关性分析 [J].中国中药杂志,1996,21(1):50-53.

[12] 武乐,张钰祺,易炳学,等.附子江西特色炮制品种"临江片"初探 [J].时珍国医国药,2012,23(3):690-692.

[13] 邵国荣,王志刚.浅谈附子的临床运用体会 [J].天津中医药,2009,26(2):132-133.

[14] 叶定江,原思通.中药炮制学辞典 [M].上海:上海科学技术出版社,2005;273.

[15] 吕佳康,李计萍.从附子的炮制浅谈其对中药新药临床试验的影响 [J].Chin J Clin Pharmacol.2011,27(12):989-991.

[16] 杨晓华,杨春礼,张林玉,等.附子炮制方法的研讨 [J].黑龙江中医药,1995,6:45-46.

[17] 钟凌云,龚千峰.附子的炮制方法概况 [J],江西中医学院学报,1999,11(1):20.

[18] 陈永艳,冉梅.附子的炮制方法概况及临床应用 [J].中医药导报,2008:14(11):88.

[19] 王莉,张振东,杨又华,等.附子炮制研究概况 [J].中药研究,1994,10(1):63-64.

[20] 卢文清.介绍塘灰火炮煨附子及作用 [J].中国中药杂志,1989,14(3):25.

[21] 杨明,徐楚江,邹文铨,等.附子炮制新方法 [J],中国中

药杂志, 1992, 6: 17.

[22] 吴荣祖. 附子传统加工工艺的创新研究 [J]. 云南中医中药杂志, 2005, 26 (4): 17-18.

[23] 侯秀娟, 章鹏, 马菲, 等. 对附子临床应用安全性的思考 [J]. 北京中医药, 2011, 30 (3): 218-221.

[24] 邵峰, 李赛雷, 刘荣华, 等. 附子不同炮制品镇痛抗炎作用研究 [J]. 时珍国医国药. 2011, 22 (10): 2329-2330.

[25] 张菊花, 张晓艳. 探析不同炮制方法对附子药理作用及毒性的影响 [J]. 海峡药学, 2008, 20 (10): 89-91.

[26] 朱日然, 李启艳, 朱宗敏, 等. HPLC法测定附子与其炮制品中双酯型生物碱 [J]. 中成药, 2011, 33 (8): 1375-1378.

[27] 王瑞, 刘芳, 孙毅坤, 等. 不同附子炮制品中乌头碱、新乌头碱、次乌头碱含量的HPLC测定 [J]. 药物分析杂志, 2006, 26 (10): 1361-1363.

[28] 王小平, 王进, 陈建章. 不同炮制方法对附子中3种双酯型生物碱含量的影响 [J]. 时珍国医国药. 2010, 21 (11): 2939-2940.

[29] 赵纳, 侯大斌, 刘向鸿, 等. 不同炮制方法对附子中乌头总碱和双酯型生物碱含量的影响 [J]. 中药材, 2011, 34 (1): 39-42.

[30] 李志勇, 张硕峰, 畅洪昇, 等. 不同炮制时间附子饮片双酯型生物碱含量变化与饮片安全的相关性研究 [J]. 中国中药杂志. 2009, 34 (9): 1086-1089.

[31] 张钰祺, 姜伊鸣, 颜淦明, 等. 附子及其4种炮制品的紫外谱线组法鉴别 [J]. 时珍国医国药, 2011, 22 (4): 947-948.

[32] 杜贵友, 方文贤. 有毒中药现代研究与合理应用 [M]. 北京: 人民卫生出版社, 2003, 561.

[33] 刘成基, 苏孝礼, 曾诠, 等. 国外中药炮制研究 [J]. 中药材, 1990, 12 (2): 25-27.

第九章 附子的控毒研究

【附】973项目配伍减毒研究成果

1. 附子相杀、相畏配伍减毒的实验研究

根据《本草经集注》《新修本草》等本草文献关于附子相杀、相畏的记载："防风，恶干姜、藜芦、白蔹、芫花，杀附子毒"，"远志，得茯苓、冬葵、龙骨良，畏真珠、蜚蠊、藜芦、蛴螬，杀天雄、附子毒"，"附子，地胆为之使，恶蜈蚣，畏防风、甘草、黄芪、人参、乌韭、大豆"，选择观察附子配伍甘草、黄芪、防风、远志对附子毒性的影响。

(1) 实验材料

①药材：附子（黑顺片），四川产；防风，四川产；甘草，甘肃产；黄芪，甘肃产；远志，山西。均购自北京仁卫饮片厂。

②药物的制备：选择与临床给药途径一致的水煎法，附子、附子+防风（附子:防风=1:1）、附子+甘草（附子:甘草=1:1）、附子+黄芪（附子:黄芪=1:1）、附子+远志（附子:远志=1:1）加10倍量水浸泡2小时，水沸后煎煮30分钟，第二次加5倍量水沸煎煮30分钟。4层纱布过滤，合并两次煎液，将滤液水浴（70℃）浓缩至所需浓度，置冰箱冷藏保存备用。

③实验设备：16道生理记录仪，美国BIOPAC公司生产。

④实验动物：ICR小鼠，SPF级，18~22g；SD大鼠，SPF级，200~250g，购自北京大学医学部［动物合格证号：SCXK（京）2006-0008］。动物房实验设施：屏障系统，温度20℃~24℃，相对湿度为40%~70%，人工光照，12小时

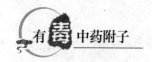

明暗周期。大、小鼠喂食标准颗粒饲料。

（2）实验内容

预实验：在进行正式实验前先进行附子预实验。小鼠15只，体重18～22g，适应性喂养3天，试验前禁食16小时，次日晨，将小鼠按体重随机分3组，以药物最大给药浓度为最大剂量给药，组间距0.6，每组5只，进行急性毒性试验，得到导致动物全部死亡的剂量为32.6g（生药）/kg和动物全部存活剂量为13.3g（生药）/kg。

①附子等量配伍甘草、黄芪、远志、防风的急性毒性研究

a. 剂量设置及分组：以附子预实验结果为依据，附子实验剂量以高于预实验动物全部致死剂量和低于动物全部存活剂量为实验剂量范围，即10.7～40.8g（生药）/kg，组间距为0.8，共设40.8、32.6、26.1、20.9、16.7、13.3、10.7g（生药）/kg 7个剂量组。附子+防风、附子+甘草、附子+黄芪、附子+远志剂量设置以配伍后所含的附子生药数为准，剂量设置同单用附子，即附子与各药配比为1:1。

b. 实验方法：动物到达后，先适应性观察3天。试验当天，动物称重，按体重随机分组，每组10只。试验前小鼠先禁食16小时，按照设计的剂量给药一次，给药当天，尤其是给药后4小时密切观察动物毒性反应（如一般表现、呼吸、活动及有无惊厥等）发生的时间、持续时间、恢复情况，逐日记录动物死亡时间，对死亡动物进行解剖观察，记录所观察到的变化。存活动物每7天称体重一次。观察时间为给药后14天。14天观察期满后，对存活的动物行大体解剖，观察有无肉眼可见的病理变化，计算半数致死量。

d. 实验结果：小鼠灌胃附子后活动明显减少，精神萎靡，步态不稳，之后静卧不动，呼吸逐渐停止而死亡；部分动物出现呼吸困难，喘气，惊厥。动物死亡多发生在给药 15 分钟~3 小时，死亡动物经解剖未见明显病理改变；存活动物在给药后 12 小时恢复正常饮水和进食。附子配伍不同药物后的毒性表现与单用附子相似，但是配伍后能够不同程度提高附子半数致死剂量，尤以附子配伍甘草减毒作用最为明显。配伍前后动物死亡情况和配伍前后 LD_{50} 值见表 9-1，图 9-1。

表 9-1 附子等量配伍前后的急性毒性的实验结果

实验药物	LD_{50} [g（生药）/kg]	95%可信区间 [g（生药）/kg]
附子	22.3	20.9~24.3
附子+甘草	33	30.5~35.8
附子+黄芪	30.4	27.7~30.3
附子+防风	28	25.7~30.4
附子+远志	26.4	24.4~28.6

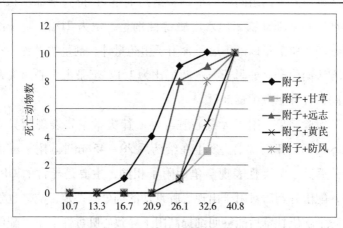

图 9-1 附子等量配伍各药的动物死亡曲线

②附子等量配伍甘草、黄芪、远志和防风的心脏毒性研究

实验方法：SD 大鼠，适应性喂养 5 天，在实验前禁食不禁水 16 小时，称重，10% 水合氯醛溶液麻醉（30mg/kg 体重），动物仰面固定，使用 BIOPAC 生物信号采集系统记录动物心电图，连续观察 10 分钟，心电图有异常者弃用。动物腹部 75% 酒精消毒，腹白线剪开腹腔，从胃幽门部进针，十二指肠注射给药 2mL/100g（体重）。给药后，连续观察 60 分钟，以出现各类型的心律失常为心脏中毒的阳性观察指标。

实验首先以小鼠附子 LD_{50} 的 1/2 为初始剂量，以出现各类型的心律失常为阳性观察指标，组间距 0.7，每个剂量组 2 只动物，得到未出现心律失常的最大剂量。然后以该剂量为初始剂量，每个剂量组 6 只动物，组间距 0.8（根据本次实验结果调整下一次实验剂量，即如大鼠均未出现心脏毒性，则以 0.8 的组间距向上调整给药剂量，如本次实验动物均出现心脏毒性，则以 0.8 的组间距向下调整给药剂量），得到全部动物中毒剂量和全部动物未出现心脏毒性剂量，记为 TD_{50}。附子配伍各药实验剂量以配伍后所含附子生药量计，剂量的设置和实验方法同附子，即附子与各药配比为 1∶1。记录出现心律失常时间，计算半数中毒剂量。

实验结果：附子大鼠心脏毒性心律失常主要表现为异常 QRS 波，心律失常主要发生在给药后 20~45 分钟。附子配伍各药后其心脏毒性表现与单用附子相同，主要是异常的 QRS 波，配伍各药后对附子出现心脏毒性的剂量有一定影响，且发现附子配伍甘草后能够明细提高附子导致心脏毒性剂量，配伍黄芪、防风、远志后对附子心脏毒性剂量影响不大。结果见表

9-2。

表9-2 附子等量配伍后的心脏毒性

实验药物	TD_{50} [g（生药）/kg]	95%可信区间 [g（生药）/kg]	出现心律失常时间 （分钟）
附子	5.6	4.8~6.6	25.2±9.3
附子+甘草	14.1	12.1~16.5	23.0±6.5
附子+黄芪	4.9	3.3~7.3	24.5±11.0
附子+防风	4.8	3.8~6	29.52±6.7
附子+远志	3.8	2.8~5.2	28.95±10.5

③附子配伍不同比例甘草、黄芪、远志、防风的急性毒性和心脏毒性研究

a. 附子配伍不同比例甘草的急性毒性和心脏毒性研究

急性毒性：同单用附子比较，随着甘草比例的增加，动物死亡曲线向右移。表明附子配伍不同比例甘草能够不同程度增加附子半数致死剂量，附子配伍甘草1:3以最大给药量给药，10只小鼠仅仅死亡2只，未能够测出半数致死量。见表9-3，图9-2。

表9-3 附子配伍不同比例甘草的急性毒性

实验药物	LD_{50} [g（生药）/kg]	95%可信区间 [g（生药）/kg]
附子	17.7	16.2~19.3
附子+甘草（3:1）	16.8	15.5~18.2
附子+甘草（1:1）	25.4	23.5~27.4
附子+甘草（1:3）	>22.8	最大给药量死亡2只

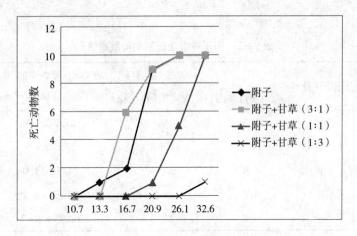

图9-2 附子配伍不同比例甘草的动物死亡曲线

心脏毒性:同单用附子比较,随着甘草比例的增加,出现心律失常动物数曲线向右移。表明附子配伍不同比例甘草能够不同程度的增加附子半数中毒剂量,附子配伍甘草1:3以最大给药量给药动物未出现心律失常,见表9-4,图9-3。

表9-4 附子配伍不同比例甘草的心脏毒性

实验药物	LD_{50} [g(生药)/kg]	95%可信区间 [g(生药)/kg]
附子	8.6	7.5~9.9
附子+甘草(3:1)	12.9	11.7~14.3
附子+甘草(1:1)	15	13.2~16.9
附子+甘草(1:3)	>11.4	最大给药量未出现

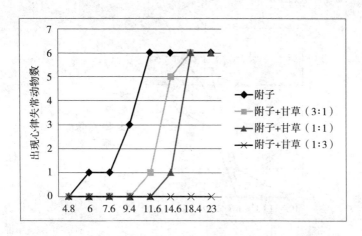

图 9-3 附子配伍不同比例甘草的心律失常动物数曲线

b. 附子配伍不同比例黄芪的急性毒性和心脏毒性研究

急性毒性：同单用附子比较，附子配伍黄芪1:3明显能够增大附子半数致死剂量。附子配伍黄芪3:1和1:1作用不明显。结果见表9-5，图9-4。

表 9-5 附子配伍不同比例黄芪的急性毒性

实验药物	LD_{50} [g（生药）/kg]	95%可信区间 [g（生药）/kg]
附子	17.7	16.2～19.3
附子+黄芪（3:1）	16.2	14.8～17.5
附子+黄芪（1:1）	19.5	18.1～21
附子+黄芪（1:3）	28.8	25.7～32.3

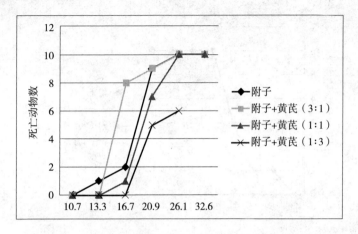

图9-4 附子配伍不同比例黄芪的动物死亡曲线

心脏毒性:同单用附子比较,随着黄芪比例的增加,出现心律失常动物数曲线向右移。表明附子配伍不同比例黄芪能够不同程度的增加附子半数中毒剂量,附子配伍甘草1:3以最大给药量给药动物未出现心律失常。见表9-6,图9-5。

表9-6 附子配伍不同比例黄芪心脏毒性

实验药物	LD_{50} [g(生药)/kg]	95%可信区间 [g(生药)/kg]
附子	8.6	7.5~9.9
附子+黄芪(3:1)	9.6	8.1~11.2
附子+黄芪(1:1)	10.4	8.7~12.4
附子+黄芪(1:3)	16	最大给药量未出现

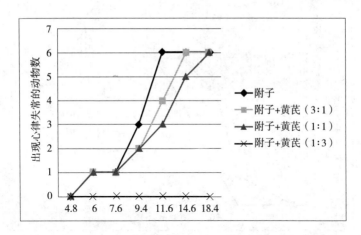

图9-5 附子配伍不同比例黄芪的心律失常动物数曲线

c. 附子配伍不同比例防风的急性毒性和心脏毒性研究

急性毒性：同单用附子比较，附子配伍防风1:3能够增大附子半数致死剂量。附子配伍防风3:1和1:1作用不明显。结果见表9-7，图9-6。

表9-7 附子配伍不同比例防风的急性毒性

实验药物	LD_{50} [g（生药）/kg]	95%可信区间 [g（生药）/kg]
附子	17.7	16.2~19.3
附子+防风（3:1）	17.2	15.8~18.6
附子+防风（1:1）	17.2	15.7~18.8
附子+防风（1:3）	23.3	21.4~25.4

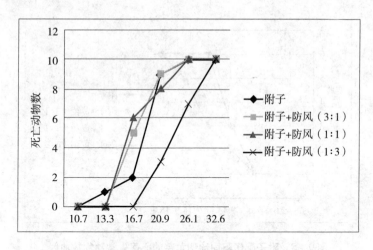

图 9-6　附子配伍不同比例防风的动物死亡曲线

心脏毒性：同单用附子比较，附子配伍不同比例防风能够不同程度的增加附子半数中毒剂量。见表 9-8，图 9-7。

表 9-8　附子配伍不同比例防风心脏毒性

实验药物	LD_{50}［g（生药）/kg］	95% 可信区间［g（生药）/kg］
附子	8.6	7.5～9.9
附子 + 防风（3:1）	9.3	7.7～11.8
附子 + 防风（1:1）	10.7	9.3～12.3
附子 + 防风（1:3）	11.8	10.6～13.2

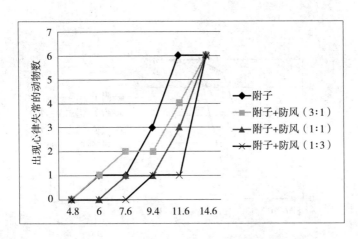

图9-7 附子配伍不同比例防风的心律失常动物数曲线

d. 附子配伍不同比例远志的急性毒性和心脏毒性研究

急性毒性：同单用附子比较，附子配伍远志对附子急性毒性没有明显影响。结果见表9-9，图9-8。

表9-9 附子配伍不同比例远志急性毒性

实验药物	LD_{50} [g（生药）/kg]	95%可信区间 [g（生药）/kg]
附子	17.7	16.2~19.3
附子+远志（3:1）	17	15.6~18.6
附子+远志（1:1）	15.6	14.1~17.3
附子+远志（3:1）	12.8	11.7~14

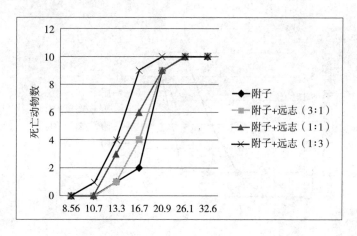

图9-8 附子配伍不同比例防风的动物死亡曲线

心脏毒性:同单用附子比较,附子配伍远志对附子心脏毒性没有明显影响。结果见表9-10,图9-9。

表9-10 附子配伍不同比例远志的心脏毒性

实验药物	LD_{50} [g(生药)/kg]	95%可信区间 [g(生药)/kg]
附子	8.6	7.5~9.9
附子+远志(3:1)	9.1	7.7~10.6
附子+远志(1:1)	9.4	7.9~11.1
附子+远志(1:3)	7.5	6.5~8.7

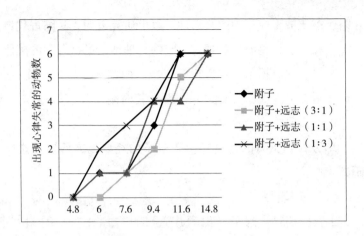

图9-9 附子配伍不同比例远志的心律失常动物数曲线

通过上述两种毒理学方法,从急性毒性和心脏毒性两个方面反映附子配伍减毒的作用。结果表明附子分别与甘草、黄芪、防风、远志联合用药时,在急性毒性和心脏毒性两实验中具有很好的一致性。在急性毒性实验中,甘草对附子具有明显的解毒作用。附子、黄芪以1:3联合用药,即黄芪剂量最大时,其解毒作用最强;当黄芪剂量下降时,其解毒作用随之降低。在心脏毒性实验中,甘草和黄芪对附子心脏毒性拮抗作用与急性毒性实验结果完全一致。其他二药(远志和防风)亦然。这也提示,在急性毒性试验中,造成动物死亡的原因很可能源于附子的心脏毒性。

通过急性毒性和心脏毒性两实验,比较甘草、黄芪、防风和远志对附子的解毒能力,为甘草>黄芪>防风>远志,其中甘草的解毒能力最强。黄芪对附子的解毒作用在黄芪高比例时比较明显。总之,本实验基本证明了有关相杀和相畏减毒理论在附子配伍减毒应用中的合理性。以上研究表明，我国古代典籍关于相杀、相畏的记载具有一定的合理性，通过合理的配伍能够减毒，同时提示，在进行配伍减毒时需要考虑配伍比例。另需注意，远志在本实验中并未发现其对附子具有解毒作用，还需进一步研究。

2. 从配伍减毒的角度对含有附子的经典复方四逆汤进行研究

（1）实验材料

①实验药材：附子（黑顺片），四川产；甘草，甘肃产；干姜，四川产。均购自北京仁卫饮片厂。

②对照品：乌头碱（批号：110720-200410）；次乌头碱（批号：110798-200805）；新乌头碱（批号：110799-200404）；苯甲酰乌头原碱（批号：111794-200901）；苯甲酰次乌头原碱（批号：111796-200901）；苯甲酰新乌头原碱（批号：111795-200901），以上对照品均购于中国药品生物制品检定所。

③药物的制备：附子、附子+炙甘草（附子：甘草=5:2）、附子+干姜（附子：干姜=5:3）、四逆汤（附子+甘草+干姜=5:2:3），加5倍量水浸泡45分钟，水沸腾后第一次煎煮30分钟，第二次加5倍量沸水煎煮30分钟。4层纱布过滤，合并两次煎液，将滤液水浴（70℃）浓缩至所需浓度，置冰箱冷藏保存备用。

④实验设备：6道生理记录仪，美国 BIOPAC 公司生产。Agilent 1200 高效液相色谱仪；Adventurer™ AR1140 电子天平（0.0001g）；METTLER TOLEDO AB135-S电子天平（0.01mg）。

⑤实验动物：ICR 小鼠，SPF 级，18~22g；SD 大鼠，SPF 级，200~250g，购自北京大学医学部［动物合格证号：SCXK（京）2006-0008］。饲养条件：动物房实验设施为屏障系统，温度20℃~24℃，相对湿度为40%~70%，人工光照，12 小时明暗周期。大、小鼠喂食标准颗粒饲料

（2）实验内容

在进行正式实验前先进行附子预实验，得到导致动物全部死亡和动物全部存活的剂量。以附子预实验结果为依据，以高于预实验动物全部致死剂量和低于动物全部存活剂量为实验剂量范围，各组间距为0.8，设置附子剂量。配伍后以所含附子生药数为准，剂量设置同单用附子。

①单用附子、四逆汤、附子+干姜、附子+甘草小鼠急性毒性研究

a. 实验方法：动物适应性观察3天。试验前小鼠禁食16小时。试验当天，动物称重，按体重随机分组，每组10只。按照设计的剂量给药一次，给药当天，尤其是给药后4小时密切观察动物的毒性反应（如一般表现、呼吸、活动及有无惊厥等）、中毒症状发生的时间、持续时间、恢复情况，逐日记录动物死亡时间，将死亡动物进行大体解剖观察，记录所观察到的变化。

b. 实验结果：结果显示，附子、四逆汤全方、附子+干姜、附子+甘草给药后动物表现同单用附子；但是四逆汤、附子+干姜、附子+甘草均可以不同程度的提高小鼠半数致死剂量。半数致死剂量比较，附子+甘草＞四逆汤＞附子+干姜＞附子。结果见表9-11，图9-10

表9-11 四逆汤不同配伍减毒的急性毒性

实验药物	LD_{50} [g（生药）/kg]	95%可信区间 [g（生药）/kg]
附子	19.5	17.9~21.2
附子+干姜（5:3）	21.8	19.8~24
附子+甘草（5:2）	25.9	23.9~28.1
四逆汤全方	24.1	23.1~26.9

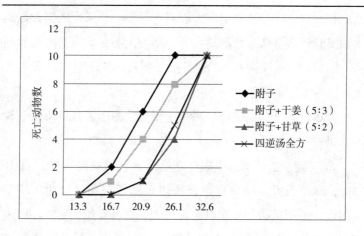

图9-10 四逆汤不同配伍的动物死亡曲线

②单用附子、四逆汤、附子+干姜、附子+甘草的心脏毒性

a. 实验方法：SD大鼠适应性喂养5天，在实验前禁食不禁水16小时，称重，10%水合氯醛溶液麻醉［30mg/kg（体重）］，大鼠仰面固定，使用BIOPAC生物信号采集系统记录动物心电图状况，正向电极插入动物右上肢，负向电极插入动物左下肢，地线接右下肢，连续观察10分钟，心电图有异常者

弃用。动物腹部75%酒精消毒,腹白线剪开动物腹腔,从胃幽门部进针,十二指肠注射给药,2mL/100g(体重)。给药后,使用BIOPAC生物信号采集系统连续观察60分钟,以心脏出现各种类型心律失常为心脏中毒的阳性观察观察指标。

b. 实验结果:附子、四逆汤全方、附子+干姜、附子+甘草给药后动物表现同单用附子,主要出现心律失常,表现为异常的QRS波。同单用附子比较,四逆汤、附子+甘草均可不同程度提高大鼠心脏毒性的半数中毒剂量,而附子+干姜半数中毒剂量低于单用附子。结果见表9-12,图9-11。

表9-12 四逆汤不同配伍减毒的心脏毒性

实验药物	LD_{50} [g(生药)/kg]	95%可信区间 [g(生药)/kg]
附子	8.4	7.2~9.8
附子+干姜(5:3)	3.1	2.5~3.9
附子+甘草(5:2)	12.2	10.6~14.0
四逆汤全方	10.8	9.8~12

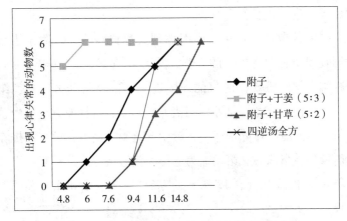

图9-11 四逆汤不同配伍的心律失常动物数曲线

四逆汤不同配伍中,急性毒性和心脏毒性的实验结果具有较好的一致性,同单用附子比较,附子配伍甘草,以及全方共用均能够提高中毒剂量。附子配伍干姜对附子毒性影响不明显,但在心脏毒性方面,附子配伍干姜其半数中毒剂量低于单用附子。

3. 以药性理论指导附子配伍减毒的方法学研究

中药药性是中药的核心和基础,是对中药作用于人体后产生效果的高度概括,是对中药作用性质及特征的集中体现,是历代医家对中药临床使用经验的高度总结,也是临床用药的主要依据,是医药理论体系的重要组成部分。中药四气(四性)是指中药的寒、热、温、凉四种不同的药性,是从药物作用于机体所发生的反应总结出来的。本研究以中药四性为指导,以附子为研究对象,进行有毒中药的配伍减毒的研究。根据历代本草及方论中有关附子配伍的阐述,从中药性能角度,以承制为纲,利用频数分析和因子分析附子药组,对附子的增效减毒配伍规律进行实验研究。

(1)文献研究:从《中医方剂大辞典》中,以附子为搜索词收集所有含有附子的方剂,共得方5624首。基于研究附子减毒增效配伍规律的目的,按以下标准进行药方筛选:第一,选择内服药方,排除外用诸方;第二,选择原方组成中含有附子的药方,排除加减、备考中含有附子诸方;第三,排除无剂量,转引诸方;第四,为避免因素过多造成分析复杂,选择药味少于12味(含12味)的方剂。按如上标准最终共得方3188首。

①研究内容:a.利用"附子方药数据分析系统",对含附

子的方剂中附子与各药物之间相互配伍关系进行统计分析，并达到以下目的：按与附子配伍药物的频数分布特征，提炼、总结出常与其配伍的药物分类与常用药物，为临床应用提供参考依据。并通过多元分析方法中的因子分析方法，寻找附子处方中对附子功用影响较大的药组，为分析附子减毒增效配伍组合提供依据。同时，分析附子配伍用药的一般规律。b. 通过统计分析，阐释附子减毒增效配伍规律和统计学差异。

②频数分析：在基础统计中，频数分布分析主要通过频数分布表、条形图和直方图来描述数据的分布特征，可以基本把握变量的总体分布情况。数据库中共涉成方3188首，中药524味，各类药物与附子配伍所占比例统计数据见表9-13。

表9-13 附子与各类中药配伍频数表

序号	药物类别	频数	百分比（%）	序号	药物类别	频数	百分比（%）
1	温里药	3320	15.83	11	清热药	812	3.87
2	补气药	3103	14.8	12	祛风湿药	802	3.82
3	理气药	1411	6.73	13	化湿药	609	2.9
4	辛温解表药	1379	6.58	14	平肝息风药	549	2.62
5	补血药	1280	6.1	15	重镇安神药	340	1.62
6	活血药	1258	6	16	泻下药	326	1.55
7	补阳药	1037	4.95	17	解毒止痒药	303	1.45
8	收涩药	942	4.49	18	补阴药	286	1.36
9	化痰药	935	4.46	19	止咳平喘药	222	1.06
10	利水药	919	4.38	20	辛凉解表药	212	1.01

单味中药与附子的配伍分布频数见表9-14。

表9-14 单味中药与附子的配伍分布频数

药物	频数	所占比例	药物	频数	所占比例
肉桂	1171	36.73%	雄黄	39	1.22%
干姜	990	31.05%	葛根	38	1.19%
甘草	941	29.52%	钟乳粉	38	1.19%
人参	825	25.88%	荜澄茄	37	1.16%
白术	794	24.91%	麦芽	37	1.16%
当归	717	22.49%	皂荚	37	1.16%
茯苓	542	17.00%	白芷	36	1.13%
木香	462	14.49%	三棱	36	1.13%
防风	363	11.39%	干漆	35	1.10%
川芎	353	11.07%	升麻	34	1.07%
橘皮	348	10.92%	炮姜	34	1.07%
半夏	330	10.35%	赤小豆	33	1.04%
黄芪	302	9.47%	延胡索	33	1.04%
厚朴	292	9.16%	茵芋	30	0.94%
白芍	268	8.41%	盐	30	0.94%
细辛	262	8.22%	桑螵蛸	29	0.91%
牛膝	239	7.50%	乌药	28	0.88%
麻黄	230	7.21%	丹参	28	0.88%
吴茱萸	228	7.15%	莪术	28	0.88%
花椒	227	7.12%	荆芥	27	0.85%
熟地黄	222	6.96%	玄参	27	0.85%
羌活	194	6.09%	益智仁	27	0.85%

药物	频数	所占比例	药物	频数	所占比例
诃子	186	5.83%	藜芦	26	0.82%
小茴香	180	5.65%	磁石	26	0.82%
肉豆蔻	174	5.46%	海桐皮	24	0.75%
丁香	173	5.43%	狗脊	24	0.75%
龙骨	168	5.27%	阿魏	24	0.75%
川乌	164	5.14%	黄柏	23	0.72%
槟榔	161	5.05%	牵牛子	23	0.72%
肉苁蓉	160	5.02%	狼毒	23	0.72%
天南星	148	4.64%	五灵脂	23	0.72%
五味子	148	4.64%	紫菀	23	0.72%
青皮	146	4.58%	牛黄	23	0.72%
天麻	143	4.49%	枸杞子	23	0.72%
沉香	141	4.42%	轻粉	23	0.72%
独活	137	4.30%	草乌	22	0.69%
鹿茸	136	4.27%	乌梢蛇	22	0.69%
山茱萸	136	4.27%	香附	22	0.69%
生姜	135	4.23%	白蔹	21	0.66%
硫黄	130	4.08%	威灵仙	21	0.66%
全蝎	124	3.89%	淡豆豉	20	0.63%
赤石脂	123	3.86%	火麻仁	20	0.63%
山药	119	3.73%	禹余粮	20	0.63%
补骨脂	118	3.70%	常山	20	0.63%
巴戟天	117	3.67%	蛇床子	20	0.63%
麝香	112	3.51%	天花粉	19	0.60%

药物	频数	所占比例	药物	频数	所占比例
朱砂	109	3.42%	芫花	19	0.60%
大黄	106	3.33%	草果	19	0.60%
苦杏仁	106	3.33%	葶苈子	19	0.60%
赤芍	104	3.26%	洋金花	19	0.60%
高良姜	104	3.26%	韭子	19	0.60%
桔梗	103	3.23%	石楠叶	18	0.56%
生地黄	97	3.04%	地榆	18	0.56%
禹白附	97	3.04%	蜈蚣	18	0.56%
杜仲	97	3.04%	海螵蛸	18	0.56%
黄连	94	2.95%	知母	17	0.53%
桂枝	91	2.85%	苦参	17	0.53%
枳壳	91	2.85%	芫荑	17	0.53%
菟丝子	89	2.79%	桑白皮	17	0.53%
泽泻	88	2.76%	柏子仁	17	0.53%
石斛	83	2.60%	地龙	17	0.53%
草薢	79	2.48%	鹿角胶	17	0.53%
巴豆	77	2.42%	黑豆	17	0.53%
白矾	77	2.42%	犀角	16	0.50%
桃仁	76	2.38%	车前子	16	0.50%
黄芩	75	2.35%	大腹皮	16	0.50%
硇砂	73	2.29%	泽兰	16	0.50%
柴胡	69	2.16%	白芥子	16	0.50%
砂仁	67	2.10%	冰片	16	0.50%
神曲	67	2.10%	安息香	16	0.50%

药物	频数	所占比例	药物	频数	所占比例
草豆蔻	66	2.07%	党参	16	0.50%
大雄	66	2.07%	大豆	16	0.50%
苍术	65	2.04%	淫羊藿	16	0.50%
远志	64	2.01%	莽草	15	0.47%
防己	61	1.91%	紫苏	14	0.44%
僵蚕	61	1.91%	藁本	14	0.44%
阿胶	61	1.91%	菊花	14	0.44%
石菖蒲	60	1.88%	栀子	14	0.44%
大枣	60	1.88%	芒硝	14	0.44%
艾叶	58	1.82%	商陆	14	0.44%
川楝子	57	1.79%	桑寄生	14	0.44%
秦艽	56	1.76%	关木通	14	0.44%
胡椒	56	1.76%	茵陈蒿	14	0.44%
续断	56	1.76%	刺猬皮	14	0.44%
牡蛎	55	1.73%	旋覆花	14	0.44%
枳实	54	1.69%	珍珠	14	0.44%
石膏	52	1.63%	蔓荆子	13	0.41%
麦冬	52	1.63%	郁李仁	13	0.41%
五加皮	51	1.60%	竹沥	13	0.41%
莘荑	51	1.60%	款冬花	13	0.41%
酸枣仁	51	1.60%	石榴皮	13	0.41%
木瓜	50	1.57%	琥珀	12	0.38%
乳香	50	1.57%	金银花	11	0.35%
牡丹皮	49	1.54%	白薇	11	0.35%

药物	频数	所占比例	药物	频数	所占比例
虎骨	47	1.47%	地骨皮	11	0.35%
薏苡仁	47	1.47%	礜石	11	0.35%
藿香	46	1.44%	槐子	11	0.35%
茯神	46	1.44%	鹿角霜	11	0.35%
没药	46	1.44%	核桃仁	11	0.35%
胡芦巴	46	1.44%	白石脂	11	0.35%
白豆蔻	45	1.41%	覆盆子	11	0.35%
羚羊角	44	1.38%	白花蛇	10	0.31%
鳖甲	44	1.38%	穿山甲	10	0.31%
前胡	43	1.35%	莨菪子	10	0.31%
刺蒺藜	42	1.32%	鹿角	10	0.31%
乌梅	40	1.25%	天冬	10	0.31%
阳起石	39	1.22%			

③因子分析：应用 SAS 8.1 统计软件，选用因子分析方法并附加因子旋转语句进行统计分析，共得到 81 个公因子，我们以每味药得分必须大于 0.4 为标准则，每个公因子及所含药物见表 9-15。

表 9-15　公因子及所含药物（组）

因子	药物（组）					
Factor1	禹白附	全蝎	僵蚕	乌梢蛇	天麻	天南星
Factor2	川楝子	胡芦巴	小茴香	补骨脂	巴戟天	
Factor3	洋金花	天雄	茵芋	石楠叶	白蔹	

因子	药物（组）				
Factor4	人参	茯苓	白术	甘草	橘皮
Factor5	肉苁蓉	鹿茸	桑螵蛸	菟丝子	石斛
Factor6	防己	麻黄	黄芩	苦杏仁	防风
Factor7	藜芦	蜈蚣	礜石	雄黄	
Factor8	牛黄	麝香	冰片	朱砂	
Factor9	淫羊藿	萆薢	海桐皮	牛膝	虎骨
Factor10	五加皮	薏苡仁	牛膝		
Factor11	商陆	火麻仁	赤小豆		
Factor12	没药	乳香	草乌		
Factor13	泽泻	牡丹皮	山茱萸	山药	
Factor14	阿魏	青皮	槟榔	木香	
Factor15	刺猬皮	白矾	皂荚		
Factor16	常山	淡豆豉			
Factor17	阿胶	赤石脂	黄连	艾叶	
Factor18	芒硝	葶苈子	大黄		
Factor19	当归	白芍	黄芪		
Factor20	款冬花	紫菀			
Factor21	枸杞子	山药	熟地黄	山茱萸	
Factor22	草豆蔻	高良姜	厚朴		
Factor23	莪术	三棱			
Factor24	荜茇	胡椒	荜澄茄		
Factor25	旋覆花	前胡	大腹皮	菊花	
Factor26	神曲	麦芽			
Factor27	茯神	酸枣仁			

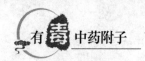

因子	药物（组）		
Factor28	黄柏	乌梅	知母
Factor29	竹沥	生地黄	
Factor30	砂仁	肉豆蔻	
Factor31	金银花	天花粉	
Factor32	狗脊	干漆	
Factor33	大枣	生姜	
Factor34	藿香	丁香	
Factor35	牡蛎	白薇	龙骨
Factor36	葛根	独活	秦艽
Factor37	磁石	五味子	
Factor38	鳖甲	柴胡	
Factor39	葶苈子	蛇床子	
Factor40	苦参	丹参	
Factor41	牵牛子	芫花	轻粉
Factor42	阳起石	钟乳粉	
Factor43	禹余粮	海螵蛸	
Factor44	远志	麦冬	
Factor45	香附	益智仁	
Factor46	乌药	荆芥	
Factor47	莽草	细辛	
Factor48	韭子	车前子	
Factor49	木瓜		
Factor50	地骨皮	犀角	
Factor51	郁李仁		

因子	药物（组）	
Factor52	赤芍	枳壳
Factor53	核桃仁	安息香
Factor54	刺蒺藜	
Factor55	鹿角	芫荽
Factor56	桔梗	
Factor57	狼毒	
Factor58	地榆	
Factor59	白花蛇	
Factor60	蔓荆子	
Factor61	白芷	
Factor62	鹿角霜	鹿角胶
Factor63	ID	
Factor64	桑寄生	
Factor65	白芥子	
Factor66	藁本	
Factor67	柏子仁	
Factor68	炮姜	党参
Factor69	泽兰	
Factor70	琥珀	
Factor71	枳实	
Factor72	威灵仙	
Factor73	黑豆	地龙
Factor74	栀子	
Factor75	川乌	

因子	药物（组）
Factor76	天冬
Factor77	诃子
Factor78	大豆
Factor79	石榴皮
Factor80	穿山甲
Factor81	关木通

④统计结果分析：根据以上结果，对附子的增效减毒配伍规律探析如下。

a. 以寒制热：因子分析提示，常与附子配伍的寒凉降泄之品有芒硝、葶苈子、大黄（Factor18），栀子（Factor74），木通（Factor81）等。研究表明，附子与大黄合用，大黄所含鞣质与附子主要毒性物质乌头碱结合，生成不为肠道所吸收的鞣酸乌头碱盐，可使其毒性降低。众所周知，附子对于风湿痹痛，止痛效果颇佳，但其辛热纯阳，过之则耗伤心血，动及心阳，火移小肠可引起小便短赤涩痛，甚至尿血，若配小量苦寒之木通，既可防附子辛热燥烈之偏，又可导药毒下泄。

b. 以甘缓毒：频数分析显示，附子与甘草的配伍频率达29.52%，仅次于与肉桂、干姜的配伍频率。《伤寒杂病论》及后世多用附子与甘草相伍，如四逆汤、甘草附子汤、附子粳米汤等，《太平圣惠方》霹雳散，用炮附子1枚，研末，蜜水调下。据报道，附子用量15～20g，用药30～45天以上常可导致肾损害，服用甘草则可保护和改善肾功能，从而减低附子的肾损害作用。甘草对四逆汤中三种有毒生物碱成分（乌头碱、中乌头碱、次乌头碱）的含量均有显著影响，乌头碱含量随甘草剂量增加而减少，二者呈显著负相关，说明四逆汤中甘草对附子的解毒作用明确。白蜜中含有的某些氨基酸，能和毒性成分乌头碱结合成盐，易溶于水，既能提高疗效，又能减低毒性。

c. 以柔克刚：附子配以地黄、山药、白芍、阿胶等甘润阴柔之品，则可纠弊防偏。正如《济生方》曰："前贤之书，有单服附子之戒者，正虑其肾恶燥也。既欲用一刚剂专而易效，须当用一柔剂以制其刚，庶几刚柔相济，不特取效之速，亦可使无后患。"因子分析提示常与附子配伍的阴柔之品有枸杞子、山药、熟地黄（Factor21）、竹沥、生地黄（Factor29）、麦冬（Factor44）、天冬（Factor76）等。如《金匮要略》肾气丸之配干地黄、山药，治阳虚失血之黄土汤附子配生地黄、阿胶，《伤寒论》治阳虚水泛之真武汤、阳虚寒湿之附子汤等，均以附子配芍药，既能温阳化湿，又无燥热伤阴之害。再如《宣明论方》治疗舌强不能言，足废不能用之瘖痱证的地黄饮子，以附子合熟地黄、麦冬、石斛等。现代临床用附子治疗心衰及房室传导阻滞证属阳微阴弱者，伍用生地黄可削减附子之毒性。

d. 调正抑毒：附子配伍甘补扶弱之品如人参、黄芪、甘草等，可调正固本以制其毒。因子分析提示，益气固本配伍药组有人参、甘草、白术、茯苓（Factor4），可奏调正抑毒之功。方如《伤寒论》四逆加人参汤、《济生续方》参附汤、《伤寒六书》回阳救急汤等。附子炮制后虽毒性大减，但镇痛作用亦减，故治风湿痹痛多用生附子，但剂量稍大即易出现心律失常、传导阻滞，且痹证常反复发作、缠绵难愈，若久用附子，每易耗伤正气，更不耐毒，配伍益气扶正之品，既可扶助

正气，又可制其毒性，如《伤寒论》附子汤之配人参、《圣济总录》之附子汤配黄芪等。研究发现，人参能增强机体对有害刺激的非特异性抵抗力，显著降低附子毒性，并能对抗附子加快心率和易引起心律失常的毒副作用。

基于以上文献研究，开展以药性为指导的配伍减毒实验研究具有研究基础。

（2）实验方法：急性毒性及心脏毒性研究方法同附子相杀、相畏配伍减毒研究。

（3）实验内容

①以寒制热：选择附子配伍大黄，附子配伍黄芩、黄连，附子配伍栀子，附子配伍木通，观察配伍前后对附子毒性的影响。

实验结果：同单用附子比较，附子配伍各药后能够不同程度提高附子的半数致死剂量。由于给药浓度的限制，附子配伍3种不同比例大黄、黄芩实验未能测出 LD_{50}。附子配伍高比例黄连、栀子、木通时减毒明显。心脏毒性与急性毒性具有良好的一致性。结果见表9-16。

表9-16 附子配伍各药的 LD_{50} 和 TD_{50}

配伍药物	配伍比例	LD_{50} [g（生药）/kg]	TD_{50} [g（生药）/kg]
附子		31.9	6.4
附子+大黄	3:1	未测出（>56）	未测出（>14.8）
	1:1	未测出（>55）	未测出（>13.2）
	1:3	未测出（>28）	未测出（>5.6）

配伍药物	配伍比例	LD_{50} [g(生药)/kg]	TD_{50} [g(生药)/kg]
附子+黄芩	3:1	未测出(>62.5)	未测出(>12.5)
	1:1	未测出(>62.5)	未测出(>10.0)
	1:3	未测出(>40)	未测出(>8)
附子+黄连	3:1	35.8	6.6
	1:1	37.5	6.6
	1:3	未测出(>28)	未测出(>7)
附子+木通	3:1	76.7	8
	1:1	未测出(>32)	未测出(>10)
	1:3	未测出(>40)	未测出(>5)
附子+栀子	3:1	35.8	5.3
	1:1	39.9	5.6
	1:3	未测出	未测出(>5)

②以甘缓毒：选择附子配伍大枣观察配伍前后对附子毒性的影响。

实验结果：同单用附子比较，附子配伍大枣对附子的毒性没有明显影响。心脏毒性与急性毒性具有良好的一致性。结果见表9-17。

表9-17 附子配伍大枣的 LD_{50} 和 TD_{50}

配伍药物	配伍比例	LD_{50} [g(生药)/kg]	TD_{50} [g(生药)/kg]
附子		15.7	5.3

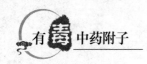

配伍药物	配伍比例	LD_{50} [g（生药）/kg]	TD_{50} [g（生药）/kg]
附子+大枣	3:1	17.5	6.2
	1:1	18	5.7
	1:3	18.8	6.1

③以柔克刚：选择附子配伍地黄（熟地黄、生地黄），附子配伍山药，附子配伍白芍，观察配伍前后各药对附子毒性的影响。

实验结果：同单用附子比较，配伍山药后附子的急性毒性升高，但是对心脏毒性没有明显影响。附子配伍生地黄、熟地黄、白芍后对于其毒性没有明显影响，结果见表9-18。

表9-18 附子配伍各药的 LD_{50} 和 TD_{50}

配伍药物	配伍比例	LD_{50} [g（生药）/kg]	TD_{50} [g（生药）/kg]
附子		12	4.3
附子+山药	3:1	14.5	4.4
	1:1	17.3	4.7
	1:3	19.6	5
附子+生地黄	3:1	11.6	3.9
	1:1	13.7	4.8
	1:3	14.7	4.8
附子+熟地黄	3:1	13	4
	1:1	13.2	4.3
	1:3	12.6	4.8

配伍药物	配伍比例	LD_{50} [g（生药）/kg]	TD_{50} [g（生药）/kg]
附子+白芍	3:1	10.7	4
	1:1	12	4.1
	1:3	14.6	4.1

④调正抑毒：选择附子配伍人参，附子配伍黄芪，附子配伍白术，附子配伍茯苓，观察配伍前后各药对附子毒性的影响。

实验结果：同单用附子比较，附子配伍人参能够增加半数致死剂量和半数中毒剂量。附子配伍白术对附子毒性没有明显影响。各药的心脏毒性与急性毒性具有良好的一致性。结果见表9-19。

表9-19 附子配伍各药的 LD_{50} 和 TD_{50}

配伍药物	配伍比例	LD_{50} [g（生药）/kg]	TD_{50} [g（生药）/kg]
附子		9.7	3.9
附子+人参	3:1	11.4	4.2
	1:1	11.2	5.4
	1:3	15.9	5.9
附子+白术	3:1	10.1	4
	1:1	11.2	4.3
	1:3	11.4	4.2

参考文献

[1] 张艳春, 樊巧玲. 方剂相反相成配伍减毒的理论探讨 [J], 中医药导报, 2008, 14 (9): 13-15.

[2] 王均宁, 张成博, 鲍捷, 等. 基于方剂组成统计分析的附子减毒配伍规律探讨 [J], 中国中医药信息杂志, 2011, 5: 23-26.

[3] 张广平、解素花、朱晓光, 等. 附子甘草配伍减毒增效/存效实验研究 [J]. 中国中医药信息杂志, 2012, 19 (6): 31-33.

[4] 李佰玲. 附子与甘草干姜配伍使用后乌头碱含量的变化研究 [J]. 光明中医, 2012, 27 (7): 1312-1313.

[5] 刘永新. 附子与干姜、甘草配伍乌头碱含量的变化 [J]. 中国中医药现代远程教育, 2011, 9 (24): 60.

[6] 黄爱萍. 附子与干姜、甘草配伍使用后乌头碱含量的变化研究 [J]. 光明中医, 2011, 26 (8): 1709-1710.

[7] 沈少华, 张宇燕, 等. 附子甘草配伍与炮制对乌头碱含量影响的比较研究 [J]. 中华中医药学刊, 2009, 27 (2): 367-369.

[8] 张宇, 王朝晖. 等, 附子与炙甘草和生甘草配伍其水煎液中乌头碱类生物碱溶出率的比较 [J]. 佳木斯医学院学报, 1996. 19 (2): 45-46.

[9] 张宇, 陈丽艳, 等. 四逆汤口服液中附子与甘草配伍前后有效成分变化 [J]. 佳木斯医学院学报, 1996, 19 (1): 27-29.

[10] 裴妙荣, 王世民. 四逆汤中甘草对附子解毒作用的相关性分析 [J]. 中国中药杂志, 1996, 21 (1): 50-52.

[11] 张帆, 葛亮, 等. 麻黄附子甘草汤的不同配伍方式对其毒性成分的影响 [J]. 中国实验方剂学杂志, 2011, 17 (6): 83-85.

[12] 张宇燕, 杨洁红. 甘草中甘草苷的测定及与附子配伍前后含量的变化 [J]. 中华中医药学刊, 2008, 26 (7): 1493-1495.

第九章 附子的控毒研究

［13］刘鹏，罗丽．甘草与附子配伍后甘草黄酮含量变化的测定［J］．浙江中西医结合杂志，2008，18（10）：608-610．

［14］王颖．附子配伍甘草对甘草总皂苷的影响［J］．成都中医药大学学报，2010，33（2）：7-8．

［15］虞巧英．附子与甘草配伍前后含量的变化［J］．海峡药学，2010，22（3）：86-87．

［16］陈儒燕．附子配伍甘草的物质基础研究［D］．成都：成都中医药大学，2008．

［17］杨明，刘小彬，黄庆德．附子甘草配伍减毒增效机理探析［J］．国医国药，2003，14（4）：197-198．

［18］陈长勋，徐姗．甘草、干姜与附子配伍减毒的物质基础与作用环节研究进展［J］．中药新药与临床药理，2006，17（6）：472-473．

［19］马鸿雁，刘小彬，李楠，等．乌头碱和甘草酸作用的研究［J］．时珍国医国药，2006，17（2）：208-209．

［20］张硕峰．附子中三种双酯型生物碱的心脏毒效关系及甘草苷的干预作用［D］．北京：北京中医药大学，2007．

［21］王律韵，杨洁红，张宇燕．附子与甘草配伍减毒增效的物质基础初探［J］．中国中医急症，2011，20（2）：248-250．

［22］胡小鹰，彭国平，陈汝炎．甘草拮抗附子心律失常毒性的机理研究［J］．南京中医药大学学报，1996，12（5）：23-24．

［23］沈红，朱玲英，姚楠，等．甘草与附子配伍对乌头碱、新乌头碱次乌头碱大鼠药动学的影响［J］．中药材，2011，34（6）：937-942．

［24］章津铭，傅超美，秦素红，等．LC-MS/MS比较研究附子配伍甘草对大鼠体内次乌头碱药动学影响［J］．世界科学技术·中医药现代化，2011，13（6）：1048-1052．

［25］唐立中．附子甘草配伍的药代动力学实验观察［J］．山东医药，2006，46（10）：64．

[26] Wang Y, Wang S, Liu Y, et al. Characterization of metabolites and cytochrome P450 isoforms involved in the microsomal metabolism of aconitine [J]. J Chromatogr B, 2006, 844 (2): 292.

[27] 潘英伟,袁冬平,陈卫平,等. 以 HPLC 法测定附子甘草配伍对丙咪嗪血药浓度的影响 [J]. 辽宁中医杂志, 2009, 36 (1): 102 - 103.

[28] 中华中医药学会中药实验药理分会. 中华中医药学会中药实验药理分会第八届学术会议论文摘要汇编 [C]. 1990.

[29] 王曦烨,皮子凤,宋凤瑞,等. "甘草附子汤"和"术附汤"肠内生物转化的电喷雾质谱研究 [J]. 化学学报, 2010, 69: 1368 - 1374.

[30] 张广平,朱丽君,周娟,等. 附子配伍甘草对 CYP3A4 体内活性的影响研究 [J]. 中国中药杂志, 2012, 37 (15): 2006 - 2009.

[31] 徐建东,王洪泉,姜翠敏. 大黄对附子解毒作用的相关性分析 [J]. 上海中医药杂志, 1999, (3): 7 - 9.

[32] 徐建东,王洪泉,张文英,等. 大黄附子汤中诸药的不同组合及煎法对乌头碱含量的影响 [J]. 中国药房, 2003, 14 (10): 634 - 635.

[33] 段秀俊,裴妙荣,裴香萍. 酸碱对药大黄与附子在大黄附子汤中配伍的化学研究 [J]. 中国中药杂志, 2009, 34 (17): 2167 - 2171.

[34] 叶强. 附子配伍大黄调控物质基础研究 [D]. 成都:成都中医药大学, 2008.

[35] 蔡徐骄. 附子配伍大黄减毒增效物质基础初步研究 [D]. 成都:成都中医药大学, 2007.

[36] 周静波. 附子配伍甘草、大黄、干姜调控药性物质基础研究 [D]. 成都:成都中医药大学, 2009.

[37] 丁国明,唐迎雪. 木通对附子解毒作用的初步观察 [J]. 中国中药杂志, 1992, 17 (5): 510 - 512.

[38] 杜晟南,史会杰,吴琪,等. 附子及其三种常见药配伍对关

木通所致慢性肾病的影响 [J]. 亚太传统医药, 2012, 8 (6): 23-26.

[39] 吕立勋, 赵琳琳, 李小娜. 附子与干姜、甘草配伍使用后乌头碱含量的变化研究 [J]. 现代中西医结合杂志, 2010, 19 (10): 1250-1251.

[40] 李佰玲. 附子与甘草干姜配伍使用后乌头碱含量的变化研究 [J]. 光明中医, 2012, 27 (7): 1312-1313.

[41] 刘永新. 附子与干姜、甘草配伍乌头碱含量的变化 [J]. 中国中医药现代远程教育, 2011, 9 (24): 60.

[42] 陈佳江, 熊敏, 周静波, 等. 附子配伍干姜对附子总生物碱含量的影响 [J]. 成都中医药大学学报, 2010, 33 (2): 1-3.

[43] 李丛菊. 附子与干姜配伍的物质基础研究 [D]. 成都: 成都中医药大学, 2008.

[44] 黄齐慧, 成明建, 宋文霞. 附子与干姜配伍前后乌头碱煎出量测定 [J]. 黑龙江医药, 2004, 17 (5): 326-327.

[45] 徐姗, 陈长勋, 高建平. 干姜与附子配伍减毒的物质基础探讨 [J]. 时珍国医国药, 2006, 17 (4): 519-520.

[46] 陈道群, 陈松. 用乌附须配生姜 [J]. 浙江中医杂志, 1993, 28 (2): 89.

[47] 陶长戈. 附子干姜组分配伍的胃肠吸收动力学研究 [D]. 成都: 成都中医药大学, 2001.

[48] 马增春, 周思思, 梁乾德, 等. 基于UPLC-TOF/MS分析人参附子配伍减毒的物质基础 [J]. 时珍国医国药, 2012, 23 (6): 1004-1006.

[49] 许庆轩, 王勇, 宋凤瑞, 等. 八味地黄汤各药味对附子生物碱影响的电喷雾质谱研究 [J]. 中草药, 2005, 36 (4): 519-522.

[50] 曹兰秀, 邓中甲, 文跃强. 细辛附子配伍的毒量药物动力学参数估测 [J]. 陕西中医, 2009, 30 (7): 895-897.

[51] 贾波, 石含秀, 韩林, 等. 细辛配伍附子含药血清对大鼠心肌细胞 [J]. 钠通道的影响, 中国现代中药, 2009, 11 (10): 30-33.

(中国中医科学院中药研究所 叶祖光、张广平)
(中药复方新药开发国家工程研究中心 翟建英、张思玉)

第十章 附子临床应用

附子始载于《神农本草经》，列为下品，味辛、甘，性大热，有毒。归心、肾、脾经。气雄行散，可升可降，走而不守，通上达下，行表彻里，补火助阳，温通诸经，乃治阳虚诸证及寒凝痛证之要药，尤能救治亡阳重证，拯生命于垂危。诸家本草皆谓附子"有毒"，其毒的含义，概言之有二：一指附子辛热燥烈之偏性，易助火生热伤阴耗液；二指其毒烈猛峻，使用不当可致中毒甚或死亡。因此，如何通过合理配伍，以削减附子毒性，充分发挥其特长，"化害为利"，对保证临床用药安全、提高疗效有重要意义，所谓"用药有利有弊，用方有利无弊"。历代医家在长期的临床实践中，对附子的配伍应用积累了丰富的经验，现总结如下。

一、附子在古代方剂中的应用规律研究

1. 历代文献研究

（1）汉代：温阳救逆散寒凝，减毒增效法度明。

早在汉代，附子即被用治多种病证。《神农本草经》将其列为"大毒"的下品，言其"味辛，温，主风寒咳逆邪气，

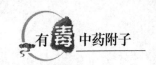

温中，金疮，破癥坚积聚，血瘕，寒湿痿躄，拘挛膝痛不能行步。"并在该书的"序例"中提出有毒中药配伍的基本原则，曰："若有毒宜制，可用相畏、相杀者，不尔，勿合用也。"

古今医家善用附子者当首推汉代医圣张仲景，其精当的配伍，圆活的机法一直为后世医家之临床指南。《伤寒论》与《金匮要略》含附子者有30余方，用于阳衰厥逆、寒湿痹证、寒凝胸痹、阳虚水泛、里寒泄泻、冷积便秘、寒疝腹痛、脏寒蛔厥，以及头痛、便血、产后中风、伤寒等属元阳不足者。《伤寒论》中对于附子的应用遍及六经病各篇，涉及条文30余条。含附子方剂22首，其中19方为原方配伍，另有3方为加减用药（即小青龙汤、四逆散、理中丸）；含附子的方剂共用药26味，药对25个，主要配伍组合有人参配附子，功能温阳补气，回阳固脱，方如四逆加人参汤、茯苓四逆汤；白术配附子，功能温散寒湿，方如真武汤、附子汤；白芍配附子，功能扶阳益阴，方如真武汤；生姜配附子，功能温阳利水，方如真武汤；干姜配附子，功能回阳救逆，方如四逆汤、通脉四逆汤、白通汤、四逆加人参汤等；麻黄配附子，功能助阳温经解表，方如麻黄附子细辛汤；甘草配附子，功能温阳解毒，方如四逆汤、四逆加人参汤等；细辛配附子，功能逐寒祛痛，如大黄附子汤；黄连配附子，功能扶阳泄热，方如附子泻心汤。《金匮要略》中论及附子的内容散见于八篇之中，含附子的方剂21首，条目19条，常用的配伍组合有配伍干姜以回阳救逆，方如四逆汤等；配伍桂枝，以温补肾阳，鼓舞肾气，共奏"益火之源，以消阴翳"之功，方如肾气丸（肾气丸中桂枝，后世多易肉桂）；配伍桂枝以温经通阳，祛风除湿。方如桂枝附子汤、桂枝芍药知母汤等；配伍白术，温阳除湿，以治痹痛，方如白术附子汤；配伍桂枝、白术，行表里，助阳化湿，止痹痛，方如甘草附子汤；配伍乌头、蜀椒、干姜以逐寒止痛，方如乌头赤石脂方；配薏苡仁以行温里散寒，有除湿宣痹之效，方如薏苡附子散；配半夏共奏温中止痛、散寒降逆之功，方如附子粳米汤；配麻黄、细辛则有温发里阳、通彻表里之能，使阳气通行，阴凝解散，水饮自清，方如桂枝去芍药加麻黄细辛附子汤；配大黄，寒温并用，相反相成，方如大黄附子汤；配麻黄以温经发汗，方如麻黄附子汤。后世诸医家对附子的配伍有了许多发展，但无不源于仲景之法。

附子的临证适用范围，从《伤寒论》可以归纳出六个方面，即用于阳虚外感风寒之表里同病，如桂枝加附子汤、麻黄附子细辛汤、麻黄附子甘草汤；用于阳衰阴盛证，如四逆汤、四逆加人参汤；用于阳虚水泛证，如真武汤；用于阴阳两虚证，如芍药甘草附子汤；用于阳虚兼痞证，如附子泻心汤；用于风湿病证，如桂枝附子汤、甘草附子汤。而在《金匮要略》中，附子则主要用于：益火补土，温运脾阳，如温脾摄血之黄土汤；辛散温通，祛瘀消痈，如薏苡附子败酱散；温助心阳，通痹止痛，如薏苡附子散和乌头赤石脂丸；温助肾阳，化气利水，如肾气丸、麻黄附子汤；散寒除湿，温经止痛，如桂枝附子汤；温里散寒，回阳救逆，如四逆汤。

《伤寒论》与《金匮要略》中含附子方剂（除去重复者）37首，与附子配伍最多的当属甘草，其次为人参、干姜、芍药或大黄等。后世历代医家的临床实践和现代实验研究证明，上述药物配伍正是附子减毒或增效的精妙组合。

(2) 魏晋至唐：散寒止痛壮元阳，首创减毒配伍方。

魏晋南北朝时期，世医对附子的应用，既遵前人之说，又有所发展，尤其对附子配伍解毒尤为重视。梁代陶弘景《本草经集注》中载其可"堕胎，为百药长"，告诫孕妇要慎用。更有意义的是，该书首载与附子相使、相恶、相畏的药物，谓："地胆为之使，恶蜈蚣，畏防风、黑豆、甘草、黄芪、人参、乌韭。"指出防风、黑豆、甘草、黄芪、人参、乌韭可制其毒。在配伍方面，首次提出"俗方动用附子，皆须甘草，或人参、干姜相配者，正以制其毒故也。"可见在晋唐之前，临床就已逐渐将人参、甘草、干姜、防风、黑豆、甘草、黄芪、人参、乌韭等与附子配伍，以制附子之毒。此时期各医家对附子的应用，如《医心方》载四顺汤，以附子、干姜、人参、甘草各二两，水六升，煮取三升半，分为三服；若下不止，加龙骨一两；腹痛甚，加当归二两；治霍乱吐下，腹痛干呕，手足冷不止。《肘后备急方》治心肺伤动冷痛方，以炮附子二两，干姜一两，研末，蜜和为丸，如梧子大，每服四丸，日三服。治心腹相连常胀痛方，以附子、细辛、人参各二分，吴茱萸一合，干姜四分，捣筛，蜜丸如梧子大，每服五丸，日三服。治风寒湿痹，骨节疼烦不得屈伸，近之则痛，短气自汗出，或欲肿者，以附子二两，桂四两，白术三两，甘草二两，水六升，煮取三升，分三服，汗出愈。治肾气虚衰，腰脊疼痛，或当风卧湿，为冷所中，不速治，流入腿膝，为偏枯冷痹缓弱，用炮附子一枚（大者），独活四分，杜仲、茯苓、桂心各八分，牛膝、秦艽、防风、芎䓖、芍药六分，细辛五分，干地黄十分，以水九升，煮取三升，空腹，分三服。治诸腰痛，或肾虚冷，腰疼痛，用阴萎方，以附子四分，巴戟天、杜仲、牛膝、干漆（熬烟绝）各十二分，桂心、狗脊、独活各八分，五加皮、山茱萸、干薯蓣各十分，防风六分，炼蜜丸如梧子大，空腹酒下二十丸，日二服，加减以知为度。蛇衔膏，治痈肿，金疮瘀血，产后血积，耳目诸病，用蛇衔、大黄、附子、当归、芍药、细辛、黄芩、蜀椒、莽草、独活各一两，薤白十四茎，上药以苦酒淹渍一宿，猪脂三斤，合煎于七星火上，各沸，绞去滓，温酒服如弹丸一枚，日再。病在外，摩敷之，耳以绵裹塞之。目病，如黍米注眦中。另载解中附子、乌头毒之法，谓："以大豆汁、远志汁，并可解之。"《深师方》补肾方（见《外台秘要》卷十七），用炮附子一两，磁石、生姜、防风、桂心、五味子、玄参各二两，炙甘草一两，牡丹皮三两，大豆二十四枚，以水一斗二升，先于铜器中扬三百遍，煮药，取六升，去滓，更煎取二升八合，分三次服。主治肾气不足，心中悒悒而乱，目视茫茫，心悬少气，阳气不足，耳聋，目前如星火，一身悉痒，骨中痛，少腹拘急，乏气咽干，唾如胶，颜色黑。《刘涓子鬼遗方》卷四附子汤，以炮附子三分，当归、人参、黄连、炙甘草各一两，干姜、桂心、芍药各二两，蜀椒半分。以水五升，煮取一升五合，去滓，分温三服，功能温补脾胃，散寒止泻，主治脾胃虚寒之泄泻。《刘涓子鬼遗方·附录》托毒散，用大附子一枚，当归、麻黄、甘草、桂枝、川芎、羌活、石韦、龙胆草各半两。为细末。每服二钱，水一盏，加生姜二片，盐少许，同煎至六分，空心、日午、夜卧通口服。主治痈疽不问气毒、风毒，一切毒气所结，初起高肿，发疼不定，喘息气粗。安神散，人参、茯苓、炙甘草、枳壳、炮附子、白姜、山药、陈皮各一两，上为末。每服一钱，水一盏，加生姜三片，大枣一个，煎至七分，通口服。功能调气，顺营卫。主治诸色疮肿。《梅师集验方》补脾丸（见《外台秘要》卷二十五），炮附子、蜀椒各一两，桂心、赤石脂、黄连、人参、干姜、茯苓大麦蘖、陈面（炒）、石斛、当归各二两，钟乳三两（研），上为末，炼蜜为丸，如梧桐子大，每服十丸，酒送下，一日三次，稍稍加之。主治脾滑，胃虚弱，泄下不禁，饮食不消，雷鸣绞痛。《删繁方》附子汤（见《外台秘要》卷十六），炮附子、炙甘草各二两，宿姜、半夏各四两，大枣二十枚，白术三两，仓米半升，以水斗，煮取三升，去滓，分为三服。主治肺虚劳损，腹中寒鸣切痛，胸胁逆满气喘。附子塞虫孔丸（见《外台秘要》卷二十二），炮附子一枚，为末，以蜡和之为丸，准齿虫孔大小纳之，取愈止。主治齲齿。

唐代，对本药的配伍应用亦不乏创见，如《备急千金要方》卷十五所载温脾汤，以附子一枚，大黄四两（后入），干姜、人参、甘草各二两，水煎服。功能温补脾阳，攻下冷积。主治阳虚冷积证，大便秘结，或久痢赤白，腹痛，手足不温，苔白，脉沉弦。与《金匮要略》之大黄附子汤均寓攻下于温散之中，但本方偏于温阳补虚，治虚冷便秘；而后者为温阳散寒，治冷积实证者。孙氏以本方基础，增损药物而扩展出的方剂尚有卷十三"心腹痛门"之温脾汤，较本方多芒硝、当归，用于治疗阳虚冷积之便秘腹痛，脐下绞结，绕脐不止；卷十五"冷痢门"之温脾汤，较本方多桂心而无甘草，用于治疗积久冷热，赤白痢者；卷七附子汤，附子三枚，芍药、桂心、甘草、茯苓、人参各三两,白术四两,以水八升,煮取三升,分三服,主治风寒湿痹,身体疼痛如欲折,肉如锥刺。《千金方衍义》曰:"南阳太阳例中,甘草附子汤本治风湿相搏,骨节烦疼掣痛,《千金》借治湿痹缓风,可谓当矣。又恐辛温太过,津随汗泄,更合少阴例中附子汤,取人参固气,芍药敛津,茯苓渗湿,并助桂、附之雄,庶无风去湿不去、虚风复入之患矣。"卷十五附子汤,用附子一枚,龙骨、甘草、芍药、干姜、黄连各一两,石榴皮一具,阿胶二两,黄芩半两,粳米三合,以水八升,煮取三升,分三服,主治暴下积日不住及久痢。《千金方衍义》谓:"暴痢势剧,火迫之象,日久不止,热烁津枯,不独下多亡阴,而真阳亦已告匮,故于驻车丸中除去当归之行血,掺入芍药辅阿胶以滋耗竭之真阴,附子助干姜以扶伤残之虚阳。"同卷附子八物汤(名见《三因极一病证方论》卷三),以附子、干姜、芍药、茯苓、人参、甘草、桂心各三两,白术四两(一方去桂,用干地黄二两),以水八升,煮取三升,每日三服,主治风寒湿痹,四肢关节痛不可忍,以及疮疡阳气脱陷,畏寒吐泻,四肢厥逆。卷二十附子粳米汤,用附子一枚,粳米五合,半夏半升,干姜、甘草各一两,大枣十枚,以水八升,煮药至米熟,去滓,分三次,主治霍乱四逆,吐少呕多者。《外台秘要》卷二十五引许仁则方名附子五味散,用炮附子、细辛、白术各五两,干姜四两,神曲一升,上为散,初服一方寸匕,稍稍加至二三匕,以饮送下,一日两次,主治水谷痢,痢无期度,食不消化,腹痛,每过冷便发。

(3)宋金元时期:散风通痹除寒湿,阳虚脱陷风冷宜。

至宋代,附子的应用范围较前朝明显扩大,所创新方更

多。如《证类本草》中描述附子的主治病证有 36 个，其中新增 20 个，包括耳聋，喉痹，风疹，疔疮肿甚，偏风半身不遂，冷癖疰，口噤卒不开，卒忤，呕逆翻胃，久患口疮，热病（吐下水及下利，身冷脉微，发躁不止），元脏伤冷，脚气连腿肿满、久不瘥，大泻霍乱不止，眼暴赤肿（磣痛不得开，又泪出不止），耳聋风、牙关急不得开，阴盛格阳伤寒，头痛，头风。常配伍酒、醋、盐、葱、姜、枣、蜜、茶、绿豆等。临床用方如《太平圣惠方》附子丸，以炮附子、蛇床子、钟乳粉、菟丝子各二两，鹿茸一两，上为末，炼蜜为丸，如梧桐子大，每服三十丸，空心及晚食前以温酒送下，主治肾脏衰弱绝阳，手足多冷。正阳散，以炮附子一两，炙皂角半两，炮姜、炙甘草各三钱，麝香（另研）一钱，为粗末，水煎和滓热服，主治阴毒伤寒，面青，张口出气，身不热，只额上有汗，烦渴不止，舌黑多睡，四肢俱冷等真阳衰败之证。卷四附子丸，炮附子、炮川乌头各三分，川椒、当归各半两，桂心一两，荜澄茄、赤石脂、木香各三分，茴香子一两，上为末，炼蜜为丸，如梧桐子大，每服二十丸，以温酒送下，不拘时候，主治小肠虚冷气，小腹疼痛不可忍。卷五附子丸，炮附子一两，桂心半分，厚朴二两，炙甘草一分，当归三分，炒小麦曲二两，川椒半两，上为末，炼蜜为丸，如梧桐子大，每服二十丸，以生姜、大枣汤送下，不拘时候，主治脾胃气虚弱，肌体羸瘦，不能饮食，食不消化。卷九霹雳散，用炮附子 1 枚，研末，蜜水调下，治阴盛格阳，燥热而欲饮水者，是取其破阴散寒，引火归原之功。卷二十六之附子丸，以炮附子、肉苁蓉各二两，黄芪、肉桂各一两半，补骨脂、鹿茸、杜仲、五味子、牛膝、薯蓣、山茱萸、酸枣仁、柏子仁各一两，川芎三分，上为末，炼蜜为丸，如梧桐子大，每服三十丸，空心及晚食前以温酒送下，主治骨极，肢节酸疼，脚胫无力，两耳虚鸣。卷三十附子丸，炮附子半斤，肉苁蓉、补骨脂、石斛各四两，上为末，炼蜜为丸，如梧桐子大。每服三十丸，食前以温酒送下，主治虚劳膝冷。卷六十七桂附散，炮附子、桂心、白僵蚕、蒲黄、茅根、古铜末、当归各一两，上为细散，每服二钱，以温酒调下，主治跌仆折伤，筋骨伤损疼痛。《太平惠民和剂局方》卷三四柱散，炮附子、木香各一两，白茯苓、人参各半两，上锉，如麻豆大，每服三钱，加生姜二片，大枣二枚，葱白二寸，水煎去滓，早、晚各一服，功能调顺经络，生精补气，强力益志，主治脏气虚弱或元脏气虚，真阳衰败，两耳常鸣，脐腹冷痛，头旋目晕，四肢怠倦，小便滑数，泄泻不止。卷五附子理中丸，附子、人参、炮干姜、炙甘草、白术各三两，上为细末，炼蜜为丸，每两作十丸，每服一丸，以水一盏化破，煎至七分，空心、食前稍热服，主治脾胃冷弱，心腹绞痛，呕吐泄利，霍乱转筋，体冷微汗，手足厥寒，心下逆满，腹中雷鸣，呕哕不止，饮食不进，及一切沉寒痼冷。醒风汤，附子、独活、炒全蝎各二两，天南星八两，防风四两，甘草二两，为粗末，每服四钱，加生姜5片，水煎服，主治中风痰厥，手足抽搐，半身不遂，以及历节痛风，筋脉挛急等。《鸡峰普济方》卷七附子鹿茸煎，鹿茸、破故纸、山药各二两，附子、牛膝、泽泻、熟地黄、山茱萸、茯神、巴戟、赤石脂各一两，苁蓉四两，肉桂一两半，五味子半两，菟丝子、杜仲各三两，麝香一钱，上为细末，炼蜜为丸，如梧桐子大，每服三

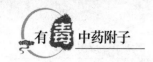

十丸,空心温酒送下,主治肝肾气虚,肢体疼痛。卷十附子地黄散,附子、干姜、肉桂、黄芪、龙骨、乌贼骨、白术、牡蛎、生干地黄各二两,白芍药一两,上为细末,每服二钱,空心米饮调下,主治虚劳吐血、下血、衄血、崩血、漏血。《圣济总录》卷九十一补益附子丸,炮附子、龙骨、牛膝、肉苁蓉、巴戟天各等分。上为末,炼蜜为丸,如梧桐子大,每服二十丸,空腹、日午温酒盐汤任下,以知为度,主治虚劳漏精。卷十一七附子涂脚方,生附子一枚,为末,以姜汁和匀,摊脚心,主治虚火口疮,是用其引火归原之功。卷五十一补肾汤,以煅磁石一两,炮附子、五味子、防风、黄芪、牡丹皮、肉桂、炙甘草、桃仁各二两,上为粗末如麻豆大,每服五钱匕,以水一盏半,加生姜半分,煎取八分,去滓,空心顿服,主治肾虚怔悸恍惚,眼花耳聋,肢节疼痛,皮肤瘙痒,小腹拘急,面色常黑,黄疸消渴。卷七十四附子丸,炮附子一两,炙甘草二两,上为末,炼蜜为丸,如梧桐子大,每服二十丸,空心生姜汤送下,一日二次,主治寒湿濡泻,久不愈。卷七十九附子散,炮附子、炮干姜、川椒各半两,炙甘草三分,白术二分,黄芪三分,赤石脂二两,上为细散,每服二钱,以粥饮调下,一日三四次,主治产后脓血痢,日夜数十行,疼痛不止。卷七十四附子丸,附子、乌梅肉(炒干)各一两,炮干姜一两半,炒黄连二两,上为末,炼蜜为丸,如梧桐子大,每服十五丸,空心米饮送下,日晚再服,主治洞泄寒中,注下水谷,或痢赤白,食入即吐,食物不消。卷一五二附子丸,附子、硫黄(研)、炮干姜、赤石脂各一两,上为末,醋煮面糊为丸,如梧桐子大,每服二十至三十丸,空心热米饮送下,主治妇人经血不止，并下五色，脐腹痛。卷一六三附子丸，附子、人参、当归、熟干地黄、肉桂、延胡索、威灵仙各一两，上为末，炼蜜为丸，如弹子大，每服一丸，细嚼，温酒送下，胡桃茶亦得，不拘时候，主治产后腰痛不可忍。卷九十一补益附子丸，附子、龙骨、牛膝、肉苁蓉、巴戟天各等分，上为末，炼蜜为丸，如梧桐子大，每服二十丸，空心、日午温酒盐汤任下，以知为度，主治虚劳漏精。卷八附子汤，附子、肉桂、白术各二两，炙甘草一两，上为粗末，每服三钱匕，水一盏，加大枣二枚，生姜三片，同煎至七分，去滓，稍热服，不拘时候。如有汗出为效，主治中风，四肢挛急，不得屈伸，身体沉重，行步艰难，骨节烦疼。卷十附子汤，附子一两半，黄芪四两，炙甘草半两，麻黄六两，防风半两，小黑豆一两，上锉，如麻豆大，每服三钱匕，加生姜三片，大枣一枚，水煎，去滓温服，日三次，夜一次，主治历节风。卷八十九附子木瓜丸，制附子（重半两者）十枚，牛膝六两，羌活四两，茴香子、青橘皮、巴戟天各二两，木瓜六两（蒸软，用新沙盆研成膏，和前药，如干，加薄面糊少许），上七味，六味为末，以木瓜膏为丸，如梧桐子大，每服二十至三十丸，空心、食前盐汤送下，中病即止，不必常服，主治下元久虚，腰膝无力，步履甚艰，或发疼痛，饮食进退，久服诸药未成痊效者。卷四十一附子茯苓汤，附子七枚，赤茯苓三两，槟榔二十四枚，姜五两，陈橘皮、肉桂各三两，桔梗、白术各四两，吴茱萸一两。上锉，如麻豆大。每服三钱匕，水一盏，煎至七分，去滓，空心、食前温服，一日三次，主治肝气受寒，胁下胀满，痛引少腹。卷四十四附子汤，附子、人参各等分，上锉，如麻豆大，每服二钱

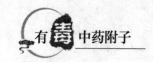

匕,加大枣二枚,生姜三片,水煎去滓,食前温服,主治脾阳虚证。卷九十二附子赤石脂丸,附子、煅赤石脂、巴戟天、补骨脂各半两,茴香子、益智仁各一两,上为末,酒煮面糊为丸,如梧桐子大,每服二十丸,食前盐汤送下,主治虚劳,下元冷弱,膀胱气寒,小便数。《幼幼新书》卷九引郑愈方安心丸,炮附子一两、全蝎半两,为末,面糊为丸,如黄米大,朱砂为衣,每服二十丸,米饮送下,主治小儿慢惊。《扁鹊心书》附子半夏汤,川附子、生姜各一两,半夏、陈皮(去白)各二两,上为末,每服七钱,加生姜七片,水煎服,主治胃虚冷痰上攻,头目眩晕,眼昏呕吐等证。《普济本事方》卷四实脾散,大炮附子一个,草果、炮干姜各二两,炙甘草一两,大腹(连皮)六个,木瓜一个(去瓤),用水于砂器内同煮至水存半,劈开干姜,心内不白为度,不得全令水干,恐近底焦,取出,锉,焙为末,每服二钱,空心、日午用沸汤点服,主治脾元虚,浮肿。《类证普济本事方释义》谓:"此温通之方也。大附子气味咸辛大热,入手足少阴;草果气味辛温,入足太阴;干姜气味辛温,入手足太阴;甘草气味甘平,入足太阴;大腹皮气味苦辛温,入手足太阴,能下气利温;木瓜气味酸平,入手足太阴。此脾元虚弱,不能运湿,致面浮足肿,非辛温通阳,则脾阳不能振也。"《洪氏集验方》卷三安肾丸,炮附子、牡丹皮、金钗石斛、破故纸、山药、肉桂、白蒺藜、白茯苓、泽泻、萆薢、白术各半两,熟干地黄、巴戟天、肉苁蓉各一两,上为细末,炼蜜为丸,如梧桐子大,每服三十至四十丸,食前、空心以温酒或盐汤送下,主治元气怯弱,筋骨无力,或时疼痛。卷四附牛丸,附子半两、炒黑牵牛,上为细

第十章 附子临床应用

末,酒煮面糊为丸,如梧桐子大,每服三十丸,空心温酒送下,如半边腰疼,只用黑牵牛瓦上焙干一半,附子炮一半,余一半生用,不去皮,共为末,如前法服,主治跌打闪挫,腰痛不可忍者。《杨氏家藏方》卷九附子鹿角霜丸,鹿角霜(为末)二十两,炮附子、杜仲、青盐、山药、煅阳起石、鹿角胶各二两,用好酒二升,慢火熬,先下鹿角胶,次逐味下,不住手搅,可丸即丸,如梧桐子大,每服五十丸,空心食前温酒、盐汤任下,功能涩精养神,益阴助阳,主治小便频数,遗泄诸疾。《易简方》三生饮,生附半两,南星一两,川乌半两,木香一分,为粗末,每服半两,加生姜十片,水煎,去滓温服。主治寒痰壅于经络,卒中不知人事,痰涎壅盛,语言謇涩,或口眼㖞斜,或半身不遂。《明医杂著》薛己按称:"三生饮乃行经络、治寒痰之药,有斩关夺旗之功。"附子补中汤,附子、橘红、茯苓各一两,人参、干姜、白术、甘草各二两,上为粗末,每服四钱,水一盏半,煎至六分,食前热服,主治溏泄不已。附子养气汤,炮附子三两,人参、白术、白茯苓各一两,木香半两,每服四钱,水一盏,加生姜七片,大枣二枚,煎至七分,去滓,空心服,功能壮脾养气,止呕进食,主治久病方愈,上气急满,痰唾稠黏,以及元脏气虚,真阳耗散,两耳常鸣,脐腹冷痛,头眩目晕,四肢倦怠,小便滑数,泄泻不止。《外科精要》卷下神效桂附丸,炮附子、桂心、厚朴(姜制)、炙粉草、炒白术各一两,木香一钱,乳香(另研)二钱,上为末,炼蜜为丸,如梧桐子大,每服二三十丸,空心米汤送下,主治阳气虚,冷漏诸疮。《是斋百一选方》卷六诃子四柱散,炮附子、人参、白茯苓各一两,木香、煨诃子皮各半两,上为细末,每服二钱,加大枣一个、生姜二片,煎至六分服,主治脏腑虚怯,本气衰弱,脾胃不快,不进饮食,时加泄痢,昼夜不息。《魏氏家藏方》卷一附子细辛汤,附子半两,细辛、川芎各一两,麻黄二钱半,上为粗末,每服五钱,加生姜三片,水一盏半,煎至七分,去滓服,主治头痛连脑户或额间与目相连,欲得热物熨者。卷二引陆仲安方附子升降汤,附子、天南星、橘红、炙甘草、肉桂、吴茱萸各一两半,炒白术、白芍药、半夏、白茯苓各三两,木香一钱,上为粗末,每服四钱,水一盏半,加生姜五片,煎至七分,去滓服,不拘时候,主治寒痰咳嗽。卷四附子鹿角煎,将鹿角寸截,破之,用河水浸七日,净洗,每斤用杜仲半斤,同入瓷瓶内,贮水,以文武火煮三日,水耗则添,鹿角软去杜仲,将角焙干为细末,每用鹿角四两,入炮附子一两,共为末,以所煮角胶为丸,如梧桐子大,每服三五十丸,空心温酒、盐汤送下,功能填精髓,补不足。同卷芪附汤,炮附子二钱,黄芪一钱,为粗末,每服三钱,加生姜三片,大枣一枚,水煎服,治阳虚自汗,盗汗。卷六引王吉卿方至效十精丹,炮附子、人参、沉香、鹿茸、朱砂(别研)、琥珀(别研)、炒酸枣仁、当归、菟丝子、柏子仁(同酸枣仁别研)各等分,上为细末,枣肉为丸,如梧桐子大,每服三十丸,空心枣汤或温酒送下,日午、临卧服,功能安神定志,补养精血,主治梦寐不安,睡多盗汗,体发潮热,小便白浊。卷七附子赤石脂丸,炮附子二两,赤石脂一两,上为末,醋煮面糊为丸,如梧桐子大,每服五十丸,食前温米饮送下,主治老人、虚人肠胃虚寒,洞泄不禁。《严氏济生方》豆附丸,以炮附子、煨肉豆蔻、高良姜、煨诃子、炮干姜、煅赤石脂、煅阳起石、生龙骨、白矾（枯）各二两，白茯苓、桂心、细辛各一两，为细末，酒煮面糊为丸，如梧桐子大，每服七十丸，空心、食前米饮送下，主治久虚下寒，泄泻不止，肠滑不禁，日夜无度，全不进食，以及一切虚寒泄泻困乏。由《金匮》肾气丸衍化而成的加味肾气丸，用炮附子二枚，白茯苓、泽泻、山茱萸、山药、车前子、牡丹皮各一两，官桂、川牛膝、熟地黄各半两，上为细末，炼蜜为丸，如梧桐子大，每服七十丸，空心米饮送下，功能温肾化气，利水消肿，主治肾虚腰重，面色黧黑，体瘦膝软，足冷脚肿，小便不利，舌淡苔白，脉沉迟。由《伤寒论》真武汤衍化而成的实脾散，以炮附子、干姜、茯苓、白术、厚朴、木瓜、木香、草果仁、槟榔各一两，炙甘草半两，为粗末，每服四钱，加生姜五片，大枣一枚，水煎服，功能温阳健脾，温阳利水，主治脾肾阳虚水肿，症见腰以下肿甚，胸腹胀满，身重食少，手足不温，口不渴，小便微短少，大便溏薄，舌淡苔白腻，脉沉迟。《朱氏集验方》卷一附子大独活汤，药用白姜、人参、肉桂、干葛、北芍药、当归各九两，川独活十六两，大附子九枚，防风、甘草各十二两，上为粗末，每服三钱，水两盏，煎至一盏，去滓温服，主治男子、妇人体虚中风，半身不遂，左瘫右痪，口眼㖞斜，经脉挛缩，足膝软弱，四肢酷冷，肌肉麻痹，骨间冷疼，行步艰难，及风湿相搏，关节酸痛，自汗恶风，颈项拘急，面目浮肿，兼疗八风、五痹，久患头风，每遇阴雨发则头疼，项强筋紧，头晕憎寒，呕吐不食，发渴不已，一切风气，虚损不足。《济生续方》参附汤（见《医方类聚》卷一五〇），以人参半两、炮附子一两，为粗末，分作三

服,加生姜十片,水煎去滓,食前温服,功能回阳、益气,固脱,用治元气大亏,阳气暴脱,汗出厥逆,喘促脉微之证,确有挽救危亡之功。

金元时期,对附子的认识与应用,可谓百家争鸣,见仁见智。张元素《珍珠囊》谓附子"温暖脾胃,除脾湿肾寒,补下焦之阳虚",《医学启源》谓附子"亦能除肾中寒甚,以白术为佐,谓之术附汤,除寒湿之圣药也"。李杲言能"除脏腑沉寒,三阳厥逆,湿淫腹痛,胃寒蛔动,治经闭,补虚散壅。"(引自《本草纲目》)朱震亨谓:"气虚热甚者,宜少用附子以行参、芪,肥人多湿,亦宜少加乌、附行经。仲景八味丸用为少阴向导,其补自是地黄,后世因以附子为补药,误矣。附子走而不守,取其健悍走下之性,以行地黄之滞,可致远尔。"(引自《本草纲目》)王好古《汤液本草》认为附子"气热,味大辛,纯阳。辛、甘,温,大热,有大毒。通行诸经引用药。入手少阳经三焦,命门之剂,性走而不守,浮中沉无所不至,为阳中之阳,故行而不止,非若干姜止而不行也"。配伍应用方面,《宣明论方》卷十二丁香附子散,用附子一两,母丁香四十九个,生姜半斤(取自然汁半碗),附子钻孔四十九,以丁香填孔内,将生姜汁用文武火熬尽,又用大萝卜一个,取一穴子,入附子又填内,将萝卜盖之,又用文武桑柴火烧香熟为度,取出,切附子作片子,焙干,捣为细末,每服一钱,米汤一盏调下,每日三次,主治脾胃虚弱,胸膈痞块,吐逆不止。《儒门事亲》卷十二大已寒丸,以炮附子、炮川乌头、干姜、良姜、官桂、吴茱萸各一两。为细末,醋糊为丸,如梧桐子大,每服五七十丸,食前米饮送下,治恶冷湿痹，肘臂挛急，寒嗽痰厥，心中澹澹大动，屈伸不便，积水足浮肿，囊缩。《东垣试效方》卷五羌活附子汤，麻黄三分（不去根节），黑附子三分，羌活、苍术各半钱，防风二分，黄芪一钱，甘草、升麻各二分，白芷、白僵蚕、黄柏各三分，上作一服，水二盏，煎至一盏，食后去滓温服，主治冬月大寒犯脑所致脑风，令人脑痛齿亦痛。《御药院方》卷七附子荜茇丸，黑附子三两、官桂、大椒、良姜、阳起石、炮姜、厚朴、白术、白茯苓、煅赤石脂各二两，肉豆蔻一两半，荜茇一两，吴茱萸二两，上各为末，酒煮面糊为丸，如梧桐子大，每服四十丸，空心食前服，功能助气安血，大补冲任，主治经虚月候不时，肠滑下痢频作。《内经拾遗方论》卷二附子理苓汤，炮附子一钱五分，干姜、人参、白术、猪苓、赤茯苓、泽泻、官桂各一钱，炙甘草五分，以水二盅，加生姜三片，煎八分，食前服，主治脾胃虚寒之大便鹜溏。《施园端效方》引王子敬方夺真丹，炮附子半两，半夏（姜制）一两，丁香一钱，槟榔、木香各二钱，藿香三钱，缩砂仁、胡椒各二钱半，草豆蔻半两，上为细末，姜汁糊为丸，如梧桐子大，每服二十丸，生姜汤送下，主治营卫气虚，内受湿寒，传于胸膜，心腹痞闷，胁肋刺痛。《卫生宝鉴》卷十三托里温中汤，炮黑附子四钱，沉香、丁香、益智仁、茴香、陈皮各一钱，木香一钱半，炙甘草二钱，羌活、炮干姜三钱，生姜五片，上为粗末，作一服，水煎去滓，温服，主治疮疡脓溃，元气虚寒，疮为寒变而内陷者，脓出清稀，皮肤凉，心下痞满，肠鸣彻痛，大便微溏，食则呕逆，气短促，呃逆不绝，不得安卧，时发昏愦。《内经》云："寒淫于内，治以辛热，佐以苦温。"故以附子、干姜大

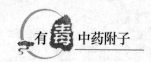

辛热,温中外,发阳气,自里之表,故以为君;羌活味苦辛温,透关节;炙甘草甘温,补脾胃,行经络,通血脉;胃寒则呕吐,呃逆不下食,益智仁、丁香、沉香大辛热,以散寒为佐;疝气内攻,气聚而为满,木香、茴香、陈皮苦辛温,治痞散满为使也。《永类钤方》卷二十一附苓丸,炮附子半两,白茯苓、泽泻、滑石各三钱,上为末,糊丸如小豆大,三岁每服二十丸,灯心汤送下,主治小儿溏泄,小便不利。《世医得效方》卷八桂附汤,以炮附子一枚,肉桂一两,为粗散,每服三钱,加生姜三片,大枣二枚,水煎服,治阳气虚,汗出不止,及阳虚失血。卷六附子散,炮附子一两,泽泻一两,上锉散,每服四钱,水一盏半,加灯心七茎,煎服,随通而愈,主治阳虚小便不通,两尺脉俱沉微,用淋闭通滑之剂不效者。卷二加味术附汤,炮附子一两半,白术、赤茯苓、炒甘草各一两,上锉散,每服五钱,加生姜七片,大枣二枚煎,一日三次,才见身痹又三服,当如冒状,勿怪,盖术、附并行皮中逐水气故尔,主治中湿,脉沉而微缓,腹膜胀,倦怠,四肢关节疼痛而烦,或一身重着,久则浮肿喘满,昏不知人,挟风头晕呕哕,兼寒则挛拳掣痛。参附汤,人参、绵附(炮)、肉豆蔻(微火煨裂),上锉散,每服二钱,水一盏半,加生姜七片,大枣二个,煎,食前服,主治脾肾虚寒之蛊疰痢。

(4)明清时期:引火归原温肾暖脾,总结用药配伍规律。

明代,诸多医家对附子效用及配伍增效规律进行了总结,可谓承前启后。有关附子的性能与效用特点,《本草纲目》对其阐述尤详,言其"治三阴伤寒,阴毒寒疝,中寒中风,痰厥气厥,小儿慢惊,风湿麻痹,肿满脚气,头风,肾厥头痛,暴泻脱阳,久痢脾泄,寒疟瘴气,久病呕哕,反胃噎膈,痈疽不敛,久漏冷疮。"认为"附子生用则发散,熟用则峻补","乌、附毒药,非危病不用,而补药中少加引导,其功尤捷"。《本草经疏》谓附子"乃是退阴寒,益阳火,兼除寒湿之要药,引补气血药入命门,益相火之上剂"。《景岳全书·本草正》言其"除表里沉寒,厥逆,寒噤,温中强阴,暖五脏,回阳气,格阳喉痹,阳虚二便不通及妇人经寒不调,小儿慢惊等证"。《本草汇言》亦说:"附子,回阳气,散阴寒,逐冷痰,通关节之猛药也。诸病真阳不足,虚火上升,咽喉不利,饮食不入,服寒药愈甚者,附子乃命门主药,能入其窟穴而招之,引火归原,则浮游之火自熄矣。凡属阳虚阴极之候,肺肾无热证者,服之有起死之殊功。"

附子应用配伍的规律方面,《医学正传》谓:"附子,以其禀雄壮之资,有斩关夺将之势,能引人参辈行于十二经,以追复其散失之元阳;又能引发麻黄、防风、杏仁辈发表开腠理,以驱散其在表之风寒,引当归、芍药、川芎辈入血分,行血养血,以滋养其亏损之真阴。"《本草纲目》亦录诸贤之论,谓:"赵嗣真曰:熟附配麻黄,发中有补,仲景麻黄附子细辛汤、麻黄附子甘草汤是也。生附配干姜,补中有发,仲景干姜附子汤、通脉四逆汤是也。戴原礼曰:附子无干姜不热,得甘草则性缓,得桂则补命门。李杲曰:附子得生姜则能发散,以热攻热,又导虚热下行,以除冷病。"《本草经疏》亦谓:"附子得干姜、桂枝,主伤寒直中阴经,温中散寒而能出汗;佐人参兼肉桂、五味子,则补命门相火不足,回阳有神;得人参、肉桂,治元气虚人,暴寒之气入腹,腹痛作泄,完谷不化,小水不禁；佐白术，为除寒湿之圣药；得人参、橘皮，主久痛呕哕、反胃，虚而无热者良。"《景岳全书·本草正》言其"大能引火归原，制伏虚热。善助参、芪成功，尤赞术、地建效，无论表证里证，但脉细无神，气虚无热者所当急用"；"其所以必用甘草者，盖以附子之性急，得甘草而后缓；附子之性毒，得甘草而后解；附子之性走，得甘草而后益心脾；附子之性散，得甘草而后调营卫，此无他，亦不过济之以仁而后成其勇耳。"

明清时期，医家对附子的应用更加广泛，《普济方》卷二二六引《十便良方》附子黄芪汤，以附子、黄芪、白术、当归、苁蓉、厚朴各一两，人参、桂心各三分，半夏、干姜各半两，甘草一分，为粗末，每服三钱，以水一盏半，加生姜三片，大枣一枚，同煎至八分，去滓，食前温服，主治诸虚不足，及大病后气血不复，虚羸少气，腹胁疼痛，精神倦怠，饮食不进。卷三七五引《全婴方》夺命散，炮附子、制南星、天麻、防风、半夏、白附子、麻黄、朱砂、全蝎各一钱，上入麝香半钱，为末，三岁半钱，薄荷、姜汁同酒泡汤调下，主治小儿急慢惊风。卷三七一引《全婴方》安神膏，朱砂二钱，炮附子、全蝎、人参、白茯苓、天麻、川芎、乳香各一钱，麝香一字，坯子半钱（一方加琥珀），上为末，炼蜜为丸，如鸡头子大，每服一丸，薄荷汤送下，主治小儿心虚多惊，恍惚不宁，腹痛便青；及吐泻之后，欲生慢惊。卷十八引《余居士选奇方》朱附丹，炮附子一两，朱砂半两（研），茯神一两，上为末，白面糊为丸，如梧桐子大，每服二十丸，空心盐汤送下，主治心肾不足，气不升降，惊悸，用心过度。卷二二○安息丸，炮附子六钱，胡芦巴、白茯苓、安息香（酒洗化下，滓酒浸作糊丸药）、桃仁、肉苁蓉、木香各二两，上为细末，酒糊为丸，如梧桐子大，每服三十丸，空心、食前盐汤送下，功能补下元虚惫，主治肾阳不足，面色黧黑，一切寒冷病，及小肠尿白脬寒。卷三十三附矾丸，附子二两，矾石二两（熬去汁），上为末，水煮面糊为丸，如梧桐子大，每服十至二十丸，空心、夜卧清茶送下，主治白淫过甚。卷三一〇补痛丸，附子、川芎、赤小豆各三两，乳香、没药三钱，赤土、苏木、降真香、木鳖、草乌、乌药各三钱，上为细末，酒糊为丸，如梧桐子大，每服三四十丸，用酒送下，取温暖为度，主治闪挪筋骨诸痛。《伤寒六书》卷三回阳救急汤，熟附子、干姜、人参各五分，甘草、白术各一钱，肉桂、陈皮、五味子、茯苓、半夏（后五味药用量原缺）。加生姜三片，煎后，临卧入麝香三厘调服，中病以手足温和即止，不得多服，多服则加别病；功能回阳救逆，益气生脉；主治寒邪直中阴经真寒证，初病起无身热，无头疼，只恶寒，四肢冷厥，战栗腹疼，吐泻不渴，引衣自盖，踡卧沉重；或手指甲唇青；或口吐涎沫；或至无脉；或脉来沉迟无力。《重订通俗伤寒论》何秀山按："揣其方义，虽仍以四逆汤加桂温补回阳为君；而以《千金》生脉散为臣者，以参能益气生脉，麦冬能续胃络脉绝，五味能引阳归根也；佐以白术、二陈健脾和胃，上止干呕，下止泻痢；妙在使以些许麝香，斩关直入，助参、术、附、桂、麦、味等温补收敛药用，但显其助气之功，而无散气之弊矣。此为回阳固脱，益气生脉之第一良方。"《医学入门》卷六加味术附汤，附子、白术各一两，肉豆蔻一个，木香、甘草各五钱，每服二钱，加生姜、大枣，水煎服。功用温寒燥湿，行气健脾；主治小儿吐泻后脾虚，变成慢惊，身弓发直，吐乳贪睡，汗多。卷八附桂汤，附子三钱，肉桂一钱，黄柏、知母、升麻、甘草各五分，黄芪一钱半，人参七分，水煎服；主治虚寒带下，白带腥臭，多悲不乐，大寒，兼治浊淫。卷八辰砂一粒丹，以附子、郁金、橘红各等分，上为末，醋糊为丸，如枣核大，辰砂为衣，每服一丸，男，酒送下，女，醋汤送下；主治寒凝气郁之心腹疼痛，及小肠膀胱疝气，痛不可止。《口齿类要》附子理中汤，附子、茯苓、白芍药、人参各二钱，白术四钱，水煎服；主治中气不足，虚火上炎，口舌生疮，饮食少思，大便不实，或畏寒恶热，作呕腹痛，四肢冷逆，或呕吐泄泻。《外科发挥》卷三附子六物汤，附子、防己各四钱，炙甘草二钱，白术、茯苓各三钱，桂枝四钱，上作二剂，水一盏半，加生姜三片，煎一盏，食远服；主治风寒湿邪流注四肢，关节烦痛，四肢拘急，恶寒自汗，小便不利，亦治骨疽、咬骨疽。《赤水玄珠》卷十一壮元丸，制大附子七钱，山茱萸肉、杜仲各四两，破故纸、龟板各三两，鹿茸、菟丝子、远志、蚕沙、人参各二两，茯苓一两半，俱制净药，以干山药粉四两，打糊为丸，如梧桐子大，每服五六十丸，空心以淡盐汤或酒送下，下午再服；主治下元阳气大虚，及脾有寒湿，足膝痿弱，大便不实，湿动生痰，面色黄白，恶风懒语，一切倦弱及阴痿不起，饮食不思，虚弱等症。《外科正宗》将其用于寒性疮疽，漫肿不溃或溃后不敛者，常与人参、黄芪、当归等配伍，方如卷一神功内托散，当归二钱，白术、黄芪、人参各一钱五分，白芍、茯苓、陈皮、附子各一钱，木香、炙甘草各五分，川芎一钱,炒山甲八分,加煨姜三片,大枣二个,水煎,食远服;主治痈疽、脑项诸发等疮,至十四日后,当腐溃流脓时不作腐溃,且疮不高肿,脉细身凉者。托里建中汤,熟附子八分,人参、白术、茯苓各二钱,半夏、炮姜各一钱,甘草五分,加煨姜三片,大枣二个,水煎服;功能温建中气;主治痈疽元气素虚,或因寒凉伤脾损胃,饮食少思,凡食无味或作呕、泄泻。托里温中汤,附子二钱,白术、茯苓、木香、丁香各五分,半夏、陈皮、羌活、益智、炮干姜、人参、白蔻、甘草各一钱,生姜三片,大枣1个,水煎服;主治痈疽阳弱阴寒,脉虚身冷;或疮为寒变,反致不疼;或脓水清稀,心下痞满,肠鸣腹痛,大便微溏,食则气短,呕逆不得安卧,时发昏愦者。《活幼心法》卷末六味回阳饮,附子、炮姜各一钱,肉桂、党参、当归各三钱,炙甘草一钱,加胡椒末三分,灶心土水澄清煎药服;功能大补元阳;主治小儿气血本虚,痘疮自塌,或误服凉药,呕吐泄泻,将成慢惊者。《杏苑生春》卷五附子细辛汤,黑附子、细辛、白术各一钱,川芎二钱五分,炙甘草五分,生姜五片,用水煎熟,食前服;主治少阴头疼,足寒气逆,脉细。《景岳全书》卷五十一脱胎于《伤寒论》四逆加人参汤的四味回阳饮,炮附子一枚,人参、炮干姜、炙甘草各二两,上锉如麻豆大,每服六钱匕,水二盏,煎至一盏,去滓温服;主治元阳虚脱,危在顷刻者。同卷六味回阳饮,用人参一二两或数钱,制附子二三钱,炮干姜二三钱,炙甘草一钱,熟地五钱或一两,当归身三钱,水煎温服;主治阴阳将脱证。同卷右归丸,制附子二两(渐可加至五六两),肉桂二两(渐可加至四两),大怀熟地八两,山药四两,山茱萸三两,枸杞子、鹿角

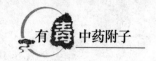

胶（炒珠）、菟丝子、杜仲各四两，当归三两（便溏勿用），上先将熟地蒸烂杵膏，加炼蜜为丸，如梧桐子大，每服百余丸，食前用滚汤或淡盐汤送下，或丸如弹子大，每嚼服二三丸，以开水送下；功能益火之源，以培右肾之元阳；主治元阳不足，或先天禀衰，或劳伤过度，以致命门火衰不能生土，而为脾胃虚寒，饮食少进；或呕恶膨胀；或翻胃噎膈；或怯寒畏冷；或脐腹多痛；或大便不实，泻痢频作；或小水自遗，虚淋寒疝；或寒侵溪谷，而肢节痹痛；或寒在下焦而水邪浮肿。总之，真阳不足者，必神疲气怯，或心跳不宁，或四肢不收，或阳衰无子等症。本方师《金匮》肾气丸之义，使阴生阳长，正如张氏所谓："善补阳者，必于阴中求阳，则阳得阴助而生化无穷。"《丹台玉案》卷二回阳急救汤，附子、干姜、人参、甘草、肉桂、陈皮，加大枣二个，生姜自然汁，水煎，临服入泥浆水澄清，每次温服一匙；主治直中阴经，无热，恶寒，面惨，手足厥冷，唇紫舌卷，爪甲青黑，身重难以转侧，不渴，卧多蹉足，大便泄利，小便清白，脉沉细微。《痘疹仁端录》卷十四附子振阳汤，大附子五钱，人参二钱，肉桂五分，黄芪二钱，橘红一钱，甘草五分，当归一钱。水煎服；主治虚寒痘证。

清代，诸医家对附子的认识和运用亦不乏创见。《本草备要》载附子功可"回阳，补肾命火，逐风寒湿。辛甘有毒，大热纯阳。其性浮而不沉，其用走而不守，通行十二经，无所不至。能引补气药以复散失之元阳，引补血药以滋不足之真阴，引发散药开腠理，以逐在表之风寒（同干姜、桂枝，温经散寒发汗），引温暖药达下焦，以祛在里之寒湿（能引火下行,亦有津调贴足心者。入八味丸内,亦从地黄等补阴)。"《医林纂要探源·药性》亦言其"生用走表,开腠理,通关窍,逐寒风清湿之邪;熟用行里,回欲尽之阳,滋已燥之血;制用滋本,固命火于寒水之中,逐淫邪于沉痼之地。用尖则直达尤速,如其所指。"《神农本草经读》称"附子味辛气温,火性迅发,无所不到,故为回阳救逆第一品药。"《医学衷中参西录·药物》赞其"为补助元阳之主药,其力能升能降,能内达能外散,凡凝寒痼冷之结于脏腑、着于筋骨、痹于经络血脉者,皆能开之、通之。而温通之中,又大具收敛之力,故治汗多亡阳,肠冷泄泻,下焦阳虚阴走,精寒自遗,论者谓善补命门相火,而服之能使心脉跳动加速,是于君相二火皆能大有补益也。"

在总结配伍规律方面,《本草汇》云:"阳虚吐血同地黄、山药丸服。"《本草经解要》曰:"附子佐人参、肉桂、五味,补肾真阳;佐白术,除寒湿;同人参、白芍、甘草、砂仁、陈皮,治慢惊;同白术、肉桂、牛膝、木瓜、青皮,治寒疝;同人参、陈皮,治久病呕哕;同人参、白芍、甘草、桂枝、北味,治伤寒误汗下,真阳虚脱症。"《得宜本草》说:"熟附得麻黄,发中有补;生附得麻黄,补中有发。得人参能留阳气;得熟地能固元阳。"《得配本草》谓:"配干姜,治中寒昏困;配黑山栀,治寒疝诸痛;配生姜,治肾厥头痛;配肉果粥丸,治脏寒脾泄;配白术,治寒湿;配半夏、生姜,治胃中冷痰;配泽泻、灯心,治小便虚闭;配煅石膏等分为末,入麝香少许,茶酒任下,治头痛;合荆芥,治产后瘛疭;合肉桂,补命门相火。"《本草述钩元》:说"得参、芪、芍、味、陈皮、甘

草,主痈疽溃去脓血过多,致饮食不进,恶心欲呕,不生肌肉,亦主久漏冷疮。得人参、芍药、炙草、陈皮、砂仁,主小儿慢惊。加莲肉、扁豆,治吐泻不止。得术、桂、牛膝、木瓜、橘皮,立止寒疝痛极。得白术、木瓜、石斛、萆薢、薏苡、橘皮、茯苓,治风湿麻痹肿痛,及脚气之无热证者。"对于中附子之毒的解救之法,《得配本草》谓:"生甘草、犀角、川连,煎汤服之可解。"

在应用方面,所创新方颇多。如《医门法律》卷二有附姜汤,以附子、炮干姜各五钱,用水二大盏,煎至一盏,略加猪胆汁、蛤蜊壳,浸和温冷服;主治腠理素虚,卒暴中寒,自汗淋漓,身冷,手足厥逆,或阴盛于内,逼其阳亡于外,外显假热躁烦。同卷附姜归桂汤,炮附子、干姜、当归、肉桂各二钱五分,用水二大盏,煎至一盏,入蜜、蛤蜊壳,温服;主治卒暴中寒,其人腠理素虚,自汗淋漓,身冷手足厥逆,或外显假热躁烦。方中"附、姜专主回阳,而其所中寒邪,先伤荣血,故加归、桂驱荣分之寒,才得药病相当也。"附姜白通汤,炮附子、干姜各五钱,葱白五茎(取汁),猪胆(大者)半枚,用水二大盏,煎附、姜二味至一盏,入葱汁并猪胆汁,和匀温服。再用葱一大握,以带轻束,切去两头,留白二寸许,以一面熨热,安脐上,用熨斗盛炭火熨葱白上面,取其热气,从脐入腹,甚者连熨二三饼;又甚者,再用艾炷灸关元、气海,各二三十壮;功能回阳散阴;主治暴卒中寒,厥逆呕吐,泻利色青色冷,肌肤凛栗无汗,盛阴没阳之证。《重订通俗伤寒论》释之曰:"以大剂附、姜回阳为君,臣以葱汁,得生阳之气独盛,以辛通脉道,反佐以一味胆汁者,恐阳药一饮即吐，格拒而不得入也。此为温热回阳，苦辛通格之良方。"附姜归桂参甘汤，炮附子、干姜、当归、肉桂各一钱五分，人参、炙甘草各二钱，上用水二大盏，加煨姜三片，大枣二枚，煎至一盏，入蜜、蛤蜊壳，温服；功能回阳益气补血；主治卒暴中寒、服附姜汤、附姜归桂汤后，阳气将回，阴寒少杀者。《重订通俗伤寒论》谓其"君以附、姜轻剂，温和阳气，臣以归、桂暖血，参、草益气，佐以姜，使以大枣，调和营卫也。"《辨证录》卷七补火散邪汤，白术三两，附子三钱，人参二两，茵陈三钱，白茯苓一两，半夏三钱，水煎服；主治脾疸，身黄如秋葵之色，汗沾衣服皆成黄色，兼之涕唾亦黄，不欲闻人言，小便不利。"此方白术、人参补其脾，茯苓、茵陈以利其水，附子以温其火，真火生而邪火自散，元阳回而阴气自消。阴阳和谐，水火相制，何黄病之不去哉。"《冯氏锦囊·药按》卷二十全真一气汤，制附子由一钱加至二钱余，熟地八钱（如大便不实，焙干用；如阴虚甚者，加倍用），制麦门冬三钱（肺虚脾弱者少减之），土炒白术（如阴虚而脾不甚虚者，人乳拌透，晒干，炒黄）三钱（如脾虚甚者，用至四五钱），牛膝由二钱加至三钱，五味子由八分至一钱五分，水煎，冲参汤服；人参由二三钱加至四五钱，虚极者一二两，随症任用，另煎冲入前药；如肺脉洪大，元气未虚，竟用前药，不必冲参；功能滋阴救火；主治阴分焦燥，上实下虚，上热下寒，阴竭于内，阳越于外，斑疹热极烦躁，上喘下泻；中风大病阴虚发热，吐血喘咳，一切虚劳重症。冯氏在方后注云："附子随引异功，可阴可阳，可散可补，用补气药可追失散之元阳；同养血药可扶不足之真阴；有发散药则逐在表之风

邪；引温暖药则祛在里之寒湿。"《医学心悟》卷三羌活附子汤，以羌活一钱，附子、干姜各五分，炙甘草八分，水煎服；治疗客寒犯脑，脑痛连齿，手足厥冷，口鼻气冷。《胎产心法》卷下参附汤，制附子四分或六分，人参、当归各二三钱，肉桂八分或一钱，黄芪、白术各一钱五分，熟地二钱，炙草四分，水煎服；主治产后类似中风，痉痓及语涩，口噤不语，筋挛瘛疭。《医略六书》卷二十七过期饮，附子、肉桂、炮姜、川芎、艾叶（酒炒）各一钱，熟地五钱，当归三钱，白芍（酒炒）一钱五分，香附（酒炒）二钱，水煎，去滓温服；主治经候过期，不孕，脉迟涩者。方中以"熟地补血，以滋血室；当归养血，以荣经脉；川芎行冲脉之血；白芍敛任脉之阴，附子补火御寒；肉桂温经通闭；香附解郁调经；炮姜温中逐冷；艾叶理血气以暖子宫也，水煎温服，使伏寒解散，则血室滋荣而子宫温暖，何有经行涩少来迟不孕之患哉。"《医宗金鉴》卷六十四附子败毒汤，羌活一钱，制川附子一钱，白僵蚕三钱，前胡一钱，连翘一钱五分，生黄芪一钱五分，蔓荆子一钱五分，陈皮一钱，防风一钱，白茯苓一钱五分，金银花二钱，甘草节五分，上用生姜一片为引，水三盅，煎一盅，食远温服；主治湿毒瘰疬。《会约医镜》卷三八味回阳饮，人参（无者，以蜜炒黄芪一两代之），附子二三钱，干姜（炒）二三钱，当归身三钱（如泄泻者，或血热动血者，去之），熟地数钱或一二两，炙甘草一钱，白术三四钱，黄芪（蜜炒）三钱，水煎，温服；主治伤寒脉虚将绝，阴阳将脱。卷九补阴益阳汤，熟地四钱，山药二钱，枣皮一钱半，枸杞二钱，肉桂一钱半，制附子一钱半，沉香一钱，水煎，空心服；功用水中补火,引火归原;主治右尺脉弱,命门真阳亏损,以致肾不化气,上冲似喘。卷八补阴益脾汤,附子一钱半,白术二钱,陈皮一钱,山药一钱半,茯苓一钱二分,熟地三钱,当归二钱,炙甘草一钱,干姜八分,水煎服,若虚阳上燥者,冰冷服;主治命门火衰,不能生土,劳极伤脾,则食少恶心,疲极又伤肝肾,则水液妄行。卷十五补肾益健汤,熟地四钱,山药、枣皮、益智仁、补骨脂各二钱,杜仲、肉桂、制附子各一钱半,水煎,早晨服本方,大补阴阳汤中午服,每日同进为妙;主治产后肾阳不足,不能关键,小便失常。《温病条辨》卷二附子粳米汤,人参三钱,附子二钱,炙甘草二钱,粳米一合,干姜二钱,以水五杯,煮取二杯,滓再煮一杯,分三次温服;主治脾虚土败,自利不渴,甚则哕者。同卷附子理中汤去甘草加厚朴广皮汤,炮附片一钱五分,生茅术三钱,人参一钱五分,炮干姜一钱五分,厚朴二钱,广皮一钱五分,水煎,分二次服;主治阳明寒湿,舌白腐,肛坠痛,便不爽,不喜食。原书谓:"九窍不和,皆属胃病。胃受寒湿所伤,故肛门坠痛而便不爽;阳明失阖,故不喜食。理中之人参补阳明之正,苍术补太阴而渗湿,姜、附运坤阳以劫寒,盖脾阳转而后湿行,湿行而后胃阳复。去甘草,畏其满中也,加厚朴、广皮,取其行气。合而言之,辛甘为阳,辛苦能通之义也。"安肾汤,附子、大茴香、茅术各二钱,鹿茸三钱、胡芦巴、补骨脂、菟丝子、茯苓各三钱,韭子一钱;大便溏者,加赤石脂,水煎,分三次服;久病恶汤者,可用二十分作丸;主治湿久脾阳消乏,肾阳亦惫者。"凡肾阳惫者,必补督脉,故以鹿茸为君,附子、韭子等补肾中真阳,但以苓术二味,渗湿而补脾阳,釜底增薪法也。其曰安肾者，肾以阳为体，体立而用安矣。"《医林改错》卷下急救回阳汤，附子、党参各八钱，干姜、白术各四钱，桃仁、红花各二钱，甘草三钱，水煎服；功能回阳救逆，活血化瘀；主治吐泻转筋，身凉汗多。方中用大量的参、附、姜、草（四逆汤加人参）回阳救逆，白术健脾补中，以助回阳之力；因阳气虚易致血瘀，故佐桃仁、红花通气血之路，阳气更易回复。《不知医必要》卷三附桂地黄汤，熟地三钱，白芍（酒炒）一钱五分，制附子六分，泽泻、党参各一钱，肉桂二分；主治慢惊、口燥舌焦、阴症似阳者。《饲鹤亭集方》附子都气丸，即六味地黄丸加附子二两，五味子三两，炼蜜为丸服；主治阳虚恶寒，小便频数，下焦不约，咳喘痰多。附桂理中丸，附子一两，肉桂五钱，人参一两，白术二两，干姜一两，炙草一两，上为末，炼蜜为丸，每服三钱，开水送下；主治脾胃虚寒，痰饮内停，中焦失运，呕吐食少，腹痛便溏，脉来迟细者。百补养原丸，党参四两，熟地八两，焦冬术、茯苓、杜仲、杞子、芡实、牡蛎各三两，龙骨、归身、白芍各二两，肉桂心、制附子、橘红、制半夏、川贝、炙甘草各一两，砂仁五钱，为末，用大土皮三两，酒、姜汁拌和，炼蜜为丸服；功能培元养气，添精补神；主治戒烟断瘾之后，本元不复，所致遗精腰痿，食少神倦。《医学摘粹》附子人参山萸肉方，附子三钱，人参三钱，山萸肉一两（或加益智仁二钱），水煎，入盐少许服；功能补气回阳；主治肾元不能温固而遗溺者。《医学衷中参西录》加味苓桂术甘汤，於术三钱，桂枝尖二钱，茯苓片二钱，甘草一钱，干姜三钱，人参三钱，乌附子二钱，威灵仙一钱五分，上药煎服数剂后，小便微利，其脉沉迟如故者，用此汤送服生硫黄末四五厘，若不觉温暖，体验渐渐加多，以服后移时觉温暖为度；主治水肿，小便不利，其脉沉迟无力，自觉寒凉者。张氏谓："方用苓桂术甘汤，以助上焦之阳；用甘草协同人参、干姜以助中焦之阳；又用人参、附子（参附汤）协同桂枝更能助下焦之阳，三焦阳气宣通，水饮亦随之宣通，而不复停滞为患也。至人参与灵仙并用，治气虚小便不利甚效，而灵仙通利之性，又能运化术、草之补力，俾胀满者服之，毫无滞碍，故加之以为佐使也。"

2. 附子在古代方剂配伍应用规律研究

（1）研究内容及结果：作者以《中医方剂大辞典》（彭怀仁主编．人民卫生出版社，1997年第7月第1版）为数据收集源，创建有毒中药古代文献方药数据库与数据分析系统。按一定标准筛选《中医方剂大辞典》所有含附子的方剂，共得方3188首。并构建附子方药数据库分析平台，应用频数分析观察附子配伍药物的总体分布情况；运用SAS 8.1统计软件，选择多元统计方法中的因子分析并附加因子旋转语句，统计分析附子与各药物（组）之间的相互配伍关系。

因子分析是研究从变量群中提取共性因子的统计技术，它可在许多变量中找出隐藏的具有代表性的因子。将相同本质的变量归入一个因子，可减少变量的数目，还可检验变量间关系的假设。根据以上数据统计结果，从中药性能的角度，以承制为纲，对频数分析和因子分析所揭示的附子配伍药组，结合历代本草、方论中有关附子配伍的阐述，对附子的减毒配伍规律探析如下。

①以寒制热：寒热者，阴阳之化也，以寒制热是中医阴阳

对立制约理论指导药物配伍的重要原则。附子辛热燥烈,易伤阴劫液,配以寒凉降泄之品,寒凉以制燥烈之偏,降泄以导热毒外出,可达减毒之效。因子分析提示常与附子配伍的寒凉降泄之品,有与芒硝、葶苈子、大黄,栀子,木通等。名方《伤寒论》大黄附子汤、《千金要方》温脾汤以附子伍大黄治里寒冷积,《伤寒论》附子泻心汤配大黄、黄芩、黄连治心下痞,《圣惠方》木通丸以附子配伍木通、葶苈子、大黄、芒硝治疗留饮宿食、寒热烦满,《苏沈良方》栀子汤用附子与栀子相伍治胸痹切痛等,均以附子与寒凉药相配,尽寓寒温互制以减附子毒性之义。《慎斋医书》指出:"以寒热监制者,是用之而又畏之也。"《得配本草》载黄连可解附子之毒。

②以甘缓毒:甘味药具有缓急、缓和的作用,可调和药性,缓急解毒。附子燥热峻猛毒烈,配伍甘润之品如甘草、蜂蜜、黑大豆等,可收和药缓急制毒之效。正如《景岳全书·本草正》所云,"甘草味至甘,得中和之性,有调补之功,故毒药得之解其毒","附子之性急,得甘草而后缓;附子之性毒,得甘草而后解。"《神农本草经》谓蜂蜜能"解毒……和百药"。《本草纲目》言其"甘而和平,故能解毒;柔而濡泽,故能润燥;缓可以去急"。《本草备要》谓其"甘缓可以去急……和百药,与甘草同功。"《本草经集注》载"乌头、天雄、附子毒,用大豆汁……解之"。频数分析显示,附子与甘草的配伍频率达 29.52%,仅次于与肉桂、干姜;因子分析显示甘草及黑豆与附子的配伍贡献最大。《伤寒论》《金匮要略》及后世用附子多与甘草相伍,如四逆汤、甘草附子汤、附子粳米汤等;《太平圣惠方》霹雳散用炮附子 1 枚研末,蜜水调

服等。

③以柔克刚：附子通行十二经脉，善扶五脏之阳，为通脉止痛，助阳散寒之良药，但其性燥烈辛热，用之不当，每能耗散阴津，产生流弊，不仅于病无益，反使正气愈伤，病情愈为复杂，所谓"寒病未已，热病复起"。对素体阴津不足或津血已伤之患者，尤须慎重。配以地黄、山药、白芍药、阿胶等甘润阴柔之品，则可纠弊防偏。正如《济生方》曰："前贤之书，有单服附子之戒者，正虑其肾恶燥也。既欲用一刚剂专而易效，须当用一柔剂以制其刚，庶几刚柔相济，不特取效之速，亦可使无后患。"《景岳全书》亦云："气味之刚柔，柔者纯而缓，刚者躁而急，纯者可和，躁者可劫，非刚不足以去暴，非柔不足以济刚。"因子分析提示，常与附子配伍贡献大的阴柔之品有枸杞子、山药、熟地黄、竹沥、生地黄、麦冬、天冬等。如《金匮要略》肾气丸之配干地黄、山药，既无"壮火食气"之虞，更有阴生阳长之妙。治阳虚失血之黄土汤附子配生地黄、阿胶，则无刚燥动血、耗血之弊。吴瑭《温病条辨》谓："此方则以刚药健脾而渗湿，柔药保肝肾之阴，而补丧失之血，刚柔相济。"《伤寒论》治阳虚水泛之真武汤、阳虚寒湿之附子汤等，均以附子配芍药，既能温阳化湿，又无燥热伤阴之害。再如《宣明论方》治舌强不能言，足废不能用之肾虚瘖痱证的地黄饮子，以附子合熟地黄、麦冬、石斛等。

④以守约行："行""守"是药物或方剂的作用性能。"行"是行窜、走散之意；"守"是固守、守中之意。附子走而不守，行而不止，过于燥烈走散是其"毒性"，配伍性

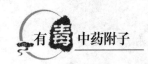

"守"之品，以守约行，相畏相制，可控其辛烈之偏及毒性。附子与干姜虽均属辛热，其行守之性却异，《汤液本草》谓："附子入手少阳三焦、命门之剂，浮中沉，无所不至，味辛大热，为阳中之阳，故行而不止，非若干姜止而不行也。"《本草求真》曰："干姜大热无毒，守而不走，凡胃中虚冷，元阳欲绝，合以附子同投，则能回阳立效。"附子善走，过于发散；干姜偏于守中，守而不走，以干姜之"守"抑制附子之过"行"，可减附子之毒，使二者更好地发挥回阳救逆、温里散寒之效，故《本草蒙筌》谓其毒"制须干姜"。频数分析显示，附子与干姜的配伍频率高达31.05%，仅次于肉桂；因子分析显示炮姜与附子的配伍贡献大。仲景用附子回阳、散寒、镇痛，大都与干姜配伍，如其运用附子的32方中，有10方与干姜配伍，如四逆汤、四逆加人参汤、白通汤、通脉四逆汤、乌梅丸、干姜附子汤、茯苓四逆汤等，其中凡用生附子者，每与干姜同用，除二药相伍能协同增效，亦取其相畏相制之妙义。

⑤调正抑毒：附子辛热走散，固然可以温阳逐寒，但因其刚燥辛烈，若迳情直往，或反复使用，每易耗散正气，使机体耐毒排毒能力减弱而更易中毒；而对元阳欲脱之证，迳用大辛大热，则有暴散虚阳之虞。配伍甘补扶弱之品如人参、黄芪、甘草等，可调正固本以制其毒。即《本草经集注》所谓："世方动用附子，皆须甘草或人参……相配者，正以制其毒故也。"因子分析显示，益气固本配伍人参、甘草、白术、茯苓贡献率大，可奏调正抑毒之功。方如《伤寒论》四逆加人参汤、《济生续方》参附汤、《伤寒六书》回阳救急汤等。附子

炮制后虽毒性大减，但镇痛作用亦减，故治风湿痹痛多用生附子，但剂量稍大即易出现心律失常、传导阻滞，且痹证常反复发作、缠绵难愈，若久用附子，每易耗伤正气，更不耐毒，配伍益气扶正之品，既可扶助正气，又可制其毒性，如治痹证名方《伤寒论》附子汤配人参、《圣济总录》之附子汤配黄芪等。

（2）结论：附子集效著毒剧于一身，减毒增效是其临床应用之首务。通过合理配伍，不但能够使附子减毒增效，并可扩大治疗范围，这种配伍方法主要来源于临床实践的总结与不断创新。临证应用时，必须以附子的功效为中心，以辨证论治为指导原则。但凡处方选用附子都是以用其效为主要目的，不尔又何必犯险用毒。附子减毒控毒之配伍规律可分而述之，但临证又可合而用之。因临床纯阴纯阳之证有之，但更多的还是寒热错杂、虚实相间、表里同病的复杂证候，所以必须以联系的观点将减毒与增效的配伍规律融会贯通，如乌梅丸治寒热错杂之蛔厥及久痢，其中附子的配伍就集中体现了以热助热、以动助动、以静制动、以寒制热的多种配伍方法。总之附子减毒的配伍规律不是生搬硬套的死标准，只有将其溶入中医的辨证思维中，才能从容面对复杂多变的病证，灵活驾驭附子这一百药之长，使之"能引补气药以复散失之元阳；引补血药以滋不足之真阴；引发散药，开腠理以逐在表之风寒。引温暖药达下焦以祛在里之寒湿"，发挥其最佳疗效。

二、附子在现代临床中的应用规律研究

1. 研究内容

以附子为检索词,检索中国知网期刊全文数据库(CNKI)1979~2012年10月核心期刊所载附子现代临床应用文献资料。要求:方药组成中含有附子,且处方的药物组成、功效主治、用法、用量明确,临床观察病例在10例以上,用方药味组成在1~20味之间。并排除随症(证)加减用附子者,及药味组成超过20味者。共选取附子现代临床应用的文献资料977篇作为本研究的基本数据。

对符合条件的临床资料进行全面梳理,以方名、药物组成、用量、用法、主治、临床疗效、出处等作为字段建立数据库,采用聚类分析的方法,运用SPSS17.0进行统计处理。

2. 结果与分析

(1) 资料分布

①时间分布:附子是临床常用中药,每年均不乏临床应用的报道,多则78篇,少则4篇,年均30篇(图10-1)。其中1979~1989年176篇,年均16篇,占18%;1990~1999年330篇,年均33篇,占34%;2000~2012年471篇,年均39篇,占48%。

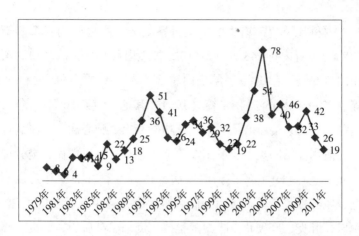

图10-1 研究年代分布曲线

②期刊分布：本研究共涉及100余种学术期刊。其中收载超过10篇的杂志依次为《陕西中医》144篇（15%），《新中医》132篇（14%），《辽宁中医杂志》92篇（9%），《四川中医》81篇（8%），《中医杂志》55篇（6%），《中国中西医结合杂志》42篇（4%），《山东中医杂志》39篇（4%），《上海中医药杂志》25篇（3%），《浙江中医杂志》21篇（2%），《河北中医》21篇（2%），共收载652篇，占66.73%。其他还有《江苏中医药》17篇，《山东医药》16篇，《时珍国医国药》13篇，《北京中医杂志》13篇，《福建中医药》12篇，《中国实验方剂学杂志》12篇，《黑龙江中医药》11篇，《广西中医药》11篇，《吉林中医药》11篇，《河南中医》10篇，《江苏中医》10篇，《湖北中医杂志》10篇。

（2）临床应用

①适应症：本组资料显示，附子临床应用广泛，共涉及临床各科200余个病种。

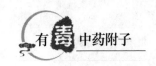

内科涉及 707 篇文献，按科室划分，心血管内科 228 篇（32%），肾内科 148 篇（21%），神经内科 87 篇（12%），消化内科 69 篇（10%），免疫内科 57 篇（8%），呼吸内科 49 篇（7%），内分泌科 26 篇（4%），其他 43 篇（6%）。包括病种有心力衰竭、心律失常、肾功能衰竭、肺心病、糖尿病肾病、溃疡性结肠炎、类风湿性关节炎、肾炎、尿毒症、坐骨神经痛、冠心病、心绞痛、糖尿病、强直性脊柱炎、肾功能不全、风湿性关节炎、腹泻、低血压综合征、甲状腺功能减退、中风、肝炎、肝硬化、哮喘、早搏、痴呆、高血压、胃炎、心肌炎、肠易激综合征、雷诺病、支气管炎、大动脉炎、慢性阻塞性肺疾病、三叉神经痛、心肌梗死、心律不齐、白癜风、血小板减少性紫癜、肌营养不良症、面神经麻痹、脑缺血、偏头痛、失眠、糖尿病神经病变、痛风性关节炎、消化道出血、心肌病、心源性休克、再生障碍性贫血、Shy–Drager 综合征、白塞病、病毒性心肌炎、脑梗塞、肺癌、精神病、糖尿病、高脂血症、肥胖症等。

外科涉及 94 篇文献，涉及病种有血栓闭塞性脉管炎、泌尿系结石、血栓性静脉炎、前列腺增生、癫痫、前列腺炎、急性阑尾炎、动脉硬化闭塞症、腰椎间盘突出症、肩周炎、慢性骨髓炎、骨质增生、腰椎炎、股骨头坏死、颈椎病、腰背肌筋膜综合征、颞下颌关节功能紊乱综合征、骨质疏松症、退行性骨关节病、膀胱癌等。

妇产科涉及 45 篇文献，病种包括功能性子宫出血、闭经、慢性盆腔炎、痛经、经前期综合征、不孕症、子宫肌瘤、子宫内膜异位症、卵巢囊肿、羊水过多、卵巢早衰、流产等。

男科涉及18篇文献，病种包括遗精、不育症、阳痿、乳房发育症、精液不化症、少或弱精子症等。

皮肤科涉及8篇文献，病种包括斑秃、红斑病、荨麻疹、皮肤瘙痒症、痤疮。

耳鼻喉科涉及22篇文献，病种包括慢性鼻窦炎、慢性咽炎、过敏性鼻炎、突发性耳聋、单纯性鼻炎、慢性扁桃体炎等。

眼科涉及5篇文献，病种包括视网膜色素变性、视神经病变、近视眼。

口腔科涉及14篇文献，病种包括牙痛、口腔溃疡等。

儿科涉及20篇文献，病种包括小儿夜尿症、小儿尿毒症、新生儿硬肿症、小儿慢性扁桃腺炎、小儿化脓性关节炎、小儿肺炎、幼年型类风湿病、小儿慢性腹泻、新生儿缺血缺氧性脑病等。

中医科涉及44篇文献，病种包括痹证、阴黄证、臌胀、癃闭、冷秘证、妇科癥瘕、外感发热、脱证、虚喘证、盗汗等。

各科分布比例见图10-2。

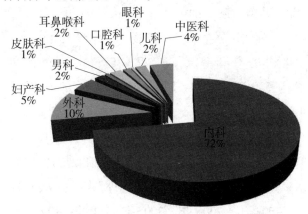

图10-2　主要适应症各科分布及比例

在所涉及 200 余个病种中,列前二十位的疾病及所占比例见表 10-1。

表 10-1 前二十位疾病所载篇数及所占比例

病名	所载篇数	所占比例	病名	所载篇数	所占比例
心力衰竭	102	10.44%	坐骨神经痛	15	1.54%
心律失常	82	8.39%	慢性盆腔炎	14	1.43%
肾功能衰竭	70	7.16%	心绞痛	14	1.43%
肺心病	24	2.46%	过敏性鼻炎	14	1.43%
糖尿病肾病	22	2.25%	糖尿病	12	1.23%
慢性结肠炎	21	2.15%	血栓闭塞性脉管炎	11	1.13%
类风湿性关节炎	20	2.05%	肾功能不全	10	1.02%
冠心病	20	2.05%	强直性脊柱炎	9	0.92%
肾炎	18	1.84%	风湿性关节炎	9	0.92%
尿毒症	15	1.54%	腹泻	9	0.92%

②临床疗效:附子的临床疗效小于 70% 的文献有 30 篇,占 3.07%;疗效达 70%~80% 的有 64 篇,占 6.55%;疗效达 80%~90% 的有 264 篇,占 27.02%;疗效介于 90%~99.99% 的 530 篇,占 54.23%;全部有效的有 89 篇,占 0.91%。总计,临床疗效大于 80% 的文献有 883 篇,占 90.37%;其中疗效大于 90% 的有 619 篇,占 63.36%。

③不良反应:本组资料中,报道有不良反应的文献 33 篇,占 3.38%。其中 1979 年、1984 年、1985 年、1995 年各 1 篇;2001 年、2004 年、2006 年、2007 年各 2 篇;1997 年、2000 年、2003 年、2010 年各 3 篇;2011 年 6 篇。2000~2012 年有

不良反应报道的文献共23篇,占2.35%。主要表现为部分病例出现口干、一过性口周麻木、口腔溃疡;轻度胃肠道反应,包括恶心、呕吐,腹部不适、腹痛、腹泻、食欲不振、消化道出血、肝功能轻度异常;部分病例出现头晕乏力、轻度失眠、心律失常,皮疹,此外还有脱发、血钾升高和一过性血压升高。上述不良反应多数不影响继续用药,而且停药后症状消失。未出现致死致残病例。

④剂量:本研究搜集的文献中,867篇记载明确剂量,其余110篇记录为用量范围(适量)。其中剂量小于3g的7篇,3~15g的806篇(记录为适量的文献有45篇的用量范围在3~15g,故统计时归于此范围中),15~20g的35篇,20~30g的40篇,30~40g的3篇,40~50g的6篇,50~100g的12篇,大于100g的3篇。

2010年版《中国药典》规定附子的使用剂量为3~15g,由统计资料可见,977篇文献中,在此规定范围使用且有明确剂量的文献有806篇,占82.5%。在有明确剂量记载的867篇文献中,在规定范围内使用的文献761篇,占87.78%;超过规定剂量使用的有99篇,占11.42%;小于此剂量的有7篇,占0.80%。

⑤用法

a. 剂型:本组资料共涉及15种剂型。其中汤剂共893方,占91.22%;丸剂共23方,占2.35%;膏剂共18方,占1.84%;散剂共14方,占1.43%;胶囊共10方,占1.02%;颗粒剂共7方,占0.72%;注射剂共4方,占0.41%;酊剂和糊剂各2方,占0.20%;搽剂、酒剂、片剂、栓剂、糖浆剂和油剂各 1 方，占 0.10%。

b. 给药方法：本组 977 篇文献中，有 2 方既用于口服，又用于直肠给药；有 2 方既用于口服，又用于皮肤给药；有 1 方既用于口服，又用于雾化吸入；有 1 方既用于静脉注射，又用于肌肉注射。其余 971 篇文献中，口服共 860 篇，占 88.02%；直肠给药共 56 篇，占 5.73%；皮肤给药共 49 篇，占 5.02%；静脉注射给药共 3 篇，占 0.31%；滴鼻共 2 篇，占 0.21%；胶囊共 1 篇，占 0.10%。

⑥配伍：本组资料中，有 1 篇文献报道为附子单行，其余 976 文献报道皆为复方使用，占 99.89%。除附子外，共涉及药物 425 味，累计用药 8760 频次，平均用药 8.96 频次，累计贡献率大于等于 80% 的药物见表 10-2。

表 10-2 用药频数、所占比例及累计贡献率

药名	频数	百分比（%）	累计贡献率	药名	频数	百分比（%）	累计贡献率
甘草	384	4.4	4.4	半夏	52	0.6	66.7
黄芪	382	4.4	8.7	菟丝子	49	0.6	67.2
茯苓	372	4.2	13	薏苡仁	48	0.5	67.8
白术	323	3.7	16.7	大枣	40	0.5	68.3
桂枝	289	3.3	20	木香	40	0.5	68.7
丹参	273	3.1	23.1	大腹皮	38	0.4	69.1
当归	235	2.7	25.8	地龙	38	0.4	69.6
党参	222	2.5	28.3	黄连	38	0.4	70
肉桂	204	2.3	30.6	肉苁蓉	38	0.4	70.4
白芍	179	2	32.7	鸡血藤	37	0.4	70.9

药名	频数	百分比(%)	累计贡献率	药名	频数	百分比(%)	累计贡献率
人参	175	2	34.7	苍术	34	0.4	71.3
干姜	173	2	36.7	川乌	34	0.4	71.6
泽泻	165	1.9	38.5	猪苓	34	0.4	72
川芎	152	1.7	40.3	水蛭	33	0.4	72.4
细辛	144	1.6	41.9	没药	32	0.4	72.8
山药	139	1.6	43.5	巴戟天	31	0.4	73.1
熟地黄	137	1.6	45.1	独活	31	0.4	73.5
山茱萸	135	1.5	46.6	防己	30	0.3	73.8
大黄	127	1.4	48.1	砂仁	30	0.3	74.2
麦冬	114	1.3	49.4	延胡索	30	0.3	74.5
五味子	112	1.3	50.6	黄柏	29	0.3	74.8
淫羊藿	112	1.3	51.9	乳香	29	0.3	75.2
麻黄	104	1.2	53.1	石菖蒲	29	0.3	75.5
红花	96	1.1	54.2	黄芩	28	0.3	75.8
赤芍	88	1	55.2	吴茱萸	28	0.3	76.1
生姜	86	1	56.2	枳壳	28	0.3	76.5
桃仁	83	0.9	57.1	柴胡	27	0.3	76.8
车前子	76	0.9	58	穿山甲	27	0.3	77.1
葶苈子	74	0.8	58.8	厚朴	27	0.3	77.4
陈皮	69	0.8	59.6	龙骨	27	0.3	77.7
怀牛膝	69	0.8	60.4	川牛膝	26	0.3	78
生地黄	69	0.8	61.2	何首乌	26	0.3	78.3
牡蛎	67	0.8	62	花椒	26	0.3	78.6

药名	频数	百分比(%)	累计贡献率	药名	频数	百分比(%)	累计贡献率
枸杞子	65	0.7	62.7	三七	26	0.3	78.9
益母草	63	0.7	63.4	桑寄生	25	0.3	79.2
补骨脂	60	0.7	64.1	枳实	25	0.3	79.5
丹皮	59	0.7	64.8	白芥子	24	0.3	79.7
防风	59	0.7	65.5	木瓜	24	0.3	80
杜仲	55	0.6	66.1				

表10-2显示，在与附子相配伍的药物中，用药频数前30味药物由高到低依次为甘草、黄芪、茯苓、白术、桂枝、丹参、当归、党参、肉桂、白芍、人参、干姜、泽泻、川芎、细辛、山药、熟地黄、山茱萸、大黄、麦冬、五味子、淫羊藿、麻黄、红花、赤芍、生姜、桃仁、车前子、葶苈子、陈皮，占总用药频数的59.6%。

为了更好地了解附子配伍用药的情况，现以"十一五"国家级规划教材《中药学》（高学敏主编．中国中医药出版社，2007）为依据，将425味中药的分布情况进行归纳，用药频数大于等于2的药物分类如表10-3。

表10-3　附子常用配伍药物分类

类别	用药频次	味数	药名	用药频次	味数
补气药	1702	19	消食药	58	6
活血化瘀药	1083	30	养心安神药	55	8
发散风寒药	749	17	清热泻火药	40	13

类别	用药频次	味数	药名	用药频次	味数
利水消肿药	637	15	开窍药	40	6
补血药	595	8	重镇安神药	37	3
补阳药	484	26	化瘀止血药	36	3
温里药	458	9	活血止痛药	30	1
补阴药	335	16	温经止血药	27	2
理气药	304	22	凉血止血药	25	6
敛肺涩肠药	184	9	攻毒杀虫止痒药	23	8
祛风寒湿药	178	18	利湿退黄药	21	3
清热凉血药	158	4	温经散寒药	12	2
攻下药	140	4	驱虫药	12	3
清热解毒药	134	35	峻下逐水药	11	4
化痰药	131	18	收敛止血药	10	5
止咳平喘药	123	9	通经活络药	5	1
祛风湿药	119	16	清化热痰药	5	2
利尿通淋药	116	11	拔毒化腐生肌药	5	3
息风止痉药	111	6	健脾利湿疏肝活血药	5	1
清热燥湿药	111	8	祛风湿热药	4	2
化湿药	109	9	润下药	3	2
平抑肝阳药	72	4	清虚热药	3	3
发散风热药	69	9	固表止汗药	2	1

由表10-3可见，附子临床配伍用药广泛，依次与补气

药、活血化瘀药、发散风寒药、利水消肿药、补血药、补阳药、温里药、补阴药、理气药、敛肺涩肠药、祛风寒湿药、清热凉血药和攻下药配伍应用最多,占总用药频数的80%。

3. 现代应用规律探析

(1) 安全有效、应用广泛,是附子现代临床应用的突出优势:自古以来,附子一直是临床常用名药,正如前贤所说:"附子为补先天命门真火第一要剂,凡一切沉寒痼冷之症,用此无不奏效。"(《本草求真》)"附子本是辛温大热,其性善走,故为通行十二经纯阳之要药。外达皮毛而除表寒,里则达下元而温痼冷,彻内彻外,凡三焦经络,诸脏诸腑,果有真寒,无不可治。"(《本草正义》)但附子毕竟属有毒之品,历代医家莫不对此敬畏有加,更有甚者避而不用,如《本草崇原》就有"甚至终身行医,而终身视附子为蛇蝎。每告人曰:附子不可服,服之必发狂,而九窍流血;服之必发火,而痈毒顿生;服之必内烂五脏,今年服之,明年毒发"的记载。凡此种种,以致临床医生在使用附子时多持谨慎态度,在一定程度上影响了附子临床疗效的发挥。本临床回顾性研究表明,在长达23年、延及临床各科200余个病种、涉及100余种学术期刊、977篇附子现代临床应用的文献资料中,报道有不良反应的文献有33篇,占3.38%。其中1979年、1984年、1985年、1995年各1篇;2001年、2004年、2006年、2007年各2篇;1997年、2000年、2003年、2010年各3篇;2011年6篇。2000~2012年有不良反应报道的文献共23篇,占2.35%。主要表现为部分病例出现口干、一过性口周麻木、口腔溃疡,轻度胃肠道反应,包括恶心、呕吐、腹部不适、腹痛、腹泻、食欲不振、消化道出血、肝功能轻度异常,部分病例出现头晕乏力、轻度失眠、心律失常,皮疹,此外还有脱发、血钾升高和一过性血压升高。上述不良反应多数不影响继续用药,且停药后不良反应消失,未出现致死致残病例。

本研究显示,应用广泛,疗效显著,配伍或炮制后不良反应少且轻微,是附子现代临床应用的主要优势。

(2) 现代临床应用的主要适应病证:本研究显示,附子所治疗病证涉及临床各科200余种,其中治疗心力衰竭、心律失常、痹证(类风湿性关节炎、风湿性关节炎、坐骨神经痛、强直性脊柱炎等)、慢性肾病(慢性肾炎、肾功能不全、糖尿病肾病、尿毒症、肾功能衰竭等)、肺心病等病症的报道尤多,占全部文献的40.43%。

①心力衰竭:心力衰竭是一种心功能障碍所致的临床综合征,是由于心肌功能障碍,致左心室发生扩张和(或)肥厚性重塑,神经内分泌失常,出现全身组织器官灌流不足和瘀血等循环功能异常,并出现典型临床症状和体征,如体液潴留、呼吸困难、乏力(特别是运动时)等。中医学认为,"心主身之血脉"(《素问·痿论》),"其充在血脉"(《素问·六节藏象论》),"心主血"这一功能的实现,有赖于心阳的鼓动和调摄作用。肾为性命之根,肾阳为一身阳气之本,"五脏之阳气,非此不能发"。心为君火,肾为相火(命火),"君火以明,相火以位"(《素问·天元纪大论》),命火秘藏,则心阳充足;心阳充盛,则相火亦旺。心火相火,各安其位,则心肾上下交济。若心肾阳气不足,心脏搏动迟缓无力,则血液运行失常,心悸乏力;阳不化水则水气泛溢,肢体浮肿,小便不

利；肾不纳气则呼吸困难，动则气短。因此，温助心肾阳气，鼓动血行，布化津液，纳气归肾是治疗心力衰竭的基本大法。正如《本草新编》所说："君火旺，则相火下安于肾；君火衰，而相火上居于心，欲居于心者，仍下安于肾，似乎宜补君火矣。然而君火之衰，非心之故，乃肾之故也。肾气交于心，而君火旺；肾气离于心，而君火衰。故欲补心火者，仍须补肾火也。夫肾中之火既旺，而后龙雷之火沸腾。"

附子辛热，入心肾二经，能上助心阳以通脉，下壮元阳以化水，为治心肾阳气不足，不能鼓动血行、水气不化之要药。历代本草均有记载，如谓"补助阳气不足"（《医学启源》），尤"专补上焦阳虚……调血脉"（《本草蒙筌》），"能使自下而上而脉生，周行通达而厥愈"（《本草经读》），"服之能使心脉跳动加速"（《医学衷中参西录》），故能治"心阳不足" [2010年版《中国药典》（一部）]，"心力衰竭" [1977年版《中国药典》（一部）]；"入足少阴肾经，补助真阳"（《本草经解要》），"补下焦之阳虚"（《本草纲目》），"益阳火"（《本草经疏》），故"为峻补元阳"之要药（《冯氏锦囊秘录》），"补先天命门真火第一要剂"（《本草求真》），治"真阳不足，头晕气喘而短"，"腰重腿肿，小便不利，或肚腹肿胀，或喘急痰盛"（《药品化义》）。本组资料中，附子治疗心力衰竭的文献有102篇，占10.44%。

②慢性心律失常：慢性心律失常包括窦性心动过缓、窦房阻滞、病态窦房结综合征、窦性停搏、房室传导阻滞、异搏与逸搏心律等，是临床常见病症之一，可以引起一系列症状，甚至可以出现阿－斯综合征、心脏骤停、心脏性猝死等。缓慢心

律失常以心率缓慢为特点，主要表现为心悸、头晕、肢倦神疲、畏寒、乏力、舌淡，脉沉细而迟。本病属中医学"心悸""怔忡""胸痹""眩晕"的范畴，据其临床表现，多因心肾阳虚，心脉失于温养，血行鼓动无力，或阳虚不能布津，水饮内生，上凌于心所致。因此，温阳复脉，散寒化饮，为其基本治法。正如《本草新编》所说："夫心肾，两不可离之物也，肾气交于心则昼安，心气交于肾则夜适。苟肾离于心，则晓欲善寝而甚难；心离于肾，则晚欲酣眠而不得。"本组文献资料中，附子治疗慢性心律失常，每与细辛、麻黄等配伍，基础方为《伤寒论》之麻黄附子细辛汤。附子辛甘大热，入心肾二经，能上助心阳，下壮元阳，为治心阳虚衰不能鼓动血行，肾阳亏虚不能化气行水之良药。历代本草均有记载，如谓"补助阳气不足"（《医学启源》），尤"专补上焦阳虚……调血脉"（《本草蒙筌》），"入足少阴肾经，补助真阳"（《本草经解要》），"能使自下而上而脉生，周行通达而厥愈"（《本草经读》），"服之能使心脉跳动加速"（《医学衷中参西录》）。细辛性温辛散，彻内彻外，无微不至，能振奋阳气，宣通郁滞，《本草正义》称其能"旁达百骸，无微不至。内之宣络脉而疏通百节，外之行孔窍而直透肌肤"，若"寒水暴溢，汩没微阳，非得此大辛大温之品，无以御阴霾而回阳气"，"开胸中滞结者，中阳不宣，则胸脘痞窒，凡当心结痛，胁肋支撑，心痛彻背，背痛彻心等证，属于饮邪凝聚，大气不司旋运者，非温和燠煦不为功。细辛禀阳和之气，助其乾运，譬如旭日当天，而群阴退舍，滞结安有不开之理？"肺朝百脉，麻黄辛温入肺，可开宣肺气，发越阳气，畅通血脉。《本经疏证》称

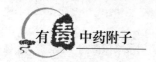

"麻黄附子细辛汤,鼓肾阳之剂也"。本组资料中,治疗心律失常者82篇,占总文献的8.39%。

③痹证(类风湿性关节炎、风湿性关节炎、坐骨神经痛、强直性脊柱炎等):"风寒湿三气杂至合而为痹"(《素问·痹论》),痹证是因风、寒、湿、热等外邪侵袭人体,闭阻经络而导致气血运行不畅的病证。主要表现为肌肉、筋骨、关节等部位酸痛或麻木、重着、屈伸不利,甚或关节肿大灼热等,"其风气胜者为行痹,寒气胜者为痛痹,湿气胜者为著痹"(《素问·痹论》),临床上具有渐进性或反复发作的特点。痹证的发生,与体质的盛衰以及气候条件、生活环境有关。初期病位邪在经脉、筋骨、肌肉、关节,日久也可由经络累及脏腑。痹证的基本病机为风、寒、湿、热、瘀等邪气滞留机体、筋脉、关节、肌肉,经脉闭阻,病理性质为虚实相兼。病理演变过程,病初邪在经脉,累及筋骨、肌肉、关节,日久耗伤气血,损及肝肾,虚实相兼,日久也可由经络累及脏腑,出现相应的脏腑病变。痹证初起,不难获愈,晚期病程缠绵。痹为闭阻不通之意,故治疗当以宣通为主,《医宗必读·痹》曰:"治外者,散邪为急,治脏者,养正为先,治行痹,散风为主,御寒利湿仍不可废","治痛痹者,散寒为主,治风疏风燥湿仍不可缺,大抵参以补火之剂,非大辛大温不能释其寒凝之害也","治着痹者,利湿为主,祛风解寒亦不可缺"。因此,温阳散寒,祛风胜湿,宣痹止痛,是痹证的基本治则。

附子大辛大热,通行十二经脉,具有补火助阳,祛风除湿,温通经脉,散寒止痛之功,《神农本草经》谓主"寒湿痿躄,拘挛膝痛,不能行步",《神农本草经集注》谓能"治脚疼冷弱，腰脊风寒……坚肌骨"，善"疗风寒湿痹，手足麻木，瘫痪疼痛，或拘挛不能动履"（《本草必用》），"治恶寒，身体四肢及骨节疼痛，或沉重，或不仁，或厥冷"（《药征》），能"宣阳气而开邪郁"（《本草再新》），"开腠理，通关窍，逐寒风清湿之邪"（《医林纂要·药性》），有"大燥回阳，补肾命火，逐风寒湿"（《本草从新》）之功，"为峻补元阳，而除风寒湿三邪之要药"（《冯氏锦囊秘录》）。古代医家的医疗经验显示，附子对于风寒湿痹有卓著的功效。本组资料中，治疗痹证（类风湿性关节炎、风湿性关节炎、坐骨神经痛、强直性脊柱炎）的文献53篇，占总文献的5.34%。

④慢性肾病：诊断为肾小球肾炎、隐匿性肾炎、肾盂肾炎、过敏性紫癜肾炎、红斑狼疮肾炎、痛风肾、IgA肾病、肾病综合征、膜性肾病、糖尿病肾病、高血压肾病、多囊肾等肾病的发病迁延难愈，时间超过3个月，患者尿液和相关的血液指标、肾脏病理学、影像学发现异常，或肾脏的肾小球有效滤过率低于60%，都可统称为"慢性肾病"。慢性肾病若未能及时有效救治，导致病情恶化，则随病程迁延，将发展成为慢性肾功能不全、肾衰竭，最终形成尿毒症。此类疾病属于中医学"虚劳""水肿"等病的范畴，起病缓慢，多逐渐发生，病程较长。临床以里、虚、寒证多见，主要表现为肢体肿胀，其肿多先起于下肢，由下而上，渐及全身，或腰以下肿甚，肿处皮肤松弛，按之凹陷不易恢复，甚则按之如泥，不烦渴，常兼见小便少但不赤涩，大便溏薄，神疲气怯，畏寒肢冷等。本病多因饮食劳倦、久病体虚等引起脾肾亏虚、气化不利所致。《景岳全书·水肿论治》云："夫所谓气化者，即肾中之气也，即

阴中之火也。阴中无阳，则气不能化，所以水道不通，溢而为肿。故凡治气者，必先治水；治水者，必先治气。若气不能化，则水必不利。惟下焦之真气得行，始能传化。惟下焦之真水得位，始能厘清。求之古法，惟薛立斋先生加味肾气丸，诚对症之方也。余屡用之，无不见效。"因此，温补脾肾之阳，以温养脏腑，助阳化水，是本病行之有效的基本治法。

附子温热性急，"入足少阴肾、太阴脾，补命门衰败之火，以生脾土"（《本草约言》），温壮脾肾之阳，尤善"补下焦之阳虚"（《本草纲目》），故"为峻补元阳"之要药（《冯氏锦囊秘录》），"补先天命门真火第一要剂"（《本草求真》），"益火之原，以消阴翳，则便溺有节"（《本草通玄》），故能"开关门，消水肿"（《药笼小品》），治"肾虚脾损，腰膝软弱，滑泻无度，及真阳不足，头晕气喘而短，自汗勿止"（《药品化义》），"虚寒病冷，肝肾元阳不足必用之品"（《萃金裘本草述录》）。本组资料中，治疗慢性肾病（慢性肾炎、肾功能不全、糖尿病肾病、尿毒症、肾功能衰竭）的文献125篇，占总文献的13.71%。

（3）汤剂是附子现代临床应用的主要剂型：《金匮玉函经》曰："若欲治疾，当先以汤洗涤五脏六腑，开通经脉，调导阴阳，破散邪气，润泽枯槁，悦人皮肤，益人气血。水能净万物，故用汤也。"《药治通义》也说："汤之为物，煮取精液，药之性味，浑然融出，气势完壮，其力最峻，表里上下，无所不达，卒病痼疾，无所不适，是故补泻温凉，有毒无毒，皆以汤为便，所用汤最多也。"汤剂吸收较快，能迅速发挥药效，特别是能根据病情的变化而随证加减，适用于病证较重或病情不稳定的患者,所以《汤液本草·东垣先生用药心法》指出:"汤者荡也,去大病者用之。"

本研究资料中,应用附子的剂型共有 15 种,汤剂的使用率最高,共计 893 方,占 91.22%;用丸剂者 23 方,占 2.35%;用膏剂者 18 方,占 1.84%;用散剂者 14 方,占 1.43%;用胶囊者 10 方,占 1.02%;用颗粒剂者 7 方,占 0.72%;用注射剂者 4 方,占 0.41%;用酊剂和糊剂者各 2 方,占 0.20%;搽剂、酒剂、片剂、栓剂、糖浆剂和油剂各 1 方,占 0.10%。以上数据显示,汤剂仍然是附子临床最常用的剂型。

(4) 合理配伍是附子现代临床减毒增效的主要方式:汉代,《神农本草经》就指出:"药有阴阳配合,子母兄弟,根茎花实,草石骨肉。有单行者,有相须者,有相使者,有相杀者,有相畏者,有相恶者,有相反者。凡此七情,合和视之。"并告诫世人,"当用相须、相使者良;勿用相恶、相反者;若有毒宜制,可用相畏、相杀者,不尔,勿合用也",一举确立了减毒增效配伍的基本法则。药物的功用各有所长,也各有所偏,通过合理的配伍,可以增强或改变原有的功用,调其偏性,制其毒性,使各具特性的药物发挥综合作用。《医学源流论·方药离合论》云:"方之与药,似合而实离也。得天地之气,成一物之性,各有功能,可以变易血气以除疾病,此药之力也。然草木之性,与人殊体,入人肠胃,何以能如人之所欲,以致其效?圣人为之制方以调剂之,或用以专攻,或用以兼治,或相辅者,或相反者,或相用者,或相制者。故方之既成,能使药各全其性,亦能使药各失其性。操纵之法,有大权焉，此方之妙也。"说明配伍对中药的功用或毒性、偏性及药效的发挥具有调控作用。本组资料中，附子单味应用仅有1篇文献，其余976篇文献报道皆为复方使用，占99.89%。除附子外，共涉及药物425味，累计用药8760频次，平均用药8.96频次。可见，配伍是附子现代临床减毒增效的主要方式。

①配伍甘草：甘草味甘性平，长于缓和药性，"解百药毒"（《名医别录》），明代名医张介宾在《景岳全书·本草正》亦谓甘草"毒药得之解其毒，刚药得之和其性"，"所以必用甘草者，盖以附子之性急，得甘草而后缓；附子之性毒，得甘草而后解；附子之性走，得甘草而后益心脾；附子之性散，得甘草而后调营卫，此无他，亦不过济之以仁而后成其勇耳。"《本经疏证》指出："《伤寒论》《金匮要略》两书中，凡为方二百五十，用甘草者，至百二十方。非甘草之主病多，乃诸方必合甘草，始能曲当病情也。凡药之散者，外而不内，攻者下而不上，温者燥而不濡，清者冽而不和，杂者众而不群，毒者暴而无制，若无甘草调剂其间，遂其往而不返，以为行险侥幸之计，不异于破釜沉舟，可胜而不可不胜，讵诚决胜之道耶？"可见，甘草解百药毒之功用，由来已久，为诸药之冠，众方多用。本组资料中，附子与甘草配伍使用达384频次，居众药之首。二药同用，是附子减毒增效最常用的药对组合。

②配伍黄芪：黄芪甘温，可缓制附子之毒。《神农本草经集注》谓："附子畏防风、黑豆、甘草、黄芪、人参。"黄芪也具"杀附子毒"之功。

黄芪甘温益气，"乃补气之圣药"（《本草新编》），既可走里而补脾肺健脾，又可行外而实卫固表。附子彻表彻里，辛热助阳。黄芪入肺，附子入心，二药相配，则具温阳益气、助卫固表之功，用于阳虚卫弱，虚汗倦怠，汗出形寒者，尤能奏效。黄芪又入脾，健脾以行水湿；附子入肾，补阳以化阴水。二药合用，脾肾同治，补火生土，故对脾肾阳虚，运化失职，水湿停留所致之肢体浮肿，小便不利，畏寒体倦等症，每能建功。《本草蒙筌》云："丹溪治外感挟内伤证，但气虚热甚者，必与黄芪同用，托住正气。仍恐性缓，不能速达，少加附子，资其健悍之性，以助成功。"《药品化义》又说：附子"入补药中，少为引导，有扶元起造之力，如腰重腿肿，小便不利，或肚腹肿胀，或喘急痰盛。"本组资料中，附子与黄芪配伍使用达382频次，仅次于甘草。

③配伍茯苓、白术：茯苓甘淡性平，长于淡渗利湿。白术甘苦性温，功擅健脾祛湿，"为后天培土圣药"（《本草新编》）。附子辛甘大热，最善补命门之火，有温肾祛寒，助阳利水之功。三药合用，附子得茯苓、白术，则肾阳鼓动而水有所摄；茯苓、白术得附子，则补火生土，使水有所制，共奏温阳利水，散寒除湿之功，故用于脾肾阳虚，因脾虚则水无以运，肾虚则水无以行，以致水湿不化，寒湿内生之肢体浮肿，小便不利，四肢沉重，畏寒肢冷，心悸怔忡，或纳食不化，脘腹冷痛，便溏泄利等证。《本草图解》曰："张元素云：附子以白术为佐，乃除寒湿之圣药，又益火之原，以消阴翳，则便溺有节。"再者，附子辛热性燥，温运气血，散寒止痛之功亦佳，附子得茯苓、白术之功，又能增强除湿之力，对阳虚风寒湿邪侵袭经络、关节，气血凝滞而见骨节疼痛，恶寒肢冷，脉

微而沉者,用之颇佳。本组资料中,附子与茯苓、白术配伍使用分别达 372 频次和 323 频次。三药同用,是增强附子温阳祛湿、散寒止痛的常用药对组合。

④配伍人参:人参甘平,长于大补元气,一者可扶助正气,可增强机体的御毒能力,减附子毒性之害,《神农本草经集注》云:"世方动用附子,皆须甘草或人参、生姜相配者,正以制其毒故也。"二者能大补脾肺之元气而固后天,回阳气于垂绝。《删补名医方论》指出:"补后天之气,无如人参;补先天之气,无如附子……二药相须,用之得当,则能瞬息化气于乌有之乡,顷刻生阳于命门之内,方之最神捷者也。"《本草新编》也说:"附子何以必得人参以成功,岂他药独不可制之乎?夫人参得附子则直前,无坚不破;附子得人参则功成,血脉不伤。至于他药,未尝不可兼投。然终不知人参与附子,实有水乳之合也。"又说:"既用附子,而不制其猛悍之气,则过逐阴寒,一往不顾,未必乘胜长驱,随阴寒而尽散热,必元阳无可归,而气又遽亡。故必须用熟者,同入于人参之中,既能逐阴寒之外出,又且引元阳之内归,得附子之益,去附子之损,所谓大勇而成其大仁也。"参附相配,常用于正气大亏,阳气暴脱,出现四肢厥逆,汗出肤冷,脉微欲绝之危候,尤为契合。而对心肾阳气虚衰,血行鼓动无力,水液输化失常之心悸乏力,喘咳短气,肢体浮肿,小便不利,脉沉而微者,亦无不相宜。本资料组中,附子与人参配伍使用达 175 频次,二药同用,是附子回阳救逆,以及温补心肾阳气以减毒增效的常用药对组合。

⑤配伍干姜:附子、干姜二药相须为用,相得益彰,使回

阳救逆、温中散寒之力大增。戴原礼曰："附子无干姜不热"（引自《本草纲目》），附子"得干姜，补中回阳"（《医学入门》）；干姜治"下焦寒湿，沉寒痼冷，肾中无阳，脉气欲绝，佐以附子立效"（《医学入门》）。仲景用附子回阳救逆，必与干姜为伍，一走一守，相辅相成，正如《本草纲目》所说："生附配干姜，补中有发，仲景干姜附子汤、通脉四逆汤是也。"《医门法律》亦云："用附子干姜以胜阴复阳，取飞骑突入重围，搴旗树帜，使既散之阳望而争趋，顷之复会耳。"再者，附子干姜相配，又能增强温助阳气，散寒通脉，祛湿止痛之效，也常用于阳虚水肿、寒湿痹证的治疗。《神农本草经集注》云："世方动用附子，皆须甘草或人参、干姜相配者，正以制其毒故也。"综上可见，附子配干姜，一则可减其毒，二则能增其效。本组资料中，附子与干姜配伍使用达173频次，二药同用，是附子回阳救逆、散寒止痛、温阳利湿以减毒增效的常用药对组合。

⑥配伍肉桂：肉桂与附子同为补火助阳之品，附子走而不守，彻内彻外，能升能降，回阳救逆，温肾助阳；肉桂守而不走，浑厚沉降，偏暖下焦，温补命门，更能引火归原，以摄无根之火。二药相须为用，一走一守，则温补肾阳之功更著。《本草择要纲目》云：附子"得桂则补命门真火"。《本草新编》曰："肉桂可离附子以成功，而附子断不能离肉桂以奏效。盖附子之性走而不守，肉桂之性守而不走也。虽附子迅烈，入于群阴之内，柔缓亦足以济刚，然而时时飞越，无同类之朋相亲相爱，眷恋有情，未必不上腾于上焦矣。有肉桂之坚守于命门而不去，则附子亦安土重迁，不能飞越。此八味丸中

仲景夫子用附子，而不得不用肉桂者，又有此妙义耳……然而附子之性走而不守，无肉桂之引经，未必不遍走一身，而不能专入膀胱，以行其利水之功也。"附子与肉桂相配，引火归原之效更显，可用于命门真火不足，虚火上浮之口腔疾患，如咽喉干痒、牙痛齿衄、口腔糜烂、红肿不甚等证，但需与大队补肾滋阴药合用。本组资料中，附子与干姜配伍使用达204频次，二药同用，是附子温补肾阳、引火归原以增效的常用药对组合。

⑦配伍细辛："细辛味辛气温，禀阳升之性，辟除风寒湿邪，而芳香最烈，其气直升，故善开结气，宣泄郁滞，而能上达巅顶，通利耳目。又根荄盈百，极细且长，旁达百骸，无微不至。内之宣络脉而疏通百节，外之行孔窍而直透肌肤。""附子本是辛温大热，其性善走，故为通行十二经纯阳之要药，外则达皮毛而除表寒，里则达下元而温痼冷。"（《本草正义》）故附子与细辛相伍，一则能助阳解表，"主治风寒咳逆邪气，太阳阳热之气不周于皮毛，则寒邪逆于上，附子益太阳之标阳"（《本草求原》），"引发散药开腠理，以逐在表之风寒"（《本草备要》）。"细辛气盛而味烈，且疏散之力更大。且风必挟寒以来，而又本热而标寒，细辛性温，又能驱逐寒气，其疏散上下之风邪，能无微不入，无处不到也"（《神农本草经百种录》），"味辛而热，温少阴之经，故仲景少阴证用麻黄附子细辛汤，辛温能散"（《本经逢原》）。

二则能散寒祛湿，宣痹止痛。"太阳之气主皮毛，少阴之气主骨髓，少阴之气不合太阳，则风湿相侵。痹于筋骨，则百节拘挛；痹于腠理，则为死肌；而细辛皆能治之。其所以能治之者，以气胜之也"（《神农本草经读》）。附子有"大燥回阳，补肾命火，逐风寒湿"（《本草从新》）之功，"为峻补元阳，而除风寒湿三邪之要药"（《冯氏锦囊秘录》），"疗风寒湿痹，手足麻木，瘫痪疼痛，或拘挛不能动履"（《本草必用》），"恶寒，身体四肢及骨节疼痛，或沉重，或不仁，或厥冷"（《药征》）。二药合用，大能温经散寒，祛风胜湿，宣痹止痛。

三则能温心阳，通血脉。"细辛味辛气温，禀阳升之性"，"中阳不宣，则胸腔痹室，大气不同旋运者，非温和燠煦不为功。细辛禀阳和之气，助其旋运，譬如旭日当天，而群阴退舍，滞结安有不开之理"（《本草正义》）。附子"专补上焦阳虚……调血脉"（《本草蒙筌》），"能使自下而上而脉生，周行通达而厥愈"（《本草经读》），"服之能使心脉跳动加速"（《医学衷中参西录》）。附子与细辛相伍，则能温心阳，调血脉，宜于心阳不足、心脉失养之心中动悸，胸中窒闷，畏寒乏力、舌淡、脉沉细而迟者。本组资料显示，附子与细辛配伍使用达144频次，附子与细辛组合，是助阳解表以治阳虚感冒，温经散寒止痛而治风寒湿痹，温心阳通血脉以治心阳不足之心悸脉缓之常用药对。

⑧配伍熟地黄、白芍：肾为水火之脏，内寄真阴真阳。附子辛甘大热，其性刚燥，虽善补命门真阳，但独用或久用，则有竭阴耗液之弊，是以宋代名医严用和在《济生方》中指出："前贤之书，有单服附子之戒者，正虑其肾恶燥也。既欲用一刚剂专而易效，须当用一柔剂以制其刚，庶几刚柔相济，不特取效之速，亦可使无后患。"元代名医王好古也认为："用附

子以补火必防涸水,如阴虚之人久服补阳之药,则虚阳益炽,真阴愈耗,精血益枯,气无所附丽,遂成不救者多矣。"且肾中阳气化生于肾中阴精,所谓"孤阳不生"。故用附子温补命门之火,鼓舞肾间动气,常配伍阴柔滋润之品,既使刚柔相济,又能阴生阳长,生化无穷。熟地黄甘而微温,其性柔润,善补肾阴、益精血。白芍酸收敛阴,养血和营。两相相伍,补阳之中得以阴配,益阴之中得以阳助,可收阴中求阳,阴阳相济之效。正如《景岳全书》所说:"气味之刚柔,柔者纯而缓,刚者躁而急,纯者可和,躁者可劫,非刚不足以去暴,非柔不足以济刚。"本组资料中,附子与白芍、白术配伍使用分别达179频次和137频次。三药同用,是增强附子温补肾阳增效减毒的常用药对组合。

参考文献

[1] 周德魁,方淑媛,杨淑和. 中药抗心衰方 [J]. 辽宁中医,1979,2:25-27.

[2] 崔吉红,李守义,唐学美. 复方附子煎剂及强的松治疗110例血栓闭塞性脉管炎 [J]. 人民军医,1980,(2):51-53.

[3] 李引. 充血性心力衰竭中医辨证论治介绍 [J],中医杂志,1981,(6):8.

[4] 宋斌. 麻附细辛汤加味治三叉神经痛 [J],江苏中医杂志,1981,(3):35.

[5] 赵冠英,王发渭. 参附注射液抢救危重患者的临床应用 [J],中西医结合杂志,1982,2(2):38-39.

[6] 丁书文. 论冠心病与肾,山东中医学院学报 [J],1982,6(1):7-16.

第十章 附子临床应用

[7] 项景明. 硝黄附子汤降低肾炎尿素氮 [J],新中医, 1982, 4: 18-19.

[8] 李树毅, 郭永惠. 以附片为主的升阳健脾法治疗胃下垂32例小结 [J],青海医药, 1982, 1: 74-75.

[9] 程广里. 薏苡附子散合芍药甘草汤加味治疗坐骨神经痛23例 [J],中医杂志, 1982, 7: 45.

[10] 陈端, 钱仪贞, 吴祥, 等. 20例心动过缓-心动过速综合征临床分析 [J], 1983, 5 (2): 40-42.

[11] 高尔鑫. 附子合炙甘草汤加减治疗病态窦房结综合征11例报告 [J],中医杂志, 1983, 10: 34-35.

[12] 姚庆云. 乌附桂枝汤治疗风寒湿痹症104例疗效观察 [J],蚌埠医药, 1983, 1: 81-84.

[13] 徐素珍, 林茂庚. 真武汤加味治疗肺心病的探讨 [J],黑龙江医药, 1983, 5: 35-37.

[14] 林生, 叶成林. 炙甘草汤治疗室性早搏40例疗效观察 [J],广西中医药, 1984, 7 (4): 27-28.

[15] 宋同恺, 王正中, 孙军. 大剂量附子合剂治疗心动过缓40例临床观察 [J],河北中医, 1985, (5): 12-13.

[16] 朱伯卿, 金椿, 钱重光, 等. 附子治疗虚证病窦综合征的疗效及机理探讨 [J],中西医结合杂志, 1985, 5 (4): 219-222.

[17] 邵桂珍, 王延周. 黄土汤治疗虚寒型出血性疾病 [J],陕西中医, 1985, 6 (8): 366-367.

[18] 孙水英. 中西医结合治疗充血性心力衰竭的临床体会 [J],青海医药杂志, 1985, (6): 46-48.

[19] 白跃林. 盗汗的辨证论治 [J],广西中医药, 1986, 9 (6): 19-20.

[20] 孙均遂. 当归四逆汤加减合膏药敷贴治疗肩周炎33例 [J],

江苏中医杂志, 1986, (12): 12.

[21] 祝广庆. 加减附子细辛生脉散治疗病态窦房结综合征19例报告 [J], 湖北中医杂志, 1986, (5): 14-15.

[22] 杨冰. 附桂干姜生脉汤治疗房室传导阵滞 [J], 河南中医, 1987, (3): 22.

[23] 邵桂珍, 王延周. 附子厚朴汤治疗溃疡性结肠炎 [J], 中原医刊, 1987, (1): 34.

[24] 王立茹. 麻黄附子细辛汤治疗SSS征 [J], 天津中医学院学报, 1987, (2): 49.

[25] 张孝礼. 加味参附汤为主治疗肺心病心功能不全20例临床疗效观察 [J], 内蒙古中医药, 1988, (2): 5-6.

[26] 邹桃生. 薏仁附子败酱散化裁治疗霉菌性肠炎24例报告 [J], 广西中医药, 1988, 11 (5): 15.

[27] 张建洁. 运用"乌附麻辛桂姜草汤"治疗风寒湿痹31例临床观察 [J], 甘肃中医学院学报, 1988, (3): 55.

[28] 刘殿生, 付多茹, 马彩霞. "乌附桂枝汤"治疗风寒湿痹98例临床观察 [J], 黑龙江中医药, 1989, (4): 20-21.

[29] 周端求. 参附乳没苏夏汤治疗冠心病 [J], 四川中医, 1989, (7): 34.

[30] 阮诗伟. 大黄附子汤治疗上腹暴痛20例 [J], 国医论坛, 1989, (1): 20.

[31] 韦波. 附子石榴皮诃子散治疗霉菌性肠炎36例报告 [J], 北京中医杂志, 1989, (6): 23-24.

[32] 肖洪德, 肖银雪. 桂枝芍药知母汤治疗类风湿性关节炎——附23例临床小结 [J], 湖南中医杂志, 1989, (5): 12-13.

[33] 黎济民. 芪附四君汤治疗经前期紧张综合征50例 [J], 湖北中医杂志, 1989, (2): 6-7.

[34] 黎济民. 芪附四君子汤治疗小儿慢性扁桃腺炎20例 [J], 贵阳中医学院学报, 1989, (1): 34-35.

[35] 王文涛. 辨证分型治疗慢性充血性心力衰竭79例报告 [J], 湖南中医杂志, 1990, (3): 5-7.

[36] 刘胜利. 辨证治疗慢性肺源性心脏病心衰50例 [J], 陕西中医, 1990, 11 (9): 395-396.

[37] 秦宗昌. 中西医结合治疗病毒性心肌炎26例 [J], 中西医结合杂志, 1990, (10): 629.

[38] 张国学. 附子强心汤治疗心力衰竭23例 [J], 实用中医内科杂志, 1990, 4 (2): 26-27.

[39] 黎济民. 附子治疗小儿寒咳寒喘证治一得 [J], 江西中医药, 1990, 21 (1): 37-38.

[40] 李量德, 陈超. 黄芪桂枝五物汤加味治疗多发性神经炎35例 [J], 中医临床与保健, 1990, 2 (4): 14-16.

[41] 赵东升. 麻黄附子细辛汤合生脉散治疗病窦征24例疗效观察 [J], 国医论坛, 1990, (4): 33.

[42] 梁立, 江正玉. 麻黄附子细辛汤加味治疗腰腿痛103例 [J], 北京中医杂志, 1990, (3): 27-28.

[43] 黎济民. 运用附子治疗齿鼻衄血27例 [J], 黑龙江中医药, 1990, (3): 3.

[44] 黎济民. 自拟芪附归丹四君子汤治虚人崩漏42例 [J], 国医论坛, 1990, (6): 30.

[45] 牛国民. 大黄附子汤合芍药甘草汤治疗坐骨神经痛30例 [J]. 河北中医, 1991, 13. (6): 35.

[46] 孟昭全, 赵云龙, 刘俊宾. 麻黄附子细辛汤加减治疗病窦综合征（附50例疗效观察）[J]. 实用医学杂志, 1991, 7 (1): 38-39.

[47] 黎济民. 芪附归蓉四君子汤治疗常见虚人便秘20例 [J]. 南

京中医学学院学报, 1991, 7: 171.

[48] 原明忠. 益气强心汤治疗慢性心力衰竭20例 [J]. 山西中医, 1991, 7 (6): 7-8.

[49] 贾锐. 生脉补虚汤治疗心律失常65例 [J]. 陕西中医, 1991, 12 (3): 113.

[50] 谢雁鸣, 翟秀玲. 麻黄附子细辛汤加减治疗老年窦性心动过缓32例 [J]. 山东中医学院学报, 1991, 15 (2): 22-23.

[52] 李荫昆. 中西医结合治疗类风湿性关节炎20例 [J]. 云南中医学院学报, 1991, 14 (3): 20-21.

[52] 刘亚林. 附桂泽术汤治疗眩晕98例 [J]. 陕西中医, 1992, 13 (10): 443.

[53] 邵玉宝. 强心汤治疗充血性心力衰竭41例小结 [J]. 湖南中医杂志, 1992, (3): 3-4.

[54] 孙慧君, 霍根红. 真武汤合桂枝甘草汤治疗充血性心力衰竭48例 [J]. 国医论坛, 1992, (6): 13.

[55] 吴作敬, 吕长青. 真武汤加味治疗不宁腿综合征25例 [J]. 黑龙江中医药, 1992, (2): 33-34.

[56] 吕云钊, 吕长青. 真武汤加味治疗过敏性鼻炎50例 [J]. 黑龙江中医药, 1992, (3): 34.

[57] 霍根红, 孙慧君, 孙建芝. 60例风湿性心脏病充血性心力衰竭的证治分析 [J]. 河南中医, 1993, 13 (6): 262-263.

[58] 张孟鸿, 宋林. 附术苓淮汤治疗小儿慢性泄泻54例 [J]. 福建中医药, 1993, (6): 35.

[59] 仝允梅, 赵时雨, 杨明, 等. 附子理中口服液治疗脾胃虚寒证108例 [J]. 河南中医, 1993, 13 (4): 177-178.

[60] 张浩良. 生脉散 (饮、针剂) 的临床运用和实验研究概要 [J]. 上海中医药杂志, 1993, (2): 35-38.

[61] 陈涛, 张春梅. 薏苡附子败酱散治疗慢性盆腔炎56例 [J]. 陕西中医, 1993, 14. (12): 7.

[62] 吴新欲. 补心通脉汤治疗缓慢性心律失常45例观察 [J]. 中国中西医结合杂志, 1994, (1): 210.

[63] 朱晓新, 王盟. 分型治疗冠心病心律失常50例观察 [J]. 浙江中医杂志, 1994, (5): 199-200.

[64] 赵麦焕. 附子泻心汤治疗复发性口疮 [J]. 河南中医, 1994, 14 (5): 282-283.

[65] 邓世周, 郭荣华. 人参附子汤治疗病窦综合征21例疗效分析 [J]. 新中医, 1994, (12): 23.

[66] 孟昭全, 张呈淑, 颜景欣, 等. 升脉汤治疗病窦综合征的临床与电生理研究 [J]. 中国中西医结合杂志, 1994, (S1): 103-105.

[67] 张立业, 郭仁旭, 张宝贵, 等. 益气强心饮治疗充血性心力衰竭88例临床观察 [J]. 中医杂志, 1994, 35 (1): 31-32.

[68] 毕明义. 真武汤治疗带下病118例 [J]. 山东中医杂志, 1994, 13 (10): 448.

[69] 焦秀兰, 陈汝东, 张守泰. 中西医结合治疗心衰24例 [J]. 山东中医杂志, 1994, 13 (8): 360.

[70] 范济平. 重剂加味芍药甘草附子汤治疗坐骨神经痛110例 [J]. 河北中医, 1994, (4): 35.

[71] 王秉良, 王谨敏. 大剂量乌附为主治疗痹证82例 [J]. 福建中医药, 1995, 26 (1): 4.

[72] 王德秀, 邓尔禄. 扶阳汤加减治疗高原地区肺心病116例 [J]. 云南中医中药杂志, 1995, 16 (4): 5-7.

[73] 郭佩玲, 张卫新, 骆仙芳, 等. 附子泻心汤治疗慢性肾功能衰竭37例疗效观察 [J]. 浙江中医学院学报, 1995, 19 (4): 34-36, 56.

[74] 刘家磊,刘远见,马学峰,等.桂附姜芪汤治疗小儿化脓性膝关节炎 36 例 [J].陕西中医,1995,16 (8):350.

[75] 李光华,玄淑贤,刘雅仙.真武汤加味治疗充血性心力衰竭 30 例 [J].中医药信息,1995,(6):25-26.

[76] 伍世林,陈丽芳.附萆生脉汤治疗肺心病心衰 52 例——附西药组 40 例对照观察 [J].浙江中医杂志,1996,(5):200.

[77] 李学贤,张玉义.麻黄附子细辛汤加味治疗顽固性头痛[J].山东中医杂志,1996,15 (4):184.

[78] 张春盈.心衰饮治疗充血性心力衰竭 64 例 [J].陕西中医,1996,17 (9):396.

[79] 覃士明.中西医结合治疗重症心力衰竭 74 例临床分析 [J].浙江中医杂志,1996,(5):201-202.

[80] 任长杰,张晋平.温阳益气活血治疗病态窦房结综合征 59 例 [J].辽宁中医杂志,1997,24 (6):22.

[81] 倪焕杰.参附姜辛汤治疗心动过缓 36 例 [J].山西中医,1998,14 (2):55.

[82] 李延军,魏汝新,李福昌.加味麻黄附子细辛汤防治荨麻疹 106 例疗效观察 [J].临床皮肤科杂志,1998,27 (3):166.

[83] 董庆童.心衰灵治疗老年充血性心力衰竭临床观察 [J].山西中医,1998,14 (1):22-23.

[84] 曹云云.桂枝附子汤治疗产后身痛 20 例 [J].四川中医,1999,17 (8):48.

[85] 焦富英,吴卫红.自拟大黄附子龙牡汤灌肠治疗尿毒症 30 例 [J].辽宁中医杂志,1999,26 (6):16.

[86] 保延玉.中西医结合治疗充血性心力衰竭临床观察 [J].山东中医杂志,2000,19,(7):418-419.

[87] 拓步雄,李慧,车玉英.强力心汤治疗充血性心力衰竭 65 例

临床观察 [J]. 新中医, 2000, 32 (4): 43-44.

[88] 孙笃玲, 王夕花, 郑美玲. 附子温中汤加味治疗小儿慢性腹泻80例 [J]. 陕西中医, 2000, (1): 28.

[89] 祝光礼, 钱宝庆, 李玲英, 等. 参附强心合剂为主治疗充血性心衰45例观察 [J]. 浙江中医杂志, 2000, (6): 242.

[90] 周景伟. 加味附子汤治疗变应性鼻炎的疗效观察 [J]. 上海中医药杂志, 2001, (1): 26.

[91] 郭兴法. 参附大补汤加减治疗血小板减少10例 [J]. 浙江中医杂志, 2001, (9): 12.

[92] 魏晓芬, 宋成军, 李健. 薏苡附子败酱散合当归芍药散治疗慢性盆腔炎62例 [J]. 四川中医, 2002, 20 (12): 44.

[93] 廖林峰. 自拟强心汤配合西药治疗充血性心力衰竭 [J]. 四川中医, 2002, 20 (10): 24-25.

[94] 万清信, 王燕. 大黄附子汤加味治疗胁痛64例 [J]. 山东中医杂志, 2002, 21, (1): 27-28.

[95] 张东兴. 病窦复丸治疗缓慢性心律失常52例临床观察 [J]. 中国中西医结合杂志, 2002, 22 (1): 67.

[96] 马慧敏, 顾艳春. 麻黄附子细辛汤加味治疗坐骨神经痛80例 [J]. 陕西中医, 2002, 22 (8): 728-729.

[97] 于萍, 黎清婵, 谭宝莲. 附没痛经方治疗寒凝血瘀型原发性痛经35例疗效观察 [J]. 新中医, 2003, 35 (8): 27-28.

[98] 张淑云, 曲家珍. 麻黄附子细辛汤加味治疗缓慢型心律失常60例 [J]. 中医杂志, 2003, 44 (6): 423.

[99] 魏静. 中西医结合治疗肺心病心衰283例疗效观察 [J]. 山东医药, 2003, 43 (19): 58.

[100] 刘海涛. 中西医结合治疗冠心病慢性心力衰竭76例 [J]. 四川中医, 2003, 21 (2): 27-28.

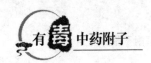

[101] 顾建国,顾炳歧.自拟"强心汤"治疗充血性心力衰竭临床观察[J].上海中医药杂志,2003,37(2):10-12.

[102] 刁金囡.大黄附子汤灌肠治疗慢性肾功能衰竭48例[J].四川中医,2004,22(2):49-50.

[103] 陈炳权.二金泽附汤治疗尿路结石合并肾积水30例[J].新中医,2004,36(7):66-67.

[104] 张聚府.加味薏苡附子败酱散治疗胃肠穿孔后腹腔炎性包块38例[J].四川中医,2004,22(5):50-51.

[105] 陈永芳,张兴玉,翟鸥.麻黄附子细辛汤治疗病态窦房结综合征60例[J].中国中西医结合杂志,2004,24(3):276-277.

[106] 李玉杰,李华,李林,等.盐附归芪汤治疗甲状腺机能减退19例[J].陕西中医,2004,25(11):1042.

[107] 荣春兰.中西药联合治疗冠心病23例疗效观察[J].山东医药,2004,44(4):39.

[108] 谢建华.中西药联用治疗缓慢性心律失常63例[J].江苏中医药,2004,25(5):23.

[109] 刘维庆.中西医结合治疗病态窦房结综合征36例[J].上海中医药杂志,2004,38(8):20-21.

[110] 张霞.中西医结合治疗充血性心力衰竭20例[J].四川中医,2004,22(11):32-33.

[111] 李庆海.参附强心合剂治疗充血性心力衰竭的临床观察[J].中华中医药杂志,2005,20(2):103-104.

[112] 姜晓梅.参附注射液治疗充血性心力衰竭的疗效观察[J].中国中西医结合杂志,2005,25(9):855.

[113] 李顺宁.参芩复脉汤治疗闭塞性动脉硬化症合并溃疡50例疗效观察[J].新中医,2005,37(10):26-27.

[114] 范秀凤,杨颙.麻黄附子细辛汤加味治疗窦性心动过缓45

例 [J]. 陕西中医, 2005, 26 (7): 618-619.

[115] 樊纪民, 张喜奎. 芍药甘草附子汤合柴胡疏肝散治疗偏头痛 30 例 [J]. 陕西中医, 2005, 26 (7): 690-691.

[116] 董德保, 张荣华. 真武汤加味治疗慢性充血性心力衰竭临床观察 [J]. 四川中医, 2005, 23 (4): 48-49.

[117] 李洪功. 真武汤治疗肾阳虚白带 60 例 [J]. 陕西中医, 2005, 26 (5): 444.

[118] 李玉玲, 宋立军. 中西医结合治疗心衰 30 例 [J]. 辽宁中医杂志, 2005, 32 (5): 455-456.

[119] 苏玉新, 朱冬霞. 保心抗衰汤治疗慢性充血性心力衰竭 41 例 [J]. 陕西中医, 2006, 27 (2): 132-133.

[120] 宋盛青, 程宏辉, 黄平东, 等. 参附注射液治疗慢性收缩性心力衰竭疗效观察 [J]. 四川中医, 2006, 24 (8): 42-43.

[121] 常晓. 麻黄附子细辛汤合生脉饮治疗病窦综合征 48 例 [J]. 陕西中医, 2006, 27 (11): 1327-1328.

[122] 石喜亮. 麻黄附子细辛汤治疗肺心病急性发作期 85 例 [J]. 陕西中医, 2006, 27 (4): 387-388.

[123] 王博, 程刚. 双针法配合大黄附子汤加味治疗急性阑尾炎 36 例 [J]. 陕西中医, 2006, 27 (6): 723-724.

[124] 高丽. 炙甘草汤加减治疗病态窦房结综合征 65 例 [J]. 陕西中医, 2006, 27 (7): 845-846.

[125] 李忠义, 杨晓霞, 刘德厚, 等. 加味参附汤配合西药治疗水湿内停瘀血阻络型心力衰竭 32 例 [J]. 陕西中医, 2007, 28 (6): 657-658.

[126] 张梅兰, 刘学武, 张芳兰. 加味附子理中汤治疗肿瘤化疗后白细胞减少症 140 例 [J]. 陕西中医, 2007, 28 (7): 843-844.

[127] 赖忠民, 周晓, 游天国, 等. 参附汤治疗病态窦房结综合征

46例[J]. 中医杂志, 2007, 48 (8): 717-718.

[128] 徐兆宪, 于美华. 二附灵蝎汤治疗实证痛经举隅[J]. 辽宁中医杂志, 2007, 34 (5): 663.

[129] 张海. 白蛇参附汤治疗类风湿性关节炎52例疗效观察[J]. 中华中医药杂志, 2008, 23 (7): 651-652.

[130] 李红. 参附龙牡汤加味治疗慢性肺源性心脏病心力衰竭48例疗效观察[J]. 新中医, 2008, 40 (4): 45-46.

[131] 邓伟. 甘草附子汤治疗膝骨关节炎的临床研究[J]. 中药材, 2008, 31 (7): 1107-1110.

[132] 王少英. 易流酱附汤灌肠治疗慢性盆腔炎易发流产50例[J]. 新中医, 2008, 40 (6): 84-85.

[133] 熊国保, 姚文亮, 吴飞华. 参附强精汤对肾阳虚型非炎性精液不液化的临床研究[J]. 中华男科学杂志, 2009, 15 (12): 1138-1141.

[134] 吴振成. 附子理中汤重用附子治疗急性面神经炎120例效果观察[J]. 山东医药, 2009, 49 (23): 53.

[135] 李启权, 关锦莲. 自拟附桂苓芷汤治疗溃疡性结肠炎47例临床观察[J]. 中国全科医学, 2009, 12 (4B): 698.

[136] 叶映月. 甘草附子汤治疗寒湿型踝关节炎33例时效观察[J]. 中国实验方剂学杂志, 2010, 16 (12): 231.

[137] 邓永启, 张金山. 强心通脉饮治疗慢性收缩性心力衰竭42效观察[J]. 新中医, 2010, 42 (5): 51-52.

[138] 陈和, 李爱杰, 巫娇静. 温阳益气法治疗缓慢性心律失常41例疗效观察[J]. 新中医, 2010, 42 (6): 86-87.

[139] 周慧君, 尹小星, 牛永军. 温阳益气汤治疗慢性充血性心力衰竭临床研究[J]. 辽宁中医杂志, 2010, 37 (5): 856-857.

[140] 蔡行平, 林秉滔. 茵陈术附汤加味治疗阴黄证38例[J]. 中医杂志, 2010, 51 (增刊1): 157-158.

第十章 附子临床应用

[141] 张彦来.中西医结合治疗慢性充血性心力衰竭并快速型心房纤颤的临床观察 [J].新中医, 2010, 42 (8): 18-19.

[142] 包俊萍.中西医结合治疗难治性心力衰竭42例临床分析 [J].中国中医基础医学杂志, 2010, 16 (1): 76.

[143] 吴强, 董桂霞, 亓婷婷.中药附子理中汤加味治疗复发性口疮临床疗效 [J].中国中医基础医学杂志, 2010, 16 (5): 435.

[144] 张华.附子理中汤加茯苓治疗腹泻型肠易激综合征疗效观察 [J].辽宁中医杂志, 2011, 38 (9): 1817-1819.

[145] 李怀军, 王学军.仙附温阳通络饮治疗阳虚寒凝型血栓闭塞性脉管炎32例 [J].中医杂志.2011, 52 (增刊): 157-158.

[146] 卢立军.附子八物汤加味治疗寒湿阻络型类风湿性关节炎 [J].中国实验方剂学杂志, 2011, 18 (15): 290-292.

[147] 赵平.大黄附子不同配伍比例灌肠治疗慢性肾衰竭 [J].中国实验方剂学杂志, 2012, 18 (15): 302-304.

[148] 罗试计, 何复忠, 黄茂政.二仙参附汤治疗原发性甲状腺功能减退症 [J].中国实验方剂学杂志, 2012, 18 (3): 220-221.

[149] 卢立军.附子八物汤加味治疗寒湿阻络型类风湿性关节炎 [J].中国实验方剂学杂志, 2012, 18 (15): 290-292.

[150] 武志娟, 黄穗平, 张志敏.附子理中汤治疗脾肾阳虚型肠易激综合征 (腹泻型) 临床观察 [J].新中医, 2012, 44 (8): 32-34.

[151] 孙学利, 教富娥, 王泽.自拟参附苓术汤治疗慢性充血性心力衰竭疗效观察 [J].辽宁中医杂志, 2012, 39 (2): 299-300.

[152] 宋友湘, 姚碧云, 陈南群.附子中毒致恶性心律失常分析 [J].国际医药卫生导报, 2005, 11 (12): 111.

[153] 唐雪春, 宋苹, 欧爱华.附子临床应用安全性文献系统评价.新中医, 2008, 40 (4): 95.

[154] 罗显田, 凌龙, 谢潮鑫, 等.附子中毒致恶性心律失常、心

脏骤停1例报道 [J]. 海军医学杂志, 2000, 21 (2): 183.

[155] 李春桃. 临床使用制附片剂量与毒性的关系 [J]. 北京中医药, 2009, 28 (5): 371.

[156] 朱祯禄, 邢蜀林, 李谷霞, 等. 附子不同程度的水解对毒性及药理作用的影响 [J]. 重庆医药, 1984, (13) 3: 43.

[157] 王慕邹. 炮制附子中生物碱含量的变化 [J]. 中草药, 1983, 14 (1): 1.

[158] 胡素梅. 附子炮制新法 [J]. 中成药研究, 1981, (2): 21.

[159] 陈勇. 附子威灵仙联用易中毒 [J]. 四川中医, 1997, 15 (1): 39.

[160] 吴春林. 附子配伍吴茱萸致中毒1例 [J]. 山西中医, 1996, 12 (2): 27.

[161] 梁树晃, 罗斌. 口服中草药（附子）坠胎致死的法医学鉴定 [J]. 中国法医学杂志, 2000, 15 (增刊): 54.

[162] 马红珍, 李学铭. 肾功能不全患者常规量附子中毒2例 [J]. 浙江医学, 1996, 18 (4): 253.

[163] 唐春荣, 张新. 附子中毒1例 [J]. 中国中药杂志, 2002, 27 (12): 954.

[164] 罗绪和. 治病抗衰附子药方 [M]. 北京: 中国中医药出版社, 1996.

[165] 王均宁, 刘更生. 附子解毒增效配伍方法初探 [J]. 中国中药杂志, 2001, 26 (1): 63.

（山东中医药大学 王均宁、鲍捷、平静、张丹、李进）

第十一章 扶阳派重用附子经验及其研究

扶阳派,俗称火神派,以清朝名医郑寿全(字钦安)为开山宗师,理论上推崇阳气,临床上强调温扶阳气,继承了伤寒"扶阳"理念,多采用伤寒原方,又有自己的发展,以擅用附子、桂(肉桂、桂枝)、姜(生姜、干姜、炮姜)等辛热药物而著称的一个医学流派。其中,尤以擅用超大剂量附子起大证、重证为突出特点。吴佩衡、范中林、祝味菊、唐步祺、李可、卢崇汉等为该流派的医家和传人,常常被冠以"某火神"或"某附子"称号。火神派医家临床超大剂量安全使用附子的经验值得我们探讨。

一、扶阳派学术思想

"扶阳"思想源于《周易》及《黄帝内经》,并在张仲景的《伤寒杂病论》中得以全面体现,至清末伤寒学家郑寿全先生将此思想深入探讨,重视扶阳,临证大剂应用姜附,每获良效,渐成学术流派。

1. 以阴阳为纲,重视阳气的作用,是火神派基本学术思想

郑氏在《医法圆通·自序》中提到"思之日久,偶悟得

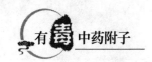

天地一阴阳耳，分之为亿万阴阳，合之为一阴阳。于是以病参究，一病有一病之虚实，一病有一病之阴阳，知此始明仲景之六经还是一经，人身之五气还是一气，三焦还是一焦，万病总是在阴阳之中"，突出辨识阴阳的重要性，更突显出阴阳作为总纲的地位，他称这一观点为"阴阳至理"，是临床辨证最基本的学术思想。其弟子卢铸之在他的著述里谈到"人之生成，纯在天地之中，阴阳之内，五行之间，一切动静都随阴阳之气而转，业医者，须识得《内经》所论'凡阴阳之道，阳密乃固'，'阳气者，若天与日，失其所则不彰，故天运当以日光明'。"说明阴阳的重要性，同时也提示我们认识阳气对人体的重要性。"阳主阴从观"提出了"人生立命在于以火立极，治病立法在于以火消阴"的观点，临证强调扶阳。卢崇汉继承其祖父的扶阳思想，主张"养生治病，以扶阳为纲，保天下众生长寿健康"，临证立法，疗效显著。

为了帮助我们准确地辨认阴阳，郑钦安提出了"阴阳辨诀"，又称"阴阳实据"，作为衡量阴证和阳证的标准，在《医理真传》"钦安用药金针"中："予考究多年，用药有一点真机与众不同。无论一切上中下诸病，不同男妇老幼，但见舌青，满口津液，脉息无神，其人安静，唇口淡白，口不渴，即渴而喜热饮，二便自利者，即外现大热，身疼头痛，目肿，口疮，一切诸症，一概不究，用药专在这先天立极真种子上治之，百发百中。若见舌苔干黄，津液枯槁，口渴饮冷，脉息有神，其人烦躁，即身冷如冰，一概不究，专在这先天立极之元阴上求之，百发百中。"这就是郑钦安判断阴虚阳虚的"秘诀"。这一标准与现行中医教材中相关内容并不矛盾，可以说给了我们一把辨别阴阳的尺子。这是学习火神派首先要解决的问题,分清阴阳,辨明真假。

郑钦安深谙《伤寒论》之理,以阴阳为纲,在注重阳气的基础上,尤重心肾阳气,特别强调肾中阳气的作用,称:"真气命根也,火种也,藏于肾中","有形之躯壳,皆后天之体质,全赖先天无形之真气以养之",故处方用药首重培补真阳。

2. 擅用附桂姜,尤以大剂量附子为主,是其主要用药特点

扶阳学派医家理论上推崇扶阳,在具体临证用药上,擅长使用附桂姜等辛热药物,其中大剂量应用附子治疗重症、危症而屡有收效。

《伤寒论》中炮附子最大用量为3枚,其中四逆汤原方选用生附子大者1枚,据考证,仲景时代附子1枚均重约40g左右,1~2枚即合现制40~80g。火神派宗师郑钦安在其《医理真传》和《医法圆通》两书中,生附子用量过两。吴佩衡应用附子,一般虚寒证附子用量20~100g,阴阳格拒、阴盛阳虚之危症,则用60~250g,有时至400g。其子吴生元教授临证认为应是以最小剂量达到最大治疗效果,附子常用量为30~60g,病情危重时可用至100~240g。祝味菊用附子多在30g左右,生附片曾用24g,黄附片用至45g。范中林应用附子,少则30g,多则120g,其医案有用至500g的记载。山西名中医李可所创"破格救心汤"中附子用量多在30~200g之间,临床疗效显著。卢崇汉用附子多在60~250g,其统计自己一年的处方,用附子的处方占全年处方总数的96.8%,可见其应用附子非常广泛。

二、扶阳派诸医家超大剂量应用附子的经验

1. 对附子的认识

附子被历代医家视为"补火助阳之要药","回阳救逆第一品药"。张景岳将附子、人参、大黄、熟地黄共列为"药中四维",即治病保命之要药。郑钦安善用附子、四逆辈,临床治疗多种疾病,火神派医家及传人在临床应用中认识到附子的重要性,祝味菊称"附子为百药之长",唐步祺认为"附子为热药之冠",李可尊"附子为药中第一大将",卢崇汉视附子为"扶阳第一要药"。著名中医学家恽铁樵云:"附子最有用,亦最难用。"形象概括了附子临床应用特点。

扶阳派医家敢于大剂量应用附子,在于他们对附子的毒性有独到的见解。卢崇汉关于附子毒性认为:所有的药都有毒性,不单是附子,用得好就治能病,用不好就害人,没有中间的路可走。陈修园在《神农本草经读》里谈到:"凡物性之偏处则毒,偏而至无可加处则大毒。"由此我们可以看出物性的偏寒、偏热、偏温、偏凉都是毒。偏的小则有小毒,偏到大无可加有大毒。这样我们可以理解为什么附子为扶阳的第一要药,是因为它有大毒,偏到了大无可加,而附子的这个偏,这个大毒,正是他回阳救逆之所在。认识到这点后我们就要很好地应用附子的毒性,正如祝味菊所言:"附子是心脏之毒药,又是心脏之圣药。变更附子的毒性,发挥附子的特长,医之能事毕矣"。

2. 附子的应用指征

火神派郑钦安认为阳虚是附子应用的重要指征,同时总结出辨别阴阳的标准,广泛倡导大剂量应用附子,是对附子应用的一大发展。张存悌教授为方便起见,以"舌脉神色口气便"为纲,将郑氏阴阳辨决归纳为:①舌,青滑或淡白,满口津液;②脉,脉息无神,浮空或细微无力;③神,其人安静,目瞑倦卧,声低息短;④色,面色唇口淡白;⑤口气,口不渴,即渴而喜热饮;⑥便,二便自利。云南吴佩衡教授浓缩了郑钦安的辨证要诀,总结出阴阳辨证十六字要诀:阴证—身重恶寒,目瞑倦卧,声低息短,少气懒言;兼见口润不渴或喜热饮,口气不蒸手。阳证—身轻恶热,张目不眠,声音洪亮,口气臭粗;兼见烦渴喜冷饮,口气蒸手。而在临床应用时,吴氏又简单根据"渴喜热饮"或"口气不蒸手"两大特点判断阴证,起用大剂附子,治愈诸多病证。

吴佩衡之子吴生元教授认为,阳虚与阴寒证是应用附子的适应证,主要包括虚寒泻利、体虚感冒、慢性咳嗽等17个方面。

范中林先生注重舌象,认为凡"舌质淡或淡红、暗淡,舌体胖或有齿痕,舌苔白腻、灰腻、白滑者",即"舌无热象者"为应用附子的指征。

山西名中医李可先生曾提到,对于阳虚的病证,只要拿准舌象,应用附子就没有问题。

火神派医家众多,对附子应用指征虽各说所一,但都不离郑钦安阴阳辨诀的思路与方法,从扶阳思想入手,投用附子而起大症。

3. 附子的临床应用

火神派善用附子等温热药治疗多种疑难杂病,用药讲求单

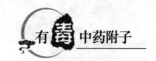

刀直入，郑钦安在《医理真传·卷二》中曾言："桂附、干姜，纯是一团烈火，火旺则阴自消，如烈日而片云无。况桂、附二物，力能补坎离中之阳，其性刚烈至极，足以消尽阴气，阴气消尽，太空为之廓廊，自然上下奠安，无偏盛也"。火神派中郑钦安最擅长用的药物是附子，他多次提到："附子大辛大热，足壮先天之阳。"附子"能补坎中真阳，真阳为君火之种，补真火即是壮君火"。其认为凡元阳虚衰者，即放手应用附子，并总结临证运用附子的三个特点，即广用、重用、早用。在广用方面，郑氏治疗阴证几乎方方不离附子，认为"凡一切阳虚诸症"均可应用，不必等到病至少阴方用，显然，郑氏扩大了附子的适用范围。在重用方面，郑氏认为所谓"病大药大，病毒药毒"，针对体内实寒、痼冷之证，小剂量用药往往起不到治疗效果，这时候就要用大剂量方能力挽狂澜，救危急于顷刻。因为实寒之证，病情大多危急，容易戕害阳气，形成脱证，所以急则治标，须用大剂量附子，温里散寒，回阳救逆。郑氏还提倡早用附子，如"勿见机于早"，"勿审机于先"，只要见到阳虚的端倪就应用之，这样才能起到预防的作用，防患于未然，不必延至虚阳上浮、外越甚至厥脱病危时始用回阳。

火神派医家很重视附子的炮制问题，临床多用炮制品。卢崇汉教授在讨论附子的使用时，在其全年的处方中所使用均为制附子，他还亲赴附子的道地产区，考察附子的采挖和炮制工艺，对附子炮制存在的问题有所思考，附子的炮制要九蒸九浸，蒸之后再用胆巴水浸泡，泡后再用长流水冲，现在因经济利益驱使，已不用此制法，对附子功用影响很大。《思考中

第十一章 扶阳派重用附子经验及其研究

医》的作者刘力红教授在谈到附子的炮制问题是时认为，中医和中药不能分家，因为中药的发现者和使用者都是医生，因为中医的质量标准实在复杂，一个好医生甚至从采药、进药、用药都要监督，不能像西医那样完全交给药商。

附子通过与其他药物的合理配伍可起到增效减毒的作用，扩大其治疗范围。火神派医家善用附子，含附子的处方中每每配伍生姜或干姜。附子配伍干姜、炙甘草为张仲景所创四逆汤，也是火神派常用方。李可先生用附子超过30g，皆配伍炙甘草60g，即可监制附子的毒性，又不影响药效，还常加用蜂蜜150g，黑小豆、防风各30g。上海祝味菊先生对附子的配伍亦有自己的见解，认为附子为百药之长，根据配伍不同其功用亦不同，如附子配伍龙骨、牡蛎等重镇安神药物，具强壮之功，可抑制虚性兴奋，治疗虚证失眠；附子配伍知母，有温润作用，治疗热病心阳不振兼口渴欲饮者；附子配伍枣仁，有缓和作用，治疗心动过速、早搏有效；附子配伍磁石，附子温振心肾，磁石重镇潜阳，摄纳肾气，二药动静相合，温阳不失升浮燥烈，镇静不失于沉降郁遏，共奏温肾壮阳、镇静安神之功，可用于治疗心肾阳虚，虚阳上浮，扰动心神而症见心悸、不寐、耳鸣、眩晕等；附子与酸枣仁配伍使用，附子温通心阳，酸枣仁滋养心肝阴血、宁心安神，二者相配，温而不燥，养而能通，共奏温通心阳、养心安神之效。正如祝味菊在《伤寒质难》言："此二药之效能，胜于西药之毛地黄。夫毛地黄之强心，固为西医所推崇，但药效不能持久，何况有些病员对毛地黄有副作用，而附子、酸枣仁之强心则无此流弊。对伤寒及杂病患者的心脏衰弱，无不在处方中重用此二药。"

火神派对附子的应用也有大、小剂量的区别，主要是根据治疗目的不同选择剂量，如治疗虚寒证时，附子用量相对较小，因为此时阳虚不甚，方中小剂量的附子即可起到扶正驱邪目的。如果治疗实寒证或阳虚重症，就必须使用大剂量附子，甚至需要使用更大剂量的附子回阳救逆。其次附子具有很好的温通之性，可以振奋阳气，驱邪外出，因此在火神派医案中常可以看到患者服用附子后所出现的一些排毒反应。对处于人体表浅部位、存留时间不长的邪气，小剂量附子自可以将其驱除。一旦病邪在机体存留时间过长，或深伏于体内，小剂量附子就力不从心了，需要加大附子剂量，增强驱邪之力。因此在临床实践中火神派医家逐渐将附子的用量提到了一个很高的水平，可以根据正邪力量的对比、治疗目的的不同，灵活选择附子的应用剂量。

附子先煎、久煎已成为绝大多数医家的共识，火神派医家临床大剂量应用附子，也涉及附子先煎的问题。吴荣祖曾指出："中药附子不在于制透而在于煮透"，此说法可反映在附子安全运用的诸多环节中煎煮的重要性，合理充分地煎煮是临床安全有效应用附子的必要手段。卢佩衡用附子必久煎3小时后试尝煮熟的附片，不麻口后才与他药同煎。他用附子的三个特点：一是用炮制附子；二是与干姜、肉桂（研末泡水冲入）配伍使用；三是久煎。卢崇汉教授的用法是一律先煎。附片先煎2小时（从煮沸后计时），尝附片不麻嘴才可放入他药，再煎半小时即可。水要一次加够，如掌握不好火候，水少了一定要加开水，这是头煎。第二煎也是开后半小时，第三煎亦如此，将三道药混合分三次服，且一定要温服。范中林先生用附子,多久煎1.5小时。另有"略煎"之法,所谓略煎就是改久煎为轻煎,即先煎20分钟后,再下其他药物。此举可保持附子的峻烈之性,用于阴寒重证,使用略煎之法时必须预告患者服药反应。此法反映其对生理、病机、方药的深入理解,对姜附运用的娴熟程度。李可老中医主张宽水久煎,凡剂量超过30g,乌头加冷水2500mL,文火煮取500mL,煎煮时间3小时左右,日分2~3次服。对于危重濒死心衰患者,使用破格救心汤,则开水武火急煎服之,以救生死于顷刻。

三、小结

火神派在近现代,乃至当代仍有很多人传承、实践,在现代有广泛的应用前景。现代人的生活方式,如过食生冷寒凉损伤阳气,或由于加班、应酬等熬夜,造成睡眠严重不足,阳气不能休养生息,导致人体阳气的虚衰。加之近代西医学对中医的巨大影响与冲击,临床上医者背弃辨证论治原则,将西医指标与中医辨证等同,误用苦寒药物,滥用抗生素、激素,造成现代疾病"阴盛阳衰"的基本态势。张存悌将导致阴盛阳衰态势的原因归纳为9条:"①伤于寒者仍多;②中医西化的影响;③滥用苦寒;④不求经旨,不辨阴阳;⑤过度劳倦,烦劳伤阳;⑥房劳伤肾;⑦睡眠不足导致阳气受损;⑧滥用抗生素、激素;⑨慢性病多发,阳虚者居多。"正因如此,扶阳派应用大量姜桂附等温热药物治疗阳虚病证,尤其是真寒假热等疑难重证的实例,对当代中医临床具有重要的启示意义。

总结以上以及近年的文献,关于扶阳派应用附子,有以下规律。

(1) 适应证：以虚寒证为主的阴证（48.6%）。

(2) 用量：大多超剂量应用（超《中国药典》规定的15g的方剂占72.4%），而且以超大剂量应用为多（小剂量占附子方的27%，中剂量占附子方28.6%，大剂量占43.8%）。阳虚轻证用小量；阳虚重证或实寒重证或用中下剂量起效慢，药不胜病者，用大量或超大量。初诊用小量，试效后加量，最高可至450g（范中林经验），显效后减至小剂量。

(3) 配伍：附子之毒包括其偏性之毒即辛热之性，以及药性峻猛毒烈可至中毒死亡之毒。配伍作用包括减毒、增效两方面。配伍中其善用药对，扶阳派医案中常用的附子药对有附子伍干姜、半夏、甘草及桂枝、生姜、肉桂、苍术为多。配伍与剂量相关，附子用量在1~29g，其与半夏、磁石、茯神、酸枣仁组成的"附子药对"（占虚寒证附子方剂比例达98.7%），主要治疗虚寒之证，附子可为君药，也可为佐使药，振奋阳气，助他药驱邪；附子量在30~450g时，与甘草、干姜、肉桂组成的"四逆药对"（占实寒证方剂比例达90%），主要治疗是实寒之证及虚寒重证，为方中君药。

(4) 服药反应：服药后出现"排病反应"或"正性反应"时，为附子有效量证。中毒反应：若为慢性中毒，可表现为皮肤的疔痈等；若为急性中毒，由轻到重可表现为麻、颤、乱、竭，需减量或停用，同时服用解毒药物，如绿豆、甘草、防风、蜂蜜等，水煎服。

参考文献

[1] 傅文录. 火神派扶阳临证备要[M]. 北京：化学工业出版

第十一章 扶阳派重用附子经验及其研究

社,2011.

[2] 张存悌. 中医火神派探讨 [M]. 北京: 人民卫生出版社,2010.

[3] 傅文录. 火神派方药临证指要 [M]. 北京: 学苑出版社,2009.

[4] 李可. 李可老中医急危重症疑难病经验专辑 [M]. 太原: 山西科学技术出版社,2007.

[5] 卢崇汉. 扶阳讲记 [M]. 北京: 中国中医药出版社,2006.

[6] 陈学习,彭成. 对附子毒性的再认识 [J]. 辽宁中医药大学学报,2006,9 (6): 7-8.

[7] 吴荣祖. 附子传统加工工艺的创新研究 [J]. 云南中医中药杂志,2005,26 (4): 17-18.

[8] 陈长勋,金若敏,贺劲松,等. 用血清药理学实验方法观察附子的强心作用 [J]. 中国中医药科技,1996,3 (3): 12-14.

[9] 黄全法. 大剂量附子临床应用经验举隅 [J]. 中国医药学报,1993,(5): 32-33.

[10] 温诚荣. 重用附子起沉疴 [J]. 赣南卫生,1991,(2): 57-59.

[11] 张云鹏. 大剂量附子治疗痛痹的体会 [J]. 中国中西医结合风湿杂志,1993,(1): 45-46.

[12] 周嘉善. 附子大剂量临床应用探讨 [J]. 江西中医药,1983,(2): 46-49.

[13] 梁汝圣,徐宗佩,任永丽,等. 附子毒性辨证研究 [J]. 吉林中医药,2008,28 (7): 526-527.

[14] 谢晓芳,彭成,易进海,等. 附子不同炮制品提取物急性毒性的比较研究 [J]. 中药与临床,2012,3 (3): 29-36.

[15] 王莉,张振东,杨又华. 附子炮制研究概况 [J]. 中药研究,

1994, 10 (1): 63-64.

[16] 卢文清. 介绍塘灰火炮煨附子及作用 [J]. 中国中药杂志, 1989, 14 (3): 25.

[17] 刘玉. 附子应用安全性的研究进展 [J]. 辽宁中医药大学学报, 2009, 11 (5): 56.

[18] 陈金月, 周芳, 黄世优. 大剂量使用附子的安全性研究 [J]. 亚太传统医药. 2008, 4 (10): 37-39.

[19] 邵国荣, 王志刚. 浅谈附子的临床运用体会 [J]. 天津中医药. 2009, 26 (2): 132-133.

[20] 刘朱岩. 附子与5种中药配伍抑毒增效研究 [J]. 山东中医学院学报, 1996, (6): 381-385.

[21] 严肖玲. 附子的临床配伍及中毒防治 [J]. 辽宁中医杂志, 1996, (7): 329-330.

[22] 张广平, 朱丽君, 周娟, 等. 附子配伍甘草对CYP3A4体内活性的影响研究 [J]. 中国中药杂志, 2012, 37 (15): 2206-2209.

[23] 张广平, 解素花, 朱晓光, 等. 附子相杀、相畏配伍减毒实验研究 [J]. 中国中药杂志, 2012, 37 (15): 2215-2217.

[24] 陈新政, 任文辉. 《伤寒论》中附子的运用特点及应用近况 [J]. 陕西中医, 2002, 23 (8): 757-758.

[25] 陈国恒. 小量附子不必久煎 [J]. 中医杂志, 1992, 3 (12): 5-6.

[26] 朱祯禄, 邢署林, 李谷霞, 等. 附子不同程度的水解对毒性及药理作用的影响 [J]. 重庆医药, 1984, 13 (3): 43-46.

[27] 李荣宗. 附子、川乌、草乌的合理炮制经验 [J]. 海峡药学, 2001, 13 (2): 49-50.

(北京中医药大学东方医院 朱跃兰、侯秀娟、马菲)

第十二章　临床运用附子的不良反应与救治

一、临床应用附子的常见不良反应

附子在临床中的应用，既有大剂量甚至超剂量应用有效的案例，也有其不良反应报道，因此，附子是"毒药"也是"良药"，医者熟悉其可能存在的不良反应，以及如何应对，才能在临床使用附子时，扬其长避其短。

古代医家在使用附子治疗疾病的同时对附子的毒性及其使用不当所造成的不良反应早有记载，如《南部新书·己卷》中记载"附子、硫黄久服损命……因服附子、硫黄过数，九窍百毛穴皆出血，唯存皮骨"。由于在临床上如何安全运用附子一直缺少统一的标准，许多相关报道也多为个人经验总结，故临床运用附子出现不良反应的事件时有发生，并一直延续至今。

我们在临床研究中，进行了文献及病例回顾性分析（CNKI1990～2012年），共收集应用附子后有不良反应病例70例，其中不良反应表现出现频率依次为口唇舌及四肢麻木＞恶心＞呕吐＞头晕＞心悸＞胸闷，另外还可表现出烦躁、语言不

利、四肢痉挛、腹痛腹泻、流涎、乏力、头痛以及呼吸困难等症状。不良反应表现主要集中在神经系统、消化系统及循环系统。首发症状以口唇麻木为多。在对5年中应用附子复方（附子用量在15~60g）的病例进行回顾性分析时发现，有明确不良反应记录的病例只有7例，也主要以口唇麻木为主，进展者可表现为心悸、呼吸困难。中毒出现时间在服用含附子药物后30~60分钟为多（85%），个别有出现在服后2小时后（2%）。患者可明确描述为服药后出现口周、咽喉部的灼热感、麻木不适，随时间延长有头晕胀痛、恶心、呕吐，渐见心悸、胸闷，腹痛腹泻，重者见呼吸困难等。

据此，有医者在临床应用时对附子先煎时间的确定，以口尝先煎液有无唇舌麻木感为界定。有医者将附子中毒症状概括为"麻、颤、乱、竭"四大特征。麻，即麻木，舌、口、面及全身麻木；颤，即颤抖，唇、肢体颤动以致言语不清，不能行走；乱，即心律失常，胸闷，烦躁不安，抽搐；竭，即衰竭，呼吸或循环衰竭。此种概括方法具有一定的临床指导意义。同时提示，在临床应用中，若出现上述症状，尤其是早期的唇舌、四肢麻木或心悸，可能提示不良反应的发生，应做到早识别，早处理。

对其不良反应结合现代药理学进行分析，因附子内所含的主要活性成分是乌头类生物碱，尤以二萜双酯型生物碱如乌头碱、新乌头碱、次乌头碱等毒性最为强烈，其治疗剂量与中毒剂量十分接近。有研究表明口服乌头碱0.2mg即可产生中毒症状，口服2~3mg，或肌肉注射0.2~0.3mg即能中毒致死，而口服3~4mg双酯型生物碱也可立即致人死亡。乌头类生物碱的毒性主要表现在神经毒性和心血管系统损害上。如在神经系统方面，乌头类生物碱可以刺激神经系统，先兴奋感觉神经末梢、横纹肌、心肌以及中枢神经系统，随后对其产生抑制与麻痹作用，最终因呼吸麻痹和中枢抑制死亡。而对于心血管系统，乌头类生物碱可产生类异丙肾上腺素样作用。这种作用可提高心房心室异位起搏点的兴奋性，增强心肌的应激性，引起室性早搏、室性心动过速、心室颤动等，同时还能兴奋心脏迷走神经，导致传导阻滞。

这与临床不良反应的症状是相对应的。因此附子使用不当，在神经系统方面所出现的不良反应首先有唇舌、指尖麻木感，并可逐渐蔓延至四肢及全身，后感觉逐渐减弱，甚至消失。四肢肌肉强直，或阵发性抽搐。头痛头晕、耳鸣、视物模糊，精神烦躁，后期可见语言及神志不清，呼吸先快后慢直至麻痹，瞳孔开始缩小，后期散大，大小便失禁等。而在循环系统方面，心慌心悸为主要表现，血压初始可上升，后期则表现为下降，伴见面色苍白，口唇紫绀，四肢厥冷，体温下降，脉微欲绝等，并发各种心律失常，如窦性心动过缓、窦性心律不齐、房性或房室交界性或室性早搏、房性或房室交界性或室性心动过速、心房颤动、房室传导阻滞、房室分离等。在消化系统方面则可表现为恶心、呕吐、腹痛腹泻、肠鸣音亢进等。在临床体征方面，可以出现低血压，心电图表现为多种心律失常，如多源室性心律失常、房早、室上速及窦缓、交界性溢搏等。实验室检查如肝功能、肾功能等能无明显异常变化，可能与附子作用的靶器官主要在神经系统和心肌有关，因此如能获得靶器官早期损伤的提示性指标，对于临床上早期识别其不良反应是十分必要的。

二、临床运用附子中毒原因分析

临床上附子不良反应事件时有发生,对1989～2006年间使用附子的相关文献486篇进行分析,其中35篇(7.2%)报道使用附子后发生了不良反应。在临床运用附子治疗疾病及患者煎煮、服药过程中,时常会因为应用剂量过大、药物配伍不当、煎煮时间较短、煎煮温度偏低以及长时间服用含附子类药物等原因导致在临床治疗过程中出现一系列不良反应,产生附子中毒症状。

1. 超量使用

超量使用是引起附子中毒的最常见原因。《中国药典》规定制附子使用剂量应在每日15g以内。但自古以来,时有大剂量应用附子的记载,也有医家因善大剂量用附子而扬名。但附子毕竟是有毒中药,若为追求疗效而加大药量,无疑会加大中毒的可能性。有分析研究报道,因服用乌头类药物而引起中毒者700余例,中毒主要原因是用量过大。宋友湘等报道了服用附子治疗关节痛、头晕、腹泻时,引起中毒致恶性心律失常9例,除2例剂量不详,其余7例剂量为20～35g,均超过了《中国药典》规定剂量。笔者统计了1990～2012年各类医药期刊所报道的附子中毒且标明剂量的45例病案,有31例附子使用超量(剂量范围在20～500g)。可见,超剂量使用是导致附子中毒的重要因素。因此,剂量控制在《中国药典》规定范围,是避免附子中毒的有效措施。虽然患者因耐受性不同、体质差异等可以耐受大剂量附子，但若超剂量使用，仍应从小剂量开始，谨慎增量。

2. 煎煮时间

附子药效与毒性的大小与煎煮时间的长短密切相关。附子中含有的乌头碱是双酯二萜生物碱，毒性强烈，性质不稳定且易水解。通过高热处理可使其先水解为毒性较小的单酯型苯甲酰乌头胺，进而分解为无酯键、毒性极低的乌头胺，其毒性仅为乌头碱的1/2000。因此，用水解加热法可使附子毒性降低，故临床应用附子入汤剂时要先煎久煎。若煎煮时间不足，有毒成分乌头碱含量较高，极易引起中毒。罗显田等报道附子中毒致心脏骤停1例，日服量为6.0g，虽用量不大，但煎煮时间仅5分钟左右，且连用3天，致使中毒。李春桃统计了该院2003年8月～2007年2月使用附片的处方1040张，仅有的2例中毒病例中的1例即因煎煮时间过短所致。实验表明，其有毒成分与LD_{50}随水解时间变化有一定的线性关系，即随水解时间的增长有毒成分含量降低，毒性也随之减小。但附子水解液的镇静、镇痛、抗炎等作用，也随水解时间增长而作用强度减弱，甚至近乎消失，而有效成分总乌头碱含量却一直不变，提示附子的毒性物质里也含有效作用成分。所以水解时间不宜过长。但最佳煎煮时间目前尚未有明确规定，与各地用药不同有关，一般多为1小时，亦有延长至3小时者。所谓"煎药之法，最宜深讲，药之不效，全在乎此……故方药虽中病，而煎法失度，其药必无效"。

3. 炮制不当

生附子毒性较大，因此内服一般需经过炮制。附子炮制方

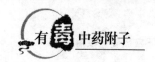

法古有蜜炙法、纸裹煨法、水浸法、醋浸法、姜制法、盐制法、甘草汤炒法等。现代有盐制、漂制、蒸制、煮制、砂炒和甘草黑豆制等。李春桃统计该院2003年8月~2007年2月使用附片处方1040张,仅有的2例中毒病案中的1例即是炮制不规范所致。唐雪春等统计了近20年35篇报道附子不良反应的文献中,因炮制质量不合格者有7篇,占20.0%。附子的不同炮制品种,其主要目的皆为减毒。按照不同的炮制方法制成的不同附片,其毒性大小不同。如盐附子的毒性较蒸煮过的黑顺片、白附片为大。生附片用氯化镁煮15分钟,生物碱含量下降约50%。蒸制后,附子大部分的原型生物碱被分解破坏,使其毒性降低,水解产物溶解流失较小,并且加压蒸制可收到含总生物碱90%左右的附子饮片,而毒性降低40~100倍左右。因此,规范炮制方法,在保存有效成分,降低毒性,增强临床使用安全性方面,是至关重要的。有学者在进行的回顾性病例分析中发现,7例发生不良反应的患者,1例在配伍用量均无变化时,自行改用自购附片后出现心律失常的不良反应,可能与附子饮片品种改变有关。另外不同地区的炮附子毒性测定可相差8倍之多,云南腾冲所产较四川附片毒性大18倍。

因此临床使用时需要关注附子炮制品种以及饮片来源的变化。不同批次、不同来源可能其功效有改变,需要临床使用时予以关注。

4. 配伍失宜

中医临床用药以复方为主,方剂的配伍可直接影响中药的毒性,配伍是否得当,关乎有毒中药的毒性大小或中药有毒成分在体内的存在状态。陈勇报道附子、威灵仙联用治疗痹证6例，均按常规剂量及煎服法，结果发生同样的中毒症状。吴春林也有附子配伍吴茱萸致中毒的报告，提示附子与威灵仙、吴茱萸等联用易引起中毒。唐雪春等统计了近20年35篇报道附子不良反应的文献中，因配伍不当所致者8篇，占14.3%。

5. 受体差异

机体的功能状态与毒性作用密切相关，故有"有病则病受之，无病则体受之"之说。有毒中药对机体的作用与神经系统的功能状态有关，当神经系统处于抑制、深睡或麻醉状态时，机体对毒药的敏感性降低。另外，与机体肝肾功能强弱也有关，如肝肾功能不足，解毒、排泄能力下降，则易于中毒。此外，营养不良、过度疲劳等因素可以降低机体排泄器官的功能，降低机体的防御能力和处理毒性成分的能力，故易致中毒。

梁树晃等报道服用含附子等11味中药组成的复方坠胎致死1例，其3剂用量均为15g。在药渣、死者胃内容物及胃组织中均检出乌头碱类生物碱。附子用量虽未超过《中国药典》规定剂量，但因怀孕期间对药物敏感而致中毒死亡。因肝肾功能不全服用附子而中毒的病例报告表明，临床应用附子时需严密观察肝、肾功能，随着肝肾功能的减退酌减其用量，以免发生中毒反应。此外，机体因先天禀赋差异、过敏体质或对附子的耐受性不同，也可致中毒。唐雪春等统计了近20年35篇报道附子不良反应的文献中，属个体因素者占8.6%。

6. 辨证不当

辨证论治是以中药之偏性对其进行纠正的过程，是中医治疗疾病的基本原则。《黄帝内经》"有故无殒，亦无殒也"可以作为运用有毒中药的重要指导原则。机体在不同的"证"状态下对药物治疗的反应是不同的，辨证准确才能减少其不良反应的发生。唐春荣等报道在用炮附子10g（先煎）治疗肝阴虚胁痛时，有患者服药约1小时候出现口舌麻木、心慌、胸闷等中毒表现，分析中毒原因时认为该患者患有肝硬化、肝功能不全，在辨证用药时欠妥，同时未配伍减毒之甘草为发生中毒反应的原因。

附子的临床应用适应证型以阳虚证为主，应用附子者多以脉象微细或沉迟，舌质淡胖，苔白滑腻，口淡不渴，肢冷畏寒，腰膝酸冷，大便溏泄，小便清长为指征。而脉实数或洪大、大便热结，高热，内热外寒、真热假寒的阴虚和热证患者忌用。附子在《伤寒论》的应用中也有体现，除治疗阳气衰竭、寒邪内盛、邪入少阴的四逆汤方，附子为生用，其余附子方均用制品。扶阳派病案中，大剂量应用附子者均属重大急危证，如李可先生立破格救心汤重用附子用于心衰重症者。另强调凡表现为热证患者应忌用，否则，易出现较常人更为明显剧烈的毒性反应，甚至危及生命。

另外，目前临床应用的附子炮制品以黑顺片为多，其具有较明显的抗炎作用，同时具有较明显的心脏毒性。我们对应用附子复方（黑顺片、芍药、甘草、防风等，附子用量在15～60g）治疗类风湿关节炎寒湿痹阻型患者时，根据中医证候评分总结其用药有效性及安全性，结果提示，中医证候评分不同组患者，证候学评分较高者，附子用量大，最大至60g，连续用药2周，证候学评分有明显改善，仅有1例因黑顺片未先煎出现有不良反应，表现为口唇及面颊麻木，停药后即消失。

结合动物证候模型对附子毒性反应进行初步研究，结果表明，生附子具有明显的镇痛作用，同时具有较大毒性。通过风寒刺激模拟寒证，可一定程度上降低附子毒性，增加镇痛作用的效果，且明显提高治疗指数对上述临床应用是一佐证。建立病证结合的胶原诱导性关节炎（CIA）大鼠模型，同时给予风寒刺激，模拟临床寒证表现，造模后，病证模型关节肿胀程度较单纯关节炎组明显，用黑顺片灌胃干预，提示黑顺片 2g/kg、4g/kg 可明显降低模型大鼠踝关节肿胀程度，对病证模型组的改善作用更为显著。肝细胞色素 P450 活性测定显示，同正常组相比，CIA 大鼠及风寒刺激组大鼠肝细胞色素 P450 活性均有升高趋势。黑顺片具有较明显的抗炎作用，而增加肝细胞色素 P450 活性，从而影响了相关成分的代谢可能是其抗炎作用机制之一。

三、临床运用附子中毒的救治

现代研究已知附子含有乌头碱、次乌头碱等六种生物碱，这些物质有显著的强心、利尿、兴奋迷走神经中枢及消炎镇痛作用，但其毒性甚大，主要是对神经与心脏的损害。中毒时间一般在服药 30 分钟后出现，长者 1~2 小时左右。开始见口唇、舌及肢体发麻，继之恶心呕吐，烦躁不安，进而昏迷，四肢及颈部肌肉痉挛，呼吸急促，肢冷脉弱，血压及体温下降，心律不齐，ECG 示多发性室性早搏，严重者可突然死亡。中毒的直接原因是生用、过量及饮用附子（包括乌头）酒制剂等。对于附子中毒，古时多采用口服甘草、黄连、肉桂、绿

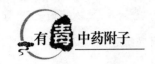

豆、黑豆汤的救治方法。随着现代医学的发展,附子中毒的解救方法也日趋增多,针对急性和慢性不同的中毒表现可采取不同的救治方法与措施。

1. 急性附子中毒的救治

(1) 清除毒物,减少毒物进一步吸收:主要采用的方法有催吐、洗胃与导泻,如神志清楚而又能合作且无生命危险者,可令其饮用浓盐水 200~400mL,然后用压舌板刺激咽后壁或舌根部引起呕吐,如此反复直至吐出的液体变清。而对于中毒量大,毒性强,神志昏迷不清者,应尽早积极采用洗胃的方法清除毒物,可采用电动洗胃机配合洗胃。洗胃时使患者取侧卧位,用温水或 1:3000 高锰酸钾溶液反复洗胃,每次胃内容物要尽量抽净,直至洗出的胃液清亮为止。此外还可通过口服或通过胃管灌入导泻药,如甘露醇溶液、硫酸镁溶液、大黄粉冲化液、大承气汤浓煎液等,以增加肠道内渗透压,促进肠道蠕动引起排便,加速毒物的排出,减少毒物的吸收。

(2) 加快已吸收毒物的排出:对于急性附子中毒患者应立即开通静脉通路,维持血压、心率、呼吸、体温等生命体征稳定。对于无严重肺、脑水肿以及心衰,且肾功能良好的中毒患者可积极快速补液,同时加用呋塞米利尿,促进毒物的排泄。在此同时需注意维持水、电解质及离子稳定。

(3) 纠正心律失常:乌头碱对于心血管系统的危害较大,其可强烈兴奋迷走神经,使节后纤维释放大量的乙酰胆碱,导致窦房结的自律性和传导性大大降低,而延长其绝对和相对不应期,使心房、心室内异位节律点兴奋性增强,产生了各种严重的心律失常。另一方面,乌头碱可以直接作用于心肌,使心

第十二章 临床运用附子的不良反应与救治

肌各部分兴奋、传导和不应期不一致，复极不同步而易形成折返，从而发生严重心律失常，如多形性室性心动过速、单形性室性心动过速或尖端扭转型室性心动过速，甚至室颤，而这正是乌头碱中毒最为常见的死亡原因，其心律失常严重程度直接反映临床急性中毒的严重程度。因此在急性附子中毒的解救中，纠正心律失常就显得尤为重要。

首先应根据中毒者心电监护提示或心电图结果分辨不同的心律失常类型，同时应运用阿托品，并遵循早期重复使用的原则，一般可予阿托品 0.5~1mg 肌注或静脉注射，15~30 分钟后重复 1 次，针对心动过缓或房室传导阻滞比较严重的患者可酌情增大阿托品的用量。一方面阿托品可以解除迷走神经对心脏的抑制作用，提高窦房结的自律性，抑制异位起搏点，另一方面还能有效缓解腹痛等胃肠道症状，发挥抗胆碱作用而治疗肺水肿。由于阿托品治疗剂量与中毒剂量较为接近，易发生阿托品中毒，盐酸戊乙奎醚作为新型选择性抗胆碱药，其半衰期长，消除半衰期约 10.35 小时，可以解除迷走神经对心脏的抑制作用，提高窦房结的自律性及传导性，防止异位节律的发生。不论轻症还是重症患者，实际使用盐酸戊乙奎醚后，可从心电监护观察到心律明显较前规整，异位节律明显减少。张阳等使用中小剂盐酸戊乙奎醚治疗 55 例急性乌头碱中毒患者，结果显示盐酸戊乙奎醚治能很好抑制异位节律的发生，且不良反应少。对于出现室性早搏、室性心动过速等快速性室性心律失常的中毒者，可选择静注利多卡因或胺碘酮，必要时可重复使用。但若应用利多卡因或胺碘酮无限，易出现恶性心律失常，如室颤等，应立即予直流电复律处理。值得注意的是西地

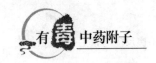

兰用于附子中毒后兴奋性升高的心肌，可导致室颤，对中毒者极为不利，因此在救治因附子中毒导致的心脏疾患时应禁用西地兰。

（4）保肝治疗：宋秉智等研究分析了55种中药，其中服用含有碱类、苷类成分药物者其药物性肝病发生率明显高于含有其他成分者。由此可见在救治附子中毒患者时，还需注意防止肝损伤的出现，可给予甘利欣、还原型谷胱甘肽、复方甘草酸苷片等。

（5）积极处理并发症：乌头碱可抑制血管运动中枢系统使血压下降，且由于中毒者血管运动中枢抑制和严重心律失常导致心输出量下降，容易导致血容量减少而出现休克，同时对于急性重症附子中毒的患者，还可伴发肺水肿、脑水肿、重度心衰、呼吸衰竭、酸中毒等，应视具体情况积极抢救，运用糖皮质激素、呼吸兴奋剂、血管活性药物、脱水利尿剂等，必要时还可行气管插管、气管切开、呼吸机辅助呼吸等方式维持基本生命体征。

总之，对附子急性中毒者的救治应及时，如快速评估中毒程度，持续床旁心电监护，并连接除颤监护仪，开放静脉通路等。达娃拉姆将附子急性中毒救治要点归结为三个环节：一是催吐洗胃，尤其是针对中毒时间不长的患者，及时催吐洗胃有助于未吸收毒物的排出；二是重视阿托品等抗胆碱药物的使用；三是对症施治，保持生命体征稳定。吴鹏起曾救治急性附子中毒患者20例，其认为附子中毒如能及时有效治疗，大多数能在短时间迅速恢复，而且无任何并发症和后遗症，有条件者尽早行血液灌流治疗清除体内毒物，可明显提高抢救成功率。

2. 慢性附子中毒的救治

附子的慢性中毒大多因长时间服用附子,其毒性成分未能完全排出体外,在体内逐步蓄积而引起。附子慢性中毒多表现为口唇或口舌麻木、烦躁不宁、心慌、胸闷憋气等,或为并发疔痈肿毒。在救治此类慢性中毒时首先应立即停止服用附子及其制剂,然后根据具体中毒症状,对症处理。如多饮水、多排尿,促进有毒物质代谢,还可以多饮用浓茶,起到沉淀生物碱的作用。此外还可以采用绿豆100g、甘草100g、黄连9g,水煎后加红糖口服的方法解毒,或口服复方甘草酸苷片解毒。因甘草内含有甘草酸、甘草甜素等三萜皂苷和甘草素等多种黄酮类物质,而甘草酸对乌头碱有控释和促进水解的双重作用,可起到良好的解毒效果。

四、临床运用附子中毒的预防

预防附子中毒,减少附子的毒性反应,除必须以辨证论治为前提,不可滥用、误用外,还应切实从以下几方面予以重视。

1. 严格控制剂量

由于对附子认识及应用经验之不同,使用附子的剂量尚存争论,诸家多有差异。对于临床经验不足及初用附子者,1剂服用量应控制在《中国药典》规定剂量15g以内,这是避免中毒的首要方法。根据病情变化调整用量,随时监测其治疗反应,对可能出现的不良反应症状早期识别,出现不良反应时应

及时减量或停药,给予对症处理。

2. 辨证论治

附子具有回阳救逆、补火助阳、散寒止痛的功效。其性刚烈迅捷,走而不守,通上达下,行表彻里,有上助心阳、中温脾阳、下补肾阳之殊功,应用时要严格掌握适应证,以辨证阳虚者为主。

3. 初始用量宜小

不同之人,体质不同,对附子耐受性各有差异,应用附子之量尤当慎重,应从小剂量开始,如无不良反应,采用递增的方式,逐渐加量,取效后不必再加量。

4. 必须规范炮制

附子生用毒性甚大,故内服时须用规范的炮制品。

5. 合理配伍药物

附子临床上通过合理配伍可减毒增效。如附子配伍甘草、生姜、干姜、人参、生地黄、大黄、木通等均有减毒增效作用。这在扶阳派医案中也有体现,表现为常用附子药对,如以附子伍干姜、半夏、甘草及桂枝、生姜、肉桂、苍术为多;配伍与剂量相关,附子用量在1～29g,与半夏、磁石、茯神、酸枣仁组成的"附子药对",主要治疗虚寒之证;附子量在30～450g时,附子与甘草、干姜、肉桂组成的"四逆药对",主要治疗实寒之证及虚寒重证。我们在治疗类风湿关节炎时多以附子、白芍、甘草、防风、黄芪作为药对配伍,附子与甘草配伍比例为1:0.5,再根据症状随证配伍,多可取效。

6. 牢记用法及不良反应症状

入汤剂内服必须先煎、久煎，合理充分煎煮是安全有效运用附子的必要手段。多数医家主张附子应先煎、久煎 1~3 小时不等。如用煎药机器同煎，需明确其与传统先煎后同煎的疗效比例关系，以确保用药安全。

对附子的服用方法可采用小量递增服药法或间歇服药法，既能取得预期疗效，又能避免毒副反应。因附子有毒成分易溶于乙醇，能增加其毒性，故服药期间不宜饮酒或以酒送服，以免中毒。同时应熟悉附子可能存在的不良反应症状，以便在临床应用中早期识别。

7. 正确判断疗效

如服用附子后有时出现唇、舌、肢体麻木，甚或眩晕等变化，是为"瞑眩反应"，是临床取效的特征，亦是附子中毒的轻度反应，应止后服，更不可增加剂量，否则易中毒。

8. 注意个体差异

肝肾功能不全、营养不良、过度疲劳等因素，均可降低机体的解毒、排毒功能，易致中毒，故对慢性肝病、肾病患者尤当注意。孕妇禁用。

总之，附子中毒的根本原因是摄入过量的乌头类生物碱。因此，临床应用时要严格控制剂量，正确区分附子不同产地、不同炮制品的毒性大小与功效特点，通过恰当配伍及合理用药可减低毒性。一旦出现中毒反应，及时采取有效措施予以治疗和护理，避免中毒加剧或恶化。

参考文献

[1] 骆梅娟,周至安.附子的毒性及临床应用浅析[J].广州中医药大学学报,2009,26(5):512-514.

[2] 宋友湘,姚碧云,陈南群.附子中毒致恶性心律失常分析[J].国际医药卫生导报,2005,11(2):111.

[3] 唐雪春,宋苹,欧爱华.附子临床应用安全性文献系统评价[J].新中医,2008,40(4):95-97.

[4] 高晓山.中药药性论[M].北京:人民卫生出版社,1992.

[5] 罗显田,凌龙,谢潮鑫,等.附子中毒致恶性心律失常、心脏骤停1例报道[J].海军医学杂志,2000,2:183-184.

[6] 李春桃.临床使用制附片剂量与毒性的关系[J].北京中医药,2009,28(5):371-373.

[7] 朱祯禄,邢蜀林,李谷霞,等.附子不同程度的水解对毒性及药理作用的影响[J].重庆医药,1984,(13)3:43.

[8] 王慕邹.炮制附子中生物碱含量的变化[J].中草药,1983,14(1):1-5.

[9] 胡素梅.附子炮制新法[J].中成药研究,1981,2:21-23.

[10] 罗绪和.治病抗衰附子药方[M].北京:中国中医药出版社,1996.

[11] 陈勇.附子威灵仙联用易中毒[J].四川中医,1997,15(1):39.

[12] 吴春林.附子配伍吴茱萸致中毒1例[J].山西中医,1996,12(2):27.

[13] 梁树晃,罗斌.口服中草药(附子)坠胎致死的法医学鉴定[J].中国法医学杂志,2000,15(增刊):54.

[14] 马红珍,李学铭.肾功能不全患者常规量附子中毒2例[J].

第十二章 临床运用附子的不良反应与救治

浙江医学，1996，18（4）：253.

[15] 唐春荣，张新.附子中毒1例［J］.中国中药杂志，2002，27（12）：954.

[16] 杨建章，赵璇.乌头碱中毒致严重室性心律失常的救治［J］.临床荟萃，2004，19（1）：20.

[17] 张世忠，吴博威.乌头碱与钾离子通道激动剂合用对离体大鼠心脏的正性肌力作用研究［J］.中国药理学通报，2001，17（5）：570-572.

[18] 李玲文，秋俏檬，等.乌头碱急性中毒患者的心电图特点及意义［J］.中国急救医学，2007，27（2）：124.

[19] 原青民.乌头碱急性中毒的救治体会［J］.实用医技杂志，2008，15（9）：1446.

[20] 张海光，方利娟.阿托品治疗乌头碱中毒致快室率心律失常15例［J］.浙江中西医结合杂志，2011，21（3）：192-193.

[21] 王锁兰.盐酸戊乙奎醚治疗急性有机磷中毒的疗效观察［J］.临床医药实践，2011，20（1）：73-74.

[22] 张阳，沈丽娟，王长谦，等.急性乌头碱中毒92例治疗体会［J］.疑难杂病杂志，2011，10（9）：714-715.

[23] 韩爱玲，袁剑萍.乌头碱中毒36例急诊救治临床分析［J］.临床荟萃，1999，14（20）：929.

[24] 丁涛.中草药不良反应［M］.北京：中国中医药出版社，1992.

[25] 宋秉智，施怀生.肝毒性中药及其与药性和有效成分的关系——对55种中药肝毒性文献资料的分析报告［J］.山西中医学院学报，2001，2（1）：18-19.

[26] 达娃拉姆.乌头碱中毒急救诊治45例临床分析［J］.西南军医，2011，13（2）：266-267.

[27] 吴鹏起. 急性附子中毒 20 例救治体会 [J]. 吉林医学, 2012, 33 (9): 1942-1943.

[28] 马鸿雁, 刘小彬, 李楠, 等. 乌头碱与甘草酸作用的研究 [J]. 时珍国医国药, 2006, 17 (2): 208-209.

[29] 王均宁, 刘更生. 附子解毒增效配伍方法初探 [J]. 中国中药杂志, 2001, 26 (1): 65-67.

(北京中医药大学东方医院　朱跃兰、侯秀娟、韦尼)

(北京中医药大学中药学院　孙文燕)

附录一 古代附子经典常用方剂

注：所列方剂以【方源】之书的成书年代为序。

一、内科方剂

1. 伤寒

麻黄细辛附子汤

【方源】《伤寒论》。

【异名】麻黄附子细辛汤（《注解伤寒论》卷六）、附子细辛汤（《三因极一病证方论》卷四）。

【组成】麻黄二两（去节），细辛二两，附子一枚（炮去皮，破八片）。

【用法】上以水一斗，先煮麻黄，减二升，去上沫，纳诸药，煮取三升，去滓，温服一升，每日三次。

【功用】①《伤寒论讲义》：温经解表。②《方剂学》：助阳解表。

【主治】素体阳虚，外感风寒，无汗恶寒，发热，蜷卧，苔白，脉沉。亦治肾咳及寒厥头痛。

①《伤寒论》：少阴病，始得之，反发热，脉沉者。②《三因极一病证方论》：少阴伤寒，口中和，背恶寒，反发热倦怠，自汗而渴，其脉尽寸俱沉而紧者。③《内科摘要》：肾脏发咳，咳则腰背相引而痛，

甚则咳涎，又治寒邪犯齿致脑齿痛。④《东医宝鉴·杂病篇》：少阴病但欲寐，发热脉沉。⑤《景岳全书》：寒气厥逆头痛，脉沉细者。③《张氏医通》：水肿喘咳。大寒犯肾，暴哑不能出，咽痛异常，卒然而起，或欲咳而不能咳，或无痰，或清痰上溢，脉弦紧，或数疾无伦。

麻黄附子甘草汤

【方源】《伤寒论》。

【异名】麻黄甘草附子汤（《古今医统大全》卷十四）、附子麻黄汤（《赤水玄珠》卷五）。

【组成】麻黄（去节）二两，甘草（炙）二两，附子一枚（炮，去皮，破八片）。

【用法】上以水七升，先煮麻黄一两，沸，去上沫，纳诸药，煮取三升，去滓，每日三次。

【功用】《伤寒论讲义》：温经解表。

【主治】素体阳虚，感受风寒，恶寒，不发热，或有微热，苔白，脉沉；肾阳不足，风湿外侵，通身浮肿。

①《伤寒论》：少阴病，得之二三日无里证。②《卫生宝鉴》：病人寒热而厥，面色不泽，冒昧，两手忽无脉，或一手无脉。③《景岳全书》：风湿通身浮肿。④《医方集解》：气水，脉沉虚胀。⑤《张氏医通》：少阴病脉沉发热，及水肿喘咳。

芍药甘草附子汤

【方源】《伤寒论》。

【异名】芍药附子甘草汤（《医方类聚》卷五十七引《伤寒指掌图》）。

【组成】芍药、甘草（炙）各三两，附子一枚（炮去皮，破八片）。

【用法】以水八升，煮取一升五合，去滓，分三次温服。

【功用】《伤寒论教学参考资料》：扶阳益阴。

【主治】伤寒发汗后,阴阳俱虚,反恶寒;疮家发汗成痉。

①《伤寒论》:发汗病不解,反恶寒,虚故也。②《云岐子保命集论类要》:发汗病不解,小便清,大便硬,腹痛。③《张氏医通》:疮家发汗成痉。

茯苓四逆汤

【方源】《伤寒论》。

【组成】茯苓四两,人参一两,附子一枚(生用,去皮,破八片),甘草二两(炙),干姜一两半。

【用法】上药以水五升,煮取三升,去滓,温服七合,一日二次。

【功用】回阳益阴。

【主治】发汗,若下之,病仍不解,烦躁者。

附子散

【方源】《太平圣惠方》卷十一。

【异名】桂附散(《普济方》卷一三五)。

【组成】附子三分(炮裂,去皮脐),桂心半两,当归半两(剉,微炒),半夏一分(汤浸七遍去滑),干姜一分(炮裂,剉),白术半两,天南星一分(炮裂),木香一分。

【用法】上为散。每服三钱,以水一中盏,加生姜半分,煎至六分,去滓热服,不拘时候。衣覆取汗,如人行十里未有汗,再服。

【主治】①《太平圣惠方》:阴毒伤寒,唇青面黑,身重背强,四肢逆冷。②《普济方》:因服冷药过度,心腹胀满,昏沉不知人。

人参散

【方源】《太平圣惠方》卷十一。

【组成】人参(去芦头)、木香、附子(炮裂,去皮脐)、桂心、干姜(炮裂,剉)、当归(剉,微炒)、吴茱萸(汤浸七遍,焙干微炒)、槟榔各一两。

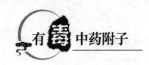

【用法】上为粗散。每服四钱,以水一中盏,加大枣三枚,煎至六分,去滓,不拘时候,稍热频服。

【主治】阴毒伤寒,手足逆冷,心下烦满。

附子散

【方源】《类证活人书》卷十六。

【异名】附子汤(《圣济总录》卷二十七)、大附子当归散(《医方类聚》卷一五七引《施圆端效方》)。

【组成】附子三分(炮裂,去皮),桂心半两,当归半两(剉,微炒),干姜一分(炮裂,剉),半夏一分(汤洗七次去滑),白术半两。

【用法】上为细散。每服三钱,以水一中盏,加生姜半分,煎至六分,去滓热服,不拘时候。衣覆取汗;如人行十里未汗,再服。

【主治】阴毒伤寒,及诸沉寒痼冷等阴盛阳虚之证。

①《类证活人书》:阴毒伤寒,唇青面黑,身背强,四肢冷。②《三因极一病证方论》:因服冷药过度,心腹胀满,昏沉不知人。③《普济方》:阴毒伤寒为病,手足冷,腰背强,头疼腹痛,或烦渴,精神恍惚,额与手背时出冷汗,声郑重,爪甲唇面色青黑。妇人血室痼冷沉寒,赤白崩漏,脐腹绞痛,一切阴盛阳虚。④《简明医彀》:中寒阴证,诸沉寒痼冷。

附子汤

【方源】《圣济总录》卷二十七。

【组成】附子(炮裂,去皮脐)二枚,肉桂(去粗皮)半两,当归(切,焙)半两,干姜(炮裂)一分,麻黄(去节,先煎,掠去沫,焙干)半两。

【用法】上为粗末。每服五钱匕,以水一盏半,煎至七分,去滓,空心顿服,以衣覆,如人行五里,再一服,少顷,以生姜煮热稀粥投之,身体四肢自然汗出,须臾头轻目明。

【主治】阴毒伤寒，头痛眼疼，心中闷乱，身体沉重，四肢俱冷，精神恍惚，脉候沉细，欲得冷水，饮之必危。

附子回阳散

【方源】《圣济总录》卷二十七。

【异名】济生回阳散（《本草纲目》卷十七）。

【组成】附子二枚（炮裂，去皮脐）。

【用法】上为细散。每服三钱匕，取生姜自然汁半盏，冷酒搅匀，共一盏调服，更以冷清酒一盏送下，相次更进一服。良久脐下如火，遍身和暖为度。

【主治】阴毒伤寒，面青四逆，及脐腹绞痛，身体如冰，并疗一切卒暴冷气。

正阳汤

【方源】《圣济总录》卷二十七。

【组成】附子（炮裂，去皮脐）一两，肉桂（去粗皮）三分，干姜（炮）半两。

【用法】上剉，如麻豆大。每服五钱匕，水一盏，煎至半盏，去滓，食前温服。

【主治】阴毒伤寒，上气喘促。

2. 痹证

甘草附子汤

【方源】《伤寒论》。

【异名】四物附子汤（《外台秘要》卷十九引《深师方》）、附子汤（《外台秘要》卷十九引《古今录验》）、白术附子汤（《外台秘要》卷十五引《近效方》）、桂枝附子汤（《三因极一病证方论》卷五）、桂枝甘草附子汤（《类聚方》）。

【组成】附子二枚（炮，去皮，破），甘草二两（炙），白术二两，

桂枝四两（去皮）。

【用法】以水六升，煮取三升，去滓，温服一升，一日三次。初服得微汗则解，能食汗止；复烦者，将服五合；恐一升多者，宜服六七合为妙。

【功用】《外台秘要》引《近效方》：暖肌补中，益精气。

【主治】①《伤寒论》：风湿相搏，骨节疼烦，掣痛不得屈伸，近之则痛剧，汗出短气，小便不利，恶风不欲去衣，或身微肿者。②《外台秘要》引《近效方》：风虚头重眩，苦极不知食味。

桂枝附子汤

【方源】《伤寒论》。

【异名】桂附汤（《类证活人书》卷十二）。

【组成】附子三枚（炮，去皮），桂枝四两（去皮），生姜三两（切），大枣十二枚（擘），甘草二两（炙）。

【用法】以水六升，煮取二升，去滓温服，一日三次。

【功用】①《医门法律》：祛风温经，助阳化湿。②《医宗金鉴》：温散其风湿，从表而解。

【主治】①《伤寒论》：伤寒八九日，风湿相搏，身体疼烦，不能自转侧，不呕不渴，脉浮虚而涩者。②《伤寒论方解》：恶寒发热，四肢掣痛，难以屈伸，厥，或心下悸，或脐下悸。

桂枝附子汤去桂加白术汤

【方源】《伤寒论》。

【异名】白术附子汤（《金匮要略》）、桂枝附子去桂枝加白术汤（《医宗金鉴》卷十三）、桂枝附子汤去桂加术汤（《伤寒瘟疫条辨》卷五）、桂枝附子去桂加白术汤（《医效秘传》卷三）、桂枝附子去桂加术汤（《类聚方》）。

【组成】附子三枚（炮，去皮，破），白术四两，生姜三两（切），甘草二两（炙），大枣十二枚（擘）。

【用法】以水六升，煮取三升，去滓，分三次温服。初一服，其人身如痹，半日许复服之；三服都尽，其人如冒状，勿怪，此以附子、白术并走皮内，逐水气未得除，故使之耳。虚弱家及产妇，宜减服之。

【功用】①《金匮教学参考资料》：助里阳以逐表湿。②《金匮要略讲义》：祛湿温经。

【主治】伤寒八九日，风湿相搏，身体疼烦，不能自转侧，不呕不渴，大便硬，小便自利者。

附子汤

【方源】《伤寒论》。

【组成】附子二枚（炮，去皮，破八片），茯苓三两，人参二两，白术四两，芍药三两。

【用法】上以水八升，煮取三升，去滓，温服一升，一日三次。服药前先灸之。

【功用】①《注解伤寒论》：温经散寒。②《方剂学》：温肾助阳，祛寒化湿。

【主治】《伤寒论》：少阴病，得之一二日，口中和，其背恶寒者，少阴病，身体痛，手足寒，骨节痛，脉沉者。

术附汤

【方源】《金匮要略》卷上引《近效方》。

【异名】白术附子汤（《鸡峰普济方》卷五）。

【组成】附子一枚半（炮，去皮），白术二两，甘草一两（炙）。

【用法】上剉。每服五钱匕，加生姜五片，大枣一枚，水一盏半，煎七分，去滓温服。

【功用】暖肌，补中，益精气。

【主治】风湿痹痛，头眩肢重，及中湿泄泻，小儿慢惊。

①《金匮要略》（引《近效方》）：风虚头重眩苦极，不知食味。②《济生方》：中湿脉细，自汗体重。③《古今医统大全》：小儿身冷，泄泻慢惊。④《保命歌括》：寒厥暴痛。

桂枝芍药知母汤

【方源】《金匮要略》卷上。

【异名】桂芍知母汤（《沈注金匮要略》卷五）。

【组成】附子二枚（炮），桂枝四两，芍药三两，甘草二两，麻黄二两，生姜五两，白术五两，知母四两，防风四两。

【用法】以水七升，煮取二升，每服七合，温服，一日三次。

【功用】①《金匮教学参考资料》：通阳行痹，祛风逐湿，和营止痛。②《经方发挥》：祛湿，驱风，清热，散寒，通络，活血，补虚。

【主治】①《金匮要略》：诸肢节疼痛，身体尫羸，脚肿如脱，头眩短气，温温欲吐。②《皇汉医学》引《类聚方广义》：风毒肿痛，憎寒壮热，渴而脉数；痘疮将欲成脓而不能十分贯脓，或过期不结痂，憎寒身热，一身疼痛，脉数者。

头风摩散

【方源】《金匮要略》卷上。

【异名】头风散（《千金要方》卷十三）。

【组成】大附子一枚（泡），盐等分。

【用法】上为散。沐了，以方寸匕，已摩疢上，令药力行。

【主治】①《金匮要略》：中风历节病。②《张氏医通》：大寒犯脑，头痛。

白蔹散

【方源】方出《肘后备急方》卷三，名见《千金要方》卷八。

【组成】附子一分，白蔹二分。

【用法】上为末。每服半刀圭，一日三次。

附录一 古代附子经典常用方剂

【主治】中风肿痹，风痹筋急，肝痹。

①《肘后备急方》：中风肿痹虚者。②《千金要方》：风痹肿筋急，辗转易常处。③《永乐大典》引《风科集验》：肝痹。

乌头汤

【方源】《千金要方》卷七。

【组成】附子、桂心、芍药各二两，乌头、细辛、蜀椒各一两，甘草、秦艽、干姜、茯苓、防风、当归各三两，独活四两，大枣二十枚。

【用法】上㕮咀。以水一斗二升，煮取四升，分五服。若热毒，多服益佳。

【主治】风冷脚痹，寒冷湿痹，脚气。

《千金要方》：风冷脚痹，疼痛挛弱，不可屈伸。

风引汤

【方源】《千金要方》卷七。

【异名】风饮汤（《普济方》卷二四四）。

【组成】附子一两，麻黄、石膏、独活、茯苓各二两，吴茱萸、秦艽、细辛、桂心、人参、防风、川芎、防己、甘草各一两，干姜一两半，白术三两，杏仁六十枚。

【用法】上㕮咀。以水一斗六升，煮取三升，分三服。取汗佳。

【主治】两脚疼痛痹肿，或不仁拘急，屈不得行。

独活汤

【方源】《千金要方》卷七。

【组成】附子一枚，独活四两，当归、防风、茯苓、芍药、黄芪、葛根、人参、甘草各三两，大豆一升，干姜三两。

【用法】上㕮咀。以水一斗，清酒二升，合煮取三升，分三次服。

【主治】①《千金要方》：脚痹。②《张氏医通》：脚痹冷痛，不可屈伸。

附子汤

【方源】《千金要方》卷七。

【组成】附子三枚,芍药、桂心、甘草、茯苓、人参各三两,白术四两。

【用法】上㕮咀。以水八升,煮取三升,分三服。

【主治】①《千金要方》:湿痹缓风,身体疼痛如欲折,肉如锥刺。②《三因极一病证方论》:风湿寒痹,骨节疼痛,皮肤不仁,肌肉重着,四肢缓纵。

曲鱼膏

【方源】《千金要方》卷七。

【组成】附子、大黄、黄芩、莽草、巴豆、野葛、牡丹皮、踯躅、芫花、蜀椒、皂荚、藜芦各一两。

【用法】上㕮咀,以苦酒渍药一宿,以煎成猪膏三斤,微火煎三沸。别入白芷一片、三上三下,白芷色黄药成,去滓,微火炙手,摩病上,一日三次。

【主治】风湿疼痹,四肢孱弱,偏跛不仁,并痈肿恶疮。

杜仲酒

【方源】《千金要方》卷八。

【组成】大附子五枚,杜仲八两,石南二两,羌活四两。

【用法】上㕮咀,以酒一斗,渍三宿。每服二合,一日二次。

【主治】风虚腰脚疼痛不遂。

附子八物汤

【方源】方出《千金要方》卷八,名见《三因极一病证方论》卷三。

【异名】附子八味汤(《证治准绳·类方》卷四引《类证活人书》)、

人参附子汤(《御药院方》卷一)、八物附子汤(《杏苑生春》卷七)。

【组成】附子、干姜、芍药、茯苓、人参、甘草、桂心各三两,白术四两。(一方去桂,用干地黄二两)

【用法】上㕮咀。以水八升,煮取三升,每日三服。

【主治】风寒湿痹,四肢关节痛不可忍,疮疡阳气脱陷,畏寒吐泻,四肢厥逆。

①《千金要方》:湿风体痛欲折,肉如锥刀所刺。②《三因极一病证方论》:风历节,四肢疼痛,如槌锻不可忍。③《女科撮要》:历节作痛,发热作渴,饮食少思。④《景岳全书》:疮疡,阻气脱陷,呕吐,畏寒泄泻,厥逆。

大枣汤

【方源】《千金要方》卷八。

【组成】附子一枚,大枣十五枚,黄芪四两,生姜二两,麻黄五两,甘草一尺。

【用法】上㕮咀。以水七升,煮取三升,服一升,每日三次。

【主治】历节疼痛。

石斛散

【方源】《千金要方》卷十九。

【组成】石斛十分,附子、杜仲各四分,芍药、松脂、柏子仁、石龙芮、泽泻、萆薢、云母粉、防风、山茱萸、菟丝子、细辛、桂心各三分,牛膝二分。

【用法】上药治下筛。每服方寸匕,酒下,一日二次;亦可为丸,以枣膏为丸,如梧桐子大,每服七丸,酒送下。

【功用】除风轻身,益气明目,强阴,令人有子,补不足。

【主治】饮酒中大风,露卧湿地,寒从下入,四肢不收,不能自反覆,两肩中疼捅,身重胫急,筋挛不可以行,时寒时热,足腨似刀刺,

身不能自任,腰以下冷,子精虚,众脉寒,阴下湿,茎消,令人不乐,恍惚时悲。

内补石斛秦艽散

【方源】《千金要方》卷七。

【异名】石斛散(《太平圣惠方》卷十九)。

【组成】附子、石斛、天雄、桂心、独活、天门冬各一两,秦艽、乌头、人参、干姜、当归、防风、杜仲各三十铢,山茱萸、莽草、桔梗、细辛、麻黄、前胡、五味子各十八铢,蜀椒、白芷、白术各半两。

【用法】上药治下筛。每服方寸匕,酒调下,一日二次。不知,稍增至二匕。虚人三建皆炮,实人亦可生用。

【主治】五劳七伤,肾气不足,外受风湿,风虚脚弱,手足拘挛,疼痹不能行,脚趺肿上膝,小腹坚如绳约,气息常如忧患,不能食饮。

山茱萸散

【方源】《千金翼方》卷十六。

【组成】附子(炮,去皮)、山茱萸、薯蓣、王荪、牡桂、干地黄、干漆(熬)、 秦艽、天雄(炮,去皮)、白术各半两,狗脊。

【用法】上为散。每服方寸匕,食前酒送下,一日三次。药走皮肤中,淫淫,服之一月愈。

【主治】风跛痹。

附子汤

【方源】《太平圣惠方》卷二十五。

【组成】附子半两(生,去皮脐),生姜五两。

【用法】上剉细。以水二斗,煮三二十沸,去滓,稍热避风,淋蘸。余滓更煎用之。

《普济方》本方用法:腹中痛,水煮服亦可。

【主治】风毒攻手足疼痛,或攻皮肤浮肿。

附录一　古代附子经典常用方剂

附子酒

【方源】《太平圣惠方》卷四十五。

【异名】二味独活酒（《圣济总录》卷八十四）。

【组成】附子五两（炮裂，去皮脐），独活五两。

【用法】上剉，以酒五升，渍五六日。每于食前随性暖服之。

【主治】脚气，风毒湿痹，筋脉挛急疼痛。

附子丸

【方源】《太平圣惠方》卷六十九。

【组成】附子一两（炮裂，去皮脐），天麻一两，牛膝一两（去苗），仙灵脾一两，川乌头一两（炮裂，去皮脐），防风二两（去芦头），虎胫骨一两（涂酥，炙令黄）。

【用法】上为细末，以酒煮面糊为丸，如梧桐子大。每服十丸，食前以温酒送下。

【主治】妇人风痹，手足不遂。

附子丸

【方源】《圣济总录》卷八。

【组成】附子（炮裂，去皮脐）二两，干姜（炮）、黄芪（剉）各一两。

【用法】上为末，先以牛乳一升二合，慢火煎至六合，加药末慢火再煎，可丸即丸如梧桐子大。每服二十丸，加至三十丸，空心、食前温酒送下，一日三次。十日后知痛。

【主治】风冷腰脚痿弱，瘫痹不仁。

附子丸

【方源】《圣济总录》卷二十。

【组成】附子（炮裂，去皮脐）、乌头（炮裂，去皮脐）、肉桂（去粗皮)、蜀椒(去目及闭口者,炒出汗)、菖蒲(去须,剉)、甘草(炙)各一两,天麻、补骨脂(炒)、白术各二两。

【用法】上为末,炼蜜为丸,如梧桐子大。每服三十丸,空心温酒送下,一日二次。

【主治】痹气中寒,阳虚阴盛,身寒如水中出。

四斤丸

【方源】《太平惠民和剂局方》卷一(绍兴续添方)。

【异名】虎骨四斤丸(《证治准绳·类方》卷四)、虎骨木瓜丸(《重订通俗伤寒论》)。

【组成】附子(炮,去皮脐)、虎骨(涂酥炙)各二两,宣州木瓜(去瓤)、牛膝(去芦,剉)、天麻(去芦,细剉)、苁蓉(洗净,切,各焙干,秤)各一斤。

【用法】上药除附子外,用无灰酒五升浸,春、秋各五日,夏三日,冬十日足,取出焙干。再入附子,共为细末,用前药酒打面糊为丸,如梧桐子大。每服三五十丸,空心煎木瓜酒送下;或盐汤吞下亦得。

【功用】补虚除湿,大壮筋骨。

【主治】①《太平惠民和剂局方》(绍兴续添方):肾经不足,下攻腰脚,腿膝肿痒,不能屈伸,脚弱少力,不能踏地,脚心隐痛,行步喘乏,筋脉拘挛,腰膝不利,及风寒湿痹,脚气缓弱。②《金匮翼》:风寒湿毒,与气相搏,筋骨缓弱,四肢酸疼痹痹。

加减三五七散

【方源】《太平惠民和剂局方》卷一(绍兴续添方)。

【异名】大三五七散(原书同卷)、三五七散《丹溪心法》卷四。

【组成】附子(炮,去皮脐)三十五个,山茱萸、干姜(炮)、茯苓(去皮)各三斤,细辛一斤八两,防风(去芦)四斤。

【用法】上为细末。每服二钱,食前温酒调下。

【主治】八风五痹，瘫痪摇曳，口眼㖞斜，眉角牵引，项背拘强，牙关紧急，心中愤闷，神色如醉，遍身发热，骨节烦痛，肌肉麻木，腰膝不仁，皮肤瞤动或如虫行；又治阳虚头痛，风寒入脑，目旋运转，有似舟船之上，耳内蝉鸣，或如风雨之声。应风寒湿痹，脚气缓弱等疾。

芎附散

【方源】《本事方》卷三。

【异名】芎附汤（《简明医彀》卷三）。

【组成】附子（炮，去皮脐）、小川芎、黄芪（蜜炙）、白术、防风（去钗股）、当归（洗，去芦，薄切，焙干）、熟干地黄（酒洒，九蒸九晒，焙）、桂心（不见火）、柴胡（去苗，净洗）、甘草（炙）各等分。

【用法】上为粗末。每服四钱，水一盏半，加生姜三片，大枣一个，同煎至七分，去滓，食前服，每日三次。

【功用】常服不生壅热，兼消积冷。

【主治】脾胃虚弱，卫气不温分肉，为风寒湿邪所致的五种痹证，腿并臂间发作不定。

虎骨酒

【方源】《普济方》卷一八五引《仁存方》。

【组成】虎胫骨（酥炙）三两半，川附子（炮，去皮脐）、当归（酒浸，焙，去芦）、川芎、川羌活（去芦）、川乌（去皮尖）、赤芍药、独活各二两半，杜仲（炒断丝）二两半，萆薢、白术、防风（去芦）、黄芪（去芦）、白茯苓（去皮）、白蒺藜（炒去刺）、人参（去芦）、天麻（去苗）、川续断各一两（净）。

【用法】上剉，如麻子大，以生绢袋子盛满，用无灰酒二升浸之，密封，春浸五日、夏浸三日、秋七日、冬十日。每服一盏，温暖空心服之。

【功用】大行血气,通荣卫,补虚排邪,大益真气;久服身体轻健,运动快捷。

【主治】诸般风痹,手足疼痛,行步艰难,腰膝缓弱。

防风饮子

【方源】《赤水玄珠》卷十二。

【组成】附子、黄芪、甘草、苍术、陈皮、羌活、防风、桔梗各等分。

【用法】每服五钱,加生姜一片,水煎服。

【主治】痹证,项筋急痛,诸药不效者。

三气饮

【方源】《景岳全书》卷五十一。

【组成】附子一二钱,当归、枸杞、杜仲各二钱,熟地三钱或五钱,牛膝、茯苓、芍药(酒炒)、肉桂各一钱,北细辛*(或代以独活)、白芷、炙甘草各一钱。

【用法】水二盅,加生姜三片,煎服。此饮亦可浸酒,大约每药一斤,可用烧酒六七升,浸十余日,徐徐服之。

【主治】血气亏损,风寒湿三气乘虚内侵,筋骨历节痹痛之极,及痢后鹤膝风痛。

利气丹

【方源】《辨证录》卷二。

【组成】附子三钱,白术、人参、山药各一两,山茱萸四钱,薏仁五钱,破故纸二钱,防己三分。

【用法】水煎服。

【主治】痹证,下元虚寒,复感寒湿,腰肾重痛,两足无力。

大防风汤

【方源】《罗氏会约医镜》卷十一。

【组成】附子各一钱,人参、白术、防风、黄芪(蜜炙)、熟地、杜仲各二钱,白芍、牛膝、羌活、肉桂、甘草(炙)各七分,川芎一钱半,当归一钱半,生姜一钱。

【用法】水煎服。

【主治】足三阴亏损,风寒湿乘虚浸入,发为痹证。

3. 中风

附子散

【方源】方出《肘后备急方》卷一,名见《圣济总录》卷六。

【组成】生附子。

【用法】上为末,置管中．吹口内舌下。

【主治】①《肘后备急方》:卒忤,口噤不开。②《圣济总录》:中风,口噤不开。

生姜生附汤

【方源】方出《肘后备急方》卷三,名见《三因极一病证方论》卷二。

【组成】附子六分,生姜三两(切)。

【用法】上切。以水二升,煮取一升,分为再服。

【功用】《三因极一病证方论》:正气,消痰,散风。

【主治】①《肘后备急方》:中风,头身无不痛,颠倒烦满欲死,及但腹中切痛者。②《三因极一病证方论》:卒中风,涎潮昏塞不知人;并主痰冷癖气,胸满呕沫头痛,饮食不消。

茱萸散

【方源】《千金要方》卷七。

【组成】吴茱萸、干姜、白蔹、牡荆、附子、天雄、狗脊、干漆、薯蓣、秦艽、防风各半两。

【用法】上药治下筛。每服方寸匕,一日三次,先食服,药入肌肤

中淫淫然，三日知，一月愈。

【主治】冷风脚跛偏枯，半身不遂，昼夜呻吟，医所不治。

大风引汤

【方源】《千金要方》卷七引《胡洽方》。

【组成】独活、茯苓、人参各三两，防风、当归、甘草、桂心、黄芪各二两，附子一枚，大豆二升。

【用法】上㕮咀。以水九升，酒三升，煮取三升，分四服。服别相去如人行十里久。

【主治】中风腰脚疼痛弱者。

附子酒

【方源】《千金要方》卷八。

【组成】大附子一枚（重二两者，亦云二枚）。

【用法】以酒五升渍之，春五日。每服一合，一日二次。以瘥为度。

【功用】《普济方》：祛风除湿，温经络散寒邪。

【主治】①《千金要方》：大风，冷痰癖，胀满，诸痹。②《普济方》：偏风，半身不遂，冷癖。

附子散

【方源】《千金要方》卷八。

【组成】附子、桂心各五两，细辛、防风、人参、干姜各六两。

【用法】上药治下筛。每服方寸匕，酒送下，一日三次。稍增之。

【主治】中风，手臂不仁，口面㖞僻。

大续命汤

【方源】《千金要方》卷八。

【组成】独活、麻黄各三两，川芎、防风、当归、葛根、生姜、桂心各一两，茯苓、附子、细辛、甘草各一两。

【用法】上㕮咀。以水一斗二升，煮取四升，分五服，老小半之。

【主治】大风经脏，奄忽不能言，四肢垂曳，皮肉痛痒不自知。

白蔹薏苡汤

【方源】《千金要方》卷八。

【组成】白蔹、薏苡仁、芍药、桂心、牛膝、酸枣仁、干姜、甘草各一升，附子三枚。

【用法】上㕮咀。以醇酒二斗渍一宿，微火煎三沸。每服一升，不耐酒服五合，一日三次。扶杖起行。

【主治】风拘挛，不可屈伸。

干姜附子汤

【方源】《千金要方》卷八。

【组成】干姜、附子各八两，桂心、麻黄各四两，川芎三两。

【用法】上㕮咀，以水九升，煮取三升，分三服。三日后服一剂。

【主治】心虚寒风，半身不遂，骨节离解，缓弱不收，便利无度，口面㖞斜。

吴茱萸散

【方源】《千金翼方》卷十六。

【组成】吴茱萸、干姜、白蔹、牡桂、附子（炮，去皮）、薯蓣、天雄（炮，去皮）、干漆（熬）、秦艽各半两，狗脊一分，防风一两。

【用法】上为散。每服方寸匕，一日三次，酒送下。

【主治】风跛蹇偏枯，半身不遂，昼夜呻吟，医所不能治者。

大排风汤

【方源】《千金翼方》卷十七。

【组成】白鲜皮、附子（炮，去皮）、麻黄（去节）、杏仁（去皮尖，熬）、白术、防风、葛根、独活、防己、当归、人参、茯神、甘草（炙）

各三两，石膏六两（碎），桂心二两，白芷一两。

【用法】上咬咀。以水一斗七升，先煮麻黄，取一升半，去沫澄清，纳药煮取四升，分四服，日二夜一服。

【主治】半身不遂，口不能言，及诸偏枯。

青丸

【方源】《千金翼方》卷十七。

【组成】附子三两（炮，去皮），乌头一两（炮，去皮），麻黄四两（去节）。

【用法】上为末，炼蜜为丸，如梧桐子大。每服五丸，酒送下，一日三次。

【主治】脚风；皮肉身体诸风。

十物独活汤

【方源】《外台秘要》卷十四引《深师方》。

【组成】独活四两，桂心五两，生葛根八两，甘草（炙）、防风、当归各二两，生姜十两，芍药、附子各一两（炮），半夏一升（洗）。

【用法】上药切。以水一斗，煮取三升，分为三服，每日三次。

【主治】中风，半身不遂，口不能言。

八风九州汤

【方源】《外台秘要》卷十四引《古今录验》。

【组成】附子（炮）、麻黄四两（去节）、甘草（炙）、干姜、防风、独活各三两，石膏（绵裹）、茯苓、白术、川芎、柴胡、当归、人参各二两，杏仁四十枚（去皮尖两仁），细辛二两。

【用法】上切。以水一斗，清酒五升，渍三夜，煮取四升，分为三服，一日令尽。若病人羸瘦者，用水煎服。药讫厚覆，当汗出微微，去上衣，汗解，以粉粉之。

【主治】男子、妇人寒冷不自爱护，当风解衣，汗出卧冷湿地，半身不遂，手足苦冷，或不遂，或俯仰屈伸难，周身淫淫痹，四肢不收，状如风狂，饮食损少。

西州续命汤

【方源】《外台秘要》卷十四引《古今录验》。

【组成】附子一两（炮），麻黄（去节）、干姜各三两，防风、桂心、白术、人参、川芎、当归、甘草（炙）各一两，杏仁四十枚（去皮尖及两仁，碎）。

【用法】上切。以水九升，煮取三升，未食分再服。覆令汗出。

【主治】卒中风，身体直，角弓反张，口噤。

附子汤

【方源】《外台秘要》卷十四引许仁则方。

【组成】附子二枚（共称重一两半者，炮），生姜、干姜各三两，桂心一两，石膏六两（碎，绵裹），生犀角（屑）、地骨皮、白术、独活、川芎各二两。

【用法】上切。以水八升，煮取二升半，去滓，分温三服，服后相去如人行十里久再服。服汤后如觉欲汗，少覆之令汗出，须臾歇汗后，以药末粉身。其汤须服五六剂，间三四日服一剂。其方服一剂后，量病情进退。

【主治】风病有因饮酒过节，不能言语，手足不随，精神昏恍，得病经一两。经服生葛根等三味汤七日以后者。

续命汤

【方源】《外台秘要》卷十四引《古今录验》。

【组成】甘草（炙）、黄芩各二两，防风一两半，生姜五两，人参、川芎、芍药、麻黄（去节）、木防已各一两，大附子一枚（炮）。

【用法】上切。以水一斗二升，煮取三升，分为三服，一日令汗，可服三剂，不令人虚。

【主治】中风。贼风入腹,角弓反张,口噤不停,目视不见,不能语,举身不仁,或心腹绞痛。

卓氏膏

【方源】《外台秘要》卷二十九引《深师方》。

【组成】大附子四枚(生用,去皮)。

【用法】上切。苦酒渍三宿,以脂膏一斤煎之。三上三下,膏成敷之。

【主治】折瘘,及卒中风,口噤,颈项强。

羌活饮子

【方源】《太平圣惠方》卷十九。

【异名】羌活汤(《圣济总录》卷七)。

【组成】羌活一两,人参半两(去芦头),附子半两(炮裂,去皮脐),甘草一分(炙微赤,锉),荆沥一大盏,竹沥一大盏,生地黄黄汁一大盏。

【用法】上剉细。以三味汁煎诸药至一大盏半,去滓,分温四服,不拘时候。

【主治】中风失音不语。

附子散

【方源】《太平圣惠方》卷十九。

【组成】附子一两(炮裂,去皮脐),细辛、干姜一两(炮裂,锉),甘草一两(炙微赤,锉),桂心一两,麦门冬一两(去心),独活一两,当归一两,白术一两。

【用法】上为散。每服四钱,以水一中盏,煎至六分,去滓温服,不拘时候。

【主治】中风,失音不语,气厥无脉,手足拘急。

附录一　古代附子经典常用方剂

附子散

【方源】《太平圣惠方》卷二十三。

【组成】附子二两（炮裂，去皮脐），桂心二两，赤箭一两，牛膝一两（去苗），狗脊一两，萆薢一两，当归一两，丹参一两，枳壳一两（麸炒微黄，去瓤），仙灵脾一两，海桐皮一两。

【用法】上为细散。每服二钱，食前以温酒调下。

【主治】中风，手足不遂，肢体疼痛。

走马散

【方源】《太平圣惠方》卷六十九。

【组成】附子半两（炮裂，去皮脐），天麻半两，桂心一分，石膏一分（细研如面），麻黄一分（去根节），干蝎梢一分，川乌头一分（炮裂，去皮脐），天南星一分（炮裂），麝香半分（研入）。

【用法】上为细散，入研了，药令匀。每服一字，以豆淋酒调下，掉开口灌之，不拘时候。

【主治】妇人中风口噤，四肢强直。

附子补汤

【方源】《圣济总录》卷五。

【组成】附子（炮裂，去皮脐）、石膏（碎）、干姜（炮）各一两半，桂（去粗皮）、犀角（镑）各一两，地骨皮、白术、独活（去芦头）、川芎各二两。

【用法】上剉，如麻豆大。每服五钱匕，水一盏半，加生姜半分（切），煎至八分，去滓，空腹温服。三服后，用热生姜稀粥投之，以厚衣覆令汗出。汗不止，以牡蛎粉粉身，觉热壅即疏服。病势损，不必尽剂。先服葛根汤，后服本方。

【主治】中风。

附子散

【方源】《圣济总录》卷六。

【组成】附子一枚（重一两者，慢火炮裂，去皮脐），白附子（炮裂）一分。

【用法】上为细散。每服一钱匕，温酒调下。三服见效。

【主治】中风牙关紧急，遍身强硬。

附子汤

【方源】《圣济总录》卷六。

【组成】附子（炮裂，去皮脐）、干姜（炮）各四两，桂（去粗皮）、麻黄（去根节，先煎，掠去沫，焙干）各二两，川芎一两半。

【用法】上剉，如麻豆大。每用十钱匕，以水三盏，煎取二盏，去滓分温三服，空心一服，夜卧并二服。

【主治】①《圣济总录》：中风口面㖞斜；②《普济方》：产后中风口㖞。

杜仲饮

【方源】《圣济总录》卷八。

【组成】杜仲（去粗皮，炙，剉）一两半，川芎一两，附子（炮裂，去皮脐）半两。

【用法】上剉，如麻豆大。每服五钱匕，水二盏，加生姜一枣大（拍碎），煎至一盏，去滓，空心温服，如人行五里再服，汗出慎外风。

【主治】中风筋脉挛急，腰膝无力。

附子饮

【方源】《圣济总录》卷八。

【组成】附子两枚（大者，一枚炮裂，去皮脐，一枚生用），桂（去粗皮）二两，麻黄（去节，先煎，掠去沫，焙干）四两，甘草（炙，剉）、杏仁（汤退去皮尖双仁，炒）各二两。

【用法】上为粗末。每服五钱匕,以水二盏,煎至一盏,去滓温服,相去如人行五里再服。以衣被盖之,通体有汗即愈。未汗,用热生姜葱豉稀粥投之。常服,空心、临卧服三合甚佳。

【主治】中风,四肢拘挛,屈伸不得。

大醒风汤

【方源】《太平惠民和剂局方》卷一(淳祐新添方)。

【组成】南星(生)八两,防风(生)四两,独活(生)、附子(生,去皮脐)、全蝎(微炒)、甘草(生)各二两。

【用法】上㕮咀,每服四钱,水二大盏,加生姜二十片,煎至八分,去滓温服,不拘时候,一日二次。

【主治】中风痰厥,涎潮昏晕,手足搐搦,半身不遂,及历节痛风,筋脉挛急。

三建汤

【方源】《太平惠民和剂局方》卷五(续添诸局经验秘方)。

【组成】天雄(炮,去皮脐)、附子(炮,去皮脐)、大川乌(炮,去皮脐)各等分。

【用法】上为粗末。每服四钱,水二盏,加生姜十五片,煎至八分,去滓温服,不拘时候。

【功用】《永类钤方》:除癖冷,扶元气。

【主治】中风涎潮,不省人事。

润体丸

【方源】《太平惠民和剂局方》卷一。

【组成】防风(去芦叉)一两半,白龙脑(别研)、乳香(别研)、羚羊角末(别研如粉)、附子(炮,去皮脐)、白僵蚕(微炒)、槟榔、肉豆蔻仁、沉香、蒺藜子(微炒)、丁香、蔓荆子(去白皮)、牛黄(别研如粉)、藿香叶、麻黄(去根节)、生犀角末(别研)、雄黄(研飞)、麝香（研如粉）、木香、辰砂（研飞）、茯苓（去皮）、白附子（炮）、羌活（去芦）、原蚕蛾（微炒）、人参（去芦）、肉桂（去粗皮）、川芎各一两半，珍珠末（别研如粉）、独活（去芦）各三分，干蝎（微炒）、半夏（水煮三十沸，薄切，焙干，入生姜汁炒）、川乌头（炮裂，去皮脐，捣碎炒黄）各二两，白花蛇（酒浸，炙，去皮骨，取肉）、天麻（去苗）各三两，琥珀（别研如粉）、腻粉（研）、白豆蔻仁各半两，金箔六十片（为衣）。

【用法】上为细末，入研令匀，炼蜜为丸，如鸡头大。每服一丸，加至二丸，细嚼，温酒送下，荆芥茶下亦得。如破伤中风，脊强手搐，口噤发痫，即以热豆淋酒化破三丸，斡口开灌下，少时再服，汗出乃愈；若小儿惊风诸痫，每服半丸，薄荷汤化下，不拘时候。

【主治】诸风手足不遂，神志昏愦，语言謇涩，口眼㖞僻，筋脉挛急，骨节烦疼，头目眩晕，恍惚不宁，健忘怔忪，痰涎壅滞；及皮肤顽厚，麻痹不仁。

附香散

【方源】《杨氏家藏方》卷一。

【异名】附香饮（《易简方》）、香附汤（《普济方》卷一八五）、附子散（《普济方》卷三六七）。

【组成】附子二枚（炮，去皮脐），木香二钱。

【用法】上为细末。每服三钱，水一盏半，加生姜十片，煎至一盏，食前温服。

【主治】①《杨氏家藏方》：中风偏痹，经络不通，手足缓弱，臂膝痠疼，风证始作，脉息不洪数者。②《普济方》：十指疼痛，麻木不仁；中风厥冷。

花蛇续命汤

【方源】《医学启源》卷中。

【组成】白花蛇（酒浸，去皮骨，焙干）、附子全蝎（炒）、独活（去土）、天麻、人参、防风、肉桂、白术、藁本、白附子（炮）、赤箭、川芎、细辛（去叶）、甘草（炙）、白僵蚕（去丝，灰炒）、半夏（汤浸，切）、白茯苓（去皮）、麻黄（去节，水煮三沸，去沫，细切）各一两。

【用法】上为粗末。每服五钱，水一盏，加生姜五片，煎至七分，去滓稍热服，不拘时候。

【主治】卒中风，牙关紧急，精神昏愦，口眼㖞斜，不知人事，痰涎不利，喉中作声。

羌活散

【方源】《医方大成》卷一引《简易》。

【组成】附子一个，羌活、乌药各一两。

【用法】上㕮咀。每服四钱，水一盏，煎七分，去滓温服。

【主治】中风偏废。

苏木煎丸

【方源】《普济方》卷九十五引《经验方》。

【组成】羌活、独活、川芎各一两，附子二两（醋酒浸一宿，炮裂，丈安脐），雄黄二钱（研入）。

【用法】别用好大苏木一两，剉，捣碎，以米醋、法酒各一升，银器中慢火熬至半升，滤去滓，和上药末为丸，如小豆大。每服七丸，加至十丸、十五丸，煎开化了，萝卜根汤送下。

【主治】中风手足瘫曳，或麻痹不仁。

驱风散

【方源】《普济方》卷九十七引《余居士选奇方》。

【组成】干葛、防风、白芍药各二分，独活四两，生姜四两，川当归、附子、麻黄、甘草各二两。

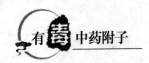

【用法】上为末,分作十贴。每贴以水一升半,煎取半升,空心服,未愈更服。

【主治】中风,四肢拘挛,不得屈伸。

补气生血汤

【方源】《医学集成》卷二。

【组成】黄芪、当归、白芍、桂枝、附子、姜、枣。

【主治】中风,左右手足皆不遂。

侧子汤

【方源】《古今医统大全》卷八。

【组成】附子(炮)、干姜(炮)各三钱,桂心、细辛、防风、人参各一钱。

【用法】上作二服。每服水一盏半,煎七分,不拘时服。

【主治】中风夹虚,手足厥冷,肌肉不仁,口眼歪斜,牙关紧急。

沉香半夏汤

【方源】《东医宝鉴杂病篇》卷二引《资生方》。

【组成】附子(炮)一只,沉香与附子等分,人参五钱,半夏(制)二钱,南星(炮)一钱。

【用法】上为粗末。每服三钱,水二盏,加生姜十片,煎至一盏,空心服。

【功用】去痰醒脾,和气益心。

【主治】中风痰盛。

附子散

【方源】《张氏医通》卷十六。

【组成】麻黄附子细辛汤加干姜、桂心、人参、防风、川芎、羚羊角。

【用法】上为散。水煎,加竹沥,日服一剂。

【主治】中风手臂不仁，口面㖞僻。

4. 脱证

四逆汤

【方源】《伤寒论》。

【组成】甘草二两（炙），干姜一两半，附子一枚（生用，去皮，破八片）。

【用法】以水三升，煮取一升二合，去滓，分温再服。强人可大附子一枚，干姜三两。

【功用】温中祛寒，回阳救逆。

①《伤寒明理论》：发阳气，散阴寒，温经暖肌。②《伤寒溯源集》：散下焦寒邪，助清阳升发。③《医宗金鉴》：逐阴回阳。

【主治】伤寒太阳病误汗伤阳，及阳明、太阴、少阴、厥阴病、霍乱病等症见四肢厥逆，恶寒蜷卧，呕吐不渴，腹痛下利，神衰欲寐，舌苔白滑，脉微欲绝者，以及瘟疫、疟疾、厥证、脱证、痛证见有上述症状，属阴证者。现常用于心肌梗死、心衰、急慢性胃肠炎吐泻过多，各种高热大汗所致之虚脱，各种因素所致的休克等属于阳衰阴盛者。

①《伤寒论》：伤寒脉浮，自汗出，小便数，心烦，微恶寒，脚挛急，反与桂枝欲攻其表，此误也，得之得厥，若重发汗，复加烧针者；伤寒医下之，续得下利清谷不止，身疼痛者；太阳病，发热头痛，脉反沉，若不差，身体疼痛；阳明病，脉浮而迟，表热里寒，下利清谷；少阴病，脉沉者；少阴病，饮食入口则吐，心中温温欲吐，复不能吐，始得之，手足寒，脉弦迟，若膈上有寒饮，干呕者；厥阴病，大汗出，热不去，内拘急，四肢疼，下利，厥逆而恶寒者；霍乱病，既吐且利，小便复利，而大汗出，下利清谷，内寒外热，脉微欲绝。②《金匮要略》：呕而脉弱，小便复利，身有微热，见厥者。③《肘后备急方》：霍乱心腹胀痛，烦满短气，未得吐下。④《太平圣惠方》：两感伤寒，阴阳二毒交并，身体手足厥逆，心中热闷，强语，三部脉微细。⑤《济生方》：

五脏中寒，口噤，四肢强直，失音不语，或卒然晕闷，手足厥冷。⑥《此事难知》：肝疟，令人色苍苍然，太息，其状若死者。⑦《世医得效方》：冷证呕吐，胃中虚，四肢厥冷，食即呕吐，或因冷食伤胃，或累经汗下致胃气虚，但脉弱，小便多得利，身有微热见厥者。⑧《卫生宝鉴》：伤寒自利不渴，呕哕不止，或吐利俱发，小便或涩或利，或汗出过多，脉微欲绝，腹痛胀满，手足逆冷及一切虚寒逆冷。⑨《医林集要》：伤寒阴证，唇青面黑，身背强痛，四肢厥冷及诸虚伤寒。⑩《万病回春》：伤寒太阴病自利不渴，及三阴证脉微欲绝，手足厥冷；阴证，身静而重，语言无声，气少难以喘息，目睛不了了，口鼻气冷，水浆不下，大小便不禁，面上恶寒有如刀刮者。《伤寒大白》：阴症呃逆，四肢厥冷。《杂病源流犀烛》：湿病浊邪。《罗氏会约医镜》：瘟疫，胃寒呃逆。

白通汤

【方源】《伤寒论》。

【组成】葱白四茎，干姜一两，附子一枚（生，去皮，破八片）。

【用法】以水三升，煮取一升，去滓，分温再服。

【功用】①《注解伤寒论》：温里散寒。②《成方切用》：复阳通脉。

【主治】少阴病，下利脉微者。

白通加猪胆汁汤

【方源】《伤寒论》。

【异名】白通加人尿猪胆汁汤（《医方考》卷一）。

【组成】葱白四茎，干姜一两，附子一枚（生、去皮、破）八片，人尿五合，猪胆汁一合。

【用法】以水三升，煮取一升，去滓，纳胆汁、人尿，和令相得，分二次温服。若无胆亦可用。

【主治】少阴病，阴盛格阳，下利不止，厥逆无脉，面赤干呕而烦躁；及寒湿腰痛。

①《伤寒论》：少阴病，下利利不止，厥逆无脉，干呕烦者。②《医方考》：久坐湿地伤肾，肾伤则短气腰痛，厥逆下冷，阴脉微者。③《医学心悟》：少阴中寒，阴盛格阳。热药相拒不入。

通脉四逆汤

【方源】《伤寒论》。

【异名】通脉加减四逆汤（《圣济总录》卷二十一）、姜附汤（《普济方》卷二〇一引（十便良方》）、通脉四逆加减汤（《医门法律》卷二）。

【组成】甘草二两（炙），附子（大者）一枚（生，去皮，破八片），干姜三两（强人可四两）。

【用法】上以水三升，煮取一升二合，去滓，分温再服。其脉即出者愈。

【功用】回阳通脉。

①《注解伤寒论》：散阴通阳。②《重订通俗伤寒论》：回阳通脉。③《医宗金鉴》：回阳胜寒。

【主治】少阴病，阴盛格阳。下利清谷，里寒外热，反不恶寒，手足厥逆，脉微欲绝。

①《伤寒论》：少阴病，下利清谷，里寒外热，手足厥逆，脉微欲绝，身反不恶寒，其人面色赤，或腹痛，或干呕，或咽痛，或利止脉不出者。下利清谷，里寒外热，汗出而厥者。②《千金要方》：霍乱，吐利已断，汗出而厥，四肢拘急不解，脉微欲绝。③《永类钤方》：霍乱，腹痛，呕吐泄泻，发热恶寒，小便自利属少阴者。④《卫生宝鉴·补遗》：四肢冷，身不热，恶心，蜷足卧，或引衣被自覆，不渴，或下利，或大便如常，脉沉微不数，或虽沉实按之则迟弱，此名冷厥。男子阳易，头重不欲举，眼中生花，腰踝内连腹痛，身重少气，阴肿入里，腹

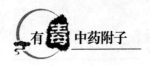

内绞痛。

通脉四逆加猪胆汁汤

【方源】《伤寒论》。

【异名】四逆加猪胆汤（《外台秘要》卷六引《小品方》）、四逆加猪胆汁汤（《普济方》卷三一八）。

【组成】甘草二两（炙），干姜三两（强人可四两），附子（大者）一枚（生，去皮，破八片），猪胆汁半合（无猪胆，以羊胆代之）。

【用法】上四味，以水三升，煮取一升二合，去滓，内猪胆汁，分温再服。其脉即来。

【功用】《历代名医良方注释》：回阳救阴。

【主治】①《伤寒论》：霍乱，吐已下断，汗出而厥，四肢拘急不解，脉微欲绝者。②《退思集类方歌注》：阴盛格阳，手足厥冷，脉微欲绝，面赤咽疼烦躁者。

四逆加人参汤

【方源】《伤寒论》。

【异名】四顺汤（《肘后备急方》卷二）、人参四顺汤（《鸡峰普济方》卷五）、四顺饮（《易简方》）、回阳饮（《医学集成》卷一）、人参四逆汤（《古方选注》卷上）、四味回阳饮（《伤寒温疫条辨》卷四）。

【组成】甘草二两（炙），附子一枚（生，去皮，破八片），干姜一两半，人参一两。

【用法】以水三升，煮取一升二合，去滓，分温再服。

【主治】阳虚血脱。吐利之后，汗多恶寒，四肢厥逆，脉微；或吐利未止，见上述诸证者。

①《伤寒论》：霍乱，恶寒，脉微而复利，利止，亡血也。②《肘后备急方》：霍乱吐下，腹痛干呕，手足冷不止。③《千金要方》：霍乱转筋，肉冷，汗出，呕哕者。④《鸡峰普济方》：表里俱虚，伤冒寒冷，

腹胁胀满，呕逆痰涎；及邪中阴经，手足厥冷，既吐且利，小便频数，里寒，身体疼痛，脉细微，下利清谷，头痛恶寒，亡阳自汗。

干姜附子汤

【方源】《伤寒论》。

【异名】姜附汤（《太平惠民和剂局方》卷二）。

【组成】干姜一两，附子一枚（生用，去皮，切八片）。

【用法】以水三升，煮取一升，去滓顿服。

【功用】《伤寒来苏集》：回阳。

【主治】汗下伤阳，昼躁夜静，不呕不渴，表证不见，身无大热，脉沉微；中焦阳虚，寒饮内停，心腹冷痛；中寒晕倒，四肢厥冷，眩晕无汗，或自汗淋漓者。

①《伤寒论》：下之后，复发汗，昼日烦躁不得眠，夜而安静，不呕不渴，无表证，脉沉微，身无大热。②《太平惠民和剂局方》：暴中风冷，久积痰水，心腹冷痛，霍乱转筋。③《三因极一证方论》：中寒，卒然晕倒，或吐逆涎沫，状如暗风，手脚挛搐，口噤，四肢厥冷或复燥热。④《医方集解》：中寒厥逆，眩晕无汗，或自汗淋漓及外热烦躁，阴盛格阳。

接气丹

【方源】《太平惠民和剂局方》卷五（淳祐新添方）。

【组成】沉香一两，硫黄（如黑锡丹砂子结，放冷，研为细末）、黑锡（去滓）各二两，牛膝（酒浸）、白术（焙）、苁蓉（酒浸）各半两，丁香三钱，川楝子（去核用肉）、木香、茴香（炒）、肉豆蔻（煨）、破故纸（炒）、桂心（去粗皮）、附子（炮，去皮脐）、胡芦巴（炒）、阳起石（煅）各一两。

【用法】上药并砂子四两为细末，用糯米粉酒煮糊为丸，如梧桐子大。每服五十丸，温酒、盐汤空心送下。

【主治】真元虚惫，阴邪独盛，阳气暴绝，或大吐大泻，久痢虚脱。

二气丹

【方源】《太平惠民和剂局方》卷五（续添诸局经验秘方）

【组成】硫黄（细研）、肉桂（去皮，为末）各一分，干姜（炮，为末）、朱砂（研，为衣）各二钱，附子（一大枚者，炮，去皮脐，为末）半两。

【用法】上为末，细面糊为丸，如梧桐子大。每服三十丸，空心、食前煎艾汤盐汤放冷送下。

【功用】助阳消阴，正气温中。

【主治】内虚里寒，冷气攻击，心胁脐腹胀满刺痛，泄利无度，呕吐不止，自汗时出，小便不禁，阳气渐微，手足厥冷；及伤寒阴证，霍乱转筋，久下冷痢，少气羸困，一切虚寒痼冷。

四逆汤

【方源】《太平圣惠方》卷十一。

【组成】干姜（炮裂，剉）、附子（炮裂，去皮脐）、桂心、甘草（炙微赤，剉）、白术、当归（剉，微炒）各半两。

【用法】上为粗散。每服三钱，以水一中盏，煎至六分，去滓，稍热频服之，不拘时候。

【主治】阴毒伤寒，脉候沉细，四肢逆冷，烦躁头痛。

返阴丹

【方源】《太平圣惠方》卷十一。

【异名】破阴丹（《杂病源流犀烛》卷十九）。

【组成】硫黄、太阴玄精石、芒硝、附子（炮裂，去皮脐）、干姜（炮裂，剉）、桂心各半两。

【用法】上药取前三味同研，于瓷瓶内慢火熔成汁后放冷，重研令细，后三味捣罗为末，与前药同研令匀，用软饭和丸，如梧桐子大。每服五丸,煎艾汤送下,不拘时候,频服。汗出为度。

【主治】①《太平圣惠方》:阴毒伤寒,心神烦躁,头痛、四肢冷。②《世医得效方》:阴毒伤寒,心神烦躁、头痛,四肢逆冷,面青腹胀,脉沉伏者,或气虚阳脱,体冷无脉,气息欲绝,不省人事,及伤寒阴厥,百药不效。

三建汤

【方源】《太平惠民和剂局方》卷五(续添诸局经验秘方)。

【组成】天雄(炮,去皮脐)、附子(炮,去皮脐)、大川乌(炮,去皮脐)各等分。

【用法】上为粗末。每服四钱,水二盏,加生姜十五片,煎至八分,去滓温服,不拘时候。

【功用】《永类钤方》:除痼冷,扶元气。

【主治】伤寒阴证,厥逆脉微。

大白术散

【方源】《世医得效方》卷一。

【组成】白术、附子(炮裂,去皮脐)、川乌头(制同上)、桔梗(去芦头)、细辛各一两,干姜半两(炮裂,剉)。

【用法】上为末。每服二钱,水一中盏,煎至六分,不拘时候,稍热服。

【主治】阴毒伤寒,心间烦躁,四肢逆冷。

正阳茴香丸

【方源】《普济方》卷一三五。

【组成】茴香子(微炒)、附子(炮裂,去皮脐)、天南星(炮裂)、硫黄(细研)、丁香、木香、吴茱萸(汤洗七遍,焙干微炒)、预知子、桂心各一两。

【用法】上为末,和研,令匀,煮面糊为丸,如弹子大。每服一丸,

研碎,炒生姜热酒送下,良久煎葱白艾汤投之,不拘时候频服。

【主治】阴毒伤寒,四肢逆冷,心下痛硬,气欲绝者。

六味回阳饮

【方源】《景岳全书》卷五十一。

【组成】人参一二两或数钱,制附子二三钱,炮干姜二三钱,炙甘草一钱,熟地五钱或一两,当归身三钱。

【用法】水二盅,武火煎七八分,温服。

【主治】阴阳将脱证。

急救阴阳汤

【方源】《辨证录》卷一。

【组成】人参二两,黄芪三两,当归一两,熟地二两,甘草三钱,白术二两。

【用法】水煎服。一剂而腹痛顿止,身热亦解,汗亦尽止矣。

【主治】冬月伤寒,阴阳两亡,大汗而热未解,腹又痛不可按。

5. **虚证**

(1) 脾阳不足证

复阳丹

【方源】《景岳全书》卷五十一。

【组成】附子(制)、炮姜、胡椒、北五味(炒)、炙甘草各一两,白面二两(炒熟)。

【用法】上为末,和匀,加温汤为丸,如梧桐子大。每服一钱,随证用药引送下。

【主治】阴寒呕吐、泄泻、腹痛、寒疝。

黄土汤

【方源】《金匮要略》卷中。

【异名】伏龙肝汤（《三因极一病证方论》卷九）、伏龙肝散（《症因脉治》卷上）、黄土散（《何氏济生论》卷二）。

【组成】甘草、干地黄、白术、附子（炮）、阿胶、黄芩各三两，灶中黄土半斤。

【用法】上七味，以水八升，煮取三升，分温二服。

【功用】温阳健脾，养血止血。

①《温病条辨》：健脾渗湿，保肝肾之阴。②《血证论》：滋补气血，清和。③《中医治法与方剂》：温阳健脾，益阴止血。

【主治】脾虚阳衰，大便下血，或吐血，衄血，妇人崩漏，血色黯淡，四肢不温，面色萎黄，舌淡苔白，脉沉细无力者。

①《金匮要略》：下血，先便后血，此为远血；亦主吐血，衄血。②《张氏医通》：阴络受伤，血从内溢，先血后便，及产后下痢。③《类聚方广义》：吐血，下血久久不止，心下痞，身热恶寒，面青体瘦，脉弱；或腹痛下利，或微肿者；脏毒痔疾，脓血不止，腹痛濡泻，小便不利，面色萎黄，日渐瘦瘠，或微肿者。

安肾汤

【方源】《温病条辨》卷三。

【组成】附子二钱，鹿茸三钱，胡芦巴三钱，补骨脂三钱，韭子一钱，大茴香二钱，茅术二钱，茯苓三钱，菟丝子三钱。

【用法】水八杯，煮取三杯，分三次服。久病恶汤者，可用二十分作丸。

【主治】湿久脾阳消乏，肾阳亦惫者。

健脾膏

【方源】《理瀹骈文》。

【组成】附子一两，牛精肉一斤，牛肚四两（用小磨麻油三斤浸熬，听用），苍术四两，白术、川乌各三两，益智仁、姜半夏、南星、当归、

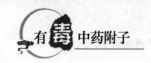

厚朴、陈皮、乌药、姜黄、甘草(半生半炙)、枳实各二两、黄芪、党参、川乌、白芍、赤芍、羌活、香白芷、细辛、防风、香附、灵脂、苏梗、苏子、延胡索、山楂、麦芽、神曲、木瓜、青皮、槟榔、枳壳、桔梗、灵仙、腹皮、醋三棱、醋莪术、杏仁、柴胡、升麻、远志、肉吴萸、五味、草蔻仁、肉蔻仁、巴戟天、补骨脂、良姜、荜茇、大茴、红花、黄连、黄芩、大黄、甘遂、苦葶苈、红芽大戟、巴仁、黑丑、茵陈、木通、泽泻、车前子、皂角、木鳖仁、萆麻仁、全蝎、炮山甲、白附子各一两、滑石四两、生姜、薤白、韭白、葱白、大蒜各四两、鲜槐枝、柳枝、桑枝各八两、莱菔子、干姜、川椒各二两、石菖蒲、艾白、芥子、胡椒、佛手干各一两、凤仙草(全株)、枣七枚。

【用法】用油二十二斤，分熬丹收，再入官桂、木香、丁香、砂仁、檀香各一两、牛胶四两(酒蒸化)，俟丹收后，搅至温温，以一滴试之，不爆，方下，再搅千余遍，全匀，愈多愈妙，勿炒珠，炒珠无力，且不黏也。贴胸脐。

【主治】脾阳不运，饮食不化，或噎塞饱满，或泄痢腹痛，或为湿痰，水肿，黄疸，臌胀，积聚，小儿慢脾风。

固下人参煎

【方源】《重订通俗伤寒论》。

【组成】党参、炒白术、附子、化龙骨、肉果霜各一钱半，诃子、炮姜、木香各一钱。

【用法】陈粳米、大枣为引。

【主治】寒凉过剂，伤脾损胃，脾阳下脱，不喜食物，下利清谷，及下脓血，漏底不止，肢体厥冷，面色淡白，动则出汗，独语如见鬼，声颤无力，喜向里卧，似寐非寐，呼之不应，舌色淡红无神，脉沉伏或微弱无力。

(2) 肾气不足证

补肾方

【方源】《外台秘要》卷十七引《深师方》。

【异名】磁石歌（《普济方》卷二十九）。

【组成】磁石二两（研，绵裹），生姜二两，防风二两，桂心二两，甘草一两（炙），五味子二两，附子一两（炮），玄参二两，牡丹皮三两，大豆二十四枚。

【用法】上切。以水一斗二升，先于铜器中扬三百遍，煮药，取六升，去滓，更煎取二升八合，分三次服。

【功用】消痟痔。

【主治】肾气不足，心中悒悒而乱，目视茫茫，心悬少气，阳气不足，耳聋，目前如星火，一身悉痒，骨中痛，少腹拘急，乏气咽干，唾如胶，颜色黑。

羊肾汤

【方源】《外台秘要》卷十七引《经心录》。

【组成】羊肾一具，川芎一两，茯苓二两，人参三两，附子一两（炮），桂心二两，牡丹皮一两，磁石二两，当归二两，干地黄三两，大枣五枚（擘），牡荆子一两（碎）。

【用法】上切。以水一斗七升，煮药、肾取一斗，去肾，取四升，分四服，昼三夜一。

【主治】肾气不足，耳无所闻。

天雄丸

【方源】《太平圣惠方》卷七。

【组成】附子三分（炮裂，去皮脐），天雄一两（炮裂，去皮脐），石斛三分（去根，锉），五味子三分，巴戟一两，白茯苓三分，熟干地黄一两，远志三分（去心），人参半两（去芦头），补骨脂三分（微炒），蛇床子一两，泽泻三分，薯蓣三分，石南三分，草薢三分（锉），沉香三分，石龙芮三分，桂心三分，棘刺三分，黄芪三分（锉），白龙骨一两，菟丝子一两（酒浸三日，曝干，别杵为末），杜仲三分（去粗皮，炙微黄，剉)，肉苁蓉三分（酒浸一宿，刮去皱皮，炙干)。

【用法】上为散，炼蜜为丸，如梧桐子大。每日三十丸，空心及晚食前以温酒送下。

【主治】肾气不足，体重无力，腰背强痛。脚膝酸疼，耳目不聪，忽忽喜忘，悲恐不乐，阳气虚弱，小便失精。

肉苁蓉散

【方源】《太平圣惠方》卷七。

【组成】肉苁蓉一两半（酒浸，去皱皮，微炙)，附子一两（炮裂，去皮脐)，石斛一两（去根)，五味子一两，黄芪一两（剉)，丹参二两，牛膝一两（去苗)，肉桂二两（去粗皮)，当归一两（剉，微炒)，人参一两（去芦头)，沉香一两，白茯苓一两，石南一两，杜仲一两（去粗皮，炙微黄，剉)，枳实一两（麸炒微黄)，熟干地黄一两，磁石二两（捣碎，水淘去赤汁，以绢包之)。

【用法】上为散。每服四钱，以水一中盏，每用磁石包子同煎至六分，去滓，空心及晚食前热服。

【主治】肾气不足，体重嗜卧，骨节酸疼，目暗耳鸣，多恐喜唾，腰背强痛，小腹满急，食饮无味，心悬少气。

菟丝子丸

【方源】《太平惠民和剂局方》卷五。

【异名】大菟丝子丸（《证治准绳·类方》卷二)。

【组成】菟丝子（净洗，酒浸)、泽泻、鹿茸（去毛，酥炙)、石龙芮（去土)、肉桂（去粗皮)、附子（炮，去皮）各一两，石斛（去根)、熟干地黄、白茯苓（去皮)、牛膝（酒浸一宿，焙干)、续断、山茱萸、肉苁蓉（酒浸，切)、防风（去苗)、杜仲（去粗皮)、补骨脂（去毛，酒炒)、荜澄茄、沉香、巴戟（去心)、茴香（炒）各三分，五味子、桑螵蛸（酒浸，炒)、川芎、覆盆子（去枝叶萼）各半两。

【用法】上为细末,以酒煮面糊为丸,如梧桐子大。每服二十丸,温酒或盐汤送下,空心服;如脚膝无力,木瓜汤送下,晚食前再服。

【功用】填骨髓,续绝伤,补五脏,去万病,明视听,益颜色,轻身延年,聪耳明目。

【主治】肾气虚损,五劳七伤,小腹拘急,四肢酸疼,面色黧黑,唇口干燥,目暗耳鸣,心忪气短,夜梦惊恐,精神困倦,喜怒无常,悲忧不乐,饮食无味,举动乏力,心腹胀满,脚膝痿软,小便滑数,房室不举,股内湿痒,水道涩痛,小便出血,时有余沥。

西川石刻安肾丸

【方源】《玉机微义》卷十九引《太平惠民和剂局方》。

【异名】西蜀石刻安肾丸(《古今医统大全》卷四十八)。

【组成】附子、青盐四两,鹿茸(炙)、柏子仁(净)、石斛、川乌(炮)、巴戟(去心)、肉桂、菟丝子、苁蓉、韭子、胡芦巴、杜仲、破故纸(炒)、石枣、远志、赤石脂、茯苓、茯神、茴香(炒)各一两,苍术、川楝子、川椒、山药各四两。

【用法】上为末,山药酒糊为丸,如梧桐子大。每服七八十丸,空心盐汤送下。

【主治】真气虚惫,脚膝弱缓,夜梦遗精,小便滑数而清。

(3) 命门火衰证

加减内固丸

【方源】《医学入门》卷七。

【组成】附子五钱,石斛、胡芦巴各二两,巴戟、苁蓉、山茱萸、菟丝子各三两,故纸二两半,小茴一两。

【用法】上为末,炼蜜为丸,如梧桐子大。每服五十丸,空心温酒、盐汤任下。

【主治】命门火衰,肾寒阴痿,元阳虚惫,阴沉于下,阳浮于上,水火不能既济。

巩堤丸

【方源】《景岳全书》卷五十一。

【组成】熟地二两，菟丝子（酒煮）二两，白术（炒）二两，北五味、益智仁（酒炒）、故纸（酒炒）、附子（制）、茯苓、家韭子（炒）各一两。

【用法】上为末，山药糊为丸，如梧桐子大。每服百余丸，空心滚汤或温酒送下。

【主治】膀胱不藏，水泉不止，命门火衰，小水不禁。

附子理阴煎

【方源】《寒温条辨》卷四。

【组成】理阴煎加附子（炮）一二钱。

【用法】水煎，热服。

【主治】①《寒温条辨》：命门火衰，阴中无阳。②《儿科醒》：小儿真阴虚弱，胀满呕哕，痰饮恶心，吐泻腹痛。

补阴益脾汤

【方源】《罗氏会约医镜》卷八。

【组成】白术二钱，陈皮一钱，山药一钱半，茯苓一钱二分，熟地三钱，当归二钱，甘草（炙）一钱，附子一钱半，干姜（炒）八分。

【用法】水煎服。虚阳上燥者，冰冷服。

【主治】命门火衰，不能生土，劳极伤脾，则食少恶心，疲极又伤肝肾，则水液妄行。

加减八味丸

【方源】《罗氏会约医镜》卷十一。

【组成】熟地八两，枣皮、淮山药各四两，茯苓三两（或不用），附子四两，肉桂三两，补骨脂（盐炒）三两，杜仲（盐炒）三两，莲心三两（少则用莲须），牡蛎（煅，醋淬，如是者三次，净粉）三两，巴戟（去心，酒浸）四两，金樱子（去刺，半生者佳）三两。

【用法】炼蜜为丸服。

【主治】命门火衰，肾无关键，其淋如膏，不痛不涩，日夜频流，却不自知，两尺脉虚而涩。

加味附桂地黄汤

【方源】《不知医必要》卷三。

【组成】熟地三钱，淮药（炒）、茯苓各二钱，丝饼四钱，萸肉、车前各一钱五分，泽泻（盐水炒）、丹皮各一钱，附子（制）八分，肉桂（去皮，另炖）四分。

【主治】命门火衰，以致败精为浊。

涌泉膏

【方源】《理瀹骈文》。

【组成】海龙或海马一对，附子一两，零陵香、穿山甲、锁阳各三钱。

【用法】油熬，黄丹收，槐枝搅，下阳起石、冬虫夏草末、高丽参、川椒、丁香，搅匀。贴足心。徒起泡无益也。

【主治】命门火衰，真阳上浮者。

（4）肾阳不足证

肾气丸

【方源】《金匮要略》卷下。

【异名】八味肾气丸（《金匮要略》卷下）、地黄丸（《太平圣惠方》卷九十八）、八仙丸（《养老奉亲》）、补肾八味丸（《圣济总录》卷五十一）、八味地黄丸（《小儿痘疹方论》）、附子八味丸（《证治要诀类方》卷四）、金匮肾气丸（《赤水玄珠》卷七）、桂附八味丸（《简明医彀》卷四）、桂附地黄丸（《简明医彀》卷八）、附桂八味丸（《医方论》）、

桂附八味地黄丸（《胎产心法》卷一）。

【组成】干地黄八两，薯蓣四两，山茱萸四两，泽泻三两，茯苓三两，牡丹皮三两，桂枝、附子（炮）各一两。

【用法】上为末，炼蜜为丸，如梧桐子大。每服十五丸，加至二十五丸，酒送下，每日二次。

【功用】温补肾阳。

①《太平圣惠方》：暖肾脏，补虚损，益颜色，壮筋骨。②《养老奉亲书》：补老人元脏虚弱，脐气不顺，壮筋骨，益颜容，固精髓。③《太平惠民和剂局方》：久服壮元阳，益精髓，活血驻颜，强志轻身。④《摄生众妙方》：阴阳双补。⑤《医宗金鉴》：引火归原。

【主治】肾阳不足，腰痛脚软，下半身常有冷感，少腹拘急，小便不利或小便反多，舌质淡胖，脉虚弱尺部沉细，以及痰饮咳喘、水肿脚气、消渴、转胞、久泄、阴疽等属肾中阳气虚衰者。

①《金匮要略》：虚劳腰痛，少腹拘急，小便不利，或短气有微饮，或男子消渴，小便反多，以饮一斗，小便一斗，及妇人病饮食如故，烦热不得卧，而反倚息者，此名转胞，以胞系了戾，故致此病。②《崔氏方》引张仲景：脚气上入少腹，少腹不仁。③《肘后备急方》：虚劳不足，大伤饮水，腰痛，小腹急，小便不利。④《太平惠民和剂局方》：肾气虚乏，下元冷惫，脐腹疼痛，夜多漩溺，脚膝缓弱，肢体倦怠，面色黧黑，不思饮食。⑤《圣济总录》：肾气内夺，舌喑足废。⑥《仁斋直指方》：冷证齿痛。⑦《明医杂著》：命门火衰，不能生土，以致脾胃虚寒，饮食少思，大便不实。⑧《普济方》引《如宜方》：禀气虚，骨弱，七八岁不能行立。⑨《普济方》引《仁存方》：肾水不能摄养，多吐痰唾，及脾虚不能克制肾水，多吐痰唾而不咳。⑩《摄生众妙方》：两尺脉微弱，阴阳俱虚。《赤水玄珠》：肾虚不能摄水，津液不降，致成痰饮，咳逆，潮热，盗汗。《症因脉治》：真阳不足，脾肾虚寒，土不生金，肺金亏损，肺气虚不能摄血，面色萎黄，时或咳嗽见血，脉多空大

无力。《证治汇补》:脾肾两败,水溢于外,土困于中而成水肿,或阳虚小便不通。《张氏医通》:肾脏真阳不足,火不归原。《医宗金鉴》:百会疽漫肿平塌,紫暗坚硬,面赤而烦,口干不渴,唇润,属阳虚浮泛者,及颊疡牙关紧急不开或旁肿不消,脓水清稀,因而成漏,复被寒侵疮孔,致生多骨,经年缠绵难愈者。《疡科心得集·方汇》:命门火衰,不能生土,以致脾胃虚寒而患流注、鹤膝等证,不能消溃收敛。

附子丸

【方源】《太平圣惠方》卷七。

【组成】附子二两(炮裂,去皮脐),蛇床子二两,钟乳粉二两,菟丝子二两(酒浸三日,晒干,别杵为末),鹿茸一两(去毛,涂酥炙微黄),肉苁蓉二两(酒浸,去皱皮,炙干)。

【用法】上为末,炼蜜为丸,如梧桐子大。每服三十丸,空心及晚食前以温酒送下。

【主治】肾脏衰弱绝阳,手足多冷。

助阳丸

【方源】《圣济总录》卷五十二。

【组成】鹿茸(去毛,酥炙)、菟丝子(酒浸,别捣)、原蚕蛾(炒)、钟乳粉、附子(炮裂,去皮脐)、肉苁蓉(酒浸,去皱皮,切,焙)、黄芪(剉,炒)、人参各一两。

【用法】上为末,炼蜜为丸,如梧桐子大。每服二十丸,空心温酒或盐汤送下。

【主治】肾脏虚损,阳气痿弱,肢体无力,情志不爽,小便滑数。

附子丸

【方源】《圣济总录》卷一八六。

【组成】附子一两(炮裂,去皮脐),硇砂一钱(水煎,炼成霜)。

【用法】上为末,酒煮面糊为丸,如梧桐子大。每服三十丸,男子盐汤、妇人醋汤送下,空心服。

【主治】男子元气虚冷,妇人赤白带下,血海诸冷。

羊肉丸

【方源】《太平惠民和剂局方》卷五(续添诸局经验秘方)。

【组成】川楝子(炒)、续断(炒,去丝)、茯苓、茴香、补骨脂(炒)、附子(炮,去皮脐)、胡芦巴(微炒)各三两,山药(炒)、桃仁(麸炒,去皮尖,别研)、杏仁(麸炒,去皮尖,别研)各二两。

【用法】上为末,精羊肉四两,酒煮烂,研极细,面糊为丸,如梧桐子大。每服三五十丸,空心以盐汤、温酒任下。

【功用】固真补气,益精驻颜。

【主治】真阳耗竭,下元伤惫,耳轮焦枯,面色鳘黑,腰重脚弱,元气衰微。

沉香鹿茸丸

【方源】《太平惠民和剂局方》卷五(续添诸局经验秘方)。

【组成】沉香一两,附子(炮,去皮脐)四两,巴戟(去心)二两,鹿茸(燎去毛,酒漫,炙)三两,熟干地黄(净洗,酒洒,蒸,焙)六两。

【用法】上为细末,加麝香一钱半,炼蜜为丸,如梧桐子大。每服四五十丸,空心以好酒或盐汤吞下。

【功用】①《太平惠民和剂局方》(续添诸局经验秘方):养真气,益精髓,明视听,悦色驻颜。②《普济方》:镇心肾,养肝,益五脏,调顺三焦。

【主治】真气不足,下元冷惫,脐腹绞痛,胁肋虚胀,脚膝缓弱,腰背拘急,肢体倦怠,面无精光,唇口干燥,目暗耳鸣,心惊气短,夜多异梦,昼少精神,喜怒无时,悲忧不乐,虚烦盗汗,饮食无味,举动力乏,夜梦鬼交,遗泄失精,小便滑数,时有余沥,阴间湿痒,阳事不兴。

沉香附子汤

【方源】《魏氏家藏方》卷六。

【异名】沉附汤（《朱氏集验方》卷四）、二味沉附汤（《景岳全书》卷五十八引《全集》）。

【组成】沉香一块，附子一只（九钱重者，炮，去皮脐，切片子）。

【用法】用水一盏，以沉香于砂盆内，旋以水少许，磨沉香三百匝，以余水洗下，将附子分作三服，以沉香水煎，每加生姜五片，煎至七分，去滓，食前服以吞既济丹尤佳。

【主治】肾阳不足，寒凝气滞，水湿停留，身面浮肿，胀满气喘，胸膈痞闷，小便不利。

①《朱氏集验方》：肿病，喘满。②《医方类聚》引《济生续方》：上盛下虚，气不升降，阴阳不和，胸膈痞满，饮食不进，肢节痛倦。③《岭南卫生方》：瘴疾，上热下寒，腿足寒厥。④《普济方》：风寒痞隔，中焦下焦不升降，水凝而不通，肿面满，小便不利。

【方论选录】《瘴疟指南》：是方用附子，乃肾经本药，加以沉香，能引上焦阳气入肾，肾中有阳气则下元暖，根本固而邪风自息矣。

附子丸

【方源】《医方类聚》卷十引《简要济众方》。

【组成】附子二两（炮裂，去皮脐），巴戟天一两（去心），白龙骨一两，茴香一两（炒），干姜三分（炮裂）。

【用法】上为末，酒煮面糊为丸，如梧桐子大。每服二十丸，空心、食前盐汤送下，温酒下亦得。

【主治】肾脏虚冷，小便滑数，脐腹疼痛，耳鸣目暗。

固阳丸

【方源】《证治要诀类方》卷四引《太平惠民和剂局方》。

【异名】固阳丹(《御药院方》卷六)。

【组成】附子(炮)一两,川乌(炮)七钱,白龙骨(煅)、补骨脂、川楝子、茴香各六钱。

【用法】上为末,酒糊为丸,如梧桐子大。每服十丸,空心酒送下。

【功用】《御药院方》:养气守神,固精壮阳,大补真气。

【主治】色欲过度,下元虚惫,滑泄无禁。

右归丸

【方源】《景岳全书》卷五十一。

【组成】大怀熟地八两,山药(炒)四两,山茱萸(微炒)三两,枸杞(微炒)四两,鹿角胶(炒珠)四两,菟丝子(制)四两,杜仲(姜汤炒)四两,当归三两(便溏勿用),肉桂二两(渐可加至四两),制附子二两(渐可加至五六两)。

【用法】上先将熟地蒸烂杵膏,加炼蜜为丸,如梧桐子大。每服百余丸,食前用滚汤或淡盐汤送下。或丸如弹子大,每嚼服二三丸,以滚白汤送下。

【功用】①《景岳全书》:益火之源,以培右肾之元阳。②《方剂学》:温补肾阳,填精止遗。

【主治】①《景岳全书》:元阳不足,或先天禀衰,或劳伤过度,以致命门火衰不能生土,而为脾胃虚寒,饮食少进;或呕恶膨胀;或翻胃噎膈;或怯寒畏冷;或脐腹多痛;或大便不实,泻痢频作;或小水自遗,虚淋寒疝;或寒侵溪谷,而肢节痹痛;或寒在下焦而水邪浮肿。总之,真阳不足者,必神疲气怯,或心跳不宁,或四肢不收,或眼见邪祟,或阳衰无子等症。②《罗氏会约医镜》:阳亏精滑,阳痿精冷。

右归饮

【方源】《景岳全书》卷五十一。

【组成】熟地二三钱或加至一二两,山药(炒)二钱,山茱萸一钱,枸杞二钱，甘草（炙）一二钱，杜仲（姜炙）二钱，肉桂一二钱，制附子一至三钱。

【用法】水二盅，煎七分，空腹温服。

【功用】《方剂学》：温肾填精。

【主治】肾阳不足，腰膝酸痛，气怯神疲，大便溏薄，小便频多，手足不温，及阳痿遗精，舌苔淡薄，脉象沉细者。

①《景岳全书》：命门之阳衰阴胜者。②《罗氏会约医镜》：阳虚咳嗽。③《古今图书集成·医部全录》：产妇虚火不归原而发热者。④《医方简义》：肾虚火衰，睾坠而痛。⑤《方剂学》：肾阳不足，气怯神疲，腹痛腰酸，肢冷，舌淡苔白，脉沉细；或阴盛格阳、真寒假热之证。

保养元气膏

【方源】《景岳全书》卷六十四引邵真人方。

【组成】麻油一斤四两（加甘草二两，先熬六七滚，然后下诸药），生地黄、熟地黄（俱酒洗）、麦门冬、肉苁蓉（酒洗）、远志肉、蛇床子（酒浸）、菟丝子（酒浸）、牛膝（酒洗）、鹿茸、川续断、虎骨、紫梢花、木鳖子、谷精草、大附子、肉桂各五钱。

【用法】上熬成，以煮过松香四两、飞丹半斤收之。次下龙骨、硫黄、赤石脂各二钱，又次下阳起石三钱，麝香五分，蟾酥、鸦片各一钱，又次下黄蜡五两，上煎成，入井中浸三四日。每用膏七八钱，红绢摊贴脐上或腰眼间，每贴五六十日再换。

【功用】助元阳，补精髓，周血脉，镇玉池，养龟存精；妇人经净之时，去膏而泄，则可成孕。

【主治】腰膝疼痛，五劳七伤，诸虚百损，半身不遂，膀胱疝气，带浊淫淋，阴痿不举。

(5) 脾肾虚寒证

神效附子丸

【方源】《校注妇人良方》卷七。

【组成】黑附子(重一两四五钱,端正底平尖园)一枚。

【用法】上灰火炮皮裂,入生姜自然汁内,浸润晒干,再炮,再入汁浸润,仍晒再炮,用尽姜汁半碗为度,却去皮脐为末,以人参煎膏为丸,如黍米大。每服数丸,津唾咽下。胃气稍复,饮食稍进,投以温补之剂。

【主治】脾肾虚寒,呕吐,或翻胃噎膈。

一气丹

【方源】《景岳全书》卷五十一。

【组成】人参、制附子各等分。

【用法】炼蜜为丸,如绿豆大。每用滚白汤送下三五分或一钱。

【主治】脾肾虚寒,不时易泻,腹痛,阳痿,怯寒。

九气丹

【方源】《景岳全书》卷五十一。

【组成】熟地八两,制附子四两,肉豆蔻(面炒)二两,焦姜、吴茱萸、补骨脂(酒炒)、荜茇(炒)、五味子(炒)各二两,粉甘草(炒)一两。

【用法】炼白蜜为丸,或山药糊为丸,如梧桐子大。每服六七十丸或百丸,滚白汤送下。

【主治】脾肾虚寒。

四物汤

【方源】《景岳全书》卷六十四。

【组成】附子(炮)、甘草(炙)、陈皮、当归各二钱,人参、白术、黄芪各三钱,干姜(炮)、柴胡、升麻各五分。

【用法】酒水煎服。

【主治】脾肾虚寒,疮属纯阴,或药损元气,不肿痛,不腐溃,或腹痛,泄泻,呕吐,厥逆,及阳气脱陷。

(6) 脾胃虚寒证

理中汤

【方源】《伤寒论》。

【异名】人参汤（《金匮要略》卷上）、治中汤（《千金要方》卷二十）、理中煎（《鸡峰普济方》卷十二）、人参理中汤（《校注妇人良方》卷二十）、干姜理中汤（《中国医学大辞典》）。

【组成】人参、干姜、甘草（炙）、白术各三两。

【用法】上切，用水八升，煮取三升，去滓，温服一升，一日三次。服汤后，如食顷，饮热粥一升许，微自温，勿发揭衣被。

【功用】温中祛寒，补益脾胃。

①《太平惠民和剂局方》：温中逐水，止汗去湿。②《三因极一病证方论》：理中脘，分利阴阳，安定血脉。③《普济方》引《德生堂方》：温中散寒，固卫止汗。④《明医指掌》：祛寒温脾固胃。⑤《简明医彀》：温养脾胃，补益气血，助阳固本。

【主治】脾胃虚寒，脘腹疼痛，喜温喜按，自利不渴；呕吐，腹痛，不欲饮食，中寒霍乱，阳虚失血，病后喜唾，胸痹虚证，小儿慢惊。

①《伤寒论》：霍乱，头痛发热，身疼痛，寒多不用水者。②《金匮要略》：胸痹，心中痞气，气结在胸，胸满，胁下逆抢心。③《医心方》引《产经》：产后下利。④《千金要方》：霍乱吐下胀满，食不消，心腹痛。⑤《太平惠民和剂局方》：脾胃不和，中寒上冲，胸胁逆满，心腹绞痛，痰逆恶心，或时呕吐，心下虚痞，膈塞不通，饮食减少，短气羸困；肠胃冷湿，泄泻注下，水谷不分，腹中雷鸣；伤寒时气，里寒不热，霍乱吐利，手足厥冷；胸痹心痛，逆气结气。⑥《三因极一病证方论》：伤胃吐血者，胀满，食不消，心腹痛。⑦《仁斋直指小儿附遗方论》：小儿柔痉，厥冷自汗。⑧《医学正传》：蛔厥。⑨《医方便览》：五脏直中寒邪，口噤失音，四肢强直，腹痛冷泄。⑩《外科正宗》：中气不足，虚火上攻，以致咽间干燥作痛，吐咽妨碍。⑪《证治宝鉴》：

中气虚,不能制游行之火,口中生疮。⑫《医林纂要》：慢惊、慢脾风,吐泻后转而中寒者。⑬《文堂集验方》：阴虚病后调理失宜,以致周身色似黄疸者,其状耳鸣口淡,怔忡微热,四肢无力,怠惰嗜卧,脚软脉细,噤口痢。⑭《杂病源流犀烛》：脱肛,由于寒者。

豆蔻汤

【方源】《圣济总录》卷四十七。

【组成】草豆蔻（去皮）一两半,桂（去粗皮）、生姜（去皮,切）、附子（炮裂,去脐皮）各三分,甘草（炙,剉）、丁香各半两。

【用法】上细剉。每服五钱匕,水一盏半,大枣一枚（劈破）,同煎至八分,去滓温服。

【主治】胃虚冷呕逆。

济急散

【方源】《圣济总录》卷六十三。

【组成】附子一枚（切下盖,取出肉,纳丁香在内）,丁香四十九枚。

【用法】上药用生姜自然汁略浸,附子于瓷瓶中重汤煮之令干,捣罗为细散。每服一钱匕,含化咽津。

【主治】脾胃虚寒,痰饮留滞,呕吐不止。

附子汤

【方源】《圣济总录》卷八十六。

【组成】附子（炮裂,去皮脐）、白槟榔（煨）各二两,白茯苓（去黑皮）、桔梗（剉,炒）、陈橘皮（去白,焙,炒）、桂（去粗皮）各三两,白术四两,吴茱萸（汤浸,焙,炒）一两,甘草（炙,剉）、半夏（汤洗去滑,生姜汁制）各二两。

【用法】上剉,如麻豆大。每服三钱匕,水一盏,加生姜一枣大（切）,煎至七分,去滓温服。

【主治】脾劳虚寒，腹痛胀满，气急善噫，欲卧，舌本苦直，饮食多倦，干哕恶心。

北亭丸

【方源】《太平惠民和剂局方》卷五。

【组成】缩砂仁、胡椒、肉桂（去粗皮）、厚朴（去粗皮，姜汁炙）、附子（炮，去皮脐）、川芎、当归（去芦、剉碎）、陈皮（去白）、干姜（炮）、甘草（炙）各四两，青盐（别研）、北亭（即硇砂，醋淘去砂石，别研）各二两，白术（别研）三两，五味子（拣）一两半，阿魏（醋化，去砂石）半两。

【用法】上为末，用银、石锅，纳入好酒、醋五升，白沙蜜十两，先下北亭、阿魏、青盐三味，并好头面一升，同煎稠黏，便下药末半斤以来，更煎如稀面糊，渐渐入药末煎得所，离火取出，更以干药末和剂为丸，如梧桐子大。每服十五丸，微嚼破，空心生姜盐汤送下；温酒亦得。

【主治】脾元气弱，久积阴冷，心腹胁肋胀满刺痛，面色青黄，肌体瘦弱，怠惰嗜卧，食少多伤，噫气吞酸，哕逆恶心，腹中虚鸣，大便泄利，胸膈痞塞，饮食不下，呕哕霍乱，体冷转筋，及五膈五噎，痃癖瘕聚，翻胃吐食，久痛久痢。

进食散

【方源】《医方大成》卷三引《济生》。

【异名】进食汤（《普济方》卷二十五）。

【组成】半夏曲、肉豆蔻（面裹煨）、草果仁、高良姜（炒）、麦蘖（炒）、附子（炮，去皮尖）、丁香、厚朴（去皮，姜炒）、陈皮（去白）各一两，人参（去芦）、青皮（去白）、甘草（炙）各半两。

【用法】上㕮咀。每服四钱，水一盏，加生姜五片，大枣一枚煎，不拘时候温服。

【主治】脾胃虚寒，或为生冷所伤，或七情所扰，胸膈痞塞，不思饮食，痰逆恶心，大便溏泄。

丁香茯苓汤

【方源】《普济方》卷一六七引《太平圣惠方》。

【组成】木香、丁香各四两，干姜（炮）一两半，附子（炮，去皮脐）、半夏（洗七次）、肉桂（去皮）各一两，陈皮（去白）一两，缩砂半两（一方有茯苓，无肉桂）。

【用法】上㕮咀。每服四钱，水二盏，加生姜七片，大枣一个，煎七分，不拘时候服。

【主治】脾胃虚寒，宿饮留滞，以致呕吐涎沫，或有酸水，不思饮食。

壮脾丸

【方源】《医方类聚》卷十引《济生》。

【组成】獖肚一枚（洗净，用造酒大曲四两，同剉厚朴二两、茴香一两，入在肚内，以线缝定，外用葱椒酒煮烂，取大曲、茴香、厚朴焙干和后药），肉豆蔻（面裹煨）、禹余粮（煅，研极细）、缩砂仁、麦蘖（炒）、神曲（剉，炒）、橘红、附子（炮，去皮脐）、白术各一两，木香（不见火）、丁香各半两。

【用法】上为细末，用猪肚杵和千百下，为丸，如梧桐子大。每服五十丸，以米饮送下，不拘时候。

【主治】脾胃虚寒，饮食不进，心腹胀满，四肢无力，吐逆食不消，或手足浮肿，脏腑溏泻。

胃关煎

【方源】《景岳全书》卷五十一。

【组成】熟地三五钱或一两，山药（炒）二钱，白扁豆（炒）二钱，炙甘草一二钱，焦干姜一二三钱，吴茱萸（制）五七分，白术

（炒）一二三钱。

【用法】上以水二盅，煎七分，食远温服。

【主治】脾胃虚寒作泻，或甚至久泻，腹痛不止，冷痢。

安儿至宝汤

【方源】《辨证录》卷十四。

【组成】人参五钱，白术五钱，茯苓三钱，巴戟天三钱，附子一钱，麦芽一钱，枳壳三分，槟榔三钱，车前子二钱，白豆蔻三钱，扁豆二钱，萝卜子一钱。

【用法】水煎服。

【主治】小儿脾胃虚寒，上吐下泻，眼目上视，死亡顷刻，其状宛似慢惊风。

苓术健脾散

【方源】《罗氏会约医镜》卷十五。

【组成】白术一两半，茯苓、扁豆（炒）、苡仁（炒）、山药（炒）各一两，白豆蔻（去壳，炒，研）五钱，肉豆蔻（煨）、炙草各六钱，陈皮四钱，神曲（炒）二钱（或加广木香，湿纸包煨，三钱；或加米四钱，炒黄同研）。

【用法】上为末。每服二三钱，生姜、大枣汤调下。小儿少加白糖为引。

【主治】男妇大小脾胃虚寒，一切泄泻。

理中加半夏汤

【方源】《罗氏会约医镜》卷四。

【组成】人参（少者以山药三钱炒黄代之）、白术二钱，干姜（炒）一钱，甘草（炙）一钱，生姜、半夏各一钱半。

【用法】水煎服。如虚热拒格，冷服。

【主治】脾胃虚寒，吞酸，冷咽涎沫，呕吐。

附桂理中丸

【方源】《饲鹤亭集方》。

【异名】桂附理中丸（全国中药成药处方集）。

【组成】附子一两，肉桂五钱，人参一两，白术二两，干姜一两，炙草一两。

【用法】上为末，炼蜜为丸。每服三钱，开水送下。

【主治】脾胃虚寒，痰饮内停，中焦失运，呕吐食少，腹痛便溏，脉来迟细者。

(7) 脾胃虚弱证

附子丸

【方源】《太平圣惠方》卷五。

【组成】附子一两（炮裂，去皮脐），桂心半分，厚朴二两（去粗皮，涂生姜汁炙令香熟），甘草一分（炙微赤，剉），当归三分（剉，微炒），小麦曲二两（微炒令黄），川椒半两（去目及闭口微炒出汗）。

【用法】上为末，炼蜜为丸，如梧桐子大。每服二十丸，以生姜、大枣汤送下，不拘时候。

【主治】脾胃气虚弱，肌体羸瘦，不能饮食，食不消化。

丁香散

【方源】《圣济总录》卷四十七。

【组成】附子（炮裂，去皮脐）、丁香、缩砂（去皮）、白术（炒）、干姜（炮裂）、陈橘皮（去白，焙）、人参各三分，高良姜、桂（去粗皮）、槟榔（剉）、白豆蔻（去皮）、陈曲（炒）各半两，甘草（炙，剉）一分，木香一分半。

【用法】上为散，每服二钱匕，炒生姜、盐汤调下，不拘时候。

【主治】脾胃虚弱，噫气吞酸，食饮迟化。

朴附丸

【方源】《太平惠民和剂局方》卷五（宝庆新增方）。

【组成】附子（炮，去皮）、厚朴（去粗皮，姜汁制）各一斤，神曲（炒）八两，干姜（炮）三斤。

【用法】上为细末，酒糊为丸，如梧桐子大。空心、食前服三十丸，米饮或盐汤送下。

【主治】脾元虚弱，饮食迟化，食必多伤，腹痛肠鸣，脏腑滑泄，昼夜无度；胃气虚损，不美饮食，呕哕恶涎。兼治反胃恶心，及久患脾泄冷泻之人。

大荜茇丸

【方源】《鸡峰普济方》卷十二。

【组成】荜茇、神曲、附子、白豆蔻仁、人参、白术各一两，丁香、荜澄茄、沉香各半两，诃黎勒、陈橘皮各三分，厚朴二两。

【用法】上为细末，酒煮枣肉为丸，如梧桐子大。每服二十丸，食前生姜汤送下。

【功用】补脾。

【主治】脾虚，心腹胀满，食少无力。

大效厚朴煎丸

【方源】《鸡峰普济方》卷十二。

【组成】厚朴一斤（去皮，用生姜半斤和皮，切作片子，水七升同朴煮，水尽为度，不用生姜，朴焙干），干姜四两（剉作骰子大，用甘草二两，半寸截，水七升，同煮水尽，不用甘草，干姜焙干），茴香四两（舶上者佳，微炒），川附子二两（炮，去皮脐）。

【用法】上为末，枣肉为丸，如梧桐子大。每服三十丸至五十丸，空心、食前米饮送下。

【功用】大补脾胃虚损，温中降气，化痰进食。

【主治】脾胃虚弱，不思饮食。

水沃雪丹

【方源】《鸡峰普济方》卷十二。

【组成】附子四两（去皮脐，切作片子，小豆四升，水一斗，煮令水尽，拣出附子，末之）。

【用法】以生姜自然汁煮糊为丸，如梧桐子大。每服三五十丸，陈皮汤送下。

【主治】脾胃虚，腹胀减食，甚者水气。

分气丸

【方源】《鸡峰普济方》卷二十。

【组成】附子、吴茱萸、当归、芎、陈皮、蓬莪术、干姜、延胡索、桂、五味子、白芷、白及、益智仁、白术各一两。

【用法】上为细末，醋煮面糊为丸，如梧桐子大。每服二三十丸，食前生姜汤送下。

【主治】男子妇人脾胃虚弱，中脘痞塞，气不升降，四肢倦怠，无力多困，食饮不消；妇人荣卫俱虚，经候不调，两肋刺痛，脐腹胀满，肢节疼痛，时发寒热，面色萎黄，日渐瘦弱，全不思食。

丁香附子散

【方源】《宣明论方》卷十二。

【组成】附子一两，母丁香四十九个，生姜半斤（取自然汁半碗）。

【用法】用附子钻孔四十九，以丁香填孔内，将生姜汁用文武火熬尽；又用大萝卜一个，取一穴子，入附子又填内，将萝卜盖之，又用文武桑柴火烧香熟为度，取出，切附子作片子，焙干，捣为细末。每服一钱，米汤一盏调下，每日三次。

【主治】脾胃虚弱，胸膈痞块，吐逆不止。

人参散

【方源】《杨氏家藏方》卷六。

【组成】 人参（去芦头）一肉，白术一两，大麦蘖（炒）、陈橘皮（去白）、五味子、白茯苓（去皮）、黄芪（蜜炙）、附子（炮，去皮脐）、木香、肉桂（去粗皮）各半两，甘草三分（炙）。

【用法】 上为粗末。每服五钱，水一盏半，加生姜五片，大枣二枚，煎至一盏，去滓，食前温服。

【主治】 脾胃虚弱，不思饮食，肢体倦怠。

快脾饮子

【方源】《杨氏家藏方》卷六。

【异名】 快中饮子（《魏氏家藏方》卷五）。

【组成】 草果子（去壳）、人参（去芦头）、白术、陈橘皮（去白）、半夏（生姜自然汁一盏煮干）、厚朴（去粗皮，姜汁制）、甘草（炙）、乌梅肉（炒）、缩砂仁各一两，附子（八钱重者）一枚（炮，去皮脐）。

【用法】 上㕮咀。每服五钱，水一盏半，加生姜十片，大枣二枚，煎八分，去滓，食温前服。

【主治】 脾胃虚弱，中脘停寒，不进饮食，四肢无力。

壮脾汤

【方源】《魏氏家藏方》卷五。

【组成】 附子一两（炮，去皮脐），白术半两（炒），人参二钱半，干姜半两，缩砂仁二钱，肉豆蔻（面裹煨）二钱，丁香二钱，厚朴（生姜汁制一宿，炒）半两。

【用法】 上㕮咀。每服三钱，水一盏半，加生姜五片，枣子一枚，煎至七分，去滓，食前服。

【主治】 脾胃虚弱，脏腑泄泻，胸膈停寒，不喜饮食。

乌鸡煎丸

【方源】《朱氏集验方》卷四。

【组成】大附子（炮，去皮脐）、川当归各一两，红椒半两，白茯苓七钱。

【用法】上为细末，用乌鸡一只，将米醋烂蒸，合末为丸，如梧桐子大。每服五六十丸，空心盐汤、温酒任下。

【功用】补脾胃虚弱。

（8）虚劳

钟乳酒

【方源】《千金要方》卷七。

【组成】钟乳五两，附子、甘菊各二两，石斛、苁蓉各五两。

【用法】上咬咀，以清酒三斗渍。每服二合，一日二次。稍增至一升。

【功用】补虚损，通顺血脉，极补下元。

大补心汤

【方源】《千金要方》卷十三。

【异名】补心汤（《普济方》卷三七八）。

【组成】黄芩、附子各一两，甘草、茯苓、桂心各三两，石膏、半夏、远志各四两，生姜六两，大枣二十枚，饴糖一斤，干地黄、阿胶、麦门冬各三两。

【用法】上咬咀。以水一斗五升，煮取五升，汤成下糖，分四服。

【主治】①《千金要方》：虚损不足，心气弱悸，或时妄语，颜色不荣。②《证治准绳·幼科》：小儿愈后，风冷留滞于心络，使心气不和，语声不发。

建脾丸

【方源】《千金要方》卷十五。

【组成】附子一两,钟乳粉三两,赤石脂、好曲、大麦蘖、当归、黄连、人参、细辛、龙骨、干姜、茯苓、石斛、桂心各二两,蜀椒六两。

【用法】上为末,炼蜜为丸,如梧桐子大。每服十丸,加至三十丸,酒送下,一日三次,弱者饮服。

【主治】虚劳羸瘦,身体重,脾胃冷,饮食不消,雷鸣腹胀,泄痢不止。

建中汤

【方源】《千金要方》卷十九。

【组成】胶饴半斤,黄芪、干姜、当归各三两,大枣十五个,附子一两,人参、半夏、橘皮、芍药、甘草各二两。

【用法】上咬咀。以水一斗,煮取三升半,汤成下胶饴烊沸,分四服。

【主治】五劳七伤,小腹急痛,膀胱虚满,手足逆冷,食饮苦吐,酸痰呕逆,泄下少气,目眩耳聋,口焦,小便自利。

转脾丸

【方源】《千金翼方》卷十五。

【组成】小麦曲四两,蜀椒一两(去目及闭口汗),干姜、吴茱萸、大黄各三两,附子、(炮,去皮)、厚朴(炙)、当归、桂心、甘草(炙)各二两。

【用法】上为末,炼蜜为丸,如梧桐子大。每服十五丸,酒送下,每日三次。

【主治】大病后,至虚羸瘦,不能食,食不消化。

损益草散

【方源】《千金翼方》卷十五。

【组成】人参、附子(炮去皮)各三分,干姜、桂心各五分,防风一两半,牡蛎(熬)、黄芩、细辛各三分,桔梗、椒(去目闭口者,炒去汗)、茯苓、秦艽、白术各一两。

【用法】上为散,千杵。每服方寸匕;治霍乱,每服二方寸匕,且以温酒送下。老人频服三剂良,常用之佳。

【功用】消谷,助老人胃气,可以延年。

【主治】男子女人老少虚损,及风寒毒冷下痢,癖饮咳嗽,霍乱,休息下痢,垂命欲死。

九江太守散

【方源】《千金翼方》卷十六。

【组成】知母、人参、茯苓各三分,蜀椒半两(汗,去目闭口者),栝楼一两半,防风、白术各三两,泽泻二两,干姜、附子(炮、去皮)、桂心各一两,细辛一两。

【用法】上为散。以每服方寸匕,酒送下,一日二次;饮酒,常令有酒色,勿令大醉。

【功用】延年益寿,轻身明目,强筋骨,愈折伤。

【主治】男子五劳七伤,妇人产后余疾,五脏六腑诸风。

二加龙骨汤

【方源】《外台秘要》卷十六引《小品方》。

【组成】龙骨、甘草(炙)各二分,牡蛎三分(熬),白薇三分,附子三分(炮),芍药四分,大枣四枚(擘),生姜五分。

【用法】以水四升,煮取一升半,分再服。

【功用】《血证论》:清散上焦,温补下焦。

【主治】虚劳发热自汗,遗精梦交,吐血咳血。

①《外台秘要》引《小品方》:虚羸浮热汗出寸。②《时方歌括》:虚劳不足,男子失精,女子梦交,吐血,下利清谷,浮热汗出,夜不成寐。③《血证论》:肾阳虚,肺阴虚,上热下寒之咳血。

大建中汤

【方源】《外台秘要》卷十七引《深师方》。

【异名】八味大建中汤(《景岳全书》卷五十三)。

【组成】黄芪四两,人参二两,大枣二十枚(擘),当归二两,桂心六两,生姜一斤,半夏一升(洗),芍药四两,附子一两(炮),甘草二两(炙)。

【用法】上切。以水一斗二升,煮取四升,分四次食前服。

【功用】补中益气。

【主治】虚劳气血俱虚,腹中拘急或疼痛,喜温喜按,呼吸气短,动则汗出,手足不温,及阴证发斑。

①《外台秘要》引《深师方》:内虚绝,里急少气,手足厥逆,少腹挛急;或腹满弦急,不能食,起即微汗出,阴缩;或腹中寒痛,不堪劳苦,唇口舌干,精自出;或手足乍寒乍热,而烦苦酸疼,不能久立,多梦寤。②《丹溪心法》:阴证发斑。无根失守之火,聚于胸中,上独熏肺,传于皮肤,胸背、手足发斑,稀少而微红,如蚊、蚋、虱、蚤咬形状。③《卫生宝鉴·补遗》:发黄。④《兰台轨范》:兼治下焦虚寒之证。

阿胶汤

【方源】《外台秘要》卷十七引《深师方》。

【组成】阿胶二两,干姜二两,麻子一升(捣碎),远志四两(去心),附子一枚(炮),人参一两,甘草一两(炙)。

【用法】上切。以水七升,煮六味取三升,去滓,纳胶烊消,分三次服。

【主治】虚劳,小便利而多。

附子丸

【方源】《太平圣惠方》卷三十。

【组成】附子半斤(每日早以新汲水浸,日一度换水,浸经七日,去黑皮,薄切,晒干,为末),石斛四两(去根,性),肉苁蓉四两(酒

浸一宿，刮去皱皮，炙干），补骨脂四两（微炒）。

【用法】上为末，炼蜜为丸，如梧桐子大。每服三十丸，食前以温酒送下。

【主治】虚劳膝冷。

附子散

【方源】《太平圣惠方》卷三十。

【组成】附子一两（炮裂，去皮脐），桂心三分，半夏半两（汤洗七遍去滑），白术三分，人参一两（去芦头），陈橘皮一两（汤浸，去白瓤，焙），白茯苓一两，甘草半两（炙微赤，剉），麦门冬一两半（去心，焙）。

【用法】上为粗散。每服三钱，以水一中盏，加生姜半分，大枣三枚，煎至六分，去滓，稍热服，一日三四次。

【主治】虚劳，四肢逆冷，心神烦躁，不能饮食。

附子赤石脂丸

【方源】《圣济总录》卷九十二。

【组成】附子（炮裂，去皮脐）、赤石脂（烧）、巴戟天（去心）、补骨脂（炒）各半两，茴香子（炒）、益智（去皮）各一两。

【用法】上为末，酒煮面糊为丸，如梧桐子大。每服二十丸，食前盐汤送下。

【主治】虚劳，下元冷弱，膀胱气寒，小便数。

附子天门冬散

【方源】《圣济总录》卷一八五。

【组成】附子（炮裂，去皮脐）二两，石菖蒲、木香、桂（去粗皮）、天门冬（去心，焙）、干姜（炮）各一两。

【用法】上为散。每服一钱匕，空心温酒调下。

【功用】益气补不足，却老延年。

附录一 古代附子经典常用方剂

十华散

【方源】《太平惠民和剂局方》卷二（绍兴续添方）。

【组成】五加皮、陈皮（去白）、干姜（炮）、甘草各六两，大川乌三两，附子（炮）六两，桔梗（炒）、肉桂（去粗皮）、绵黄芪（去芦，炒）、苍术（去皮，炒）、羌活各八两八钱。

【用法】上为细末。每服二钱，水一盏，加生姜二片，大枣一个；煎六分，不拘时服；热盐酒调服亦得。

【主治】丈夫五劳七伤，浑身疼痛，四肢拘急，腰膝无力；脾元气虚，不思饮食，霍乱吐泻，四肢冷麻；二毒伤寒，脚气流注肿痛，行步不得及虚劳等患。

姜合丸

【方源】《太平惠民和剂局方》卷三（吴直阁增诸家名方）。

【组成】丁香（不见火）、木香（不见火）、人参各一两，白术（焙）、青皮（去白）、陈皮（去白）各二两，附子（炮，去皮脐）二两半，厚朴（去粗皮，姜汁炙）、肉豆蔻（炮）各二两，干姜（炮）三两。

【用法】上为细末，入硇砂八钱，姜汁、面糊为丸，每一两做二十丸。每服一丸，用老姜一块如拇指头大，切开作合子，安药于内，用湿纸裹，慢火煨一顿饭久，取出去纸，和姜细嚼，白汤送下。小儿一粒分四服。

【主治】男子、妇人气血虚弱，久积阴冷，留滞不化，结聚成形，心腹䐜胀，刺痛成阵，上连胸胁；或脾胃久虚，内伤冷物，泄泻注下，腹痛肠鸣；或久痢纯白，时下青黑，肠滑不禁。又治胃脘停痰，呕吐吞酸，痞塞不通，不思饮食，身体沉重，面色萎黄，或久患心脾疼痛。

十补丸

【方源】《太平惠民和剂局方》卷五（续添诸局经验秘方）。

【异名】大补丸（《普济方》卷二一七引《仁存方》）。

【组成】附子（炮，去皮脐）、干姜（炮）、肉桂（去粗皮）、菟丝子（酒浸软，别研细）、厚朴（去粗皮，姜汁炙）、巴戟（去心）、远志（去心，姜汁浸，炒）、破故纸（炒）、赤石脂（煅）各一两，川椒（炒出汗，去目及闭口者）二两。

【用法】上为末，酒糊为丸，如梧桐子大。每服三十丸至五十丸，温酒、盐汤任下。

【功用】补五脏，行营卫，益精髓，进饮食。

【主治】真气虚损，下焦伤竭，脐腹强急，腰脚疼痛，亡血盗汗，遗泄白浊，大便自利，小便滑数；或三消渴疾，饮食倍常，肌肉消瘦，阳事不举，颜色枯槁。

十四味建中汤

【方源】《太平惠民和剂局方》卷五（宝庆新增方）。

【异名】大建中汤（《证治要诀类方》卷一）。

【组成】当归（去芦，酒浸，焙干）、白芍药（剉）、白术（剉，洗）、甘草（炙）、人参（去芦）、麦门冬（去心）、川芎（洗净）、肉桂（去粗皮）、附子（炮，去皮脐）、肉苁蓉（酒浸一宿）、半夏（汤洗七次）、黄芪（炙）、茯苓（去皮）、熟地黄（洗去土，酒蒸一宿，焙干）各等分。

【用法】上为粗散。每服三钱，水一盏半，加生姜三片，枣子一个，煎至一盏，去滓，食前温服。

【主治】气血不足，脾肾久虚，虚损羸瘦，面白脱色，短气嗜卧，手足多冷，夜卧汗多，梦寐惊悸，大便频数，小便滑利；肾虚腰痛，不能转侧。

①《太平惠民和剂局方》（宝庆新增方）：荣卫不足，脏腑俱伤，积劳虚损，形体羸瘠，短气嗜卧，寒热头痛，咳嗽喘促，吐呕痰沫，手足多冷，面白脱色，小腹拘急，百节尽疼，夜卧汗多，梦寐惊悸，小便滑

利,大便频数,失血虚极,心忪面黑。②《证治要诀类方》:肾虚腰痛,转侧不能,嗜卧疲弱。③《医方集解》:阴证发斑,寒甚脉微。④《罗氏会约医镜》:伤寒中气不足,脉息虚大,一切虚斑。

三建丹

【方源】《太平惠民和剂局方》卷五(续添诸局经验秘方)。

【组成】阳起石(火煅通红)、附子(炮,去皮脐)、钟乳粉各等分。

【用法】上为细末,和匀,用糯米糊为丸,如梧桐子大。每服二十丸至三十丸,食前用米饮送下。

【功用】壮元阳,补真气。

【主治】劳伤虚损,下经衰竭,肾气不固,精溺遗失,脏腑自利,手足厥冷,或脉理如丝,形肉消脱,或恶闻食气,声嘶失音。

三建汤

【方源】《太平惠民和剂局方》卷五(续添诸局经验秘方)。

【组成】天雄(炮,去皮脐)、附子(炮,去皮脐)、大川乌(炮,去皮脐)各等分。

【用法】上为粗末。每服四钱,水二盏,加生姜十五片,煎至八分,去滓温服,不拘时候。

【功用】《永类钤方》:除痼冷,扶元气。

【主治】真气不足,元阳久虚,寒邪攻冲,肢节烦疼,腰背痉痛,自汗厥冷,大便滑泄,小便白浊。

钟乳白泽丸

【方源】《太平惠民和剂局方》卷五(续添诸局经验秘方)。

【组成】白檀香(取末)、滴乳香(别研)各一两,阳起石(煅令通红,研)、附子(炮,去皮脐)各一两半,钟乳粉二两,麝香(别研)一钱。

【用法】上和匀，滴水成剂，分作六十丸。每服一丸，以水一盏，煎至七分盏，空心热服。如急病，不拘时候。

【功用】久服补益精血，助阳消阴，安心神，定魂魄，延年增寿。

【主治】一切虚劳之疾。丈夫诸虚损，五劳七伤，真气不足，元脏不固，神志俱耗，筋力顿衰，头目眩晕，耳内虚鸣，心腹急痛，气逆呕吐，痰嗽喘促，胸膈胀闷，脾泄下痢，遗精便浊，厥冷自汗，脉微欲绝；妇人血海虚冷，崩漏不止，赤白带下，经候不调，脐腹时痛，面无颜色，饮食不进。

鹿茸大补汤

【方源】《太平惠民和剂局方》卷五（淳祐新添方）。

【组成】鹿茸（制）、附子（炮）、五味子、半夏、白术（煨）各一两半，黄芪（蜜炙）、当归（酒浸）、白茯苓（去皮）、苁蓉（酒浸）、杜仲（炒去丝）各二两，人参、白芍药、肉桂、石斛（酒浸、蒸、焙）、甘草半两，熟干地黄（酒蒸、焙）三两。

【用法】上㕮咀。每服四钱，加生姜三片，大枣一个，水一盏，煎七分，空心热服。

【主治】①《太平惠民和剂局方》：男子、妇人诸虚不足，产后血气耗伤，一切虚损。②《杂病源流犀烛》：遗泄。

钟乳健脾丸

【方源】《太平惠民和剂局方》卷六。

【组成】附子（炮，去皮脐）一两，肉桂（去粗皮）、人参、黄连（去须）、干姜（炮）、龙骨、当归（去芦）、石斛（去根）、大麦蘖（炒）、茯苓（去皮）、细辛（去苗土）、神曲（碎，炒）、赤石脂（煅）各二两，蜀椒（去目及闭口者，微炒出汗）六两，钟乳粉三两。

【用法】上为细末，入钟乳粉炼蜜为丸，如梧桐子大。每服三十丸，食前温米饮送下，一日三次。

【主治】男子、妇人虚损羸瘦,身体沉重,脾胃冷弱,饮食不消,腹胀雷鸣,泄泻不止;又治肠虚积冷,下利清谷,或下纯白,腹中绞痛,及久痢赤白,肠滑不禁,少气羸困,不思饮食。

龙虎汤

【方源】《魏氏家藏方》卷四。

【组成】附子二两(炮,去皮脐),鹿茸一两(去毛,酒浸,炙),黄芪(盐水浸,炙)、茯神(去木)、肉苁蓉(酒浸,去皱皮)、白术(炒)各一两。

【用法】上为粗末。每服三钱,水一盏半,煎至七分,去滓,食前服。

【功用】调荣卫。

【主治】虚劳寒热。

附子黄芪汤

【方源】《普济方》卷二二六引《十便良方》。

【组成】附子、黄芪、白术、当归、苁蓉、厚朴各一两,人参、桂心各三分,半夏、干姜各半两,甘草一分。

【用法】上为粗末。每服三钱,以水一盏半,加生姜三片,大枣一枚,同煎至八分,去滓,食前温服。

【主治】诸虚不足,及大病后气血不复,虚羸少气,腹胁疼痛,精神倦怠,饮食不进。

附子鹿茸丸

【方源】《普济方》卷二二六引《十便良方》。

【组成】鹿茸、麋茸、附子、白龙骨各一两,麝香一分。

【用法】上为末,以糯米糊为丸,如梧桐子大。每服一二十丸,空心、晚食前温酒送下,若觉得力即止,不可多服。

【功用】补诸虚不足。

6. 眩晕

茯神汤

【方源】《千金要方》卷十三。

【组成】茯神、独活各四两,黄芪、远志、防风各五两,生姜三两,甘草、人参、当归、牡蛎、白术、苁蓉、附子各二两。

【用法】上㕮咀。以劳水一斗二升,煮取三升,服五合,昼夜尽。

【主治】风眩倒,屋转,吐逆,恶闻人声。

防风散

【方源】《千金要方》卷十三。

【组成】防风二两,泽泻、细辛、附子、薯蓣、茯苓、天雄各一两,白术二两半,桂心一两半,干姜半两。

【用法】上药治下筛。每服方寸匕,酒送下,当令酒气相接,则脱巾帽,解发梳头百过,复投一升酒,便洗手足,须臾自热,解发以粉粉之,快然,便熟眠愈。亦可洗头面汗出。

【主治】风头眩,恶风,吐冷水,心闷。

防风汤

【方源】《外台秘要》卷十五引《古今录验》。

【组成】防风、白术、防己、干姜、甘草(炙)各一两,附子(炮)、桂心各半两,蜀椒一百枚(汗)。

【用法】上切。以水四升,煮取一升半,分为三服。

【主治】风眩呕逆,水浆不下,食辄呕,起即眩倒,发作有时,手足厥。

羚羊角散

【方源】《太平圣惠方》卷二十二。

【组成】羚羊角屑一两,防风半两(去芦头),枳壳三分(麸炒微黄，去瓤)、半夏半两(汤洗七遍，去滑)、茯神一两、白芷半两、甘草半两(炙微赤，剉)、附子三分(炮裂，去皮脐)、川芎三分。

【用法】上为粗散。每服三钱，以水一中盏，加生姜半分，煎至六分，去滓温服，不拘时候。

【主治】风痰眩晕。

①《太平圣惠方》：风头眩，上膈多痰。②《普济本事方》：一切头旋，本因体虚，风邪乘于阳经，上注于头面，遂入于脑；亦因痰水在于胸膈之上，犯大寒，使阳气不行，痰水结聚，上冲于头目，令头转旋。③《医钞类编》：风火痰涎，一切头眩。

防风散

【方源】《圣济总录》卷十六。

【组成】防风(去叉)、羌活(去芦头)、甘菊花(择去梗)、白附子(炮)、山萸、藁本(洗，切，焙)、附子(炮裂，去皮脐)、蒺藜子(炒，去角)各半两，麝香(研)一分。

【用法】上为细散。每服一钱匕，食后茶清调下。或炼蜜为丸，如梧桐子大。每服二十丸，茶、酒任下。

【主治】风头眩，目昏痛。

三五七散

【方源】《世医得效方》卷三。

【组成】附子、人参、北细辛各三钱，甘草、干姜、山茱萸、防风、山药各五钱。

【用法】上剉散。每服四钱，加生姜五片，大枣二枚，水煎，食前服。

【主治】阳虚眩晕，头痛恶寒，耳鸣或耳聋。

石膏汤

【方源】《伤寒大白》卷二。

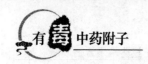

【组成】附子、石膏、白芍药、柴胡、升麻、黄芩、甘草、白术、茯苓。

【主治】阳虚寒湿之眩晕。

八味养血汤

【方源】《杂症会心录》卷上。

【组成】附子五分,熟地五钱,当归三钱,山药二钱(炒),肉桂五分,茯苓一钱五分,白芍一钱五分(炒),丹皮一钱,泽泻五分,山萸肉一钱。

【用法】水二盅,煎七分,食远服。

【主治】阳亏眩晕。

7. 头痛

入顶散

【方源】《千金要方》卷十三。

【组成】山茱萸、川芎、防风、独活各一两半,细辛、莽草、白术、薯蓣、牛膝、石南、甘草各一两,乌头、通草、菖蒲、附子、麻黄、天雄、蜀椒、桔梗各一两六铢。

【用法】上药治下筛。每服方寸匕,酒送下,一日三次。

【主治】①《千金要方》:头面胀满,脑瘿偏枯,发作有时,状似刀刺,失声,阴阴然疼,面目变青。②《圣济总录》:厥逆头痛,齿亦痛。

附著散

【方源】《外台秘要》卷十三引《古今录验》。

【组成】细辛、天雄(炮)、莽草各一分,桂心三分,附子四分(炮),雄黄二分(研),乌头四分(炮),干姜四分,珍珠二分(研)。

【用法】上药治下筛。每服五分匕,不知,稍增,当以好酒下。

【主治】飞尸在人皮中,发时急头痛,不在一处,针灸则移,发时一日半日乃微愈,须臾复发。

附录一　古代附子经典常用方剂

附子散

【方源】方出《太平圣惠方》卷四十,名见《普济方》卷四十四。

【组成】黑豆一合(拣令净),附子一两(炮裂,去皮脐,别捣为细末),生姜一两(切,与豆同炒,豆熟为度)。

【用法】上以酒一大盏,煎姜、豆至七分,去滓,分为二服,每服调附子末一钱,不拘时候。

【主治】风毒攻注头目,痛不可忍者。

太一散

【方源】《博济方》卷一。

【组成】大附子一两(炮,去皮脐),甘草半两(生),石韦半两(去毛),石膏二两,滑石二两。

【用法】上为细末。每服二钱,葱油、薄荷茶调下。

【主治】伤寒头痛。

二胜散

【方源】《圣济总录》卷五十一。

【组成】伏龙肝、附子(炮裂,去皮脐)各一两。

【用法】上为散。每服一钱匕,温酒调下。

【主治】头痛,齿亦痛。

大附丸

【方源】《三因极一病证方论》卷十六。

【异名】葱附丸(《医方类聚》卷八十一引《济生》)、葱涎丸(《医方类聚》卷八十一引《澹寮》)。

【组成】大附子(炮,去皮脐)一枚。

【用法】上为末,葱汁糊丸,如绿豆大。每服十丸至十五丸,茶清送下。

【主治】元气虚壅上攻,偏正头痛不可忍者。

必胜散

【方源】《杨氏家藏方》卷二。

【异名】必效散(《易简方》)。

【组成】附子一枚(端正重八钱者,生,去皮脐,切为四段,生姜自然汁一大盏,浸一宿,慢火炙干,再于生姜汁内蘸,再炙再蘸,渗尽姜汁为度)、高良姜(与附子等分)。

【用法】上为细末。每服二钱,腊茶清调下,食后连进二服。

【主治】一切风寒客搏阳经,偏正头痛不可忍,及阳虚头痛,连绵不愈。

清香散

【方源】《杨氏家藏方》卷二。

【组成】附子(炮,去皮脐)、白附子(焙)、川乌头(炮,去皮脐尖)、当归(洗,焙)各一两,天竺黄、天麻(去苗)、山药、肉桂(去粗皮)、朱砂(别研)各半两,脑子一钱(别研),麝香半钱(别研)。

【用法】上为细末。每服一钱,薄荷茶调下,不拘时候。

【主治】三阳伏留风邪,头痛不可忍。

附子细辛汤

【方源】《魏氏家藏方》卷一。

【组成】细辛、川芎各一两,附子半两(生,去皮脐),麻黄二钱半(去节)。

【用法】上为粗末。每服五钱,加生姜三片,水一盏半,煎至七分,去滓服。

【主治】头痛连脑户或额间与目相连,欲得热物熨者。

白龙丸

【方源】《普济方》卷四十六引《博济方》。

【组成】白附子（炮）、附子（炮裂，去皮脐）、半夏（洗去滑，切，焙）、天南星（炮）各半两，麝香（研）少许，凝水石三两（用炭火三斤煅通赤，埋于地坑内，出火毒，候冷取出），乌头（炮裂，去皮脐）一两，龙脑（研）少许。

【用法】上为细末，用面糊为丸，如豌豆大。每服三丸至五丸，空心、食前薄荷温酒茶送下。

【主治】首风，每发头痛难忍。

一字散

【方源】《普济方》卷二一八。

【组成】大附子一个，全蝎一个，钟乳粉一分。

【用法】先将大附子剜去心，全蝎入在内，再以附子末同钟乳粉及面少许，水和裹，炮熟，以黄色为度，都碾为末。每服一钱，葱、茶下。

【主治】气虚头痛。

必效散

【方源】《医方类聚》卷八十一引《澹寮方》。

【组成】附子一只（生，去皮，切作数片，用生姜自然汁一大盏浸一宿，慢火炙干，再浸再炙，候渗尽姜汁为度），高良姜（与附子等分）。

【用法】上为末。腊茶调服。

【主治】气虚头疼，呕吐。

济川饮

【方源】《医学集成》卷三。

【组成】焦术四钱，附子、藁本、花椒各三钱，吴萸、肉桂各一钱。

【用法】水煎服。

【主治】厥阴头痛在脑顶。

加味乌荆丸

【方源】《医学入门》卷七。

【组成】荆芥二两,天麻、附子、白附子、乌药、当归、川芎各一两。

【用法】上为末,炼蜜为丸,如弹子大,朱砂为衣。每服一丸,食后细嚼,茶送下。

【主治】形寒伤风头痛,鼻塞声重;或老人头风宿疾,发而又感风寒;一切虚风上攻,头目咽膈不利。

附子细辛汤

【方源】《杏苑生春》卷五。

【组成】黑附子、细辛、白术各一钱,川芎二钱五分,甘草(炙)五分,生姜五片。

【用法】上㕮咀。用水煎熟,食前服。

【主治】少阴头疼,足寒气逆,脉细。

羌活黑附汤

【方源】《证治汇补》卷四。

【组成】麻黄、羌活、防风、苍术各一钱,升麻二分,甘草二分,附子一分,白芷三分。

【用法】水煎服。

【功用】补火升散。

【主治】寒厥头痛,脉紧者。

奇效芎术汤

【方源】《医钞类编》卷五。

【组成】川芎、附子(生,去皮脐)、白术各三钱,桂心、甘草各一钱。

【用法】加生姜、大枣,水煎,食远服。

【主治】寒湿头痛,眩晕痛极者。

8. 心痛

九痛丸

【方源】《金匮要略》卷上。

【异名】附子丸(《外台秘要》卷七引《经心录》)。

【组成】附子三两(炮),生狼牙一两(炙香),巴豆一两(去皮心,熬,研如脂),人参、干姜、吴茱萸各一两。

【用法】上为末,炼蜜为丸,如梧桐子大。强人初服三丸,一日三次,酒送下,弱者二丸。

【主治】九种心痛,兼治卒中恶,腹胀痛,口不能言;又治连年积冷,流注心胸痛,并冷冲上气,落马坠车血疾等。

赤石脂丸

【方源】《金匮要略》卷上。

【异名】乌头赤石脂丸(原书同卷)、乌头丸(《千金要方》卷十三)。

【组成】蜀椒一两(一法二分),乌头一分(炮),附子半两(炮,一法一分),干姜一两(一法一分),赤石脂一两(一法二分)。

【用法】上为末,炼蜜为丸,如梧桐子大,每食前服一丸,一日三次。不知稍加服。

【主治】心痛彻背,背痛彻心。

姜附丸

【方源】方出《肘后备急方》卷一,名见《外台秘要》卷七。

【组成】附子二两(炮),干姜一两。

【用法】上为末,捣为蜜丸,如梧桐子大。每服四丸,一日三次。

【主治】①《肘后备急方》:卒心痛。②《外台秘要》:心肺伤动,冷痛。

半夏丸

【方源】方出《肘后备急方》卷一，名见《圣济总录》卷五十五。

【组成】半夏五分，细辛五分，干姜二分，人参三分，附子一分。

【用法】上为末，苦酒为丸，如梧桐子大。每服五丸，酒送下，一日三次。

【主治】①《肘后备急方》：久患心常痛，不能饮食，头中疼重。②《圣济总录》：卒心痛。

吴茱萸丸

【方源】方出《肘后备急方》卷一，名见《圣济总录》卷五十五。

【组成】吴茱萸一两半，干姜一两半，桂心一两，白术二两，人参、橘皮、蜀椒（去闭口及子，汗）、甘草（炙）、黄芩、当归、桔梗各一两，附子一两半（炮）。

【用法】上为末，炼蜜为丸，如梧桐子大。每服十丸至十五丸，酒饮送下，饭前、食后任意，一日三次。

【主治】卒心痛。

狼毒丸

【方源】《外台秘要》卷七引《肘后备急方》。

【组成】狼牙二两（炙），附子半两（炮）。

【用法】上药治下筛，炼蜜为丸，如梧桐子大。一日服一丸，二日二丸，三日三丸。自一至三，以为常服。

【主治】心腹相连常胀痛。

乌头丸

【方源】《外台秘要》卷七引《崔氏方》。

【组成】乌头三两（炮），附子三两（炮），赤石脂三两，蜀椒二两（出汗），桂心二两，干姜二两。

【用法】上为末,炼蜜为丸,如梧桐子大。痛发时,温清酒服三丸。觉至痛处,痛则止。若不止,加至五六丸,以知为度。若早朝服无所觉,至午时又服三丸。若久心痛,每旦服三丸,稍加至十丸。尽一剂,遂终身不发。

【主治】①《外台秘要》引《崔氏方》:心痛与冷气痛。②《普济方》:风冷邪气入乘心络,或脏腑暴感风寒,上乘于心,令人卒然心痛,或引背膂乍甚,经久不愈。

附子丸

【方源】《医心方》卷六引《深师方》。

【组成】人参二两,桂心二两,干姜二两,蜀附子二两,巴豆二两。

【用法】上为末,炼蜜为丸,如炙夏大。食前服三丸,每日一次。

【主治】三十年心痛。

诃黎勒丸

【方源】《太平圣惠方》卷四十三。

【组成】诃黎勒一两(煨,用皮),木香半两,桂心一两,干姜半两(炮裂,剉),川大黄一两(剉碎,微炒),吴茱萸半两(汤浸七遭,焙干,微炒),附子半两(炮裂去皮脐)。

【用法】上为末,酽醋煮面糊为丸,如梧桐子大。每服二十丸,似温酒送下,不拘时候。

【主治】九种心痛,腹胁气滞。

附子汤

【方源】《圣济总录》卷五十五。

【组成】附子(大者,炮裂,去皮脐)二枚,川芎、干姜(炮)、厚朴(去粗皮,姜汁炙透)、吴茱萸(水浸去涎,焙干,炒)、甘草(炙)各一两。

【用法】上剉,如麻豆大。每服五钱匕,水一盏半,加大枣二枚

(擘破),同煎至七分,去滓温服。如人行十里再服。

【主治】心痛如刺,或绕脐绞痛,白汗出。

三圣散

【方源】《圣济总录》卷五十五。

【组成】附子(炮裂,去皮脐)、蓬莪术(剉)各一两,胡椒半两。

【用法】上为散。每服一钱匕,热酒调下,妇人醋汤调下,不拘时候。

【主治】卒心痛不可忍。

和气丸

【方源】《圣济总录》卷五十六。

【组成】附子一枚(大者,去皮脐,切作四片,入硇砂一钱,面裹煨香熟,去面,只用附子,为末,硇砂别研)、芫花(醋炒)、牵牛子(炒)各一钱。

【用法】上为末,用醋面糊为丸,如梧桐子大。每服十丸,生姜汤下,不拘时候。

【主治】九种心痛,及诸滞气。

附子煎

【方源】《鸡峰普济方》卷十一。

【组成】附子、乌头各六两,干姜、当归各五两,槟榔十两,赤石脂八两,桂五两,蜀椒四两。

【用法】上为细末,炼蜜为丸,如梧桐子大。每服十丸,空心米饮送下。

【主治】冷气及瘀血心痛兼癥块。

神砂一粒丹

【方源】《宣明论方》卷十三。

【组成】附子(炮)、郁金橘红各一两。

【用法】上为末，醋、面糊为丸，如酸枣大，以朱砂为衣。每服一丸，男子酒送下，妇人醋汤送下。

【主治】一切厥心痛，小肠膀胱痛，不可止者。

神捷丸

【方源】《杨氏家藏方》卷五。

【组成】吴茱萸（汤洗七次）、干姜（炮）、肉桂（去粗皮）、蓬莪术（煨香，切）、附子（炮，去皮脐）、川芎各等分。

【用法】上为细末，醋煮面糊为丸，如梧桐子大。每服五十丸，食前熟醋汤送下。

【主治】急心痛不可忍，浑身手足厥逆，呕吐冷沫。

加味乌沉汤

【方源】《世医得效方》卷四。

【组成】人参、当归（大者去芦）、白术（炒）各一两，沉香半两，天台乌药、白茯苓（去皮）、附子（煨，去皮脐）各一两，肉桂（去粗皮）半两。

【用法】上剉散。每服三钱，水一盏，加生姜五片，大枣一枚，水煎，空心服。

【功用】生气补血。

【主治】心肾虚损之心痛。

果附汤

【方源】《医学纲目》卷十六。

【组成】附子、草果、良姜各等分。

【用法】以酒煎服。

【主治】寒气心痛。

细辛附子汤

【方源】《普济方》卷一六〇。

【异名】附子细辛汤（《全生指迷方》卷四）。

【组成】附子（炮）、细辛各半两，人参、石菖蒲各一两，五味子二两，甘草半两。

【用法】上为散。每次三钱，水一盏，加生姜五片，煎至八分，去滓服。

【主治】心咳恶寒，上引心痛，喉中介然如梗，甚则咽喉肿痛，脉紧口噤。

返魂丹

【方源】《医学集成》卷二。

【组成】焦术二两，黄芪一两，附子五钱，良姜、茯苓各四钱，丁香一钱。

【主治】中寒呕吐心痛、下利清水。

附子六一汤

【方源】《证治宝鉴》卷十一。

【组成】附子一钱，黄连六钱。

【用法】上药同浸，炒，去附，煎服。

【主治】心痛，热疼久不愈。

消水散

【方源】《石室秘录》卷一。

【组成】人参三钱，白术五钱，肉桂一钱，附子一钱，甘草一钱，白芍三钱，熟地七钱，山茱萸四钱，良姜一钱。

【用法】水煎服。

【主治】心痛暴亡，因大寒者。

白术四逆汤

【方源】《医醇賸义》卷一。

【组成】白术三钱，附子三钱，干姜一钱，人参二钱，茯苓二钱，甘草五分,大枣三枚。

【用法】水三盅,煎一盅,微温服。

【主治】厥心痛。手足厥逆,身冷汗出,便溺清利,甚则朝发夕死者。

茯神四逆汤

【方源】《医醇賸义》卷一。

【组成】茯神二钱,附子三钱,干姜一钱,人参二钱,甘草五分,木香六分,砂仁一钱。

【用法】水三盅,煎至一盅,微温服。

【主治】真心痛,水来克火,寒邪直犯君主,脘痛,呕吐,身冷,手足青至节,甚则旦发夕死。

9. 腹痛

大黄附子汤

【方源】《金匮要略》卷上。

【异名】大黄附子细辛汤(《金匮要略今释》卷三引《漫游杂记》)。

【组成】大黄三两,附子三枚(炮),细辛二两。

【用法】以水五升,煮取二升,分温三服。若强人煮取二升半,分温三服。服后如人行四五里,进一服。

【功用】《中医方剂学》:温阳散寒,通便止痛。

【主治】阳虚寒结,腹痛便秘,胁下偏痛,发热,手足厥冷,舌苔白腻,脉紧弦。现用于肋间神经痛、坐骨神经痛、肾结石、胆结石、慢性阑尾炎、胰腺炎、腹股疝等见上述证候者。

①《金匮要略》:胁下偏痛,发热,其脉紧弦,此寒也,以温药下之。②《张氏医通》:色疸者,身黄,额上微汗,小便利,大便黑,此因房事过伤,血蓄小腹而发黄,故小腹连腰下痛。③《金匮要略今释》引《类聚方广义》:此方实能治偏痛,然不特偏痛而已,亦治寒疝、胸

腹绞痛延及心胸腰部、阴囊㿉肿、腹中时有水声、恶寒甚者。

附子粳米汤

【方源】《金匮要略》卷上。

【组成】附子一枚（炮），半夏半升，甘草一两，大枣十枚，粳米半升。

【用法】以水八升，煮米熟汤成，去滓温服一升，一日三次。

【功用】《医宗金鉴》：胜寒气，和内外。

【主治】腹中寒气，雷鸣切痛，胸胁逆满呕吐。

当归汤

【方源】《千金要方》卷十三。

【组成】当归、桂心各三两，干姜四两，附子五两。

【用法】上㕮咀。以水八升，煮取二升，分三服，一日三次。

【主治】久寒宿疾，胸腹中痛，短气，时滞下痢。

附子丸

【方源】《太平圣惠方》卷四。

【组成】附子三分（炮裂，去皮脐），川乌头三分（炮裂，去皮脐），当归半两（剉，微炒），桂心一两，荜澄茄三分，赤石脂三分，川椒半两（去目及闭口者，微炒去汗），木香三分，茴香子一两。

【用法】上为末，炼蜜为丸，如梧桐子大。每服二十丸，以温酒送下，不拘时候。

【主治】小肠虚冷气，小腹疼痛不可忍。

附子散

【方源】《太平圣惠方》卷二十。

【组成】附子一两（炮裂，去皮脐），细辛一两，甘草一两（炙微赤，剉），当归一两（剉，微炒），桂心一两，赤芍药一两，生干地黄一两，青橘皮一两（汤浸，去白瓤，微炒），吴茱萸半两（汤浸七遍，焙干，微炒）。

【用法】上为粗散。每服三钱，以水一中盏，加生姜半分，煎至六分，去滓，稍热服，不拘时候。

【主治】风入腹，绞痛无时，发则抢心，胀满拘急。

当归散

【方源】《太平圣惠方》卷四十三。

【组成】当归一两（剉，微炒），桂心一两，干姜三分（炮裂，剉），红豆蔻一两（去皮），木香一两，附子一两（炮裂，去皮脐）。

【用法】上为散。每服三钱，以水一中盏，煎至六分，去滓稍热服，不拘时候。

【主治】伤冷卒腹痛。

人参汤

【方源】《圣济总录》卷五十七。

【组成】人参、附子（炮裂，去皮脐）、甘草（炙）各二两，干姜（炮裂）、大黄（剉碎，醋炒）、当归（切，焙）各一两。

【用法】上剉，如麻豆大。每服五钱匕，水二盏，煎至一盏，去滓温服，一日三次。

【功用】除寒冷，温脾。

【主治】腹痛绞刺。

分气丸

【方源】《小儿卫生总微论方》卷十四。

【组成】巴豆十个（去壳皮膜，出油尽），木香一钱，附子一个（重半两，炮，去皮脐尖）。

【用法】上为细末，面糊为丸，如麻子大。每服三二丸，熟水送下。

【主治】腹胀腹痛。

茱萸断下丸

【方源】《是斋百一选方》卷六。

【组成】艾叶半两（炒），缩砂仁、附子（炮，去皮脐）、肉豆蔻各一分，吴茱萸二两半（炒），赤石脂、川姜各半两。

【用法】上为细末，面糊为丸，如梧桐子大。每服五七十丸，食前米饮送下。

【主治】脏寒腹痛，泄泻不止。

附子温中汤

【方源】《卫生宝鉴》卷二十三。

【组成】干姜（炮）、黑附子（炮，去皮脐）各七钱，人参（去芦）、甘草（炙）、白芍药、白茯苓（去皮）、白术各五钱，草豆蔻（面裹煨，去皮）、厚朴（姜炙）、陈皮各三钱。

【用法】上㕮咀。每服五钱或一两，以水二盏半，加生姜五片，煎至一盏三分，去滓，食前温服。

【主治】中寒腹痛自利，米谷不化，脾胃虚弱，不喜饮食，懒言语，困倦嗜卧。

秘传加减调中汤

【方源】《松崖医径》卷下。

【组成】苍术、厚朴、陈皮、甘草、半夏、白茯苓、木香、砂仁、枳壳各等分。

【用法】上细切。用水二盏，加生姜三片，煎，再入木香磨姜汁调服。

【主治】腹痛。

救疼至圣丹

【方源】《石室秘录》卷一。

【组成】人参三钱,白术五钱,熟地五钱,附子一钱,肉桂一钱,吴茱萸五分,干姜五分。

【用法】水煎服。

【主治】肾经直中寒邪而腹痛者,甚至手足皆青,救若少迟,必至立亡。

四君加姜附汤

【方源】《辨证录》卷一。

【组成】白术一两,茯苓五钱,附子一钱,人参五钱,甘草一钱,干姜一钱。

【用法】水煎服。

【主治】冬月伤寒四五日后,腹痛,小便不利,手足沉重而疼,或咳,或呕。

10. 腰痛

烧羊肾散

【方源】方出《千金要方》卷十九,名见《张氏医通》卷十四。

【组成】甘遂、附子(或桂心)、杜仲、人参各二两。

【用法】上药治下筛。以方寸匕纳羊肾中炙之令熟,服之。

【主治】腰疼不得立。

杜仲独活汤

【方源】《外台秘要》卷十七引《古今录验》。

【组成】独活四两,生姜六分,麻黄二两,桂心三两,芍药三两,甘草三两(炙),葛根三两,瓜蒌子二两,防风二两,杜仲四两,附子一两(炮),杏仁二两(去尖皮,碎),干地黄二两。

【用法】上切。以水八升,清酒二升,煮取三升,分三次服。

【主治】腰痛。

寄生汤

【方源】《外台秘要》卷十七引《古今录验》。

【组成】桑寄生四两,附子三两(炮),独活四两,狗脊五两(黑者),桂心四两,杜仲五两,川芎一两,甘草二两(炙),芍药三两,石斛三两,牛膝三两,白术三两,人参二两。

【用法】上切。以水一斗,煮取三升,分三服。

【主治】①《外台秘要》引《古今录验》:腰痛。②《圣济总录》:五种腰痛不能转侧。

附子散

【方源】《太平圣惠方》卷六。

【异名】附子汤(《圣济总录》卷五十)。

【组成】附子一两半(炮裂,去皮脐),人参一两(去芦头),干姜一两(炮裂,剉),赤芍药一两,桂心一两,甘草一两(炙微赤,剉)。

【用法】上为散。每服三钱,以水一中盏,加大枣三枚,煎至六分,去滓,食前温服。

【主治】大肠虚冷,乏气拘急,腰痛羸瘦。

附子丸

【方源】《太平圣惠方》卷四十四。

【组成】附子一两(炮裂,去皮脐),川乌头一两(炮裂,去皮脐),天雄一两(炮裂,皮脐),桂心一两半,干姜一两半(炮裂,剉),防风一两半(去芦头),槟榔二两半。

【用法】上为末,炼蜜为丸,如梧桐子大。每服二十丸,食前以温酒送下。

【主治】腰久痛,不可转侧。

附子散

【方源】《太平圣惠方》卷四十四。

【组成】附子一两（炮裂，去皮脐），牛膝三分（去苗），杜仲一两（去粗皮，炙微黄，锉），羌活一两，桂心半两，当归一两半（锉，微炒），防风二两（去芦头），延胡索一两。

【用法】上为粗散。每服四钱，以水一中盏，加生姜半分，煎至六分，去滓，食前温服。

【主治】腰痛强直，不能俯仰，及筋脉拘急。

升朝散

【方源】方出《太平圣惠方》卷四十四，名见《普济方》卷一五五。

【组成】附子半两（炮裂，去皮脐），桂心一两，牡丹三分。

【用法】上为细散。每服二钱，食前以温酒调下。

【主治】①《太平圣惠方》：膀胱冷气攻腰胯，疼痛。②《普济方》：肾虚腰痛。腰间隐痛挫闪，而不能动者。

木香丸

【方源】《圣济总录》卷八十五。

【组成】附子（炮裂，去皮脐）、木香半两，槟榔（锉）、桂（去粗皮）、萆薢、芍药、郁李仁（去皮，别研如膏）各二分。

【用法】上为末，用炼蜜为丸，如梧桐子大。每服二十丸，空心、日午、夜卧温酒送下。微利为效。

【主治】腰痛沉重，腹肚胀，不能转动。

白术散

【方源】《全生指迷方》卷三。

【组成】白术二两，芍药三两，桂（去皮）、附子（炮，去皮脐，锉）各一两。

【用法】上为细末。每服二钱匕，食前温酒调下。

【主治】隐隐腰痛，以热物熨痛处即少缓。由处卑湿，复为风邪伤足太阳之经,其脉缓涩。

生附汤

【方源】《仁斋直指方》卷十八。

【组成】附子(生)一分,苍术(炒)、杜仲(姜炙)各半两,生干姜、白术、茯苓、牛膝(酒浸,焙)、厚朴(制)、甘草(炙)各一分。

【用法】上剉。每服三钱,加生姜四片,大枣二枚,食前煎服。

【主治】受湿腰痛。

桂附丸

【方源】《朱氏集验方》卷三。

【组成】附子(炮)、肉桂各一两,破故纸二两(炒)。

【用法】酒糊为丸。每服五十丸,空心酒送下。

【主治】五种腰痛。

巴戟丸

【方源】《普济方》卷一五四。

【组成】附子四分,干漆(熬烟绝)、巴戟天(去心)、杜仲、牛膝各十二分,桂心、狗脊、独活各八分,五加皮、山茱萸、干薯蓣各十分,防风六分。

【用法】炼蜜为丸,如梧桐子大。每服二十丸,空心酒送下。再加减,以止为度。

【主治】诸腰痛,或肾虚冷,腰疼痛,阴痿。

附子散

【方源】《普济方》卷一五六引《十便良方》。

【组成】附子一两(炮裂,去皮脐,捣),桂心末一钱,补骨脂一钱。

【用法】上以水一大盏,煎至五分,和滓,空心温服,垂所患脚坐良久,以候药力。

【主治】腰脚疼痛不可忍。

加味龙虎散

【方源】《东医宝鉴·外形篇》卷三引《世医得效方》。

【组成】附子(并炮制)、草乌各二钱,苍术一两,全蝎五钱,天麻三钱。

【用法】上为末。每服一钱,空心豆淋酒调下。

【功用】《医学入门》:养肾气。

【主治】①《东医宝鉴·外形篇》引《世医得效方》:风寒腰痛,筋骨拳挛。②《医学入门》:积聚癥瘕,内伤生冷,外中风寒,腰脚膝胫曲折挛拳,筋骨疼痛,经年不能常履者。

桂附杜仲汤

【方源】《罗氏会约医镜》卷七。

【组成】附子三四钱(急则用生附子),肉桂三钱,杜仲二钱。

【用法】热服。如上焦假热拒格,冷服。

【主治】真寒腰痛,六脉弦紧,口舌青,阴囊缩,身战栗。

11. 咳嗽

天门冬煎

【方源】《外台秘要》卷九引《古今录验方》。

【组成】天门冬六两(去心),杏仁三升(去双仁皮尖,碎),椒三升(熬令汗出),桂心、厚朴(炙)、杜仲、苦参各三两,附子六两(炮),干姜六两,乌头二枚(炮),人参六两,蜈蚣一枚(去头足,炙)。

【用法】上药别捣杏仁,其余者合捣下筛,以五斤胶饴和捣千杵。每服如大枣一枚,一日三次。

【主治】咳嗽。

生姜五味子汤

【方源】《外台秘要》卷九引《小品方》。

【组成】 五味子五合,生姜八两,紫菀一两,半夏二两(洗),吴茱萸一两,款冬花半两,细辛一两,附子一枚(炮),茯苓四两,甘草二两(炙),桂心一两。

【用法】 上切。以水一斗,煮取五升,分温三服。老人可服五合。

【主治】 咳嗽。

射干煎

【方源】《外台秘要》卷十引《深师方》。

【组成】 射干八两,紫菀半两,胶饴五两,细辛半两,干姜五两(末),生竹沥一升,芫花根半两,桑根白皮、款冬花各八两,附子半两(炮),甘草半两(炙),白蜜一升半。

【用法】 上先切射干,合蜜、竹沥汁,煎五六沸,绞去滓,㕮咀诸药,以水一升四合,渍一宿,煎之,七上七下,去滓,乃合饴、姜末煎,令如𩛆。每服酸枣一丸许,日三夜一,不知,稍增之。

【主治】 咳嗽上气。

通气丸

【方源】《外台秘要》卷十引《深师方》。

【组成】 胶饴五斤,蜀椒二升(汗),乌头七分(炮),桂心六分,大附子五枚(炮),干姜、人参各四分,杏仁一升,天门冬十分,蜈蚣五节(去头,炙)。

【用法】 上为末,捣杏仁为膏,纳药末于膏中捣干下,烊胶饴,搅令调和为丸,如半枣大。每服一枚,昼六七、夜二三服。令胸中温为度。

【主治】 咳嗽上气,喉咽中腥臭,虚气搅心,头痛眼疼,耳中嘈嘈,风邪毒注天行,食不生肌,胸中膈塞,呕逆多唾,恶心,心下坚满,饮多食少,疗痓并淋。

附录一 古代附子经典常用方剂

半夏丸

【方源】《太平圣惠方》卷四十六。

【组成】半夏二分（汤洗七遍去滑），诃黎勒皮一两，款冬花三分，桂心半两，附子一两（炮裂，去皮脐），紫菀一两（去苗土），人参三分（去芦头），枳壳一两（麸炒微黄，去瓤），陈橘皮一两（汤浸，去白瓤，焙），甘草三分（炙微赤，锉），杏仁一两（汤浸，去皮尖双仁，麸炒微黄，研如膏）

【用法】上为末，炼蜜为丸，如梧桐子大。每服三十丸，以生姜汤送下，不拘时候。

【主治】咳嗽痰滞，呕吐不下食。

羌活散

【方源】《苏沈良方》卷五引《灵苑方》。

【异名】羌活附子散（《活人书》卷十八）、羌活汤（《圣济总录》卷四十七）、羌活煮散（《圣济总录》卷六十六）、羌活附子汤（《伤寒图歌活人指掌》卷五）、羌附汤（《胎产心法》卷下）。

【组成】羌活附子（炮）、茴香（微炒）各半两，木香、干姜（炮）各少许。

【用法】每服二钱，水一盏，盐一捻煎一二十沸，带热服，一服止。

【主治】咳嗽气逆，寒证呕逆，寒厥疝痛。

①《苏沈良方》引《灵苑方》：咳逆。②《圣济总录》：风冷乘脾胃，致哕逆不止。③《医学入门》：阴症内寒，厥而呕逆。④《医级》：感寒表症具而寒厥疝痛。

五味子散

【方源】《圣济总录》卷六十五。

【组成】五味子、黄芪（细锉）各三分，甘草（炙，锉）一分，人参、桂（去粗皮）、羌活（去芦头）、干姜（炮）、细辛（去苗叶）、附子（炮裂，去皮脐）、白术各半两。

【用法】上为散。每服二钱匕，生姜、乌梅汤调下。

【主治】咳嗽，鼻塞清涕，颤掉缓弱，少气不足，时时欲呕。

胶饴煎

【方源】《圣济总录》卷六十六。

【组成】胶饴五斤，蜀椒（去目并闭口，炒出汗）二升，杏仁（去皮尖双仁，炒）一升（研成膏），干姜（炮）、人参各一两，附子（炮裂，去皮脐）五枚，桂（去粗皮）一两半，天门冬（去心，焙）二两半。

【用法】上八味，六味为细末，与杏仁膏同捣千杵，入胶饴和匀。每服半匙，含化，日三夜二。

【主治】咳嗽呕吐。

白散子

【方源】《三因极一病证方论》卷十二。

【组成】附子一枚（煨熟，新水浸一时久，去皮脐，焙干）。

【用法】上为末。每服一钱，白沙蜜二钱，水一盏，煎七分，通口服。

【主治】久年咳嗽不愈。

补气汤

【方源】《魏氏家藏方》卷四。

【组成】附子二只（炮，去皮脐），鹿茸（去毛，剉作段，酒浸，炙）、当归（去芦，酒浸）、白术（炒）各一两，北五味子（去梗）、黄芪（盐水炙）、人参（去芦）、金钗石斛、白茯苓（去皮）、山药（炒）各半两。

【用法】上为细末。每服二钱，水一盏半，加生姜三片，大枣一枚，煎至七分。食前服。

【功用】补营卫。

【主治】虚劳咳嗽，寒热往来，四肢乏力。

附子升降汤

【方源】《魏氏家藏方》卷二引陆仲安方。

【组成】附子（生，去皮脐）、天南星（汤洗七次）、橘红、甘草（炙）、肉桂（不见火）、吴茱萸各一两半（汤洗七次，炒），白术（炒）、白芍药、半夏（汤洗七次）、白茯苓（去皮）各三两，木香一钱（不见火）。

【用法】上㕮咀。每服四钱，水一盏半，加生姜五片，煎至七分，去滓服，不拘时候。

【主治】寒痰咳嗽。

钟乳生附汤

【方源】《魏氏家藏方》卷二。

【组成】钟乳粉、附子（生，去皮脐）各半两，天南星一两。

【用法】上为细末。每服二钱，加生姜一两（作十片），煎至七分，去滓服，不拘时候。

【主治】肺虚寒，咳嗽痰壅。

12. 痞病

附子泻心汤

【方源】《伤寒论》。

【异名】泻心汤（《太平圣惠方》卷九）。

【组成】附子一两（炮，去皮，破，别煮取汁），大黄二两，黄连一两，黄芩一两。

【用法】上四味，切三味，以麻沸汤三升渍之，须臾，绞去滓，纳附子汁，分二次温服。

【功用】《伤寒论讲义》：泄热消痞，扶阳固表。

【主治】阳虚热结，心下痞闷，恶寒汗出，脉沉者。

①《伤寒论》：伤寒心下痞，而复恶寒汗出者。②《简明医彀》：心下痞，恶寒汗出，有阳证仍在，又见脉沉，足冷身重。③《张氏医通》：寒热不和，胁下痞结。④《类聚方广义》：老人停食，瞀闷昏倒，不省人事心下满，四肢厥冷，面无血色，额上冷汗，脉伏如绝，其状仿佛中风者，谓之食郁食厥。

大半夏汤

【方源】《千金要方》卷十六。

【组成】半夏一升，附子、甘草、当归、人参、厚朴各二两，大枣二十枚，桂心五两，生姜八两，茯苓、枳实各二两，蜀椒二百粒。

【用法】上哎咀。以水一斗，煮取三升，分三服。

【功用】下气。

【主治】①《千金要方》：胃中虚冷，腹满塞。②《三因极一病证方论》：中虚胃冷胀满。肝气不平，胜克于脾，脾郁不行，结聚涎沫，闭于脏气，腑气不舒，胃中胀满，其脉弦迟。

大温脾丸

【方源】《千金翼方》卷十五。

【异名】温脾丸（《圣济总录》卷一六五）。

【组成】法曲、大麦蘖、吴茱萸各五合，枳实三枚（炙），干姜三两，细辛三两，桂心五两，桔梗三两，附子（炮，去皮）二两，人参、甘草（炙）各三两。

【用法】上为末，炼蜜为丸，如梧桐子大。每服七丸，酒送下，一日三次。加至十五丸。

【功用】《太平惠民和剂局方》：温脾益胃，消谷进食。

【主治】①《千金翼方》：脾胃虚冷，水谷不化，胀满，或时寒极。

②《太平惠民和剂局方》：脾胃虚弱，冷气攻冲，饮食不化，心腹胀痛，呕吐吞酸，痞噎不通，肠鸣泄利，水谷不分，面黄肌瘦，食减嗜卧。

大桂枝丸

【方源】《千金翼方》卷十九。

【组成】桂心、附子（炮，去皮）各二两半，芍药七分，当归、蜀椒（去目闭口者，汗）各一两半，人参一两，干姜、前胡各二分，特生礜石一分（炼）。

【用法】上为末，炼蜜为丸，如梧桐子大。每服十丸，空腹以饮送下，一日二次。

【主治】三焦受寒，寒在中焦即满，噫气吞酸；或咽中不下，食已或满不消，痛上抢心。

大温脾汤

【方源】《外台秘要》卷十六引《深师方》。

【组成】黄芩、人参、芍药、附子（炮）各一两，甘草（炙）、干姜、大黄、厚朴（炙）各二两。

【用法】上切。以水八升，煮取二升八合，分为三服，亦可四服。得下佳；不下，须臾复服。

【主治】脾胃中寒，不得食，又谷不消，腹响胀满，时苦下痢。

13. 积聚

苍梧道士陈元膏

【方源】《肘后备急方》卷八。

【异名】陈元膏（《外台秘要》卷三十一引《崔氏方》）。

【组成】当归、天雄、乌头各三两，细辛、川芎、朱砂各二两，干姜、附子、雄黄各二两半，桂心、白芷各一两，松脂八两，生地黄二斤（绞取汁）。

【用法】上药别捣，雄黄、朱砂为末，余咬咀，以酽苦酒三升，合地黄渍药一宿，取猪脂八斤，微火煎十五沸，白芷黄为度，绞去滓，纳雄黄朱砂末，搅令稠和，密器贮之。腹内病，皆对火摩病上，一日两三次，从十日乃至二十日，取病出愈止；四肢肥肉、风瘴亦可酒温服如杏子大一枚。

【主治】①《肘后备急方》：心腹积聚，四肢痹蹩，举体风残。②《外台秘要》引《崔氏方》：胸肋背痛、肋下积聚如杯，脐旁气如手，腹切痛，时引背痛，月经内塞，无子数年，风疹肿起累累如大豆，脚膝冷痛，头项痛，寒热瘰疬，面目黎黑消瘦，内外诸风及腹中积聚。

扁鹊陷冰丸

【方源】《肘后备急方》卷八。

【组成】雄黄、真丹砂（别研）、矾石（熬）各一两（将生矾石三两半烧之），鬼臼一两，半蜈蚣一枚（赤足者，小炙），斑蝥（去翅足）、龙胆附子（炮）各七枚，藜芦七分（炙），杏仁四十枚（去尖、皮，熬）。

【用法】上为细末，炼蜜为丸，如小豆大。腹内胀病，中恶邪气，飞尸游走皆服二丸；若积聚坚结，每服四丸，取痢，泄下虫蛇五色；若蛊注病、中恶邪、飞尸游走，皆服二三丸，以二丸摩痛上；若蛇、蜂百病，中溪毒、射工，其服者，视强弱大小，及病轻重加减服之。

【主治】腹内胀病，中恶邪气，飞尸游走，积聚坚结，并蛊注、中恶、蛇蜂百毒，中溪毒、射工。

扁鹊曾青丸

【方源】《古今录验》引殷仲堪方（见《外台秘要》卷十二）。

【异名】曾青丸（《外台秘要》卷十二引《古今录验》）。

【组成】附子三分（炮），曾青二分，寒水石三分，朴硝二分，茯苓三分，大黄三分，巴豆二分。

【用法】上各异捣,下筛,巴豆、硝相合,捣六千杵,次纳附子捣相得,次纳茯苓捣相得,次纳大黄捣相得,次纳曾青捣相得,次纳寒水石捣相得,次纳蜜和捣千杵。大人服大豆大二丸;小儿五岁以下如麻子大一丸;二三岁儿如黍米大一丸,如服药以薄粉粥清下。当覆卧令汗出。吐下气发作服二丸,霍乱服三丸,泄痢不止服一丸可至二丸。

【主治】久寒积聚,留饮宿食。

五京丸

【方源】《千金要方》卷四。

【组成】附子一两,干姜、蜀椒各三两,吴茱萸一升,当归、狼毒、黄芩、牡蛎各二两。

【用法】上为末,炼蜜为丸,如梧桐子大初服三丸,一日二次。加至十丸。

【主治】妇人腹中积聚,九痛七害,及腰中冷引小腹,害食,得冷便下。

匈奴露宿丸

【方源】《千金要方》卷十六。

【异名】露宿丸(《千金方衍义》卷十六)。

【组成】礜石、桂心、附子、干姜各二两。

【用法】上为末,炼蜜为丸,如梧桐子大。一服十丸,日三服,稍加之。

【主治】寒冷积聚。

太一白丸

【方源】《千金翼方》卷十九。

【组成】附子(炮,去皮)、狼毒、桂心各半两,乌头(炮,去皮)、芍药各一两。

【用法】上为末,炼蜜为丸,如梧桐子大。旦二丸,暮三丸,以酒送下；知热，止。久服大佳。

【功用】消谷长肌，强中。

【主治】八痞，两胁积聚有若盘盂，胸痛彻背，奄奄恻侧，里急气满，噫，项强痛极者；耳聋，消渴泄痢，手足烦，或有流肿，小便苦数，淋沥不尽，不能饮食，少气流饮，时复闷寒，少腹寒，大肠热，恍惚喜忘，意有不定，五缓六急，食不生肌肉，面目黧黑。

通草丸

【方源】《外台秘要》卷八引《深师方》。

【异名】五通丸（《外台秘要》卷十二引《古今录验》）

【组成】附子（炮）、椒目、半夏（洗）、厚朴（炙）各一两，芒硝五两，大黄九两，葶苈三两（熬），杏仁三两（去皮尖）。

【用法】上为末，别捣葶苈、杏仁令如膏，合诸末，以蜜为丸，如梧桐子大。每服二丸。

【功用】长肌肤，补不足。

【主治】积聚，留饮，宿食，寒热烦结。

三台丸

【方源】《医心方》卷十引范汪方。

【组成】大黄十二两（一方二两，椎碎、熬令变色），葶苈一升（熬令变色），附子一两（煨令坼），杏仁一升（熬令变色），消石一升，柴胡（一方前胡）二两，半夏一两（洗），厚朴一两，茯苓半两，细辛一两。

【用法】上为末，以蜜捣三万杵为丸，如梧桐子大。从五丸起，不知稍增。取大便调利为度。

【主治】五脏寒热积聚，胪胀腹大空鸣而噫，食不生肌肤，剧者咳逆。

妙香丸

【方源】《圣济总录》卷七十一。

【组成】槟榔一分（剉），桂（去粗皮）、丹砂（研）、桃仁（去皮尖，双仁，炒研）各半两，麝香半两（研），巴豆二十五粒（去皮心膜，研出油），附子（炮裂，去皮脐）一两。

【用法】上为末，汤浸炊饼为丸，如梧桐子大。每服一丸，食后温米汤送下，生姜汤亦得。

【主治】积聚留滞，胸膈痞闷，呕哕吐逆，心腹刺痛，胁肋胀满，嗳气吞酸，宿食不消，痃癖结块，四肢倦怠，不思饮食。

乌头丸

【方源】《圣济总录》卷七十二。

【组成】乌头（炮裂，去皮脐）、吴茱萸（汤洗，焙干，炒）各三两，细辛（去苗叶）、附子（炮裂，去皮脐）、藁本（去苗土）各二两。

【用法】上为末，炼蜜为丸，如梧桐子大。每服五丸至十丸，空心温酒送下。

【主治】久寒积聚，心腹胀痛，食饮不下。

酒煎附子煎

【方源】《鸡峰普济方》卷十二。

【组成】大赭石一斤，荜茇、胡椒、附子各二两。

【用法】上为细末。酒煮面糊为丸，如皂子大。每服二丸，空心米饮送下。

【主治】心腹积聚，风寒邪气，冷癖在胁，咳逆上气，喘嗽寒痰，痃癖痼冷，筋骨无力，百节酸疼，虚劳损败，阴汗泄精，腰肾久冷，心腹疼痛，下痢肠骨，呼吸少气，瘦悴异形，全不思食，身体大虚，五脏百病。

经验神芎丸

【方源】《医方类聚》卷一一二引《经验秘方》。

【组成】大黄二两，附子（炮）、青皮、陈皮各五钱，牵牛头末四两。

【用法】上为细末,消糊丸,如梧桐子大。每服四五十丸,食后温水送下。服二十日,目明为度。

【功用】消酒食,明目,暖水脏。

【主治】积聚。

14. 痰饮

大茯苓汤

【方源】《千金要方》卷十八。

【组成】茯苓、白术各三两,当归、橘皮、附子各二两,生姜、半夏、桂心、细辛(一作人参)各四两。

【用法】上咬咀。以水一斗,煮取三升,去滓,分三服。服三剂良。

【主治】胸中痰饮癖结,脐下弦满,呕逆不得食;亦主风水。

半夏汤

【方源】《千金要方》卷十八。

【组成】半夏、吴茱萸各三两,生姜六两,附子一枚。

【用法】上咬咀。以水五升,煮取二升半,分三服。老少各半,一日三次。

【主治】痰饮,癖气,吞酸。

姜附汤

【方源】《千金要方》卷十八。

【组成】生姜八两,附子四两(生用,破)。

【用法】上咬咀。以水八升,煮取三升,分四服。

【主治】痰冷癖气,胸满短气,呕沫头痛,饮食不消化;亦主卒风。

姜椒汤

【方源】《千金要方》卷十八。

【组成】姜汁七合,蜀椒三合,半夏三两,桂心、附子、甘草各一两,橘皮、桔梗、茯苓各二两(一方不用甘草)。

【用法】上㕮咀,以水九升,煮取二升半,去滓,纳姜汁煮取二升,分三服。服三剂佳。

【主治】胸中积聚痰饮,饮食减少,胃气不足,咳逆呕吐。

千金丸

【方源】《外台秘要》卷八引范汪方。

【组成】沙参、丹参、苦参、桂心各二分,石膏五分(研)、人参一分,大黄一分,半夏五分(洗),干姜五分,戎盐一分,巴豆六十枚(去皮心),附子一分(炮)。

【用法】上为末炼蜜为丸,如小豆大。每服一丸,一日二次。令人先食服一丸,不知稍益,以知为度。

【主治】心腹留饮、宿食。

半夏散

【方源】《太平圣惠方》卷五十一。

【组成】半夏一两(汤洗七遍去滑),赤茯苓一两,诃黎勒皮一两,陈橘皮一两(汤浸,去白瓤,焙),附子一两(炮裂,去皮脐),枳实半两(麸炒微黄),紫苏茎叶一两,皂荚一挺(去皮,涂酥炙令焦黄,去子),甘草半两(炙微赤,剉)。

【用法】上为粗散。每服五钱,以水一大盏,加生姜半分,煎至七分,去滓温服,不拘时候。

【主治】痰饮积聚,食不消化。

丁香丸

【方源】《圣济总录》卷四十七。

【组成】丁香、母丁香、丹砂(研)、麝香(研)、硫黄(研)、干姜(炮裂)、矾石(飞过)、附子(炮裂,去皮脐)、吴茱萸(汤洗,焙干)、杏仁(汤浸,去皮尖双仁,麸炒)各一分。

【用法】上为末,拌匀,别用肥好巴豆三十枚,去皮心膜净,别研为膏,出八分油了,与前末同研拌匀,用蒸枣肉和剂为丸,如豌豆大,放干。每服三五丸,不拘时候,温生姜汤送下。

【主治】胃寒痰饮,噫气吞酸,胸膈烦满。

半夏茯苓饮子

【方源】《鸡峰普济方》卷十八。

【组成】半夏二两,附子、赤茯苓、白术、人参、黄橘皮、丁香各一分。

【用法】上为细末。每服五钱,加生姜,水煎,空心服。

【主治】痰饮呕吐。

灵液丹

【方源】《三因极一病证方论》卷十一。

【组成】硫黄(打碎)、附子(去皮脐,切如绿豆大)各一两,绿豆四两(用水广碗煮干,焙)。

【用法】上为末,生姜自然汁煮面糊为丸,如梧桐子大。每服五十丸,食前米汤送下。

【主治】胃中虚寒,聚积痰饮,食饮不化,噫气吞酸,大便反坚,心胸胀满,恶闻食气。及妇人妊娠恶阻,呕吐不纳食者。

丁香导痰饮

【方源】《魏氏家藏方》卷二。

【组成】半夏八两(汤泡七次),丁香(不见火)、附子(炮,去皮脐)、甘草(炙)、白豆蔻各七钱半,陈橘皮(去白)、缩砂仁、肉桂(不见火)各半两,人参(去芦)干姜(泡洗)各四两。

【用法】上为饮子。每服三钱,水一盏半,加生姜三片,枣子二个,煎至七分。去滓服,不拘时候。

【主治】痰饮。

茱萸半夏汤

【方源】《魏氏家藏方》卷二。

【组成】吴茱萸（汤泡七次，炒）、半夏（汤泡七次）、附子（生，去皮脐）、橘红各三两，木香三钱（不见火），五味子半两，甘草一分（炙）。

【用法】上为末。每服四钱，水一盏半，加生姜七片，煎至七分，去滓热服，不拘时候。

【主治】痰饮。

除饮汤

【方源】《魏氏家藏方》卷二。

【组成】附子（生，去皮）一两，白附子二钱，天南星（炮）、白术（炒）、白茯苓（去皮）各半两。

【用法】上为粗末。每服半两，水二盏，生姜二十片，同煎至八分，去滓，空心通口服。

【主治】痰饮。

倍术散

【方源】《百一选方》卷五。

【组成】白术二两，附子（炮，去皮脐）一两。

【用法】上咬咀。分作三服，水一大杯，加生姜十片，煎至七分，去滓，空心服，脏腑微动即安。

【主治】酒癖痰饮。

星附六君子汤

【方源】《医门法律》卷五。

【组成】六君子汤加南星、附子。

【主治】①《医门法律》：痰饮。②《增补医方一盘珠》：慢惊风。

转胃汤

【方源】《辨证录》卷九。

【组成】山药一两，苡仁一两，人参一两，白术五钱，牛膝三钱，附子一分，陈皮五分，苏子二钱，麦冬一两，白芥子三钱。

【用法】水煎服。一剂胃气平，二剂胃气转，三剂咳逆、短气之症除，四剂全愈。

【主治】肾虚气冲于胃，胃气上逆，致痰饮上行，入于胸膈之间，咳逆倚息短气，其形如肿，吐痰不已，胸膈饱闷。

加味渗湿消痰饮

【方源】《顾氏医径》卷四。

【组成】白术、苍术、半夏、橘红、白茯苓、白芷、香附、甘草、干姜、附子。

【主治】过食生冷，痰湿内瘀，少腹寒痛，带下者。

15. 水气水肿病

真武汤

【方源】《伤寒论》。

【异名】玄武汤（《千金要方》卷九）、固阳汤（《易简方》）。

【组成】茯苓、芍药、生姜各三两（切），白术二两，附子一枚（炮，去皮，破八片）。

【用法】以水八升，煮取三升，去滓，温服七合，每日三次。

【功用】①《注解伤寒论》：益阳气，散寒湿。②《医方集解》：散寒利水，济火而利水。

【主治】脾肾阳虚，水气内停，小便不利，四肢沉重疼痛，腹痛下利，或肢体浮肿，苔白不渴，脉沉；太阳病误汗不解，发热，心下悸，头眩，身动。

①《伤寒论》：太阳病发汗，汗出不解，其人仍发热，心下悸，头眩，身瞤动，振振欲擗地者；少阴病腹痛，小便不利，四肢沉重疼痛，自下利者，此为有水气，其人或咳，或小便利，或下利，或呕者。②《医方类聚》引《易简方》：虚劳之人，憎寒壮热，咳嗽下利。③《普济方》引《仁斋直指方》：治少阴肾证，水饮与里寒合而作嗽，腹痛下利。

栝楼瞿麦丸

【方源】《金匮要略》卷中。

【异名】瓜蒌瞿麦丸（《济阳纲目》卷九十二）。

【组成】附子一枚（炮），栝楼根二两，茯苓三两，薯蓣三两，瞿麦一两。

【用法】上为末，炼蜜为丸，如梧桐子大。每服三丸，饮送下，一日三次；不知，增至七八丸。以小便利，腹中温为知。

【功用】《金匮要略讲义》：化气，利水，润燥。

【主治】小便不利者，有水气，其人苦渴。

麻黄附子汤

【方源】《金匮要略》卷中。

【组成】麻黄三两，甘草二两，附子一枚（炮）。

【用法】以水七升，先煮麻黄，去上沫，纳诸药煮取二升半，温服八分，一日三次。

【功用】《金匮要略释义》：温经发汗，兼顾肾阳。

【主治】水病，其脉沉小。

桂枝去芍药加麻黄细辛附子汤

【方源】《金匮要略》卷中。

【异名】桂枝去芍加麻辛附子汤（原书同卷）、附子汤（《外台秘要》卷八引《深师方》）、桂附汤（《三因极一病证方论》卷十四）、桂枝去芍药加麻黄附子细辛汤（《赤水玄珠》卷五）、桂甘姜枣麻辛附子汤

(《金匮要略心典》卷中)、桂甘姜枣麻附细辛汤(《金匮悬解》卷十)、桂姜枣草黄辛附汤(《类聚方》)。

【组成】桂枝三两,生姜三两,甘草二两,大枣十二枚,麻黄二两,细辛二两,附子一枚(炮)。

【用法】以水七升,煮麻黄,去上沫,纳诸药,煮取二升,分三次温服。当汗出,如虫行皮中,即愈。

【功用】①《金匮要略方义》:振奋阳气,调和营卫,外解风寒,内化水饮。②《金匮要略讲义》:温阳散寒,通利气机。

【主治】①《金匮要略》:气分,心下坚,大如盘,边如旋杯,水饮所作。②《金匮要略方义》:心肾阳虚,外感风寒,水饮内停,头痛身痛,恶寒无汗,手足逆冷,心下痞坚,腹满肠鸣,相逐有声,或矢气,或遗尿,脉沉迟而细涩无力。

麻黄汤

【方源】《外台秘要》卷二十引《古今录验》。

【组成】麻黄五两(去节),桂心四两,生姜三两,甘草二两(炙),附子二枚(炮)。

【用法】上切。以水一斗,先煮麻黄减二升,纳药,煎取三升,每服一升,每日三次。

【主治】风水,身体面目尽浮肿,腰背牵引髀股,不能食。

实脾散

【方源】《医方类聚》卷一二八引《济生方》。

【组成】附子(炮,去皮脐)、厚朴(去皮,姜炒)、白术、木瓜(去瓤)、木香(不见火)、草果仁、大腹子、白茯苓(去皮)、干姜(炮)各一两,甘草(炙)半两。

【用法】上㕮咀。每服四钱,水一盏半,加生姜五片,大枣一个,煎至七分,去滓温服,不拘时候。

【功用】①《医方类聚》引《济生方》：实脾土。②《方剂学》：温阳健脾，行气利水。

【主治】①《医方类聚》引《济生方》：阴水。②《方剂学》：阳虚水肿，身半以下肿甚，手足不温，口中不渴，胸腹胀满，大便溏薄，舌苔厚腻，脉沉迟者。

实脾散

【方源】《奇效良方》卷四十。

【组成】附子（炮，去皮脐）、厚朴（去皮，姜炙，炒）、木瓜（去瓤）、木香（不见火）、干姜（炮）、草果仁、大腹皮各一钱半，甘草（炙）一钱。

【用法】上作一服。水二盅，加生姜五片，大枣一个，煎一盅，不拘时服。

【功用】实脾土。

【主治】阴水发肿。

实脾散

【方源】《医略六书》卷二十。

【组成】附子一两（炮），白术二两（炒），干姜一两（炒），厚朴一两半（制），木香一两，茯苓一两半，泽泻一两半，猪苓一两半，炙草五钱，姜皮一两。

【用法】上为散。每服五钱，空心沸汤调下。

【功用】实脾利水。

【主治】命火衰微，不能生脾土而气滞不化，寒水浸浸，泛滥于肌肉之间，肿满如泥，脉沉迟者。

16. 疝气

狼毒丸

【方源】方出《肘后备急方》卷五，名见《普济方》卷二四八。

【组成】附子三两(烧),狼毒四两,防风二两。

【用法】炼蜜为丸,如梧桐子大。每服三丸,日夜服三次。

【主治】阴疝。阴丸卒缩入腹,急痛欲死。

十一物七熬饭后丸

【方源】《外台秘要》卷七引范汪方。

【组成】附子三两(炮),茯苓五两,干姜六两(今倍并十二两),大黄二斤,柴胡十两,川芎七两,蜀椒一两(汗),芒硝一升(重十两,今减五合),杏仁一升(去皮尖),葶苈子一升,桂心五两。

【用法】上药干姜、茯苓不熬,余皆熬,捣筛,炼蜜为丸,如梧桐子大。饮服七丸,每日三次。

【主治】手足热,腹中寒疝,不能食饮,数心腹痛。

七疝丸

【方源】《外台秘要》卷七引张文仲方。

【组成】附子(炮)、桔梗、芍药、干姜、厚朴(炙)、细辛各二分,椒四分(汗),乌头一分(炮)。

【用法】上为末,炼蜜为丸,如大豆大。每服三丸,加至七八丸,一日三次。

【主治】七疝。暴心腹厥逆,不得气息,痛达背膂,名曰尸疝;心下坚痛,不可手迫,名曰石疝;脐下坚痛,得寒冷食辄剧,名曰寒疝;胁下坚痛,大如手,痛时出见,若不痛不见,名曰盘疝;脐下结痛,女人月事不时,名曰血疝;少腹胀满,引膀胱急痛,名曰脉疝。

附子丸

【方源】《外台秘要》卷七引《集验方》。

【组成】附子二两(炮),桃仁三两(去皮尖),蒺藜子一升(去角尖,熬)。

【用法】上为末,炼蜜为丸,如梧桐子大。每服十丸,空腹酒送下,渐加至十五丸及二十丸，一日二次。

【主治】寒疝下牵少腹痛。

附子丸

【方源】《太平圣惠方》卷四十八。

【组成】附子一两（炮裂，去皮脐），吴茱萸一两（汤浸七遍，焙干，微炒），细辛一两，川乌头一两（炮裂，去皮脐），藁本一两，槟榔一两。

【用法】上为末。炼蜜为丸，如梧桐子大。每服二十丸，以暖酒送下，一日三四次。

【主治】寒疝冷气，心腹积聚，绕脐切痛，食饮不下。

巴戟散

【方源】《圣济总录》卷九十四。

【组成】附子（炮裂，去皮脐）、巴戟天（去心）、楝实（取肉，麸炒）、木香、茴香子（炒）各一两。

【用法】上为散。每服一钱匕，空心温酒调下。

【主治】小肠疝气。

内消丸

【方源】《杨氏家藏方》卷十。

【组成】附子（炮，去皮脐）、木香、茴香、沉香、硫黄（别研）各半两，硇砂二钱（别研），全蝎四十丸枚（去毒，炒）。

【用法】上为细末，汤浸蒸饼为丸，如绿豆大。每服七丸，食前绵灰、温酒送下。

【主治】小肠、膀胱疝气，下部等疾。

当归四逆汤

【方源】《卫生宝鉴》卷十八。

【组成】当归尾七分，附子（炮）、官桂、茴香（炒）、柴胡各五

分,芍药四分,茯苓、延胡索、川楝子各三分(酒煮),泽泻二分。

【用法】上㕮咀,作一服。用水二盏半,煎至一盏,去滓,空心、食前温服。

【主治】疝气,脐腹冷痛相引腰胯而痛。

十味苍柏散

【方源】方出《丹溪心法》卷四,名见《医学入门》卷七。

【异名】止痛附子汤(《观聚方要补》卷五引《医门秘旨》)。

【组成】附子(盐炒)、苍术(盐炒)、香附(盐炒)、黄柏(酒炒)、青皮、延胡索、益智、桃仁、茴香、甘草。

【用法】上为末。作汤服。

【主治】疝气作痛。

补骨脂丸

【方源】《普济方》卷二二二引《博济仙方》。

【异名】胡芦巴丸。

【组成】补骨脂(炒)、胡芦巴、茴香子(炒)、槟榔(鸡心者,剉)、楝实(去核,麸炒)、巴戟天(去心)、京三棱(湿纸裹,煨令熟,研)、青橘皮(汤洗,去白)各一两,枳壳(去瓤,麸炒)、荜茇、附子(炮裂,去皮脐)、荜澄茄、木香、丁香、桂(去粗皮)各三分。

【用法】上除桂外,焙干,捣为末,炼蜜为丸,如梧桐子大。每服五十丸,空心温酒送下。一方用酒煮面糊为丸,盐汤送下,女人吃得。如为末,每服二钱,水一半,酒一半,共一小盏,同煎三五沸,温酒服之。

【功用】补益精髓,温中下气,安五脏,利腰脚,进饮食。

【主治】膀胱癞疝,脐胁冷气刺痛,脾肾虚冷,小肠气攻冲。

附子散

【方源】《普济方》卷二四九引《卫生家宝》。

【组成】附子一两（炮，去皮尖脐），胡椒半两，川楝子十个（炒，去核），舶上茴香半两（炒），马蔺花半两（醋半盏，煮干）。

【用法】上为末。每服一钱，空心温酒调下。

【主治】小肠疝气。

木香金铃丸

【方源】《古今医鉴》卷十。

【组成】大附子（面裹，火煨）、木香、乳香、没药、小茴香（盐炒）、川楝肉、延胡索、全蝎、人参各等分。

【用法】上为末，陈酒打糊为丸，如梧桐子大。每服百丸，空心陈酒送下。

【主治】外肾肿痛，诸般疝气。

治血汤

【方源】《嵩厓尊生方》卷七。

【组成】炮附子一钱半，人参、茯苓、黄芪、白术各一钱，沉香、木瓜各一钱二分，羌活、川芎、紫苏、甘草各七分。

【主治】疝气腹痛。

17. 脚气

独活酒

【方源】《肘后备急方》卷三。

【组成】独活五两，附子五两（生用，切）。

【用法】以酒一斗渍，经三宿服，从一合始，以微痹为度。

【主治】①《肘后备急方》：脚气微觉疼痹，或两胫小满，或行起忽弱，或小腹不仁，或时冷时热。②《圣济总录》：脚气久虚，脉沉细缓弱。

风引独活汤

【方源】《千金要方》卷七。

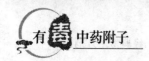

【组成】独活四两,茯苓、甘草各三两,升麻一两半,人参、桂心、防风、芍药、当归、黄芪、干姜、附子各二两,大豆二升。

【用法】上㕮咀。以水九升,清酒三升,合煮取三升半,相去如人行二十里久更进服。

【主治】风毒脚气。

半夏汤

【方源】《千金要方》卷七。

【组成】附子、甘草、人参、细辛各二两,半夏一升,桂心八两,干姜五两,蜀椒二合。

【用法】上㕮咀。以水一斗,煮取三升,分为三服。初稍稍进,恐气冲上,格塞不得下,小小服,通人气耳。

【主治】脚气上入腹胸,急上冲胸,气急欲绝。

补煮散

【方源】《外台秘要》卷十八引苏恭方。

【组成】附子(生用)、甘草(炙)各四两,黄芪、人参、独活、川芎、防风、当归、桂心、萆薢、防己各六两,茯苓、白术、丹参各八两,杏仁(去皮尖)、生地黄、生姜、磁石二十分(碎如小豆)。

【用法】上切,分为三十服。每服别以生姜二两,生地黄一两,杏仁十四枚,碎,以水二升,煮取七合,布绞去滓,日晚或夜中服。

【主治】脚气。初患脚足皮肤舒缓,足上不仁,膝下疼痛,眉眼动,左胁下气,每饱食即发,膈上热,脐下冷,心虚阴汗且疼。

风引汤

【方源】《外台秘要》卷十九引唐临方。

【异名】风引大豆汤(《圣济总录》卷八十二)。

【组成】附子三两(炮),枳实(炙)、泽泻、橘皮各四两,大豆三升,甘草(炙)、茯苓、防风各二两。

【用法】上切,以水二斗,酒二升,煮大豆取一斗,去滓,纳药煮取三升,分三服。三剂肿消,去大豆、泽泻,更服三剂愈。

【主治】脚气,痹满上气,遍身胀,膝疼,并去风湿痛。

神明膏

【方源】《外台秘要》卷十九引苏恭方。

【组成】附子十四枚(小者三十个,炮),吴茱萸一升(生用),蜀椒一升半,白芷一升,前胡(切)一升,川芎(切)一升,白术(切)一升,桂心三两,当归三两,汉防己(切)一升,细辛二两。

【用法】上切,酢淹渍一宿以成,煎猪脂(有牛酥代,尤佳)五升,煎五上五下,去滓。摩肿及不仁处。

【主治】脚气,风痹,手足疼弱,肿胀不仁,鼠漏、恶疮毒,所有腹内绞痛。

附子酒

【方源】《太平圣惠方》卷四十五。

【异名】二味独活酒(《圣济总录》卷八十四)。

【组成】附子五两(炮裂,去皮脐),独活五两。

【用法】上到,以酒五升,渍五六日。每于食前随性暖服之。

【主治】脚气,风毒湿痹,筋脉挛急疼痛。

秘方换腿丸

【方源】《太平惠民和剂局方》卷一(续添诸局经验秘方)。

【异名】换腿丸(《普济方》卷二十九)、换脚丸(《古今医鉴》卷十)。

【组成】附子(炮,去皮脐)、薏苡仁、石南叶、天南星(洗,姜炙,炒)、川牛膝(酒浸,焙)、肉桂(去粗皮)、当归(去芦)、天麻(去苗)、羌活、防风(去叉)、石斛(去根)、萆薢(微炙)、黄芪(蜜炙)、续断各一两,苍术(米泔浸)一两半,槟榔半两,干木瓜四两。

【用法】上为细末,面糊为丸,如梧桐子大。每服三十丸至五十丸,空心以温酒或木瓜汤吞下,一日二三次。

【功用】舒筋轻足。

【主治】肾经虚弱,下注腰膝,或当风取凉,冷气所乘,沉重少力,移步迟缓,筋脉挛痛,不能屈伸,脚心隐痛,有妨履地;干湿脚气,赤肿痛楚,发作无时,呻吟难忍,气满喘促,举动艰难,面色黧黑,传送秘涩。

牛膝丸

【方源】《圣济总录》卷八十一。

【组成】附子(炮裂,去皮脐)、白蒺藜(炒)、萆薢、薏苡仁(微炒)各二两,牛膝(酒浸,切,焙)、独活(去芦头)、桂(去粗皮)各三分,丹参、石斛(去根)、牡丹(去心)、防风(去叉)各一两,槟榔(细剉)二两,麻黄(去根节)半两。

【用法】上为末,炼蜜为丸,如梧桐子大。每服三十丸,空腹温酒送下。日午再服。

【主治】脚气痹弱,不能行步。

川芎散

【方源】《圣济总录》卷八十三。

【组成】附子(炮裂,去皮脐)一两,川芎(剉)一两半,槟榔(剉)、羌活(去芦头)、桑根白皮(剉,炒)各三分。

【用法】上为散。每服一钱匕,空心、食前煎绿豆汤调下,一日三次。

【主治】脚气痰壅,头牵引而痛。

天麻地龙丸

【方源】《鸡峰普济方》卷四。

【组成】附子(生)、天麻、地龙、羌活、桂心、没药、荆芥穗各一两,麝香一钱。

【用法】上为细末,研匀,以生蜜为丸,如弹子大,坩器盛。每服一丸,荆芥、蜡茶嚼下。如是破至甚者,不过二十日;上攻者食后服;下注者食前服。

【主治】湿毒脚气攻注,两腿肿破重痛,皮肉顽紫,或上攻头面,皮肉所热。

神应丹

【方源】《鸡峰普济方》卷四。

【组成】附子大者十个。

【用法】上用赤小豆一斗半,水三斗,慢火同附子煮,令水尽,拣出附子(去皮脐),十字切作块子,再同赤小豆五升,水一斗,煮附子至水尽,取附子切片,焙干为细末,入青盐一分,酒煮面糊为丸,如梧桐子大。每服三十丸,空心盐、酒任下。

【主治】脚气。

附牛丸

【方源】《洪氏集验方》卷四。

【异名】趁痛丸(《魏氏家藏方》卷八)。

【组成】附子半两(炮,去皮脐),黑牵牛(瓦上炒令干)。

【用法】上为细末,酒煮面糊为丸,如梧桐子大。每服三十丸,空心温酒送下。如半边腰疼,只用黑牵牛瓦上焙干一半,附子炮一半,余一半生用,不去皮,共为末,如前法服。

【主治】脚气,或跌打闪挫,腰痛不可忍者。

①《洪氏集验方》:丈夫、妇人腰痛重坠,步武艰辛,痛不可忍。②《魏氏家藏方》:脚气。③《普济方》:劳役动伤经络,或从高坠下,闪挪腰痛,不可转侧。

附子除湿酒

【方源】《魏氏家藏方》卷八。

【组成】附子一只（炮，去皮脐，切作片子）、木瓜（须宜木瓜，干者亦得）、牛膝（洗净）、杜仲（姜炙炒断丝）、白术（纸裹煨去湿气，切片）各一两。

【用法】上为粗末。作一生绢袋，以无灰酒三升浸之，夏三日，春、秋五日，冬七日。每日取半盏，和酒半盏墩热饮之。当留一半酒养药，将服过半即增酒。

【主治】脚气。

大四斤丸

【方源】《仁斋直指方》卷四。

【组成】熟附子、虎骨（酥炙）各二两，宣木瓜（去瓤，切，焙）、天麻（剉）、牛膝（剉，焙）、苁蓉（洗，切，焙）各一斤（用好酒五升浸三日），当归三分，乳香、没药、五灵脂各半两，麝香一钱。

【用法】上为末，用浸药酒调面糊为丸，如梧桐子大。每服三四十丸，用木瓜煎汤送下。

【主治】脚气。

附子丸

【方源】《普济方》卷二二〇引《朱氏博济方》。

【组成】大附子十两（用黑豆一升，水五升，不犯铁器，慢火煮，候豆熟、附子软为度，切作片子，焙令干）、川芎六两、木瓜末、牛膝半斤，羌活四两。

【用法】上为末，蜜三斤和匀，熬如饧膏，丸如梧桐子大。每服十五丸或二十丸，空心、食前以盐汤、温酒任下。

【功用】大壮筋骨，补益丹元，进饮食，化气。

【主治】脚气，腰膝乏力，行步艰难，或即疼痛，或下注成疮。

大安补散

【方源】《普济方》卷二四〇引《海上方》。

【组成】大附子一个（去皮脐，炮）　桂末、姜末各一钱。

【用法】水二盏，加葱白三寸，煎七分，先吃葱白，次服药。

【主治】脚气。

术附汤

【方源】《普济方》卷二四一引《海上方》。

【组成】附子（炮，去皮脐）半两，白术六钱，人参（洗，去芦）二钱半，杜仲（去皮，姜炒去丝）六钱，甘草（炙）、官桂（去粗皮）各二钱半，川姜七钱半（炮），当归（去土，酒浸一宿，焙干）一两二钱半，牛膝（去根，酒浸，焙干）半两。

【用法】上为粗末。每服半两，水二盏，煎至八分，温热服，病在上者食后，病在下者食前服。

【主治】寒湿脚气，筋骨手足一切疼痛。

乌头丸

【方源】《普济方》卷二四一。

【组成】附子三两（炮），乌头一两，麻黄四两（去节），槟榔四两（加枳实炒）。

【用法】上为末，炼蜜为丸，如梧桐子大。每服五丸，一日三次。如生用附子、乌头二味，丸如麻子大，每服五丸，温酒送下。

【主治】脚气。皮肉身体诸风。

补泻丸

【方源】《普济方》卷二四二引《余居士选奇方》。

【组成】黑附子（炮裂，去皮脐）、官桂、草薢、续断、杜仲（姜汁制）、五加皮、防风、山茱萸各二两，南木香、川芎、槟榔、大黄、大麻仁（去皮，研如泥）、牛膝（酒浸）、枳壳（麸炒）各三两，生姜（屑）、羚羊角（屑）、诃子皮（炮，去皮）各一两半。

【用法】除槟榔、附子不见火，同为细末，次将大麻仁研如泥，拌

匀，炼蜜为丸，如梧桐子大。每服三十丸，加至五十丸，空心、食前温酒送下。

【主治】干脚气及腿膝无力，行步艰难。

加减四物汤

【方源】《普济方》卷二四四引《海上方》。

【组成】附子（去皮，生用）、川当归（洗，酒浸一宿，焙干称）、白芍药、熟干地黄（洗，焙干）各等分。

【用法】上为粗末。每服三钱，水一大盏，生姜三片，煎至七分，去滓温服。

【主治】脚气流注，四肢手指肿痛，不可屈伸。

泽泻丸

【方源】《医方类聚》卷九十八引《御医撮要》。

【组成】泽泻、木香、川巴戟、远志、没药各一两，萆薢、附子各二两。

【用法】上为散，用硇砂二两、木瓜二个（去瓤），切开木瓜，入硇砂在内，饭甑上中久蒸烂为度，同前药末为丸，如梧桐子大。每服十丸空心、食前以酒或盐汤送下。

【主治】一切脚气。

竹沥汤

【方源】《医略六书》卷二十四。

【组成】竹沥一升，麻黄八分，附子一钱半（炒），防己三钱，干姜一钱半（炒），白术一钱半（炒），葛根一钱半，甘草五分，防风一钱半，桂心一钱半。

【用法】水九升，合竹沥煮三升，分三次温服。

【主治】脚气痹弱，脉浮细数者。

18. 霍乱

附子粳米汤

【方源】《千金要方》卷二十。

【组成】中附子一枚，粳米五合，半夏半升，干姜、甘草各一两，大枣十枚。

【用法】上㕮咀。以水八升，煮药至米熟，去滓，分三次。

【主治】①《千金要方》：霍乱四逆，吐少呕多者。②《袖珍方》引《澹寮集验方》：喜怒忧思，扰乱脏气，胸腹胀满，肠鸣走气，呕吐不食。

人参汤

【方源】《千金要方》卷二十。

【异名】人参散（《太平圣惠方》卷四十七）。

【组成】附子、人参、厚朴、茯苓、甘草、橘皮、当归、葛根、干姜、桂心各一两。

【用法】上㕮咀。以水七升，煮取二升半，分三服。取愈乃止，随吐续更服勿止，并灸之。

【主治】胃冷霍乱，吐利烦呕，转筋，肉冷汗出，手足指肿，喘息垂死，语音不出，脉不通。

龙骨汤

【方源】《千金翼方》卷十八。

【组成】附子（炮，去皮，破）、龙骨、黄连、干姜、赤石脂、当归各三两，枳实五枚（炙），半夏一升（洗），人参、桂心、甘草（炙）各二两。

【用法】上㕮咀。以水九升，煮取三升，分三次服。

【主治】霍乱吐痢呕逆。

乌梅黄连散

【方源】《外台秘要》卷六引《必效方》。

【异名】乌梅散(《圣济总录》卷三十九)。

【组成】附子二两(炮),乌梅肉三两,黄连三两,熟艾叶三两,赤石脂二两,当归三两,甘草三两(炙),阿胶三两(炒)。

【用法】上为散。每服二方寸匕,疑热则饮下,疑冷则酒下。

【主治】霍乱水痢,腹中雷鸣。

四神丸

【方源】《外台秘要》卷六引《必效方》。

【异名】备急四神丸(《圣济总录》卷五十七)。

【组成】附子一两(炮),干姜一两,桂心一两,巴豆六十枚(制)。

【用法】上为末,炼蜜为丸,如小豆大。饮服二丸。取快下;不下,又服一丸。

【主治】①《外台秘要》引《必效方》:霍乱,冷实不除,及痰饮百病。②《圣济总录》:腹满,胁肋痛不可忍。

白丸

【方源】《外台秘要》卷六引范汪方。

【异名】醋酒白丸子(《普济方》卷三九五)。

【组成】附子四两(炮),半夏三两(洗),干姜四两(炮),人参三两,桔梗二两。

【用法】上为散,临病以苦酒和之,为丸如梧桐子大;用蜜为丸亦得。若吐痢不止者,每服二丸,饮送下。不愈复服,耐药者加之。

【主治】①《外台秘要》引范汪方:霍乱呕吐及暴痢。②《普济方》:小儿中寒并客忤。

理中散

【方源】《外台秘要》卷六引《必效方》。

【组成】附子六分（炮），青木香六分，桂心八分（炙），厚朴八分（炙），甘草八分（炙），白术八分，干姜十分（炮）。

【用法】上为散。每服两钱匕，饮调下。如人行五六里，不定，更服一钱匕，愈止。

【主治】霍乱及转筋，吐痢不止。

附子汤

【方源】《医心方》卷十一引范汪方。

【组成】大附子一枚，甘草六铢，蜀椒二百粒。

【用法】以水三升，煮取一升半，分两次服。

【主治】霍乱呕吐。

附子散

【方源】方出《太平圣惠方》卷四十七，名见《普济方》卷二〇一。

【异名】定呕汤（《普济方》卷二〇一）。

【组成】附子一两（炮裂，去皮脐），半夏一两（汤洗七遍去滑），干姜一两（炮裂，剉）。

【用法】上为粗散。每服三钱，以水一中盏，加粳米五十粒、大枣二枚，煎至六分，去滓温服，不拘时候。

【主治】霍乱，吐少呕多。

干姜汤

【方源】《圣济总录》卷三十八。

【组成】附子（炮裂，去皮脐）、干姜（炮）、甘草（炙）、桂（去粗皮）、草豆蔻（去皮）、肉豆蔻（去壳，面裹煨）、木香、高良姜（炒）、干木瓜各半两。

【用法】上药剉,如麻豆大。每服三钱匕,水一盏,煎至七分,去滓温服。

【主治】霍乱吐利,心腹疼痛,气逆,手足冷。

平胃汤

【方源】《圣济总录》卷三十八。

【组成】附子(炮裂,去皮脐)半两,干姜(炮)二两,人参、甘草(炙)、白茯苓(去黑皮)各三两。

【用法】上剉,如麻豆大。每服三钱匕,水一盏,煎至七分,去滓温服,一日三次。

【主治】霍乱,脐上筑悸。

附子汤

【方源】《圣济总录》卷四十。

【组成】附子(去皮,剉)一枚,葱半斤(拍碎),生椒(绵裹)、生姜(切碎)各一两。

【用法】以水一升,煎两三沸,入瓷盆中,滤去滓,以盐浆水解之,冷热得所,淋洗立愈。

【主治】霍乱转筋。

正气活命散

【方源】《鸡峰普济方》卷十四。

【组成】大附子、藿香叶、半夏、丁香、枇杷叶、人参、厚朴各一两,桂半两。

【用法】上为粗末。每服一钱,水一盏,加生姜一分,煎至六分,去滓,稍热服,不拘时候。

【主治】下虚中满,真气上逆,霍乱吐泻,不下饮食。

斗门散

【方源】《小儿卫生总微论方》卷十。

【组成】附子一枚(生),胡椒一百粒。

【用法】上为末。每服半钱,浆水一小盏,煎至四分,温服。

【主治】霍乱吐泻转筋。

冷香汤

【方源】《是斋百一选方》卷七引王元礼方。

【异名】冷香饮子(《医级》卷七)。

【组成】附子(炮裂,去皮脐)、良姜、檀香、甘草(炒令赤)各二两,丁香二钱,川姜三分(炮),草豆蔻五个(去皮,面裹煨)。

【用法】上为细末。每服五钱,水二升,煎十数沸,贮瓶内,沉井底,作熟水服。

【功用】消暑止渴。

【主治】①《是斋百一选方》引王元礼方:夏秋暑湿,恣食生冷,遂成霍乱,阴阳相干,脐腹刺痛,胁肋胀满,烦躁,引饮无度。②《瘴疟指南》:瘴病,胃脘刺痛,胸膈不利,或吐或泻。

四君子加姜附厚朴汤

【方源】《此事难知》。

【组成】四君子四味各一两,生姜、附子、厚朴(炮制)各三钱。

【用法】水煎服。

【主治】吐泻霍乱,四肢拘急,脉沉而迟者。

元吉丹

【方源】《医学集成》卷三。

【组成】附子、条参四钱,焦术、茯苓各三钱,半夏二钱,白蔻、砂仁、炮姜各钱半,大枣。

【主治】霍乱,饮热为寒。

救乱汤

【方源】《石室秘录》卷六。

【组成】附子五分,人参五钱,香薷三钱,吴茱萸三钱,茯苓三钱,白术三钱,藿香一钱,木瓜三钱。

【用法】水煎服。

【主治】霍乱腹痛,欲吐不能,欲泻不得,四肢厥逆,身青囊缩。

四君加味汤

【方源】《证因方论集要》卷三。

【组成】附子(制)、人参、茯苓、白术(土炒)、甘草(炙)、炮姜、厚朴(姜汁炙)。

【功用】和胃健脾,温撤寒邪。

【主治】霍乱,中气弱者。

19. 痢疾

下痢丸

【方源】《千金要方》卷十五。

【组成】附子、干姜、黄连、黄柏、桂心各三两,蜀椒半两,乌梅二升半,法曲一升,大麦蘖一升,吴茱萸四两。

【用法】上为末,炼蜜为丸,如梧桐子大。食后服十丸,每日三次,三食三服。加至二十丸,亦可至四十丸。

【功用】下气消谷,令人能食。夏月长将服之,不霍乱。

【主治】数十年痢。

大桃花汤

【方源】《千金要方》卷十五。

【异名】附子汤、牡蛎汤(《圣济总录》卷七十五)。

【组成】附子二两,赤石脂、干姜、当归、龙骨、牡蛎各三两,白术一升,甘草、芍药各一两,人参一两半。

【用法】上㕮咀。以水一斗二升,煮术取九升;纳诸药,煮取二升,分三服。

【主治】①《千金要方》：冷白滞痢，腹痛。②《张氏医通》：下痢久脱虚冷。

龙骨丸

【方源】《千金要方》卷十五。

【组成】附子、龙骨、当归、龙胆、干姜、黄连、羚羊角各三十铢，赤石脂、矾石各一两半，犀角、甘草、熟艾各十八铢。

【用法】上为末，蜜为丸，如小豆大。每服十五丸，食前服，一日三次。加至二十丸。

【主治】血痢腹痛。

附子汤

【方源】《千金要方》卷十五。

【组成】附子一枚，龙骨、甘草、芍药、干姜、黄连各一两，石榴皮一具（大者），阿胶二两，黄芩半两，粳米三合。

【用法】上㕮咀。似水八升，煮取三升，分三服。

【主治】暴下积日不住及久痢。

治中结阳丸

【方源】《千金要方》卷十五。

【组成】附子、干姜、当归、厚朴、白术、木兰皮、白头翁、黄连、黄柏、石榴皮各一分，赤石脂五分，吴茱萸二分。

【用法】上为末，炼蜜为丸，如大豆大。三岁儿每服五丸，三岁以上每服十丸，十岁以上二十丸。暴下者，服少许便愈，积下者尽一剂，更合之。

【主治】小儿冷滞，下赤白青色如鱼脑，脱肛出，积日腹痛，经时不断。

白通汤

【方源】《外台秘要》卷二引《肘后备急方》。

【组成】大附子一枚(生,削去黑皮,破八片),干姜半两(炮),甘草半两(炙),葱白十四茎(一方有犀角半两)。

【用法】上切。以水三升,煮取一升二合,去滓,温分再服。

【主治】伤寒泄痢不已,口渴不得下食,虚而烦。

二黄丸

【方源】方出《外台秘要》卷二十五引《深师方》,名见《普济方》卷二〇一。

【组成】附子三枚,黄连、黄柏、干姜、甘草(炙)、艾、乌梅肉(熬)各八分,蜡一鸡子大。

【用法】上八味捣筛,以蜜和蜡于铛中熔之,其著蜜须候蜡熔尽,如干益蜜,为丸。空腹以饮服四十丸,每日二次。渐加至五六十丸。

【主治】冷热新旧痢。

六味汤

【方源】《外台秘要》卷二十五引许仁则方。

【组成】附子(炮)、细辛、甘草(炙)、人参各二两,干姜三两,大黄五两。

【用法】上切。以水七升,煮取二升四合,去滓,分温三服。服如人行十里久。一服此汤,当得快利,利中有恶物如鱼脑状,或如桃李,但异于常利,勿怪之。将息经三四日,宜合高良姜等十味散服之。

【主治】痢疾,肠胃中冷热不调,病根固结者。

附子散

【方源】《外台秘要》卷二十五引《古今录验》。

【组成】蜀附子一枚(炮),神曲、干姜各三分。

【用法】上为散。每服方寸匕,食前以酒送下,一日二次。

附录一 古代附子经典常用方剂

【主治】中寒下痢脓血,妇人漏下。

附子五味散

【方源】《外台秘要》卷二十五引许仁则方。

【组成】附子(炮)、细辛、白术各五两,干姜四两,神曲一升。

【用法】上为散。初服一方寸匕,稍稍加至二三匕,以饮送下,一日二次。

【主治】水谷痢,痢无期度,食不消化,腹痛,每过冷便发。

苦酒白丸

【方源】《外台秘要》卷二十五引范汪方。

【组成】附子(炮)、女萎、半夏(洗)各二两,藜芦(炙,去头)一两。

【用法】上为末,和以十年苦酒为丸,如梧桐子大。每服三丸,饮送下,一日三次。不稍稍增之。

【主治】赤白滞下,肠已滑,日数十行者。

附子丸

【方源】《太平圣惠方》卷五十九。

【组成】附子一两(炮裂,去皮脐),龙骨三分,当归一两(剉,微炒),白术一两,干姜三分(炮裂,剉),桂心半两,白矾二两(烧灰),厚朴一两(去粗皮,涂生姜汁,炙令芨熟)。

【用法】上为末,炼蜜为丸,如梧桐子大。每服三十丸,以粥饮送下,不拘时候。

【主治】久冷痢,大肠滑泄,吃食不消,腹胁疼痛。

附子散

【方源】《太平圣惠方》卷五十九。

【组成】附子一枚(生,去皮脐),乌梅二枚。

【用法】上二味,各烧令半生半熟,共为细散。每服一钱,食前以

粥饮调下。

【主治】赤白痢不止,多渴。

附子丸

【方源】《太平圣惠方》卷九十三。

【组成】附子一枚(炮裂,去皮脐),诃黎勒一分(煨,用皮),甘草一分(炙微赤,剉),白矾三分(烧令汁尽)。

【用法】上为末,煮饭为丸,如绿豆大。每服五丸,以粥饮送下,一日三四次。

【主治】①《太平圣惠方》:小儿冷痢,日夜数十行。②《普济方》:小儿洞泄。

附子丸

【方源】《圣济总录》卷七十五。

【组成】附子(炮裂,入水少时,去皮脐)、干姜(炮)、熟艾(微炒,为末)各一两。

【用法】上为末,以新汲水调面拌和为丸,如弹子大。每服二丸,用面一钱匕,以水一盏半化开,煎三五沸,空心服之。服后觉热,以饭压之。或患冷病,丸如梧桐子大,每服三十丸至五十丸,空心米饮送下。

【主治】一切冷痢。或患冷病。

狗头骨丸

【方源】《太平惠民和剂局方》卷六(淳祐新添方)。

【组成】附子(炮,去皮)一两,赤石脂、败龟(烧存性)、干姜各半两,肉豆蔻(面裹,煨)、狗头骨(一具,火烧存性,取末)一两。

【用法】上为末,醋糊为丸,如梧桐子大。每服五七十丸,空心米饮送下。

【主治】久患下痢,脐腹绞痛,所下杂色,昼夜不止;或其人久虚,频下肠垢,谓之恶痢者。

赤石脂汤

【方源】《普济方》卷一四三引《肘后备急方》。

【组成】赤石脂一两,干姜(炮)、附子(炮裂,去皮脐)、当归(切,焙)各半两,芍药一两(一方无附子)。

【用法】上剉,如麻豆大。每服五钱,以水一盏半,煎至一盏,去滓,食前温服。

【主治】伤寒下痢脓血,腹痛不止。

术附汤

【方源】《罗氏会约医镜》卷十。

【组成】人参、白术三钱,附子钱半,干姜一钱。

【用法】水煎,冷服。

【主治】命门火衰,中真寒而外假热,外热烦躁,腹痛胀闷,下泻而兼脓血,六脉无力,右尺更弱,或大而散。

参芍汤

【方源】《温病条辨》卷三。

【组成】附子、人参、白芍、茯苓、炙甘草、五味子。

【主治】休息痢,经年不愈,下焦阴阳皆虚,不能收摄,少腹气结,有似癥瘕。

20. 泄泻

泻脾汤

【方源】《千金翼方》卷十五。

【组成】附子(炮,去皮)、橘皮、秦皮、大黄各二两,当归、干姜、黄连、龙骨、赤石脂、人参各三两,半夏五两(洗)。

【用法】上咬咀。以水一斗,煮取三升一合,分四服。

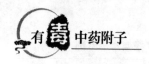

【主治】脾气不足,虚冷注下,腹痛。

豆蔻附子散

【方源】《圣济总录》卷七十四。

【组成】附子(去皮脐剉,盐炒)、肉豆蔻仁(面裹炮熟)、缩砂(去皮)各半两,木香半分。

【用法】上为细散。每服一钱匕,食前米饮调下。

【主治】脾胃久寒,大肠虚滑洞泄。

附子理中丸

【方源】《太平惠民和剂局方》卷五。

【异名】附子白术丸(《鸡峰普济方》卷十)、理中丸(《儒门事亲》卷十二)、大姜煎丸(《普济方》卷三九五)。

【组成】附子(炮,去皮脐)、人参(去芦)、干姜(炮)、甘草(炙)、白术各三两。

【用法】上为细末,炼蜜为丸,每两作十丸。每服一丸,以水一盏化破,煎至七分,空心、食前稍热服。

【功用】《鸡峰普济方》:养胃气。②《北京市中成药规范》:温脾散寒,止泻止痛。

【主治】脾胃虚寒,食少满闷,腹痛吐利,脉微肢厥,霍乱转筋,或感寒头痛,及一切沉寒痼冷。

①《太平惠民和剂局方》:脾胃冷弱,心腹绞痛,呕吐泄利,霍乱转筋,体冷微汗,手足厥寒,心下逆满,腹中雷鸣,呕哕不止,饮食不进,及一切沉寒痼冷。②《普济方》:水气有余,致寒气大实于胃中,关脉弦;腰脚重,厚衣重覆也嫌单,尺脉迟,脾胃伏寒,吐利霍乱,烦闷,身体疼痛,发热嗜卧,手足厥逆。③《玉机微义》:中焦有寒腹痛,或恶寒头痛,发热恶寒,腹痛,不饮水。④《杏苑生春》:阳明经气不足,身以前皆寒。兼治新产内虚,虚人多唾。⑤《饲鹤亭集方》:下焦

阻虚，火不生土，脏腑不调，食少便溏，及中寒腹痛，身痛拘急，蜷卧沉重，⑥《全国中药成药处方集》：五更肾泄；命门火衰，食入于胃，无火煎熬，难以熟腐，腹痛腰酸，肠鸣下气。

枣附丸

【方源】《普济方》卷二二六引《太平惠民和剂局方》。

【组成】大附子三个，晋枣一百个。

【用法】上用晋枣五十个，煮附子至五分软，去皮脐，别用晋枣五十个，再煮附子软，切片，焙干，捣为细末，以枣肉为丸，如梧桐子大。每服二三十丸，空心米饮送下。

【功用】①《普济方》引《太平惠民和剂局方》：资血气，进饮食。②《普济方》引《十便良方》：益脾壮气。

【主治】①《普济方》引《太平惠民和剂局方》：诸虚不足，脏腑不调。②《普济方》引《十便良方》：脾气虚弱，大肠冷滑，脏腑泄泻，米谷不化，饮食短气。

木香散

【方源】《太平惠民和剂局方》卷六。

【组成】附子（去皮脐，醋煮，切片，焙干）、赤石脂各十两，丁香、木香、当归（去芦，洗，焙）、肉豆蔻仁（炮）、甘草各二十两，藿香叶（洗，焙）四十两，诃子皮十五两。

【用法】上为末。每服一大钱，水一盏半，加生姜二片，大枣一个，同煎至六分，空心食前温服。

【主治】脾胃虚弱，内夹风冷，泄泻注下，水谷不化，脐下绞痛，腹中雷鸣，胸膈痞闷，胁肋虚胀。及积寒久利，肠滑不禁，肢体羸弱，不进饮食。

诃黎勒散

【方源】《太平惠民和剂局方》卷六。

【异名】诃子皮散（《鸡峰普济方》卷十二）。

【组成】青皮（去瓤）、诃子皮各四十两，附子（炮，去皮脐）十斤，肉桂（去粗皮）五斤，肉豆蔻（面裹煨令熟）四十两。

【用法】上为末。每服三钱，水一盏半，加生姜三片，同煎七分，食前温服。

【主治】脾胃虚弱，内挟冷气，心胁脐腹，胀满刺痛，呕吐恶心，饮食减少，肠鸣泄利水谷不化，怠惰少力，渐向瘦弱。

助脾煎

【方源】《鸡峰普济方》卷十二。

【组成】人参、荜茇、胡椒、荜澄茄、桂各一两，白术、干姜、良姜、附子各一两半。

【用法】上为细末，水煮面糊为丸，如梧桐子大。每服二十丸，食前米饮送下。

【主治】脾胃虚寒，腹痛泄泻，饮食无味。

附子理中汤

【方源】《三因极一病证方论》卷二。

【异名】理中汤（《医方类聚》卷五十八引《澹寮》）、附子补中汤（《准绳类方》卷六）、参附理中汤（《医略六书》卷二十六）。

【组成】大附子（炮，去皮脐）、人参、干姜（炮）、甘草（炙）、白术各等分。

【用法】上剉散。每服四大钱，水一盏半，煎至七分，去滓服，不拘时候。口噤则斡开灌之。

【功用】《医方考》：补虚回阳，温中散寒。

【主治】脾胃虚寒，腹痛食少，泄利呕逆，口噤肢厥，以及寒厥痼冷，霍乱脏毒，阴斑瘴毒，喉肿疮疡，口舌生疮，脉沉迟或沉细，并治阴盛格阳，发热烦躁。

附录一　古代附子经典常用方剂

沉香桂附丸

【方源】《医学发明》卷六。

【组成】附子（炮，去皮脐）、沉香、干姜（炮）、良姜（剉，炒）、官桂（去皮）、茴香（炒）、川乌头（炮，去皮脐，剉作小块子如豆大，再炒令黄用）、吴茱萸（汤浸，洗去苦，炒）各一两。

【用法】上为细末，用好醋煮面糊为丸，如梧桐子大。每服五七十丸，空腹、食前以熟米饮送下，每日二次。

【功用】①《卫生宝鉴》：退阴助阳，除脏腑冷气。②《医略六书》：回阳逐邪。

【主治】①《卫生宝鉴》：中气虚弱，脾胃虚寒，饮食不美，气不调和，脏腑积冷，心腹疼痛，胁肋膨胀，腹中雷鸣，面色不泽，手足厥冷，便利无度；及下焦阳虚，疝痛引小腹不可忍，腰屈不能伸，喜热熨稍缓。②《普济方》：中寒心腹冷痛，霍乱转筋。

附子温中汤

【方源】《卫生宝鉴》卷二十三。

【组成】干姜（炮）、黑附子（炮，去皮脐）各七钱，人参（去芦）、甘草（炙）、白芍药、白茯苓（去皮）、白术各五钱，草豆蔻（面裹煨，去皮）、厚朴（姜炙）、陈皮各三钱。

【用法】上㕮咀。每服五钱或一两，以水二盏半，加生姜五片，煎至一盏三分，去滓，食前温服。

【主治】中寒腹痛自利，米谷不化，脾胃虚弱，不喜饮食，懒言语，困倦嗜卧。

建中丸

【方源】《瑞竹堂方》卷二。

【组成】大附子（炮，去皮脐）、大川乌（炮，去皮脐）、桂心、胡椒、荜茇、干姜、良姜（炒）、吴茱萸（去核，汤泡）各等分。

【用法】上为细末,醋糊为丸,如梧桐子大。每服五七十丸,空心、食前米饮送下。

【功用】常服宽中,健脾养胃,育真固气。

【主治】脾胃气弱,冒犯风冷,腹痛肠鸣泄泻,手足冷,面色青白,下部虚寒,中满气短。

生附四君子汤

【方源】《保婴撮要》卷三。

【异名】生附四君汤(《景岳全书》卷六十二)。

【组成】人参、白术、附子、木香、茯苓、橘红、甘草各等分。

【用法】上为末。每服五、七分,加生姜、大枣,水煎服。

【主治】小儿脾胃虚弱,吐泻不思乳食。

补元散

【方源】《痘疹传心录》卷十七。

【组成】人参、白术、茯苓、附子、木香、肉豆蔻、生姜、大枣。

【用法】水煎服。

【主治】泻利久,脾胃虚,肢冷,脉沉微。

四维散

【方源】《景岳全书》卷五十一。

【组成】人参一两,制附子二钱,干姜(炒黄)二钱,炙甘草一二钱,乌梅五分或一钱(酌其味之微甚,随病人之意用之)。

【用法】上为末,和匀,用水拌湿,蒸一饭顷,取起烘干,再为末。每服一二钱,温汤调下。

【主治】脾肾虚寒滑脱之甚,或泄痢不能止,或气虚下陷,二阴血脱不能禁者。

六神汤

【方源】《镐京直指》。

【组成】熟附子一钱五分,淡吴萸八分,鹿角霜三钱,五味子四分,炮姜八分,煨肉果一钱五,诃子肉一钱五,硫黄一钱(制)。

【用法】水煎服。

【主治】命门火衰,五更肾泻,真阳不能蒸腐水谷。

21. 肠道寄生虫病

乌梅丸

【方源】《伤寒论》。

【异名】乌梅丹(《普济方》卷三九九引《医方妙选》)、乌梅安胃丸(《饲鹤亭集方》)、杀虫乌梅丸(《全国中药成药处方集》兰州方)、安胃丸(《全国中药成药处方集》杭州方)。

【组成】附子六两(炮,去皮),乌梅三百枚,细辛六两,干姜十两,黄连十六两,当归四两,蜀椒(出汗)四两,桂枝(去皮)六两,人参六两,黄柏六两。

【用法】上药各为末,合治之,以苦酒渍乌梅一宿,去核,蒸之五斗米下,饭熟,捣成泥,和药令相得,纳臼中,炼蜜为丸,如梧桐子大。每服十丸,食前以饮送下,一日三次。稍加至二十丸。

【功用】《医方集解》:温脏安蛔。

【主治】蛔厥,脘腹阵痛,烦闷呕吐,时发时止,得食则吐,甚则吐蛔,手足厥冷,或久痢不止,胃腑发咳。现用于胆道蛔虫病。

①《伤寒论》:蛔厥者,其人当吐蛔,今病者静而复时烦者,此为脏寒。蛔上入其膈,故烦,须臾复止,得食而呕,又烦者,蛔闻食臭出,其人常自吐蛔。又主久痢。②《圣济总录》:产后冷热痢,久下不止。③《玉机微义》:胃腑发咳,咳而呕,呕甚则长虫出。④《寿世保元》:胃冷,蛔虫上攻,心痛呕吐,四肢冷。⑤《谦斋医学讲稿》:肝脏正气虚弱而寒热错杂之证,久病腹痛、呕吐、下痢、蛔厥。

22. 发落

白芷膏

【方源】《刘涓子鬼遗方》卷五。

【组成】附子、白芷、蔓荆子、防风、川芎、茼草、细辛、黄芩、当归、蜀椒各一两（去汗，闭口），大黄一两半，马鬐膏五合（此所用无多）。

【用法】上切，以腊月猪脂三升合诸药，微火煎三上下，白芷色黄膏成。洗头泽发，勿近面。

【功用】生发。

【主治】头秃。

生发须膏

【方源】《千金翼方》卷五。

【组成】附子、荆实各二两，松叶、柏叶各三两，乌鸡脂三合。

【用法】上㕮咀，合盛新瓦瓶中，阴干。百日出，捣以马鬐膏，和如薄粥，涂头发如泽法，裹絮中，无令中风。三十日长。

【功用】生发。

附子松脂膏

【方源】《外台秘要》卷三十二引《千金翼方》。

【异名】松脂膏（《太平圣惠方》卷四十一）。

【组成】附子、松脂各二两，蔓荆子四两（捣筛）。

【用法】以乌鸡脂和，瓷器盛，密缚头，于屋北阴干，百日药成。马鬐膏和，以敷头如泽。

【功用】生发。

长发膏

【方源】《外台秘要》卷三十二引《集验方》。

【组成】附子（炮）、蔓荆子、细辛、石南草、续断、皂荚、泽兰、防风、杏仁（去皮）、白芷、零陵香、藿香、马鬐膏、熊脂、猪脂各二两，松叶（切）半升，莽草。

【用法】上咬咀，以苦酒渍一宿，明旦以脂膏等煎，微微火，三上三下，以白芷色黄膏成。用以涂头中。甚妙。

【主治】头风痒，白屑风头。

生发方

【方源】《外台秘要》卷三十二引《深师方》。

【组成】大黄六分，附子、蔓荆子一升，白芷、防风、川芎、莽草、辛夷、细辛、椒当归、黄芩各一两，马鬐膏五合，猪膏三升。

【用法】上药煎至白芷色黄，先洗后敷。

【主治】发落。

生发药

【方源】《女科百问》卷上。

【组成】蔓荆子、青葙子、莲子草各一两，附子二个，头发灰一匙。

【用法】上为末。以酒渍，纳瓷器中，封闭经二七日药成，以乌鸡脂和。先以米泔洗发，然后敷之。

【主治】妇人少年发少，因血海弱，则经脉虚竭，不能荣润，故发少而秃，或有纯赤黄者。

金主绿云油

【方源】《医方类聚》卷八十三引《必用全书》。

【组成】附子、蔓荆子、南没石子、诃子肉、踯躅花、白芷、沉香、防风、覆盆子、生地黄、零陵香、芒硝、莲子草、丁皮各等分。

【用法】入卷柏三钱洗净晒干，各细剉，炒黑色，以宽纸袋盛，入瓷罐内。每用药三钱，以清香油半斤浸药，厚纸封七日。每遇梳头净，手蘸油摩顶心，令热，入发窍，不十日，秃者生发，赤者亦黑。妇人用不秃,发黑如漆;已秃者,旬日生发。

【功效】生发。

二、外科方剂

1. 痈疽疮疡

薏苡附子败酱散

【方源】《金匮要略》卷中。

【异名】附子汤(《圣济总录》卷一二九)、薏苡附子散(《证治准绳·疡医》卷二)、败酱散(《校注妇人良方》卷二十四)、薏苡败酱汤(《张氏医通》卷十四)。

【组成】附子二分,薏苡仁十分,败酱五分。

【用法】上为末。每取方寸匕,以水二升,煎减半,顿服。小便当下。

【功用】《中医方剂学》:排脓消肿。

【主治】肠痈之为病,其身甲错,腹皮急,按之濡,如肿状,腹无积聚,身无热,脉数,此为肠内有痈脓。

神黄膏

【方源】《肘后备急方》卷八。

【组成】附子、黄连、黄柏、雄黄、水银、藜芦各一两,胡粉二两。

【用法】上为细末,以腊月猪脂一斤,和药调器中,急密塞口,蒸五斗米,下熟出,纳水银,又研令调,密藏之。有诸疮,先以盐汤洗,乃敷上。无不愈者。

【主治】诸恶疮,头疮,百杂疮。

神明白膏

【方源】《肘后备急方》卷八。

附录一 古代附子经典常用方剂

【组成】当归、细辛各三两,吴茱萸、川芎、蜀椒、白术、前胡、白芷各一两,附子三十枚。

【用法】上切,煎猪脂十斤,炭火煎一沸即下,三上二下,白芷黄膏成,去滓,密贮。看病在内,酒服如弹丸一枚,一日三次;在外,皆摩敷之;目病,如黍米大,纳两眦中,以目向风,无风可扇之;疮、虫齿,亦得敷之。

【主治】中风恶气,头面诸病,青盲,风目,烂眦,鼻塞,耳聋,寒齿痛,痈肿䘌痔,金疮癣疥,缓风冷者。

蛇衔膏

【方源】《肘后备急方》卷八。

【异名】细膏。

【组成】蛇衔、大黄、附子、当归、芍药、细辛、黄芩、椒、莽草、独活各一两,薤白干四茎。

【用法】上药以苦酒淹渍一宿,猪脂三斤,合煎于七星火上令沸,绞去滓,每服如弹丸一枚,温酒调服,一日二次;病在外,敷之;耳,以绵裹塞之;目病,如黍米注眦中。

【主治】痈肿,金疮瘀血,产后血积,耳目诸病,牛领马鞍疮。

白膏

【方源】《千金要方》卷六。

【组成】附子十五枚,野葛一尺五寸,蜀椒一升。

【用法】上㕮咀,以醋渍一宿,猪膏一斤,煎令附子黄,去滓。涂之,一日三次。

【主治】面皯疱、疥、痈、恶疮。

内补散

【方源】《千金要方》卷二十二。

【组成】附子、防风各一两,蜀椒、干姜各二分,白蔹一两,黄芩、人参各二分,桂心一分,甘草一两,小豆一合半,川芎二两。

【用法】上药治下筛。每服方寸匕,酒送下,日三夜二。

【主治】痈疽发背。

附子炙

【方源】方出《千金要方》卷二十二,名见《串雅外编》卷二。

【组成】附子。

【用法】削令如棋子,安肿上,以唾贴之,乃灸之,令附子欲焦。复唾湿之,乃重灸之,如是三度,令附子热气彻内即愈。

【主治】①《千金要方》:肉中如眼,诸药所不效者。②《串雅外编》:痈疽久漏,疮口冷,脓水不绝,内无恶肉。

青龙五生膏

【方源】《千金要方》卷二十二。

【组成】附子、蜀椒、川芎各五分,生梧桐皮、生龙胆、生桑白皮、生青竹茹、生柏白皮各五两,蜂房、猬皮、蛇蜕皮各一具,雄黄、雌黄各一两。

【用法】上㕮咀。以三年苦酒二斗,浸药一宿,于炭火上炙干,捣,下细筛,以猪脂二升半,于微火上煎,搅令相得如饴,着新未中水白瓷器中盛。稍稍随病深浅敷之,并以清酒服如枣核,每日一次。

【主治】痈疽,痔漏,恶疮脓血出背。

食恶肉膏

【方源】《千金要方》卷二十二。

【组成】附子(生用)、大黄、川芎、莽草、珍珠、雌黄各一两,白蔹、矾石、黄芩、茴茹各二两,雄黄半两。

【用法】上㕮咀。以猪脂一升半,煎六沸,去滓,纳茴茹、矾石末,搅调敷疮中,恶肉尽乃止。

【功用】《普济方》:去恶肉。

【主治】《普济方》：痈疽及发背、诸恶疮。

大麻子赤小豆汤

【方源】《千金翼方》卷二十四。

【组成】附子（炮）、射干各三两，大麻子（熬）、赤小豆各五升，生商陆二升（薄切之），升麻四两。

【用法】以水四斗，煮诸药，取二斗五升，去滓，研麻子令破，以麻子汁煮豆，令极熟，去滓，可得六七升，一服一升，一日一夜令尽。

【主治】疮痈毒气深重，毒肿无定处，或恶寒，或心腹刺痛、烦闷者。

大黄膏

【方源】《外台秘要》卷二十三引《经效方》。

【组成】附子四分（炮），大黄六分，细辛三分，连翘四分，巴豆一分。

【用法】上药以苦酒浸一宿；以腊月猪膏煎三上三下，去滓，以绵滤之，用敷之，一日三五次。

【主治】痈肿，瘰疬核不消。

生肉膏

【方源】《外台秘要》卷二十三引《深师方》。

【组成】附子（炮）、真当归、甘草、白芷、川芎各一两，薤白一两，生地黄三两。

【用法】上㕮咀，以猪膏三升半合煎白芷色黄，去滓。稍以敷疮上，日三。

【主治】痈瘤溃漏，及金疮百疮。

当归贴

【方源】《外台秘要》卷二十四引《古今录验》。

【组成】附子一分（炮），当归一分，蛴螬一分，丹参一分，蜡蜜一分，栀子十个，桂心一分，胶一分。

【用法】上合煎，以贴疮上。

【主治】诸痈疮发背有脓血。

卓氏白膏

【方源】《外台秘要》卷二十四引范汪方。

【异名】当归散（《普济方》卷二八三）。

【组成】附子（炮）、当归、细辛、川芎、续断、牛膝、通草、甘草（炙）、白芷各二两，蜀椒三合，芍药、黄芪各一两。

【用法】上哎咀。以猪膏二升，煎之微火上，以白芷色黄，药成，绞去滓。以敷疮上，每日三次。

【主治】痈疽，发背，金疮已坏及未败火疮，诸瘙疥患。

芫黄散

【方源】《太平圣惠方》卷六十四。

【组成】附子三分（炮裂，去皮脐），芫荑一两（微炒），藜芦一两（去芦头），硫黄半两，青矾半两，雄黄半两（细研），苦参三分（剉）。

【用法】上为末。先以温水洗疮去痂，干拭，以生油调涂之。

【主治】冷疮久不愈。

附子散

【方源】《太平圣惠方》卷六十四。

【组成】附子半两（炮裂，去皮脐），川椒一分（去目），白矾三分（烧令汁尽，研细），腻粉二钱，雄黄一分（研细）。

【用法】上附子、椒二味为末，次加白矾、腻粉、雄黄，相和令匀。每使时，以清麻油调令得所，以敷疮上，一日换二次。

【主治】冷疮，日夜发歇疼痛。

附录一 古代附子经典常用方剂

附子膏

【方源】《太平圣惠方》卷六十五。

【组成】附子一枚（别捣为末），鲫鱼一枚（长五寸），乱发如鸡子大，猪脂四两。

【用法】先以猪脂煎鱼、乱发令消，滤去滓，入附子末，熟搅成膏，旋取涂之。

【主治】一切疥癣、恶疮不愈。

附子涂敷方

【方源】《普济方》卷二九三。

【组成】附子一枚（捣末），鲫鱼一个（去肚肠）。

【用法】上将附子末纳鱼肚中满，以泥固济，炭上火烧通赤，取出去泥，研细为末。冷敷疮口内，一日三五次。以愈为度。

【主治】漏疮昼开出脓，夜复合。

回阳汤

【方源】《外科枢要》卷四。

【异名】托里回阳汤（《保婴撮要》卷十五）、回阳酒（《疡科选粹》卷一一）。

【组成】附子（炮）、干姜（炮）各二钱，人参、白术、黄芪各三钱，当归、陈皮、甘草（炙）各二钱，柴胡、升麻各五分。

【用法】酒、水煎服。不应，姜、附倍之。

【主治】脾肾虚寒，疮属纯阴，或药损元气，不肿痛，不腐溃；或腹痛泄泻，呕吐厥逆，或阳脱陷。

2. **外科创伤**

败弩散

【方源】《刘涓子鬼遗方》卷二。

【组成】附子四分（炮），干地黄十分，干枣三枚，杜仲二分，当归四分，故败弩筋（烧灰）五分。

【用法】上为末。每服方寸匕，温酒送下，日三夜一服。

【主治】金疮弓弩所中，筋急屈伸不得。

内塞散

【方源】《千金要方》卷二十五。

【异名】黄芪散（《普济方》卷三〇三）。

【组成】附子半两，黄芪、当归、川芎、白芷、干姜、黄芩、芍药、续断各二两，细辛一两，鹿茸三两。

【用法】上药治下筛。先食酒服五分匕，每日三次。稍增至方寸匕。

【主治】①《千金要方》：金疮。②《普济方》：金疮去血多，虚竭，疼痛羸弱。

弩筋散

【方源】《千金翼方》卷二十。

【组成】附子（炮，去皮）、当归各一两，故败弩筋五分（烧作灰），秦艽五分，杜仲半两（炙），大枣三个，干地黄二两半。

【用法】上为散。每服一方寸匕，以温酒送下，一日三次，稍加至二七，以知为度。

【主治】弓弩所中，筋急不得屈伸。

生肌白膏

【方源】《外台秘要》卷二十九引范汪方。

【组成】附子、当归、白蔹各十八铢（去皮），白芷一两六铢，干地黄一两半，川芎一两六铢，甘草半两（炙），蜀椒二合半（汗）。

【用法】上咬咀，以猪脂五斤合煎，三上三下，药成去滓。涂疮上，一日二次。

【主治】金疮。

野葛蛇衔膏

【方源】《外台秘要》卷二十九引《肘后备急方》。

【组成】附子各 两半（去皮），当归、蛇衔、蔷薇根、续断、野葛各二两，防风、黄芩、泽兰各一两，松脂、柏脂各三两。

【用法】上㕮咀，以猪脂二斤煎之，别以白芷一枚纳中，候色黄即膏成，去滓，滤，以密器收贮之。涂疮。无问大小皆愈，不生脓汁也。

【主治】金疮。

白芷膏

【方源】《太平圣惠方》卷六十八。

【组成】附子三分（去皮脐），白芷一两半，生干地黄一两半，甘草半两，当归三分，白蔹三分，川椒二合。

【用法】上剉细。以绵裹，用猪脂三斤，煎白芷焦黄，膏成，滤去滓，收盒器中。每取涂于疮上。

【功用】生肌。

【主治】金疮。

三、妇人经带胎产诸疾方剂

竹叶汤

【方源】《金匮要略》卷下。

【异名】竹叶防风汤（《活人书》卷十九）。

【组成】附子一枚（炮），竹叶一把，葛根三两，防风、桔梗、桂枝、人参、甘草各一两，大枣十五个，生姜五两。

【用法】以水一斗，煮取二升半，分三次温服。温覆使汗出。

【功用】《金匮发微》：清太阳、阳明风热，温脾脏之虚寒。

【主治】产后中风，发热面正赤，喘而头痛。

羊肉杜仲汤

【方源】《千金要方》卷三。

【组成】羊肉四斤,附子、杜仲、紫菀各三两,五味子、细辛、款冬花、人参、厚朴、川芎、萆薢、甘草、黄芪各二两,当归、桂心、白术各三两,生姜八两,大枣三十枚。

【用法】上㕮咀,以水二斗半煮肉,取汁一斗五升,去肉纳药,煎取三升半,去滓,分五服,日三夜二。

【主治】产后腰痛咳嗽。

当归汤

【方源】《千金要方》卷三。

【组成】附子各一两,当归三两,干姜、白术各二两,川芎二两半,甘草、白艽(熟者)、龙骨三两。

【用法】上㕮咀。以水六升,煮取二升,去滓,分三服,一日令尽。

【主治】产后下痢赤白,腹痛。

阿胶丸

【方源】《千金要方》卷三。

【组成】阿胶四两,附子、人参、甘草、龙骨、桂心、干地黄、白术、黄连、当归各二两。

【用法】上为末,炼蜜为丸,如梧桐子大。每服二十丸,温酒送下,一日三次。

【主治】产后虚冷洞下,心腹绞痛,兼泄泻不止。

独活汤

【方源】《千金要方》卷三。

【异名】独活散(《太平圣惠方》卷七十八)。

【组成】独活五两,防风、秦艽、桂心、白术、甘草、当归、附子各二两，葛根三两，生姜五两，防己一两。

【用法】 上㕮咀。以水一斗二升，煮取三升，去滓，分三次服。

【主治】 ①《千金要方》：产后中风，口噤不能言。②《太平圣惠方》：产后角弓反张，手足硬强，顽痹不仁。

大补益当归丸

【方源】《千金要方》卷四。

【异名】 当归丸（《太平惠民和剂局方》卷九）、内补当归丸（《仁斋直指方》卷二十六）、大效内补丸（《世医得效方》卷十五）。

【组成】 当归、川芎、续断、干姜、阿胶、甘草各四两，白术、吴茱萸、附子、白芷各三两，桂心、芍药各二两，干地黄十两。

【用法】 上为末，炼蜜为丸，如梧桐子大。每服二十丸，酒送下，日三夜一。不知，加至五十丸。

【主治】 产后虚羸不足，胸中少气，腹中拘急疼痛，或引腰背痛；或所下过多，血不止，虚竭乏气，昼夜不得眠；及崩中，面目脱色，唇干口燥；亦治男子伤绝，或从高堕下，内有所伤，脏虚吐血，及金疮伤犯皮肉。

禹余粮丸

【方源】《圣济总录》卷一五四。

【组成】 禹余粮（煅，醋淬七遍）二两，木贼（剉，炒）半两，干姜（炮）、龙骨、附子（炮裂，去皮脐）各一两，白芷、当归（切，焙）、川芎各半两。

【用法】 上为末，煮面糊为丸，如梧桐子大。每服三十丸，食前温酒送下。

【主治】 妊娠胎动腹痛，下血不止。

附子丸

【方源】《圣济总录》卷一六三。

【组成】附子（炮裂，去皮脐）、人参、当归（切，焙）、熟干地黄（焙）、桂（去粗皮）、延胡索、威灵仙（去苗土）各一两。

【用法】上为末，炼蜜为丸，如弹子大。每服一丸，细嚼，温酒送下，胡桃茶亦得，不拘时候。

【主治】产后腰痛不可忍。

附子汤

【方源】《圣济总录》卷一六四。

【组成】附子（炮裂，去皮脐）半两，桂（去粗皮）二两，生干地黄（焙）三两，甘草（炙令黄）、芍药各一两。

【用法】上判，如麻豆大。每服三钱匕，水一盏，加生姜三片，大枣二枚（擘破），煎至七分，去滓温服，不拘时候。

【主治】产后荣血虚损，汗出日夕不止，形体困怠。

乌鸡煎丸

【方源】《太平惠民和剂局方》卷九（续添诸局经验秘方）。

【异名】大乌鸡丸（《普济方》卷三二七）。

【组成】乌雄鸡一只，附子（炮，去皮脐）、草果、延胡索、熟干地黄（洗，焙）、木香、琥珀、肉豆蔻各半两，陈皮、红花、川乌（炮）、海桐皮、白芍药、肉桂（去粗皮）、蓬莪术各二两，苍术（米泔浸，切，焙）一两半，人参（去芦）、白术、石床、牡丹皮、黄芪、乌药各一两。

【用法】上判细，用乌鸡一只，汤浸去毛及肠肚，将上件药，安放鸡肚中，用新瓷罐、好酒一斗，同煮令干．去鸡骨，以油单盛，焙干为细末，炼蜜为丸，如梧桐子大。每服三十丸，胎前产后伤寒，蜜糖酒送下；胎前气闷壮热，炒姜酒送下；赤白带下，生姜、地黄煮酒送下；产后败血攻心，童便炒姜酒送下；产后血块攻筑，心腹疼痛，元胡酒送下；胎前呕逆，姜汤送下；催生，炒蜀葵子酒送下；安胎，盐酒送下；室女经脉当通不通，四肢疼痛，煎红花酒送下；血气攻心，心腹疼痛，煎当归酒送下；血晕，棕榈烧灰酒送下；血邪，研朱砂、麝香酒送下；血闷，煎乌梅汤研朱砂送下；子宫久冷，温酒或枣汤送下，空腹日一服；血风劳，人参酒送下；心腹绞痛，炒茴香盐酒送下；血散四肢，遍身虚浮黄肿，赤小豆酒送下；常服，温酒、醋汤任下，并空心食前服。

【主治】妇人胎前产后诸般疾患。

调中汤

【方源】《产育宝庆集》卷上。

【组成】附子（炮）、良姜、当归、桂心、芍药、川芎各一两，甘草（炙）五钱。

【用法】上咬咀。每服三钱匕，水三盏，煎一盏，去滓，热服。

【主治】产后腹痛兼泻痢。由产后肠胃虚怯、寒邪易侵，若未满月，饮冷当风，则腹痛阵作，或如锥刀所刺，水谷不化，洞泄肠鸣，或下赤白，或走痛不定。

理阴煎

【方源】《景岳全书》卷五十一。

【异名】理营煎（《仙拈集》卷一）。

【组成】熟地三五七钱或一二两，当归二三钱或五七钱，炙甘草一二钱，干姜（炒黄色）一二三钱（或加桂肉一二钱）。

【用法】水二盅，煎七八分热服。

【功用】①《重订通俗伤寒论》：滋补脾阴，温运胃阳。②《不居集》：温补阴分，托散表邪。

【主治】脾肾阴阳两虚，喘满，呕逆，泻痢，腹痛，经迟。

①《景岳全书》：脾肾中虚等证宜温润者。真阴虚弱，胀满呕哕，痰饮恶心，吐泻腹痛，妇人经迟血滞之证。②《幼幼集成》：小儿肾肝亏败，不能纳气，浮散作喘。③《妇科玉尺》：妇人脏寒忽呕，胎气不安；产后脾气虚寒，呕吐食少腹痛；产后阳虚中寒，或外感寒邪，以致心腹

痛，呕吐厥逆。④《罗氏会约医镜》：妇人血亏阳虚经后期者；脾肾虚寒，血色紫黑，脉或大而无力，及大吐大下，或外假热等证。小儿脾肾阴阳俱虚，慢脾等证。⑤《成方便读》：营阴虚弱，寒水内乘，或久虚泻痢。

参归饮

【方源】《医学集成》卷三。

【组成】附子、人参、当归、炮姜、枣仁。

【主治】产后心慌自汗。

附子方

【方源】《胎产指南》卷七。

【异名】附子汤（《嵩厓尊生》卷十四）。

【组成】附子五分，白术二钱，当归二钱，陈皮四分，干姜四分，丁香四分，甘草四分，人参二钱。

【用法】上为细末。每服二钱，粥饮调下。

【主治】①《胎产指南》：产后吐痢霍乱，手足逆冷，问无块痛。②《嵩厓尊生》：霍乱，气血虚损，伤食感寒，痛止而手足冷者。

附子散

【方源】《胎产心法》卷下。

【组成】附子五分（制），人参、白术（土炒）各一钱，当归二钱，陈皮、丁香、干姜各四分。

【用法】上为末。每服二钱，粥饮调下。

【主治】产后无块痛，霍乱吐泻，手足厥冷。

调胃汤

【方源】《医略六书》卷三十。

【组成】炮附子一钱半，人参一钱半，白术（炒）一钱半，白芍（酒炒）一钱半，茯苓三钱，肉桂（去皮）一钱半，吴萸（醋泡炒）八分，炙甘草五分，川芎八分。

【用法】水煎去滓,温服。

【主治】产后呕吐,脉虚细者。

调中汤

【方源】《盘珠集》卷中。

【组成】附子(制)、当归、白芍(炒)、川芎、甘草(炙)、肉桂。

【主治】产后泻痢。产后未满月,风邪乘虚袭之,留于肓膜,散于胸胁,故腹中阵阵作痛,水谷不化,肠鸣泄泻。

补肾益键汤

【方源】《罗氏会约医镜》卷十五。

【组成】肉桂、附子(制)各一钱半,熟地四钱,山药、枣皮、益智仁、补骨脂(盐炒)各二钱,杜仲(盐炒)、。

【用法】早晨服本方,大补阴阳汤中午服,每日同进为妙。

【主治】产后肾阳不足,不能关键,小便失常。

四、五官口齿科方剂

1. 牙痛

川芎散

【方源】方出《千金要方》卷六,名见《普济方》卷六十五。

【组成】附子、川芎、细辛、防风、矾石、藜芦、莽草各等分。

【用法】上为末。绵裹如弹子大,酒浸,安所患处,含之勿咽,每日三次。刺破极佳。

【主治】齿痛。

川芎汤

【方源】《外台秘要》卷二十二引《古今录验》。

【组成】附子一两(炮),细辛一两,川芎二两。

【用法】上切。以水六升,煮取二升,去滓,含之少许,冷即吐却,每日三四次。勿咽汁。

【主治】齿中风;疼痛,龋肿。

矾石散

【方源】《外台秘要》卷二十二引《必效方》。

【组成】矾石(烧令汁尽)、藜芦(炙)、防风、细辛、干姜、白术、椒(汗)、甘草(炙)、蛇床子、附子(炮)各八分。

【用法】上为散。每服方寸匕,温酒半升,搅调含之,漱吐勿咽之,一日三次。更以空酒漱去药气,然后吃食,百日齿已落者还生。

【主治】牙齿疼痛,风龋虫食,挺根出,齿已落者。

乌头丸

【方源】《太平圣惠方》卷三十四。

【组成】川乌头一分(生用),附子一分(生用)。

【用法】上为末,面糊为丸,如小豆大。以绵裹一丸,于痛处咬之。以愈为度。

【主治】牙痛。

莽草散

【方源】《太平圣惠方》卷三十四。

【组成】莽草一两,细辛一两,枳壳半两(去瓤),附子一钱(生用,去皮脐),川椒一分(去目及闭口者,微炒去汗)。

【用法】上为末。每用半两,以水二大盏,煎至一盏,去滓,热含冷吐,不得咽之。

【主治】牙痛连颊肿。

胡桐泪散

【方源】《太平圣惠方》卷三十四。

【组成】胡桐泪一分,川升麻一分,白矾灰一分,细辛、独活、麝香(细研)、当归、附子(炮裂,去皮脐)、白芷各半分。

【用法】上为细散。夜临卧时,先揩齿,漱口令净,用少许贴之。

【功用】牢牙定痛。

【主治】齿痛。

经效蟾酥丸

【方源】《太平圣惠方》卷三十四。

【异名】蟾酥丸(《普济方》卷六十五引《济生方》)。

【组成】蟾酥一字,生附子角二豆大,巴豆一枚(去皮,研),麝香少许。

【用法】上为末,蒸饼为丸,如黍米大,以新棉裹一丸咬之。有涎即吐却。

【主治】牙疼不可忍。

牡蛎散

【方源】《圣济总录》卷一一九。

【组成】牡蛎(煅,研)、伏龙肝、附子(炮裂,去皮脐)、白矾(煅,研)各半两。

【用法】上为散,以酒和如泥。每用一钱,于患处涂贴,吐津。

【主治】牙疼连牙关急,口眼相引,木舌肿强不能转。

附子丸

【方源】《圣济总录》卷一二〇。

【组成】附子一两(去皮脐,生用)、胡椒、荜茇、黄蜡各一分。

【用法】上将前三味为末,熔蜡为丸,如梧桐子大。每用绵裹一丸,以患牙咬之,如蚛,安在蚛窍内。

【主治】久患牙疼及齿蚛。

附子汤

【方源】《圣济总录》卷一二〇。

【组成】附子(生用)一枚,防风(去叉)一两,细辛(去苗叶)、独活(去芦头)、甘草(炙)各三分,莽草(炒)一分,川芎半两。

【用法】上为粗末。每用五钱匕,以水二盏,煎十余沸,去滓,热漱冷吐,一日三五次。

【主治】牙齿风痛,不得眠睡。

附子膏

【方源】《鸡峰普济方》卷二十一。

【组成】生附子(大者)一枚,生乌头一个。

【用法】上为细末,以酽醋调成膏。只作一剂涂。

【主治】牙疼,腮亦肿痛。

沉香散

【方源】《鸡峰普济方》卷二十一。

【组成】沉香、川升麻、细辛、白芷、地骨皮各一两,黑附子(生用)一分。

【用法】上为细末。每用一钱,白汤煠温温,冷即吐了。

【主治】老人久患冷牙疼不可忍者。

附子丸

【方源】《普济方》卷六十六。

【组成】附子半两(生用),马夜眼一枚(炙令干)。

【用法】上为末,以糯米饭为丸,如绿豆大。绵裹一丸,于痛处咬之,有涎吐却。

【主治】牙痛。

定痛散

【方源】《普济方》卷六十八引《肘后备急方》。

【组成】附子一个(生,去皮脐)。

【用法】上为末,熔蜡为丸,如粟米大。每用一丸,绵裹纳蛀孔中。

一方为末，用生姜汁调，擦患处，良久，温盐汤盥漱。

【主治】蚰牙疼痛。

赴筵散

【方源】《医方类聚》卷二一二引《仙传济阴方》。

【组成】细辛、荜茇、附子皮、川乌皮。

【用法】上煎汤噙漱，口满吐之。

【主治】妇人牙疼颊肿，脾虚血弱，气不升降，受暴风热。

首乌散

【方源】《揣摩有得集》。

【组成】蒸首乌一两，当归五钱，川芎三钱（炒），生地黄三钱，防风一钱，土茯苓三钱，土贝母一钱半，连翘一钱，上元桂五分，附子五分，乌梅一钱（去核）。

【用法】竹叶、灯心为引，水煎服。

【主治】肾虚牙痛，两腮俱肿，饮食不能下咽。

2. 耳聋耳鸣

千金补肾丸

【方源】方出《千金要方》卷六，名见《寿世保元》卷六。

【组成】附子、山茱萸、干姜、巴戟天、芍药、泽泻、桂心、菟丝子、黄芪、干地黄、远志、蛇床子、石斛、当归、细辛、苁蓉、牡丹、人参、甘草各二两，菖蒲一两，羊肾二枚，防风一两半，茯苓三两。

【用法】上为末，炼蜜为丸，如梧桐子大。食后服十五丸，一日三次。加至三四十丸。

【功用】补肾。

【主治】肾虚劳聋、气聋、风聋、虚聋、毒聋、久聋、耳鸣。

赤膏

【方源】《千金要方》卷六。

【异名】丹参膏（《圣济总录》卷一一四）。

【组成】大附子二枚，桂心、大黄、白术、细辛、川芎各一两，干姜二两，丹参五两，蜀椒一升，巴豆十枚。

【用法】上咬咀。以苦酒二升，浸一宿，纳成煎猪肪三斤，火上煎，三上三下，药成，去滓，可服可摩。耳聋者，绵裹纳耳中，齿冷痛则着齿间，诸痛皆摩，若腹中有病，服如枣许大，酒调下。咽喉痛，取枣核大吞之。

【主治】耳聋，齿痛。

矾石膏

【方源】方出《千金要方》卷六，名见《普济方》卷五十三。

【组成】矾石、甘草、菖蒲、当归、细辛、防风、川芎、白芷、乌贼骨、附子、皂荚各半两，巴豆十四枚。

【用法】上切。三升酢渍一宿，以不中水鸡膏九合，煎三上三下，以巴豆黄，膏成去滓，纳雄黄末。搅调取枣核大，沥于耳内，绵塞之，一日换三次。

【主治】耳聋。

天雄鸡子方

【方源】方出《外台秘要》卷二十二引《古今录验方》，名见《普济方》卷五十四。

【组成】附子一枚，天雄一分，鸡子一枚。

【用法】上为末，取鸡子开一孔，取黄和药，却纳鸡子中，封合其头，还令鸡覆之。药成，以绵裹，塞所聋耳中，取愈为度。

【主治】久聋。

鱼脑膏

【方源】《外台秘要》卷二十二引《古今录验》。

【组成】生雄鲤鱼脑八分，当归六铢，菖蒲六铢，细辛六铢，白芷六铢,附子六铢。

【用法】上㕮咀。以鱼脑合煎,三沸三下之,膏香为成,滤去滓,冷。以一枣核人纳耳中,以绵塞之。

【主治】风聋年久,耳中鸣。

菖蒲散

【方源】《外台秘要》卷二十二引《备急方》。

【异名】附子丸(《圣济总录》卷一一四)、菖蒲丸(《三因极一病证方论》卷十六)。

【组成】菖蒲二两,附子二两(炮)。

【用法】上为末。以苦酒为丸,如枣核大。绵裹,卧即塞耳中,夜一易之。十日有黄水出便愈。

【主治】①《外台秘要》引《备急方》:耳聋。②《普济方》:卒痛不闻。

附子散

【方源】方出《太平圣惠方》卷三十六,名见《普济方》卷五十三。

【组成】附子一两(炮裂,去皮脐),桂心一两,五味子一两,木香一两,桃仁一两(汤浸,去皮尖双仁,麸炒微黄),白蒺藜一两(微炒,去刺)。

【用法】上为细散。每服二钱,空心以暖酒调下,夜临卧时再服。

【主治】风虚耳聋,头脑旋闷,四肢不利。

附子膏

【方源】方出《太平圣惠方》卷三十六,名见《普济方》卷五十三。

【组成】附子一分(炮裂寸去皮脐),甜瓜子一分,杏仁一分(汤浸,去皮尖双仁)。

【用法】子上和捣令熟,绵裹如枣核大,塞耳中,每日一换。

【主治】耳聋。

耳聋烧肾散

【方源】《太平圣惠方》卷三十六。

【组成】附子一两（炮裂，去皮脐），磁石一两（烧醋淬七遍，细研，水飞过），巴戟一两，川椒一两（去目及闭口者，微炒去汗）。

【用法】上为细散。每服用猪肾一只（去筋膜，细切），葱白、薤白各一分（细切），入散药一钱，盐花一字，和搅令匀，以十重湿纸裹，于塘灰火内烧熟，空腹细嚼，酒解薄粥下之。十日效。

【主治】耳聋。

附子丸

【方源】《圣济总录》卷一一四。

【组成】附子（炮裂，去皮脐）、菖蒲（米泔浸一宿，剉，焙）、矾石（熬令汁枯）、蓖麻子仁（研）、松脂（研）各一两，杏仁（去皮尖双仁，炒）二两，染烟脂半两。

【用法】上为末，熔黄蜡和捣如枣核大。针穿一孔子令透，塞耳中，每日一换。

【主治】耳聋出脓疼痛。

木通丸

【方源】《圣济总录》卷一一四。

【组成】附子（炮裂，去皮脐）、木通（剉）、细辛（去苗叶）、桂（去粗皮）、菖蒲、当归（切，焙）、甘草（炙，剉）、独活（去芦头）各半两，礜石（研如粉）各一分。

【用法】上为末，旋以葱汁为丸，如枣核大。绵裹塞耳中。

【主治】耳鸣耳聋。

附子散

【方源】《圣济总录》卷一一四。

【组成】附子（炮裂，去皮脐）、磁石（煅，醋淬七遍）、龙骨、菖蒲、藁本（去苗土）各一分。

【用法】上为散。以绵裹一钱匕，塞耳中。

【主治】耳聋。

黄连散

【方源】《圣济总录》卷一一五。

【异名】附子散。

【组成】附子（炮裂，去皮脐）一分，黄连（去根须）半两。

【用法】上为散。每以少许掺入耳中。

【主治】耵聍塞耳聋，坚强不得出。

甘草膏

【方源】《幼幼新书》卷三十三引《婴孺方》。

【组成】附子一两，甘草、黄芩、黄连、川芎、白芷、藁本、当归各三两。

【用法】上取猪脂四斤煎为膏，纳药煎三沸，至白芷黄，去滓。用枣大涂耳，敷鸡骨粉。

【主治】小儿耳聋、耵耳脓血出。

耳膏

【方源】《医方类聚》卷七十八引《御医撮要》。

【组成】附子一分，乳香、蓖麻子、通草各二分，磁石一两，巴豆六分，杏仁、桃仁各三分，松脂、蜡蜜各一两，菖蒲三分。

【用法】上件合煎。每以枣核大，绵裹塞耳内，旦换。

【主治】耳聋，耳内外肿出脓。

归元汤

【方源】《医学集成》卷二。

【组成】熟地二两，附子八钱，当归、人参、焦术、故纸、苡仁各五钱,芡实、山药、杜仲各三钱,炮姜二钱,防风一钱。

【主治】老年耳聋。

救脱汤

【方源】《类证治裁》卷二。

【组成】附子一钱,人参三两,黄芪三两,熟地、麦冬各一两,五味子一钱。

【主治】精脱耳聋。

五、其他

神明白膏

【方源】《千金要方》卷七。

【异名】白膏(《普济方》卷三一五)。

【组成】吴茱萸、蜀椒、川芎、白术、白芷、前胡各一升,附子三十枚,桂心、当归、细辛各二两。

【用法】上哎咀,醇苦酒于铜器中淹浸诸药一宿,以成煎猪膏十斤,炭火上煎三沸,三上三下,白芷色黄为候。病在腹内,温酒服如弹丸一枚,一日三次;目痛,取如黍米纳两眦中,以目向风,无风可以扇扇之;诸疮、痔、龋齿、耳鼻百病,皆以膏敷;病在皮肤,炙手摩病上,一日三次。

【功用】《普济方》:清头风。

【主治】中风恶气,头面诸病,青盲,风目,烂眦,管翳,耳聋,鼻塞、龋齿、齿根挺痛,及痈、痔、疮、癣、疥等。

(山东中医药大学 王均宁、于鹰)

附录二　已批准上市含附子的中药品种

阿魏麝香化积膏

【处方】阿魏250g，麝香10g，透骨草125g，千年健60g，钻地风60g，川牛膝60g，杜仲60g，附子60g，当归60g，防风60g，高良姜60g，甘草30g，川乌30g，草乌30g，白芷60g，穿山甲100g，细辛60g，肉桂60g。

【功能与主治】化痞消积，追风散寒，活血祛瘀。用于虚寒痞块，肚腹饱胀，腰腿疼痛，筋骨麻木，脾湿胃寒，妇女血寒，行经腹痛。

【用法与用量】温热软化，贴于患处。

【注意】孕妇忌。

【规格】每张净重9g。

【贮藏】置阴凉干燥处。

安阳固本膏

【处方】乌药36g，白芷36g，木通36g，当归36g，赤芍36g，大黄36g，续断36g，椿皮36g，川牛膝36g，杜仲36g，附子36g，锁阳36g，红花36g，巴戟天36g，艾叶72g，香附72g，肉桂72g，益母草72g，金樱子18g，血竭14.4g，乳香7.2g，没药7.2g，儿茶7.2g。

【功能与主治】温肾暖宫，活血通络。用于女子宫寒不孕，经前腹痛，月经不调；男子精液稀薄，精少，腰膝冷痛。

【用法与用量】加温软化,贴于脐部。

【注意】忌酒及辛辣、寒凉食物。孕妇忌用。

【规格】每张净重25g。

【贮藏】密闭,置阴凉干燥处。

八味肾气丸

【处方】熟地400g,山药(麸炒)200g,茯苓150g,五味子(醋炙)200g,肉桂50g,泽泻(盐制)150g,附子(制)50g,牡丹皮150g。

【功能与主治】温补肾阳。用于肾阳不足,腰痛膝软,消渴水肿,肾虚咳喘,小便频数,大便溏泻。

【用法与用量】口服,一次1丸,一日2次。

【注意】每丸重9g。

【贮藏】密封。

白花蛇膏

【处方一】麻黄210g,马钱子(生)300g,细辛45g,川乌(生)45g,当归150g,黄芪120g,甘草120g,艾叶300g,鳖甲240g,白花蛇90g,地龙15g,血余炭30g,威灵仙60g,穿山甲60g,蓖麻子60g,草乌(生)60g,干蟾15g,生姜120g,大葱180g,巴豆45g,乌梢蛇120g。

【处方二】冰片17g,硇砂8g,白附子(生)16g,天南星(生)8g,人参10g,羌活8g,肉桂10g,乳香18g,没药18g,防风6g,天麻8g,母丁香8g,桂枝8g,附子18g,白芥子10g,川芎8g,白芷8g。

【功能与主治】祛风寒,活血止痛。用于筋骨麻木,腰腿臂痛,跌打损伤,闪腰岔气,腹内积聚,受寒腹痛。

【用法与用量】用鲜姜或白酒搽净患处,将膏药温热化开,贴敷。

【注意】孕妇勿贴腹部。

附录二 已批准上市含附子的中药品种

【规格】每张净重18g,36g。

【贮藏】密闭,置阴凉处。

百补增力丸

【处方】六神曲(麸炒)160g,陈皮160g,白芍20g,麦芽(炒)40g,苍术(米泔水炒)80g,谷芽(炒)40g,山楂(炒)80g,枳壳(麸炒)40g,法半夏40g,川芎20g,厚朴(姜炙)40g,香附(醋炒)40g,茯苓3g,甘草40g,鹿角霜3g,泽泻3g,人参3g,大黄(炭)4g,棕榈(炭)10g,山药40g,附子(制)2g,荷叶320g,栀子(姜炙)3g,侧柏叶(炭)3g,山茱萸(酒炙)4g,当归5g,大蓟5g,小蓟5g,白茅根4g,牡丹皮4g,白术(麸炒)4g,肉桂3g,茜草4g,紫河车40g,黄芪(蜜炙)40g,黄芩40g,党参20g。

【功能与主治】开胃健脾,益气养血。用于肾水不足,脾胃失和引起的自汗盗汗,腰腿疼痛,精神疲倦,劳伤过度,咳嗽咯血,食欲不振,消化不良。

【用法与用量】口服,一次1~2丸,一日2次。

【规格】每丸重4.5g。

【贮藏】密闭,防潮。

保真膏

【处方】蛇床子105g,熟地黄105g,川楝子(打碎)105g,地黄105g,肉桂105g,苦杏仁105g,续断105g,附子105g,牛膝105g,菟丝子105g,木鳖子105g,谷精草105g,紫梢花105g,天冬105g,麦冬105g,肉豆蔻105g,肉苁蓉(酒炙)105g,甘草576g,鹿角胶168g,麝香31.5g,冰片672g,龙骨105g,蟾酥105g,赤石脂105g,阳起石105g,母丁香105g,乳香105g,没药105g,木香105g,沉香105g,雄黄105g,硫黄105g,制成1000张。

【功能与主治】温经益肾,暖宫散寒。用于肾气不固所致梦遗滑精,肾寒精冷,遗淋白浊,腰酸腹痛,妇女子宫寒冷,经血不调,经期腹痛。

【用法与用量】外用,一日1贴;冷天用温水浸泡,热天用凉水浸泡,揭去纸,捏扁放于布块当中,贴脐腹成肾俞穴(后腰)。

【禁忌】孕妇忌贴;忌生冷食物;皮肤对砷制剂过敏、患处有破损或肝肾功能不全者禁用。

【注意事项】①本品含雄黄,不宜长期、大面积使用;②使用本品应定期检查血、尿中砷离子浓度,检查肝、肾功能,如超过规定限度者立即停用;③贴后如周围发痒起泡,可将膏药揭下,数日后再贴。

【规格】每张净重15g。

【贮藏】密闭,置阴凉干燥处。

补肾斑龙片

【处方】鹿茸50g,酸枣仁(炒)50g,鹿角胶50g,柏子仁霜50g,鹿角霜50g,黄芪50g,人参30g,当归(酒炙)10g,淫羊藿(制)50g,附子(制)10g,肉苁蓉50g,熟地黄10g,韭菜子50g。

【功能与主治】补肾壮阳,填精益髓。用于肾虚,阳痿,早泄,遗精,性欲减退等症。

【用法与用量】口服,一次4~6片,一日3次。

【注意】高血压患者忌服。

【贮藏】密封。

补肾防喘片

【处方】地黄10g,熟地黄10g,淫羊藿(羊油炙)10g,补骨脂(盐炙)10g,菟丝子(盐炙)10g,山药10g,陈皮3g,附片6g。

【功能与主治】温阳补肾。用于预防和治疗支气管哮喘的季节性发作,慢性支气管炎咳喘等。

【用法与用量】口服,一次4~6片,一日3次。3个月为一个疗程。

【规格】每素片重0.25g。

【注意】少数患者服药后出现"生火"现象,可减服半量,并加服适量的六味地黄丸。

【贮藏】密封。

补肾填精丸

【处方】人参80g,鹿茸(酒炙)80g,牛鞭(滑石粉烫)40g,狗鞭(滑石粉烫)40g,黄芪240g,当归(酒炒)80g,肉苁蓉(酒炙)27g,阳起石(煅)80g,枸杞子480g,杜仲(盐炒)160g,附子(制)120g,菟丝子160g,熟地黄160g,淫羊藿320g,韭菜子80g,蜂蜜(炼)240g。

【功能与主治】补气补血,温肾壮阳。用于气血亏损,肾气不足,腰膝无力,阳痿精冷。

【用法与用量】口服,浓缩水蜜丸一次7g,浓缩水丸一次5.6g,一日3次。

【禁忌】①孕妇禁用。②阴虚火旺者禁用。

【规格】浓缩水蜜丸每10丸重2g;浓缩水丸每10丸重1g。

【贮藏】密封。

补肾助阳丸

【处方】熟地黄426g,白术(炒)426g,驴肾(烫)355g,枸杞子249g,锁阳213g,山药213g,淫羊藿142g,人参142g,肉苁蓉142g,泽泻(盐炙)142g,车前子(盐炙)142g,当归142g,补骨脂142g,制何首乌142g,鹿鞭(烫)71g,白芍71g,川芎57g,木香57g,牛膝107g,牡丹皮107g,莱菔子(炒)107g,炙甘草107g,附子36g,肉桂36g,狗鞭(烫)36g,茯苓142g,菟丝子(酒炙)142g,蜂蜜(炼)4708g,制成1000丸。

【功能与主治】滋阴壮阳,补肾益精。用于肾虚体弱,腰膝无力,梦遗阳痿。

【用法与用量】口服,一次1丸,一日2次,淡盐水送下。

【规格】每丸重9g。

【贮藏】密封。

参附强心丸

【处方】人参、附子(制)、桑白皮、猪苓、葶苈子、大黄等药味制成的丸剂。

【功能与主治】益气助阳,强心利水。用于慢性心力衰竭而引起的心悸、气短、胸闷喘促、面肢浮肿等症,属于心肾阳衰者。

【用法与用量】口服,一次2丸,一日2~3次。

【注意】忌服大量钠盐。

【规格】每丸重3g。

【贮藏】密封,置阴凉干燥处。

参附脱毒胶囊

【处方】附子(制)600g,人工牛黄50g,洋金花20g,钩藤100g,珍珠50g,人参60g,郁金100g,芦荟100g,甘草60g。

【功能与主治】温阳益气,清心凉肝。用于阿片类成瘾的急性戒断症状属脾肾阳虚,心肝热盛者。

【用法与用量】口服,一次3粒,一日3次;3~5日后酌情减至一次2粒,一日3次,或晚睡前3粒。

【注意】①本品处方使用了洋金花,含有莨菪碱类物质,应严格掌握剂量和疗程,需在医生指导下使用;②与催眠镇静药、镇痛药有协同作用,合用时应减量;③妊娠与哺乳期妇女禁用;④肝功、肾功能损害及治疗前舒张压低于7kPa者慎用;俗使用者应注意监测肝功能。

【规格】每粒装0.4g。

【贮藏】密封。

参桂理中丸

【处方】人参60g,肉桂60g,附子(制)120g,干姜240g,白术

附录二 已批准上市含附子的中药品种

(炒) 240g, 甘草 60g。

【功能与主治】 温中散寒,祛湿定痛。用于脾胃虚寒,阳气不足引起的腹痛泄泻,手足厥冷,胃寒呕吐,寒湿疝气,妇女血寒,行经腹痛。

【用法与用量】 姜汤或温开水送服,一次 1~2 丸,一日 1~2 次。

【注意】 孕妇忌服。

【规格】 每丸重 6g。

【贮藏】 密封。

参龙虫草益肾胶

【处方】 人参 20g, 枸杞子 25g, 杜仲 18g, 肉桂 4g, 淫羊藿 30g, 锁阳 18g, 肉苁蓉 25g, 附子 (制) 10g, 菟丝子 25g, 熟地黄 25g, 山茱萸 25g, 仙茅 25g, 韭菜子 25g, 黄芪 30g, 当归 25g, 鹿鞭 20g, 鱼鳔 20g, 五味子 25g, 海龙 20g, 海马 20g, 蛤蚧 20g, 阿胶 18g, 龟甲胶 18g, 冬虫夏草 18g。

【功能与主治】 温肾助阳,益气养血,填精补髓。适用于肾阳虚衰、气虚血亏引起的腰膝酸软,畏寒肢冷等症。

【用法与用量】 口服,一次 5 粒,一日 3 次,温开水送服。

【注意】 ①本品不宜长期服用。②建议在医生指导下使用。

【规格】 每粒装 0.5g。

【贮藏】 密封,防潮。

参茸补肾片

【处方】 黄芪 50g, 酸枣仁 (炒) 7.5g, 五味子 12.5g, 九节菖蒲 5g, 鹿茸 (去毛) 12.5g, 砂仁 7.5g, 泽泻 (盐炙) 10g, 当归 10g, 红参 (去芦) 3.75g, 豆蔻 6.25g, 六神曲 (焦) 7.5g, 厚朴 (姜炙) 7.5g, 牡丹皮 6.5g, 白术 (炒) 18.75g, 小茴香 (盐炙) 5g, 大青盐 8.75g, 远志 (蜜) 5g, 山楂 (焦) 7.5g, 干姜 6.25g, 枳壳 (炒) 7.5g, 阳起石 (煅) 7.5g, 肉苁蓉 7.5g, 附子 (制) 6.25g, 茯苓

18.75g，山茱萸 6.25g，杜仲（炭）10g，海马（烫）2.5g，麦芽（焦）7.5g，莱菔子（炒）6.25g，槟榔（焦）6.25g，覆盆子 6.25g，天冬 3.125g，狗肾（烫）0.125 个，韭菜子 6.25g，补骨脂（盐炙）7.5g，麦冬 3.125g，化橘红 7.5g，驴肾（烫）2.5g，牛膝 5g，甘草 6.25g，肉桂（去粗皮）6.25g，山药 10g，党参 25g，锁阳 6.25g，白芍 5g，仙茅 6.25g，枸杞子 12.5g，川芎 5g，淀粉 20g，糊精 58g，硬脂酸镁 28g，制成 1000 片。

【功能与主治】补肾壮阳，益气养血。用于阴阳两虚，症见阳痿，阴冷，梦遗滑精，神疲乏力等。

【用法与用量】口服，一次 4～6 片，一日 2 次。

【规格】基片重 0.3g。

【贮藏】密封。

参茸多鞭酒

【处方】淫羊藿（制）150g，巴戟天 300g，海马（制）150g，补骨脂（盐炒）250g，锁阳 225g，菟丝子（炒）1350g，川牛膝 300g，枸杞子 750g，大青盐 600g，阳起石（煅）1350g，硫黄（制）25g，肉桂 1350g，韭菜子 225g，附子（制）1350g，驴鞭（烫制）13.3g，熟地黄 750g，狗鞭（烫制）83.5g，砂仁 150g，貂鞭（烫制）6.3g，牛鞭（烫制）26.6g，石燕（煅）750g，刺猬皮（烫制）300g，地骨皮 300g，肉苁蓉（制）300g，杜仲（炭）150g，甘草 75g，丁香 200g，麻雀 225g。

【功能与主治】补血生精，健脑增髓，滋阴壮阳。用于体质虚弱，神经衰弱，贫血头晕，腰酸背痛，阳虚气弱，阳痿早泄，肾亏等症。

【用法与用量】口服，一次 25～50mL，一日 2 次。

【贮藏】密封，置阴凉处。

参茸固本还少丸

【处方】人参（去芦）10g，鹿茸（酒炙）10g，附子（制）30g，肉桂20g，菟丝子30g，杜仲15g，仙茅14g，淫羊藿（酥油制）20g，肉苁蓉20g，巴戟天（制）14g，补骨脂（盐炒）15g，川牛膝（酒炒）14g，海马（酥油制）0.5g，牛膝36g，阳起石10g，阴起石10g，黄芪（蜜炙）20g，党参20g，白术（炒焦）20g，山药（炒）30g，茯苓30g，甘草（蜜炙）16g，熟地黄60g，地黄20g，龟甲（醋炙）10g，龟甲胶10g，阿胶40g，何首乌（制）30g，山茱萸14g，枸杞子30g，麦冬10g，天冬10g，墨旱莲10g，五味子（酒炙）25g，当归（酒炒）30g，白芍（炒）14g，川芎（酒炒）15g，朱砂5g，柏子仁10g，莲子（去心）20g，远志（炒）10g，龙骨（煅）20g，菊花20g，砂仁25g，木香10g，陈皮10g，木瓜（酒炒）25g，麦芽（炒）20g，六神曲（炒）、鹿筋（酥油制）40g，鱼鳔（制）20g，黑豆（炒）50g，白芥子（炒）10g，半夏10g，浙贝母20g，蒺藜（盐炒）40g，地龙20g，土鳖虫（酥油制）20g，黄芩20g，**螃蟹**（酥油制）20g，硼砂8g。

【功能与主治】补肾助阳，益气固体，填精止遗，强筋健骨。用于肾阴不足、命门火衰所致的畏寒肢冷，面色㿠白，腰膝酸软，精神不振，阳痿早泄，遗精滑精，性欲减退，女子宫寒不孕，带下清稀，或尿增多，以及耳鸣耳聋，虚喘，浮肿，五更泄泻等。

【用法与用量】口服，一次1~2丸，一日2次。

【注意】阴虚有火、阳亢、高血压患者及孕妇禁用。

【规格】每丸重9g。

【贮藏】密封。

参茸黑锡丸

【处方】红参50g，鹿茸50g，黑锡100g，荜澄茄50g，胡芦巴50g，丁香50g，小茴香（盐炒）50g，益智仁（盐炒）50g，肉豆蔻（制霜）50g，橘红50g，半夏（制）50g，附子（制）50g，木香50g，赭石（煅）50g，补骨脂（盐炒）50g，肉桂50g，川楝子50g，阳起石（煅）50g，沉香50g，硫黄（制）50g。

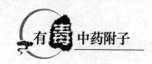

【功能与主治】回阳固脱,坠痰定喘。用于痰壅气喘、四肢厥冷、大汗不止、猝然昏倒、腹中冷痛等症。

【用法与用量】口服,一次1.5~3g,一日1~2次。

【注意】孕妇禁用。

【规格】每80粒重0.3g。

【贮藏】密闭,防潮。

参茸酒

【处方】肉苁蓉4g,鹿茸2g,人参2g,附子(制)2g,黄芪2g,五味子2g,茯苓2g,山药2g,当归2g,龙骨2g,远志(制)2g,红曲1g。

【功能与主治】滋补强壮,助气固精。用于气血亏损、腰酸腿痛、手足寒冷、梦遗滑精、妇女血亏、血寒、带下淋漓、四肢无力、行步艰难。

【用法与用量】口服,一次10~15mL,一日2次。

【注意】孕妇忌服。

【规格】每瓶装250mL、500mL。

【贮藏】密封,置阴凉处。

参茸鹿胎膏

【处方】杜仲(炭)3000g,人参2000g,化橘红2000g,熟地黄2000g,丹参2000g,小茴香(盐炙)2000g,益母草2500g,桃仁(炒)2000g,川芎2500g,荆芥穗(炭)2500g,白芍2500g,香附(醋炙)2500g,莱菔子1500g,白术(麸炒)1500g,肉桂1500g,银柴胡1500g,泽泻(盐炙)1500g,槟榔(焦)1500g,厚朴(姜炙)1500g,神曲(炒)1500g,附子(制)1500g,麦芽(炒)1500g,赤芍1500g,山楂(焦)1500g,延胡索(醋炙)1500g,苍术(炒)1500g,续断1500g,吴茱萸(盐炙)1000g,砂仁1500g,海螵蛸1500g,茯苓1500g,乌药1500g,牡丹皮1500g,牛膝1500g,龟甲(醋炙)1000g,豆蔻1500g,

木瓜 1000g，红花 5000g，木香 1000g，山药 1500g，沉香 1000g，当归 5000g，鹿茸 5000g，甘草 1000g，鹿胎 1 具。

【功能与主治】调经活血，温宫止带，逐瘀生新。用于月经不调，行经腹痛，四肢无力，子宫寒冷，赤白带下，久不受孕，骨蒸劳热，产后腹痛。

【用法与用量】温黄酒或温开水送服，一次 10g，一日 2 次。

【注意】孕妇忌服。

【规格】每块重 50g。

【贮藏】密闭，置阴凉干燥处。

参茸鹿胎丸

【处方】红花 278g，当归 278g，杜仲（炭）167g，人参（去芦）111g，鹿胎 37.7g，化橘红 111g，熟地黄 111g，丹参 111g，小茴香 111g，桃仁（炒）111g，益母草（炭）139g，川芎 139g，荆芥穗（炭）139g，白芍 139g，香附（醋炙）139g，莱菔子（炒）83g，白术（炒）83g，肉桂（去粗皮）83g，银柴胡 83g，泽泻 83g，槟榔（焦）83g，厚朴（姜炙）83g，六神曲 83g，附子（制）83g，麦芽（炒）83g，赤芍 83g，山楂（焦）83g，延胡索（醋炙）83g，苍术（炒）83g，续断 83g，吴茱萸（盐炙）55.6g，砂仁 83g，海螵蛸 83g，茯苓 83g，乌药 83g，牡丹皮 83g，牛膝 83g，龟甲（醋炙）55.6g，豆蔻 83g，木瓜 55.6g，木香 55.6g，山药 83g，沉香 55.6g，鹿茸 28g，甘草 55.6g，蜂蜜（炼）11151.6g，制成 1000 丸。

【功能与主治】调经活血，温宫止滞，逐瘀生新。用于月经不调，行经腹痛，四肢无力，子宫寒冷，赤白带下，久不受孕，骨蒸劳热，产后腹痛。

【用法与用量】口服，一次 1 丸，一日 1～2 次，空腹用红糖水送下。

【禁忌】孕妇忌服。

【规格】每丸重9g。
【贮藏】密封。

参茸三鞭丸

【处方】淫羊藿（羊油炙）、补骨脂（盐炙）、阳起石（煅）、覆盆子、金樱子肉、枸杞子、牛膝、鹿茸、鹿鞭、狗鞭、驴鞭、锁阳、韭菜子、菟丝子、续断、熟地黄、大青盐、人参、肉桂、附子（制）、八角茴香、杜仲（炭）、白术（炒）、地黄、川芎、木香。

【功能与主治】补肾助阳，益气生精。用于肾阳不足，肾阴亏虚引起的阳痿遗精，两目昏暗，精神疲倦，腰膝无力。

【用法与用量】口服，水蜜丸一次8g；大蜜丸一次2丸，一日2次。

【规格】大蜜丸每丸重6g。

【贮藏】密封。

参阳胶囊

【处方】原蚕蛾146g，蛇床子18g，海马9g，鹿衔草36g，远志18g，女贞子18g，蛤蚧27g，覆盆子27g，山茱萸27g，沙苑子36g，车前子18g，葛根36g，人参18g，锁阳18g，阳起石（煅）6g，黄芪18g，柏子仁18g，地黄18g，淫羊藿36g，补骨脂18g，附子（制）36g，党参18g，五味子18g，枸杞子36g，肉苁蓉36g，杜仲（炒）18g，肉桂11g，白术18g，龙骨（煅）18g，鹿茸9g，甘草11g。

【功能与主治】温补脾肾。用于前列腺增生症，脾肾阳虚所致的腰膝酸软，畏寒肢，体倦乏力，食少便溏，排尿点滴不爽，排出无力。

【用法与用量】口服，一次5粒，一日2次。

【规格】每粒装0.25g。

【贮藏】密封，置阴凉干燥处。

春血安胶囊

【处方】熟地黄、车前子（盐炙）、茯苓、柴胡、牛膝、五味子

（制）、肉桂、泽泻、三七、附子（制）、山药、黄连、牡丹皮。

【功能与主治】益肾固冲，调经止血。用于因肝肾不足，冲任失调所致的月经过多，经期腹痛，青春期功能失调性子宫出血，设置宫内节育器后子宫出血者。

【用法与用量】口服，一次4粒，一日3次，或遵医嘱。

【规格】每粒装0.5g。

【贮藏】密封。

打虎壮元丸（壮元补血丸）

【处方】沙苑子40g，蒺藜40g，天冬40g，蛇床子10g，木瓜40g，豹骨（制）40g，川牛膝（酒炒）34g，五味子10g，杜仲（盐炙）40g，木香20g，巴戟天40g，枸杞子20g，酸枣仁40g，熟地黄40g，茯苓40g，地骨皮10g，砂仁（盐炙）40g，麦冬40g，地黄10g，远志（制）10g，肉苁蓉40g，阿胶（烫）40g，覆盆子（酒炙）10g，花椒10g，肉桂10g，车前子（盐炒）10g，附子20g，泽泻10g，当归20g，石菖蒲20g，山药20g，川乌（制）20g，赤石脂（煅）10g，补骨脂（盐炒）40g，甘草9g。

【功能与主治】强肾，健脾，益胃，安神。用于腰膝酸痛，倦怠无力，食少便溏，健忘失眠，阳痿早泄。

【用法与用量】口服，一次10粒，一日4次，或遵医嘱。

【规格】每10粒相当于原生药1.5g。

【贮藏】密闭，防潮。

大活络丸

【处方】人参15g，何首乌10g，蕲蛇10g，麝香2.5g，制草乌10g，两头尖10g，天麻10g，防风12.5g，全蝎10g，乳香（制）5g，僵蚕（炒）5g，乌梢蛇10g，威灵仙10g，麻黄10g，绵马贯众10g，甘草10g，当归7.5g，羌活10g，肉桂10g，广藿香10g，乌药10g，黄连10g，熟地

黄 10g、大黄 10g、木香 10g、沉香 10g、细辛 5g、赤芍 5g、没药（制）5g、丁香 5g、天南星（制）5g、青皮 5g、骨碎补（烫去毛）5g、豆蔻 5g、安息香 5g、黄芩 5g、香附（醋炙）5g、玄参 5g、白术（麸炒）5g、龟甲（醋淬）10g、葛根 7.5g、豹骨（油酥）7.5g、血竭 3.5g、地龙 2.5g、水牛角 2.5g、松香 2.5g、人工牛黄 0.75g、冰片 0.75g、蜂蜜 55g、淀粉 100g，制成 1000g。

【功能与主治】祛风止痛、除湿豁痰、舒筋活络。用于缺血性中风引起的偏瘫，风湿痹证（风湿性关节炎）引起的疼痛、筋脉拘急腰腿疼痛及跌打损伤引起的行走不便和胸痹心痛证。

【用法与用量】口服，一次 4 丸，一日 1~2 次。

【禁忌】肾脏病患者、孕妇、新生儿禁用。

【注意事项】本品含有马兜铃科植物细辛，在医生指导下使用，定期复查肾功能。

【规格】每 10 丸重 2.0g。

【贮藏】密封。

定喘膏

【处方】血余炭 400g、洋葱头 400g、附子 200g、生川乌 200g、天南星 200g、干姜 200g。

【功能与主治】止咳定喘。用于气促喘息，冬季加重，胸膈满闷，咳嗽痰盛等症。

【用法与用量】温热软化，外贴肺俞穴。

【规格】每张净重 10g、20g。

【贮藏】密闭，置阴凉干燥处。

二益丸

【处方】肉豆蔻（煨）100g、山柰 100g、砂仁（盐水炒）100g、海螵蛸 100g、附子（黑顺片）100g、橘红 100g、蛇床子（盐水炒）100g、木香 100g，甘草（蜜炙）100g，白芷 500g，龙骨（煅）100g，肉桂 150g，吴茱萸（盐水炒）100g，当归（酒浸）300g，花椒（微炒）100g，丁香 50g，细辛 100g，母丁香 50g，檀香 100g，豆蔻 50g，枯矾 100g，朱砂 100g。

【功能与主治】调经止带，温暖子宫。用于经脉不调，行经腹痛，瘀血痨症，下元虚寒，腰膝酸痛，赤白带下。

【用法与用量】黄酒或温开水送服，一次 1~2 丸，一日 2 次。

【注意】孕妇忌服。

【规格】每丸重 4g。

【贮藏】密闭，防潮。

肺心片

【处方】丹参 180g，红花 72g，虎杖 108. 玉竹 180g，北沙参 108g，补骨脂 108g，制附片 36g，黄芪 108g，姜黄 108g，南沙参 108g，淫羊藿 180g，甘草 36g，制成 1000 片。

【功能与主治】温肾活血，益气养阴。用于慢性肺源性心脏病缓解期及阻塞性肺气肿属肺肾两虚，瘀血阻络证的辅助治疗。

【用法与用量】口服，一次 5 片，一日 3 次；或遵医嘱。

【禁忌】孕妇禁服。

【注意事项】兼有心律失常者慎服，或在医生指导下服用。

【规格】每片重 0.32g。

【贮藏】密闭，防潮。

风寒砂熨剂

【处方】凤仙透骨草 6.3g，防风 6.3g，羌活 6.3g，麻黄 6.3g，荆芥 6.3g，独活 6.3g，桂枝 6.3g，艾绒 6.3g，木瓜 6.3g，红花 6.3g，牛膝 6.3g，附片 6.3g，当归 6.3g，白芷 6.3g，发热剂、铁屑 483.3g，蛭石 73.5g，药用炭 112.8g，食盐 48.3g，水 187.00mL，制成 1000g。

【功能与主治】祛风散寒，活血止痛。用于腰腿酸痛，四肢麻木，闪腰岔气，腹痛痞块，风湿性关节作痛。

【用法与用量】外用。将风寒砂内袋取出，轻摇后逐渐产生热量，敷于患处（内袋可与皮肤直接接触，如过热时需另垫衬布），一日1～3次。

【禁忌】孕妇忌用。

【注意事项】过敏体质者慎用。

【规格】每袋装60g

【贮藏】密封。

风湿膏药

【处方】大风子25g，地黄25g，木鳖子25g，地肤子5g，丹参5g，蒲公英5g，土茯苓5g，川牛膝5g，骨碎补5g，威灵仙5g，蛇床子5g，粉草薢5g，补骨脂5g，川芎5g，天南星25g，薄荷5g，枳壳5g，牛蒡子5g，白芷5g，黄芩5g，防风5g，地骨皮5g，桔梗5g，锁阳5g，木瓜5g，高良姜5g，荆芥5g，生草乌5g，当归5g，生半夏5g，杜仲5g，羌活5g，生川乌5g，独活5g，蝉蜕5g，泽泻5g，陈皮5g，何首乌5g，石菖蒲5g，苍术5g，紫苏叶5g，金银花5g，南沙参5g，干姜12.5g，肉桂50g，冰片31.5g，樟脑37.5g，没药（制）25g，乳香（制）25g，细辛12.5g，生附子13.5g，全蝎5g，白胡椒10g，猪牙皂25g，山柰5g，丁香10g。

【功能与主治】除湿散寒，祛风止痛。用于筋骨酸疼，四肢麻木，风寒湿痹，以及诸痛。

【用法与用量】用生姜，酒精先擦皮肤，再加温软化膏药，贴于患处。

【规格】每张净重13g。

【贮藏】密闭，置阴凉处。

风湿寒痛片

【处方】青风藤、桂枝、独活、羌活、牛膝、桑寄生、茯苓、附子、秦艽、鹿茸、威灵仙、薏苡仁、党参、黄芪、枸杞子、白术、当归、赤芍、木香、延胡索、黄芩。

【功能与主治】祛风散寒，除湿活络，滋补肝肾。用于肝肾不足，风寒湿痹，关节肿痛，四肢麻木，腰膝酸痛，筋骨痿软。

【用法与用量】口服，一次6~8片，一日2次。

【注意】高血压慎用，服药过程中如有口干咽痛等现象，可用牛黄上清丸或清胃黄连丸，每日一剂配合服用即可。

【贮藏】密封。

风湿酒

【处方】桑皮80g，川乌（制）12g，熟地黄80g，细辛8g，马尾松子树根（鲜）80g，活血藤32g，淫羊藿80g，石南藤32g，侧柏叶（鲜）48g，桂枝32g，苍术（麸炒）24g，茄根32g，独活16g，称钩风32g，川牛膝16g，白术（麸炒）32g，秦艽16g，附子（制）24g，干姜16g，杜仲（盐水炒）16g，甘草16g，防风16g，地枫皮16g，枳壳（麸炒）16g，狗脊（去毛）16g，木瓜8g。

【功能与主治】祛风燥湿，通经活络。用于四肢麻木，腰膝酸软，风湿关节疼痛。

【用法与用量】口服，一次15~20g，一日2次。

【规格】每瓶装250g，500g。

【贮藏】密封，置阴凉处。

风湿止痛药酒

【处方】豨莶草150g，川乌（制）15g，附子（制）15g，蜂房45g，甘草（蜜炙）15g，红花30g，青风藤30g，络石藤60g，石南藤60g，穿山龙45g，乌梢蛇45g，蜈蚣（去头尾足）9条，全蝎45g，土鳖虫45g，牛膝15g，桂枝45g，桑寄生45g。

【功能与主治】祛风散寒，除湿通络。用于风寒湿痹，关节疼痛。

【用法与用量】口服，一次10～15mL，一次2～3次。

【注意】孕妇、小儿忌服。

【贮藏】密封，置阴凉处。

风痛宁片

【处方】川乌（制）42g，草乌（制）42g，羌活32g，独活32g，附子（制）6g，乳香（制）15g，没药（制）15g，当归32g，川牛膝32g，木瓜25g，麻黄20g，桂枝20g，蜈蚣50g，川芎25g，马钱子粉50g。

【功能与主治】祛风燥湿，散寒活血，舒筋止痛。用于风湿性关节炎和类风湿性关节炎。

【用法与用量】口服，一次3片，一日3次，温开水送服。

【注意】严重心脏病、高血压、肝、肾疾病及孕妇忌服，小儿及体弱者遵医嘱。

【规格】每片重0.33g（相当于原药材0.44g）。

【贮藏】密闭，防潮。

扶正康颗粒

【处方】红参150g，黄芪300g，附片200g，延胡索（醋炙）400g，青风藤450g，洋金花10g，白芍300g，黄柏（盐炙）150g，木香50g，沉香50g，姜半夏225g，全蝎150g，白术（麸炒）150g，诃子（煨）250g，干姜50g，甘草125g。

【功能与主治】益气温阳，解痉止痛。用于阿片类药物脱毒治疗。

【用法与用量】用温开水冲服。一次1～3袋，一日3～4次。

【注意】偶有口干、眼花、视力模糊等现象。孕妇、青光眼及质性疾病者慎用。①本品服用应在最后一次吸毒后3小时内或戒断症状出现后相对平静时服用。②由于吸毒年限、吸毒量、吸毒方式及个体差异不一致，成瘾者可能会出现轻微的戒断症状，可酌情加服一次。

【规格】每袋装10g。

【贮藏】密封。

附桂风湿膏

【处方】生姜270g,鲜葱270g,生附子120g,当归60g,地黄40g,乳香40g,肉桂40g,苍术40g,没药40g,杜仲40g,川牛膝40g,独活30g,千年健30g,川芎30g,干姜30g,厚朴30g,羌活30g,骨碎补30g,桂枝30g,防风30g,甘草30g,生南星30g,木香30g,地枫草30g,白芷30g,丁香30g,锁阳30g,韭菜子20g,陈皮30g,麻黄20g,北细辛20g,生草乌20g,淫羊藿20g,吴茱萸20g,生白附子20g,山柰20g,薄荷脑213g,冰片373g,肉桂油32g,水杨酸甲酯213g。

【功能与主治】祛风除湿,散寒止痛。用于四肢麻木,腰腿疼痛,跌打损伤等症。

【用法与用量】贴患处。

【贮藏】密闭,避热。

附桂骨痛胶囊(片、颗粒)

【处方】附子(制)222g,川乌(制)111g,肉桂56g,党参167g,当归167g,白芍(炒)167g,淫羊藿167g,乳香(制)111g。

【功能与主治】温阳散寒,益气活血,消肿止痛。用于阳虚寒湿型膝关节增生性关节炎。症见局部骨节疼痛,屈伸不利、麻木或肿胀,遇热则减,畏寒肢冷等。

【用法与用量】口服,一次6粒,一日3次,饭后服,疗程3个月;如需继续治疗,必须停药一个月后遵医嘱服用。

【注意】①服药后少数可见胃脘不舒,停药后可自行消除。②服药期间注意血压变化。③高血压,严重消化道疾病,慎用。④孕妇及有出血倾向者,阴虚内热者禁用。

【规格】每粒装0.33g。

【贮藏】密封

附桂紫金膏

【处方】 附子40g,防风0g,杜仲40g,白芷40g,五灵脂40g,独活40g,当归40g,川芎40g,木瓜40g,羌活40g,乳香40g,没药40g,木香40g,肉桂40g。

【功能与主治】 温经散寒,补气养血。用于经血不调,血海虚寒,行经腹痛,经色黑紫,肚腹胀疼,以及体亏气弱,腰腿无力,周身酸疼。

【用法与用量】 加温软化,贴腹部。

【注意】 孕妇忌贴腰腹部。

【规格】 每张净重10g,20g。

【贮藏】 置阴凉处。

附马开痹片

【处方】 黄芪640g,穿山甲380g,附子640g,甘草380g,皂角刺250g,川乌480g,生地黄640g,马珠子640g,威灵仙380g,续断640g,蜈蚣71g,薏苡仁(生)480g,乳香250g,全蝎280g,动物多肽640mL。

【功能与主治】 温经散寒,活血通络,消肿止痛,用于类风湿性关节炎,风湿性关节痛,症见关节酸痛,遇寒痛增,或肿胀晨僵等。

【用法与用量】 口服,一次3片,饭后服用或遵医嘱。

【规格】 片芯重0.35g。

附子理中片(丸、浓缩丸、液)

【处方】 附子(制)100g,党参200g,白术(炒)150g,干姜100g,甘草100g。

【功能与主治】 温中健脾,用于脾胃虚寒,脘腹冷痛,呕吐泄泻,手足不温。**【用法与用量】** 口服,一次6~8片。一日1~3次。

【注意】 孕妇慎用。

【贮藏】 密封。

复方蛤青片(注射液)

【处方】干蟾180g,黄芪225g,白果90g,紫菀112.5g,苦杏仁112.5g,前胡67.5g,附子22.5g,五味子67.5g,黑胡椒22.5g。

【功能与主治】补气敛肺,止咳平喘,温化痰饮。用于肺虚咳嗽,气喘痰多,老年慢性支气管炎,肺气肿。喘息性支气管炎更宜。对反复感冒者有预防作用。

【用法与用量】口服,一次3片,一日3次。

【注意】禁烟酒等刺激性食物。

【贮藏】密封。

复肾宁片

【处方】车前子217g,萹蓄65g,知母(盐炙)65g,益母草65g,大黄(制)22g,栀子65g,黄柏(盐炙)98g,牡丹皮65g,甘草22g,附子(制)22g。

【功能与主治】清利湿热,益肾化瘀。用于湿热下注引起的急慢性尿路感染,急、慢性膀胱炎以及急、慢性肾盂肾炎等症见尿频、尿急、尿痛、腰痛等。

【用法与用量】口服,一次6片,一日3次。

【注意】孕妇慎用。

【贮藏】密封。

甘露膏

【处方】丹参48g,白芍48g,香附48g,泽兰48g,附子24g,茴香24g,红花24g,吴茱萸24g,延胡索18g,艾叶18g,乌药18g,莪术18g,三棱18g,牛膝12g,木香18g,胡椒50g,肉桂30g,没药30g,甘草13g。

【功能与主治】温经止带,暖子宫,调经血,用于妇女经期不准,行经腹痛,血寒白带,产后经血诸病。

【用法与用量】温热软化贴腹部或贴脐上。

【注意】孕妇忌贴。

【规格】每张净重20g

【贮藏】密闭,置阴凉干燥处。

骨刺片

【处方】昆布50g,骨碎补100g,党参50g,桂枝20g,威灵仙100g,牡蛎(煅)50g,杜仲叶500g,鸡血藤100g,附片80g,制川乌30g,制草乌30g,延胡索(制)30g,白芍30g,三七20g,马钱子粉40g。

【功能与主治】散风邪,祛寒湿,舒筋活血,通络止痛。用于颈椎、胸椎、腰椎、跟骨等骨关节增生性疾病,对风湿、类风湿性关节炎有一定疗效。

【用法与用量】饭后服用,一次3片,一日3次,或遵医嘱。

【注意】本品含士的宁、乌头碱,应严格在医生指导下服用,不得任意增加服量,不宜长期连续服用,严重心脏病、高血压,肝、肾疾病及孕妇忌服。

【贮藏】密闭,置阴凉干燥处。

固本统血冲剂(颗粒)

【处方】锁阳125g,菟丝子150g,肉桂25g,巴戟天125g,黄芪187.5g,山药187.5g,附子62.5g,枸杞150g,党参187.5g,淫羊藿187.5g。

【功能与主治】温肾健脾,填精益气。用于阳气虚损、血失固摄。症见畏寒肢冷,腰酸乏力,尿清便溏,皮下紫斑,其色淡暗,或其他出血。可用于具上述证候表现的轻型原发性血小板减少性紫癜等。

【用法与用量】饭前开水冲服,一次1包,一日2次。疗程一个月。

固肾补气散

【处方】人参(去芦)7.5g,鹿茸(去毛)15.1g,海马30.1g,莲子（去心）30.1g，茯苓15.1g，天冬27.1g，麦冬27.1g，穿山甲（沙烫醋淬）30.1g，肉苁蓉（酒炙）27.1g，锁阳27.1g，补骨脂（盐炒）27.1g，淫羊藿（羊油炙）27.1g，胡芦巴（盐炙）27.1g，菟丝子27.1g，沙苑子27.1g，杜仲（炭）27.1g，附子（炙）3g，紫梢花22.1g，怀牛膝（去头）27.1g，细辛22.1g，地黄27.1g，石斛27.1g，当归22.6g，砂仁60.2g，母丁香（花椒油煎）90g，菊花27.1g，车前子（盐炙）27.1g，莱菔子（炒）22.1g，石燕（煅醋淬）4.5g，食盐45.2g，绵马贯众27.1g，槐角（蜜炙）27.1g，远志（甘草炙）22.6g，桂皮27.1g，阿胶27.1g，甘草18.1g，朱砂22.6g，芝麻油240g，制成1000g。

【功能与主治】补肾填精，补益脑髓。用于肾亏阳弱，记忆减退，腰酸腿软，气虚咳嗽，五更溏泻，食欲不振。

【用法与用量】口服，一次6g，一日1次，早饭前2小时用淡盐水送服。

【禁忌】①肝肾功能不全，造血系统疾病，孕妇及哺乳期妇女、儿童禁用；②忌生冷、刺激性食物。

【注意事项】①本品为处方药，必须在医生指导下使用；本品含有朱砂和马兜铃科植物细辛，不宜长期服用。②服用本品超过1周者，应检查血、尿中汞离子浓度，检查肝、肾功能，超过规定限度者立即停用。③伤风感冒时停服。

【规格】每瓶装6g。

【贮藏】密封。

固肾定喘丸

【处方】熟地黄72g，附子（制）78g，牡丹皮52g，牛膝104g，补骨脂（盐炙）156g，砂仁42g，车前子104g，茯苓104g，益智（盐炙）52g，肉桂52g，山药104g，泽泻78g，金樱子（肉）52g。

【功能与主治】温肾纳气，健脾利水。用于脾肾虚型及肺肾气虚型

的慢性支气管炎，肺气肿，先天性哮喘，老人虚喘。

【用法与用量】口服，一次1.5~2.0g，一日2~3次，可在发病预兆前服用，也可预防久喘复发，一般服15天为一疗程。

【注意】感冒发热忌服。

【规格】每瓶装35g。

关节镇痛膏

【处方】辣椒180g，肉桂40g，秦艽20g，细辛20g，桂枝40g，当归10g，荆芥20g，赤芍20g，丁香10g，生附子30g，姜黄40g，羌活20g，生草乌30g，独活20g，白芷20g，川芎20g，防风20g，青木香10g，红花10g，生川乌30g，薄荷脑40g，水杨酸甲酯30g，冰片40g，樟脑80g，颠茄流浸膏60g。

【功能与主治】祛风除湿，活血止痛。用于风寒湿痹，关节、肌肉酸痛及扭伤。

【用法与用量】贴患处。

【注意】孕妇慎用。

【贮藏】密封。

龟鹿二胶丸

【处方】龟板胶20g，鹿角胶30g，巴戟天（盐炙）80g，补骨脂（盐炙）40g，续断80g，杜仲（盐炙）80g，熟地黄140g，当归80g，白芍80g，枸杞子40g，五味子10g，芍药165g，山茱萸103.8g，麦冬40g，芡实120g，肉桂20g，附子（炮）40g，牡丹皮103.8g，泽泻（盐浸麸炒）103.8g，茯苓103.8g。

【功能与主治】温补肾阳，填精益髓。用于肾阳不足，精血亏虚，阳痿早泄，梦遗滑精，腰腿酸软，筋骨无力，眩晕耳鸣，眼目昏花，消渴尿多，神疲羸瘦，肢冷畏寒。

【用法与用量】口服，水蜜丸一次6g，大蜜丸一次1丸，小蜜丸一次20粒，一日2次。

【规格】水蜜丸每10粒重1g，大蜜丸每丸重9g，小蜜丸每10粒重5g。

【贮藏】密闭，防潮。

龟鹿滋肾丸

【处方】龟甲胶（炒）10g，鹿角胶（炒）10g，人参4g，鹿茸20g，熟地黄80g，沉香4g，天冬20g，当归30g，五味子10g，陈皮10g，肉桂10g，茯苓20g，麦冬20g，枸杞子20g，山药20g，黄芪20g，巴戟天20g，芡实20g，枳实20g，牛膝20g，白术20g，附子（制）20g，锁阳20g，小茴香（炒）15g，杜仲（盐水炙）20g，胡芦巴（盐水炙）20g，莲须20g，甘草20g，补骨脂（盐炙）20g，白芍20g，食盐20g，覆盆子20g，棉子仁20g，远志15g，党参40g，川芎20g，菟丝子20g。

【功能与主治】温肾固精。用于心肾衰弱，目眩耳鸣，腰膝酸痛，四肢无力，遗精滑精，阳痿少寐，夜寐过频。

【用法与用量】口服，水蜜丸一次6~12g，大蜜丸一次2丸，一日3次。

【规格】大蜜丸每丸重9g。

【贮藏】密封。

桂附地黄胶囊（口服液、片、丸、浓缩丸）

【处方】肉桂20g，熟地160g，附子（制）20g，山茱萸80g，牡丹皮60g，茯苓60g，山药80g，泽泻60g。

【功能与主治】温补肾阳。用于肾阳不足，腰膝酸冷，肢体浮肿，小便不利或反多，痰饮喘咳，消渴。

【用法与用量】口服，一次7粒，一日2次。

【规格】每粒装0.34g。

【贮藏】密闭，防潮。

桂附理中丸

【处方】肉桂 30g,附子(制)30g,党参 90g,白术(炒)90g,炮姜 90g,炙甘草 90g,蜂蜜(炼)200g,制成 1000g。

【功能与主治】补肾助阳,温中健脾。用于肾阳衰弱,脾胃虚寒,脘腹冷痛,呕吐泄泻,四肢厥冷。

【用法与用量】口服,一次 5g,一日 2 次;用姜汤或温开水送服。

【禁忌】忌食辛辣,忌饮酒。

【规格】每 10 丸重 0.24g。

【贮藏】密封。

海马补肾丸

【处方】熟地黄、鲜雀肉(带头去嘴爪)、驴肾、狗肾、鹿筋、干海米、附子(制)、肉苁蓉(酒炙)、覆盆子、母丁香、淫羊藿(制)、山药、党参、核桃仁、补骨脂(盐炙)、茴香(盐炙)、菟丝子、沙苑子(盐炙)、当归、山茱萸(酒炙)、牛膝、枸杞子、五味子(酒炙)、茯苓、人参、鹿茸、黄芪、龙骨(煅)、海马、海狗、狗脊、肉桂、甘草、蛤蚧、豹骨(制)、杜仲(炭)。

【功能与主治】滋阴补肾,强壮健脑。用于身体衰弱,气血两亏,肾气不足,面黄肌瘦,心跳气短,腰酸腿疼,健忘虚喘。

【用法与用量】口服,一次 10 粒,一日 2 次。

【规格】每 10 粒重 2.7g。

【贮藏】密封。

海马多鞭丸

【处方】海马 350g,蛤蚧 40g,韭菜子 1000g,锁阳 1000g,鹿茸(去毛)1000g,补骨脂(制)700g,小茴香(制)700g,菟丝子(制)700g,沙苑子(制)700g,山茱萸(制)600g,白术(炒)600g,杜仲(盐炙)600g,红参 1500g,母丁香 1500g,牛膝 600g,茯苓 600g,山药

600g，黄芪500g，当归500g，龙骨（煅）500g，甘草（制）300g，肉桂300g，雀脑45g，五味子600g，枸杞子600g，狗鞭200g，驴鞭900g，牛鞭1000g，貂鞭35g，熟地2500g，附子（制）2500g，肉苁蓉2500g，巴戟天2500g，淫羊藿2500g。

【功能与主治】 补肾壮阳，添精增髓。用于气血两亏，面黄肌瘦，梦遗滑精，早泄，阳痿不举，腰腿酸痛。

【用法与用量】 口服，一次2g，一日2次，用黄酒或淡盐开水送服。

【注意】 高血压患者慎用，孕妇忌服。

【规格】 每粒重0.2g。

【贮藏】 密闭，防潮。

海马强肾丸

【处方】 熟地黄400g，山茱萸60g，杜仲（炭）60g，白术（麸炒）60g，川牛膝60g，当归80g，山药（炒）60g，鹿茸（去毛，酒炙）60g，枸杞子60g，人参（去芦）150g，五味子60g，补骨脂（盐炙）100g，小茴香（盐炙）100g，肉苁蓉400g，肉桂（去粗皮）30g，母丁香200g，鹿肾（蛤粉烫）300g，狗肾（蛤粉烫）150g，驴肾（蛤粉烫）600g，甘草（蜜炙）30g，蒺藜（去刺、盐炙）100g，茯苓60g，菟丝子（酒炙）100g，附子（制）400g，巴戟天（盐炙）400g，黄芪（蜜炙）50g，海马120g，胡桃仁100g，龙骨（煅）30g，大海米640g，蜂蜜（炼）4500g，制成1000丸。

【功能与主治】 补肾填精，壮阳起痿。用于肾阴阳两虚所致阳痿遗精，腰膝酸软。

【用法与用量】 口服，一次1丸，一日2次，淡盐水或开水送服。

【规格】 每丸重9g。

【贮藏】 密封。

海马三肾丸

【处方】 海狗脊（烫）50g，驴肾（烫）150g，鹿肾（烫）150g，海

马（烫）50g，核桃仁200g，人参100g，母丁香50g，韭菜子50g，枸杞子50g，仙茅50g，补骨脂（盐炙）50g，鹿茸100g，山药（炒）100g，肉桂50g，山茱萸100g，肉苁蓉50g，淫羊藿50g，八角茴香50g，蛇床子50g，小茴香（盐炙）50g，熟地黄300g，蛤蚧（油炙）15g，附子100g，紫梢花50g，覆盆子50g，巴戟天50g，菟丝饼50g，荜澄茄50g，桑螵蛸100g。

【功能与主治】补肾壮阳。用于阳痿，滑精，腰痛腿酸。

【用法与用量】用淡盐汤送服，一次1丸，一日3次。

【规格】每丸重10g。

【贮藏】密封，置阴凉处。

海马万应膏

【处方】海马20g，桃仁40g，木香40g，白芷40g，肉桂60g，羌活60g，防风40g，附子60g，莪术60g，独活60g，血竭30g，麻黄60g，当归40g。

【功能与主治】追风，活血，止痛。用于一切风寒湿痹，腰腿疼痛，四肢麻木，跌打损伤等症。

【用法与用量】加温软化，贴于患处。

【注意】孕妇忌用。

【规格】每张净重10g，20g，40g。

【贮藏】密闭，置阴凉干燥处。

寒热痹胶囊（颗粒）

【处方】桂皮151.5g，白芍227.3g，防风151.5g，知母227.3g，白术151.5g，麻黄227.3g，干姜90.9g，附子（炙）151.5g，甘草90.9g，地龙151.5g。

【功能与主治】散寒清热，和营定痛。用于肌肉关节疼痛，局部触之发热，但自觉怕冷畏寒，或触之不热，但自觉发热，全身热象不显，风湿和类风湿性关节炎,见上述症状者可应用。

【用法与用量】口服,一次6粒,一日3次或遵医嘱。

【规格】每粒装0.4g。

【贮藏】密封。

寒湿痹颗粒

【处方】附子(制)15g,川乌(制)15g,黄芪15g,桂枝15g,麻黄10g,白术(炒)10g,当归12g,白芍12g,威灵仙10g,木瓜10g,细辛3g,甘草(制)6g。

【功能与主治】祛寒除湿,温通经络。用于肢体关节疼痛,疲困或肿胀,局部畏寒,风湿性关节炎。

【用法与用量】开水冲服,一次3g(无糖型)或5g(减糖型),一日3次。

【注意】孕妇忌服,身热高烧者禁用。

【规格】每袋装3g(无糖型),5g(减糖型)。

【贮藏】密封。

黑锡丹

【处方】黑锡60g,硫黄60g,川楝子30g,胡芦巴30g,木香30g,附子(制)30g,肉豆蔻30g,补骨脂30g,沉香30g,小茴香30g,阳起石30g,肉桂15g。

【功能与主治】升降阴阳,坠痰定喘。用于真元亏惫,上盛下虚,痰壅气喘,胸腹冷痛。

【用法与用量】用姜汤或淡盐汤送服,一次1.5g,一日1~2次。

【贮藏】密封。

鸿茅药酒

【处方】制何首乌15g,地黄15g,白芷15g,山药(炒)15g,五倍子15g,广藿香15g,人参30g,桑白皮15g,海桐皮15g,甘松15g,独活 15g，苍术（炒）15g，川芎 15g，菟丝子（盐炙）15g，茯神 15g，青皮（炒）15g，草果 15g，山茱萸（去核）15g，附子（制）15g，厚朴 30g，陈皮 15g，五味子 15g，牛膝 15g，枳实（炒）30g，高良姜 15g，山柰 15g，款冬花 15g，小茴香（盐炙）240g，桔梗 60g，熟地黄 30g，九节菖蒲 30g，白术（炒）45g，槟榔 45g，甘草 30g，当归 90g，秦艽 15g，红花 60g，莪术 15g，莲子（去心）15g，木瓜 15g，麦冬（去心）15g，羌活 15g，香附（炒）15g，肉苁蓉 15g，黄芪 15g，天冬 15g，桃仁 15g，栀子（炒）15g，泽泻 15g，乌药 15g，半夏（制）15g，天南星（制）15g，苦杏仁（去皮、尖）15g，茯苓 30g，远志 15g，淫羊藿（炒）15g，三棱（醋炙）15g，茜草 15g，砂仁 60g，肉桂 120g，白豆蔻 60g，红豆蔻 30g，荜茇 60g，沉香 30g，豹骨 15g，麝香 1g，红曲 900g。

【功能与主治】祛风除湿，补气通络，舒筋活血，健脾温肾。用于风寒湿痹，筋骨疼痛，脾胃虚寒，肾亏腰酸以及妇女气虚血亏等症。

【用法与用量】口服，一次 15mL，一日 2 次。

【注意】阴虚阳亢患者及孕妇慎用。

【规格】每瓶装 250mL，500mL。

【贮藏】密封，置阴凉处。

回春酒

【处方】淫羊藿 500g，当归 120g，五加皮 120g，茯苓 120g，地骨皮 120g，苍术 120g，熟地黄 60g，杜仲 60g，生地黄 60g，天冬 60g，西红花 60g，牛膝 60g，肉苁蓉 30g，附片 30g，甘草 30g，花椒 30g，丁香 15g，木香 15g。

【功能与主治】滋阴补阳，培元固本，调养气血。用于肾阳不足，气血虚损引起的精神倦怠，阳痿精冷，腰膝酸软，食欲不振及病后体弱。

【用法与用量】口服，一次 10～30mL，一日 2 次。

【贮藏】密封，置阴凉处。

附录二　已批准上市含附子的中药品种

回生再造丸

【处方】蕲蛇（酒炒）400g，全蝎250g，地龙50g，僵蚕（炒）100g，穿山甲（制）200g，豹骨（制）200g，水牛角浓缩粉150g，牛黄25g，龟甲（制）100g，朱砂100g，天麻200g，防风200g，羌活200g，白芷200g，川芎200g，葛根250g，麻黄200g，肉桂200g，细辛100g，白附子（制）100g，桑寄生250g，骨碎补（炒）100g，威灵仙（酒炒）250g，粉草薢200g，当归200g，赤芍100g，红花80g，片姜黄200g，血竭8g，松香50g，乳香（制）100g，没药（制）100g，安息香400g，琥珀200g，党参200g，黄芪200g，白术（炒）100g，茯苓200g，甘草200g，胆南星100g，天竺黄100g，何首乌（制）200g，熟地黄200g，玄参200g，黄连200g，大黄200g，厚朴（制）50g，青皮（醋炙）100g，沉香100g，木香40g，广藿香200g，母丁香100g，冰片25g，乌药100g，豆蔻200g，草豆蔻200g，香附（醋炒）100g，两头尖（醋炒）200g。

【功能与主治】言语不清，祛风化痰，活血通络。用于中风，口眼歪斜，筋骨疼痛，手足拘挛，麻木、半身不遂。

【用法与用量】口服，一次1丸，一日2次。

【规格】每丸重3g。

【贮藏】密封。

活力源口服液（片）

【处方】人参茎叶总皂苷12.5g，黄芪25g，五味子60g，麦冬120g，附片2.5g。

【功能与主治】益气养阴，强心益肾。适用于气阴两虚，心肾两亏的健忘失眠，记忆力减退，冠心病，慢性肝炎，糖尿病及更年期综合征而见上述证候者。

【用法与用量】口服，一次20mL，一日2~3次。

【规格】每支10mL。

【贮藏】密封,置阴凉处。

活心丸

【处方】灵芝 1.0g,麝香 1.2g,熊胆 2.4g,红花 0.4g,牛黄 1.2g,珍珠 2.4g,人参 1.8g,蟾酥 1.8g,附子 0.6g,冰片 1.2g。

【功能与主治】益气活血,温经通脉。主治胸痹,心痛,用于冠心病、心绞痛。

【用法与用量】口服,一次 1~2 粒,一日 1~3 次,或遵医嘱。

【注意】本品可引起子宫平滑肌收缩,妇女经期及孕妇慎用。

【规格】每素丸重 20mg。

【贮藏】密封。

济生肾气片(丸)

【处方】牛膝 34.3g,附子 17.1g,熟地黄 137.1g,山茱萸 68.6g,泽泻(盐炙)51.4g,茯苓 102.9g,车前子(盐炙)34.3g,肉桂 17.1g,牡丹皮 51.4g,山药 68.6g,淀粉 17.2g,滑石粉 2g,硬脂酸镁 0.8g,制成 1000 片。

【功能与主治】温肾化气,利水消肿。用于肾虚水肿,腰膝酸重,小便不利,痰饮喘咳。

【用法与用量】口服,一次 6 片,一日 3 次。

【禁忌】孕妇禁服。

【规格】基片重 0.3g。

【贮藏】密闭。

济泰片

【处方】延胡索(制)75g,丹参 124g,当归 75g,川芎 42g,桃仁(炒)75g,红花 75g,珍珠粉 99g,附子(制)16g,肉桂 16g,人参 16g,干姜 42g,木香 42g,豆蔻 16g,沉香 32g,洋金花 5g。

【功能与主治】活血行气,散寒止痛,温肾健脾,清心安神。用于阿片类药成瘾者的脱毒治疗。

【用法与用量】停用阿片类药后即可开始服用本品。第1~3天，一次3~4片，一日4次；第4天以后，一次2~3片，一日2~3次。

【注意】青光眼患者禁用。

【规格】每片0.4g。

【贮藏】遮光、密闭，置阴凉干燥处保存。

加味天麻胶囊

【处方】天麻60g，玄参60g，羌活100g，木瓜30g，独活50g，地黄160g，牛膝60g，穿山龙50g，杜仲（盐炙）70g，千年健20g，当归100g，鹿骨（制）50g，草薢60g，地枫皮30g，附子（制）10g，

【功能与主治】强筋骨，祛风湿，舒筋通络，活血止痛。用于风中经络引起的风湿痹痛，肢体拘挛，手足麻木，腰腿酸痛等症。

【用法与用量】口服，一次6粒，一日2次。

【注意】孕妇慎服。

【规格】每粒重0.25g。

【贮藏】密封。

佳蓉片

【处方】倒卵叶五加130g，熟地黄200g，肉桂35g，附子（制）90g，枸杞子130g，女贞子（制）100g，山药100g，茯苓70g，菟丝子（制）130g，肉苁蓉（制）130g，牡丹皮70g，泽泻70g，硬脂酸镁1g，制成1000片。

【功能与主治】滋阴扶阳，补肾益精。用于更年期综合征肾阴阳两虚证，症见烘热汗出，畏寒怕冷，腰膝酸软。

【用法与用量】口服，一次4~5片，一日3次。

【规格】基片重0.23g。

【贮藏】密封。

健步强身丸

【处方】知母、黄柏、龟甲（醋淬）、熟地黄、白芍、当归、黄芪（蜜炙）、人参、白术（麸炒）、茯苓、枸杞子、菟丝子、锁阳、补骨脂（盐炙）、杜仲炭、续断、附子（制）、羌活、独活、秦艽、防风、木瓜、牛膝、豹骨（油制）。

【功能与主治】补肾健骨，宣痹止痛。用于肝肾阴虚、风湿阻络引起的筋骨痿软，腰腿酸痛，足膝无力，行步艰难。

【用法与用量】淡盐汤或温开水送服，水蜜丸一次 6g，大蜜丸一次 1 丸，一日 2 次。

【注意】孕妇忌服。

【规格】水蜜丸每 100 粒重 10g；大蜜丸每丸重 9g。

【贮藏】密封。

健身药酒

【处方】女贞子 29.4g，菟丝子 29.4g，金樱子 29.4g，肉苁蓉 29.4g，黄精 29.4g，熟地 73.5g，当归 147g，锁阳 58.8g，附子（制）44.1g，远志 58.8g，甘草（炙）14.7g，淫羊藿 58.8g，黄芪 88.2g，蚕蛾 5.9g，鸡睾丸 23.5g。

【功能与主治】提神补气，壮腰固肾。用于身体虚弱，头晕目眩，健忘疲倦，夜多小便，贫血萎黄，食欲不振。

【用法与用量】口服，一次 30～60mL。

【贮藏】遮光，密封，置阴凉处。

金关片

【处方】雷公藤 156g，续断 25g，山药 62g，细辛 50g，附子（制）25g，茯苓 62g，桑枝 31g，桂枝 25g，鹿角霜 25g，秦艽 31g，丹参 31g，枸杞子 31g，牛膝 25g，鸡血藤 50g，黄精 31g，淫羊藿 25g，薏苡仁 31g，黄芪 62g。

【功能与主治】补益肝肾，祛寒止痛，活血通络。主治肝肾不足、寒湿凝聚、瘀血阻络之顽痹，症见屈伸不利，久痛不已，遇寒加重，畏寒肢冷；腰膝酸软，气短，倦怠，舌质淡或暗红，或有瘀斑，苔白，脉弦细或弦紧等，适用于类风湿性关节炎、强直性脊柱炎见有上述症候者。

【用法与用量】口服，一次4片，一日3次。

【禁忌】孕妇忌服。

【注意事项】饭后服用。哺乳期妇女，胃脘痛及心肝肾功能明显损害者慎服。

【贮藏】避光，密封，置阴凉处。

金匮肾气丸

【处方】地黄108g，山药27g，山茱萸（酒炙）27g，茯苓78g，牡丹皮27g，泽泻27g，桂枝27g，附子（炙）4.5g，牛膝（去头）27g，车前子（盐炙）27g。

【功能与主治】温补肾阳，化气行水。用于肾虚水肿，腰膝酸软，小便不利，畏寒肢冷。

【用法与用量】口服，水蜜丸一次4~5g（20~25粒），大蜜丸一次1丸，一日2次。

【注意】孕妇忌服。忌房欲、气恼。忌食生冷食物。

【规格】大蜜丸每丸重6g。

【贮藏】密封。

精制海马万应膏

【处方】海马50g，桃仁100g，木香100g，白芷100g，肉桂150g，羌活150g，防风100g，附子150g，莪术150g，独活150g，血竭75g，麻黄150g，当归100g，冰片35g。

【功能与主治】风寒温痹。

【用法与用量】加温软化,贴于患处。

【规格】每贴净重 10g。

橘核疝气丸

【处方】川楝子(炒)50g,小茴香(盐炙)50g,延胡索(醋炙)50g,炮姜 50g,桔核(炒)50g,荔枝核(炒)50g,附子(制)50g,肉桂 30g,泽泻(盐炙)50g,木香 50g,胡芦巴(炒)50g,苍术(炒)50g,吴茱萸(制)50g。

【功能与主治】散寒止痛。用于疝气疼痛,睾丸肿大,阴囊潮湿。

【用法与用量】口服,一次 10g,一日 2 次。

【规格】每包 10g。

【贮藏】密闭,防潮。

咳喘清片

【处方】麻黄(炙)250g,满山红 167g,灵芝 250g,苍术(炒)250g,附子(制)500g,连翘 500g,千里光 250g,盐酸苯海拉明 2.08g,淀粉 30g,硬脂酸镁 1.5g,制成 1000 片。

【功能与主治】燥湿化痰,止咳平喘。用于慢性支气管炎。

【用法与用量】口服,一次 3 片,一日 3 次,30 天为一疗程;小儿酌减或遵医嘱。

【禁忌】孕妇忌服。

【注意事项】①高血压、心脏病慎服,或在医生指导下服用。②少数人服药后出现轻度的口干,胃烧灼感,恶心,头晕,便秘或便溏等,一般不影响治疗。

【规格】每片重 0.3g。

【贮藏】密封。

老范志万应神曲

【处方】砂仁 50g,广藿香 50g,青皮(制)50g,木香 50g,乌药

（炒）50g，青蒿叶100g，黄柏（炒）50g，枳实（炒）50g，麸皮1000g，使君子125g，白曲36.5g，槟榔50g，甘草75g，柴胡（炒）50g，泽泻（炒）75g，苍术75g，车前子75g，诃子肉（炒）75g，黄芩（炒）50g，香薷75g，茯苓皮75g，枳壳（炒）75g，小麦4000g，陈皮（制）75g，栀子（炒）75g，姜黄（炒）25g，香附子50g，防风（去毛）50g，山楂50g，薄荷100g，荆芥50g，赤小豆400g，白扁豆（炒）100g，泽兰75g，白芍（炒）75g，莪术（制）50g，苍耳草100g，葛根50g，延胡索（制）50g，芡实75g，厚朴（制）75g，麦芽（炒）50g，川椒（炒）37.5g，紫苏50g，辣蓼100g，羌活25g，白芥子50g，面粉800g，苦杏仁200g，桑枝（制）50g，大黄（炒）50g，高良姜（炒）50g。

【功能与主治】疏风解表，消积化湿，醒脾开胃。用于伤风感冒，夏令中暑，食积腹痛，呕吐泄泻等症。

【用法与用量】煎服，一次30g，小儿酌减或遵医嘱。

【注意】孕妇忌服或遵医嘱。

【规格】每块重30g。

【贮藏】密闭，置干燥处，防潮，防蛀。

雷龙片

【处方】附子（制）、肉桂、狗肾、淫羊藿、黑豆。

【功能与主治】补肾壮阳，温经益气，强筋健骨。用于腰膝酸软，疲劳无力，心悸气短等症。主要用于大运动量消耗引起的疲乏无力、四肢末梢发冷等肾阳虚证。

【用法与用量】口服。一次4~6片，一日2~3次，连续服用不超过一个月。

【注意】阴虚阳亢者及外感热症者禁用。

【规格】每片重0.32g。

【贮藏】密闭，防潮。

龙苓春合剂（药酒）

【处方】红参1.25g，鹿茸1.25g，牛膝2.5g，熟地黄2.5g，肉苁蓉2.5g，菟丝子3.75g，附子（制）1.25g，黄芪1.25g，五味子1.25g，茯苓1.25g，山药1.25g，当归1.25g，龙骨1.25g，远志（制）1.25g，红曲0.625g，蔗糖100g，制成1000mL。

【功能与主治】补肾助阳，填精补血。用于阴阳两虚，腰腿冷痛，手足不温，阳痿早泄，食欲不振，倦怠乏力。

【用法与用量】口服，一次20~30mL，一日2次。

【禁忌】孕妇、酒精过敏者忌服；肝脏病患者禁用。

【规格】每瓶装120mL。

【贮藏】密封，置阴凉处。

龙鹿丸

【处方】人参100g，鹿茸100g，淫羊藿200g，狗鞭6g，驴鞭10g，熟地黄200g，山茱萸50g，五味子（酒蒸）200g，海龙6g，附子（制）50g，补骨脂（盐水炙）100g，肉苁蓉100g，锁阳100g，巴戟天100g，枸杞子200g，麦冬100g，山药（麸炒）100g，当归100g，黄芪100g，白术（土炒）100g，茯苓100g，菟丝子100g，覆盆子100g，牡丹皮100g，杜仲100g，续断100g，制成1000g。

【功能与主治】温肾壮阳、益气滋肾。用于元气亏虚，精神萎靡，食欲不振；男子阳衰，精寒无子，遗精阳痿，举而不坚；女子宫寒，久不孕育。

【用法与用量】口服，一次3~5丸，一日3次。

【规格】每10丸重2g。

【贮藏】密封。

绿樱膏

【处方】木鳖子100g，生川乌125g，生草乌125g，乌梢蛇125g，黄柏50g、大黄50g、金银花50g、红花50g、肉桂50g、赤芍50g、穿山甲50g、附子50g、白芷50g、生马钱子250g、乳香（制）100g、没药（制）100g、血竭100g、冰片100g、胆膏（醋炙）250g。

【功能与主治】 消肿止痛，祛风散寒。用于各种疮症，外伤肿痛，腰腿疼痛等。

【用法与用量】 将膏药浸于温水中，用手捻开，摊于布上（切忌火烤），贴于患处。

【规格】 每块重7g。

【贮藏】 密闭，置阴凉处。

慢惊丸

【处方】 人参90g、白术（麸炒）90g、丁香30g、甘草60g、附子（制）90g、肉桂90g、枸杞子90g、熟地黄120g、泽泻120g。

【功能与主治】 补气养血，温脾止泻。用于小儿吐泻日久，脾胃虚弱引起的面色青白，身体瘦弱，四肢厥冷，嗜睡露睛。

【用法与用量】 口服，一次1~2丸，一日2~3次，周岁以内小儿酌减。

【规格】 每丸重1.5g。

【贮藏】 密封。

男宝胶囊

【处方】 鹿茸、海马、阿胶、牡丹皮、黄芪、驴肾、狗肾、人参、当归、杜仲、肉桂、枸杞子、菟丝子、附子、巴戟天、肉苁蓉、熟地黄、茯苓、白术、山茱萸、淫羊藿、补肾脂、覆盆子、胡芦巴、麦冬、锁阳、仙茅、川续断、牛膝、玄参、甘草。

【功能与主治】 壮阳补肾。用于肾阳不足引起的性欲淡漠，阳痿滑泄，腰腿酸痛，肾囊湿冷，精神萎靡，食欲不振等症。

【用法与用量】 口服，一次2~3粒，一日2次，早晚服。

【规格】每粒装 0.3g。

【贮藏】密封。

女宝胶囊

【处方】人参 58g，川芎 82g，鹿胎粉 2.5g，银柴胡 65g，牡丹皮 65g，沉香 32g，吴茱萸（制）15g，肉桂 50g，延胡索（醋炙）32g，木香 50g，香附（醋炙）82g，当归 100g，海螵蛸 50g，青皮 50g，荆芥穗（炭）82g，炮姜 50g，丹参 65g，阿胶 25g，泽泻（盐炒）50g，附子（制）50g，甘草（炭）32g，桃仁（炒）65g，杜仲（炭）15g，牛膝 50g，红花 125g，豆蔻 25g，鹿茸（去毛）15g，茯苓 65g，乳鹿粉 80g，砂仁 25g，白术（炒）65g，陈皮 82g，龟甲（醋炙）15g，干漆（炭）15g，焦槟榔 50g，鳖甲（醋炙）15g，熟地黄 82g，莪术 32g，姜厚朴 50g，盐小茴香 65g，白芍（酒炙）82g，蒲黄炭 50g，赤芍 50g，棕榈炭 15g，三棱 32g。

【功能与主治】调经止血，温宫止带，逐瘀生新。用于月经不调，行经腰腹疼痛，四肢无力，带下，产后腹痛。

【用法与用量】口服，一次 4 粒，一日 3 次。

【注意】孕妇忌服。

【规格】每粒装 0.3g。

【贮藏】密闭，防潮。

炮天红酒

【处方】附子（制）270g，熟地黄 450g，地黄 270. 当归 180g，续断 270g，党参 30g，仙茅 45g，杜仲 75g，肉桂 90g，锁阳 270g，肉苁蓉 270g，枸杞子 10g，蛤蚧 25g，鹿茸 60g，狗肾 50g，大枣 10g，川牛膝 270g，山药 450g。

【功能与主治】补肾健腰，舒筋活络，健脾养血。用于精神萎靡，头晕耳鸣，腰膝酸痛，食欲不振，须发早白等症。

【用法与用量】口服，一次 30~40mL，一日 2 次。

【贮藏】密封，置阴凉处。

偏瘫复原丸

【处方】黄芪 960g，人参 120g，当归 720g，川芎 480g，赤芍 240g，熟地黄 360g，丹参 360g，三七 240g、牛膝 720g，天麻 240g，僵蚕（炒）240g，全蝎 120g，钩藤 240g，白附子（胆矾炙）240g，秦艽 280g，地龙 240g，铁丝威灵仙 280g，防风 240g，杜仲（炭）240g，补骨脂（盐炙）240g，骨碎补 240g，香附（醋炙）240g，沉香 90g，肉桂 100g，豆蔻仁 120g，茯苓 360g，泽泻 240g，桂枝 360g，白术（炒）360g，枳壳（炒）280g，麦冬 360g，法半夏 240g，安息香 100g，甘草 240g，冰片 30g。

【功能与主治】补气活血，祛风化痰。用于气虚血瘀，风痰阻络引起的中风瘫痪，半身不遂，口眼歪斜，痰盛气亏，言语不清，足膝浮肿，行步艰难，筋骨疼痛，手足拘挛。

【用法与用量】用温开水或温黄酒送服。一次 1 丸，一日 2 次。

【规格】每丸重 9g。

【贮藏】密封。

屏风生脉胶囊

【处方】黄芪 90g，白术（土炒）30g，防风 30g，五味子 60g，人参 60g，麦冬 97.5g，附子（制）45g。

【功能与主治】益气，扶阳，固表。用于气短心悸，表虚自汗，乏力眩晕，易感风邪。

【用法与用量】口服，一次 3 粒，一日 2~3 次。

【规格】每粒装 0.33g。

【贮藏】密封。

芪鹿益肾片

【处方】黄芪 510g，鹿衔草 310g，白术 190g，茯苓 190g，党参

190g, 附子（制）90g、山茱萸 165g、桑寄生 255g、丹参 290g、益母草 510g、石韦 190g、白花蛇舌草 420g、牛膝 165g。

【功能与主治】温补脾肾，祛湿化浊。用于慢性肾炎、脾肾阳虚兼湿浊证，症见：浮肿，面色苍白，畏寒肢冷，腰膝酸痛，纳呆，便溏等。

【用法与用量】口服，每次 8 片，每日 3 次。疗程 3 个月。

【注意】阴虚阳亢者慎用；个别患者出现口干，饮水后症状消失。

【规格】每片 0.38g。

【贮藏】密闭保存。

前列舒（水蜜丸）

【处方】熟地黄 120g、薏苡仁 120g、冬瓜子 75g、山茱萸 60g、山药 60g、牡丹皮 60g、苍术 60g、桃仁 60g、泽泻 45g、茯苓 45g、桂枝 15g、附子（制）15g、韭菜子 15g、淫羊藿 20g、甘草 15g。

【功能与主治】扶正固本，滋阴益肾，利尿。用于慢性前列腺炎，前列腺增生，症见尿频、尿急、尿滴沥、血尿等。

【用法与用量】口服，水蜜丸一次 6g。一日 3 次或遵医嘱。

【贮藏】密封、防潮。

强力天麻杜仲胶囊

【处方】天麻、杜仲（盐炙）、制草乌、附子（制）、独活、藁本、玄参、当归、地黄、川牛膝、槲寄生、羌活。

【功能与主治】散风活血，舒筋止痛。用于中风引起的筋脉掣痛，肢体麻木，行走不便，腰腿酸痛，头痛头昏等。

【用法与用量】口服，一次 0.8～1.2g，一日 2 次。

【规格】每粒装 0.2g、0.4g。

【贮藏】密封。

强力天麻杜仲丸

【处方】天麻 73.08g、杜仲（盐炙）77.59g、制草乌 9.13g、附子

（制）9.13g，独活45.57g，藁本53.87g，玄参53.87g，当归91.35g，地黄146.05g，川牛膝53.87g，槲寄生53.87g，羌活91.35g，蜂蜜341g，制成1000g。

【功能与主治】 散风活血，舒筋止痛。用于中风引起的筋脉挛痛，肢体麻木，行走不便，腰腿酸痛，头痛头昏等。

【用法与用量】 口服，一次12丸，一日2~3次。

【规格】 每丸重0.25g。

【贮藏】 密封。

强肾镇痛丸

【处方】 桑寄生100g，续断100g，附子（制）100g，鹿角30g，核桃仁100g，党参100g，猪脊髓200g。

【功能与主治】 温肾散寒。用于肾虚受寒引起的腰腿酸痛，足膝无力。

【用法与用量】 温黄酒或温开水送服，一次2丸，一日2次。

【规格】 每丸重6g。

【贮藏】 密封。

清浊曲比亲艾拉片

【处方】 菝葜215g，姜黄10g，草果3.7g，玫瑰花10g，荜茇17.5g，秋水仙3.7g，干姜17.5g，肉桂3.7g，肉豆蔻衣10g，西红花2.5g，番泻叶3.7g，香附10g，熏鲁香3.7g，肉豆蔻10g，附子17.5g，白蜡树子3.7g，高良姜10g，胡椒3.7g，丁香10g，阿纳其根17.5g，天门冬3.7g。

【功能与主治】 清理浊血，利尿消肿。用于尿痛，尿少，尿血腰痛，滞下不止，关节疼痛等。

【用法与用量】 口服，一次4~6片，一日2次。

【贮藏】 密封。

祛风湿膏

【处方】 生附子125g，生草乌50g，桂枝50g，白芷50g，水菖蒲

50g，生半夏 50g，姜黄 5g，紫荆皮 90g，续断 25g，苍术 25g，骨碎补 25g，生天南星 50g，丁香 40g，松香 125g，冰片 30g。

【功能与主治】祛风除湿，散寒止痛。用于风湿肢体、筋骨痹痛。

【用法与用量】用鲜姜擦患处，将膏药加温软化，贴于患处。

【注意】孕妇忌贴腰腹部。

【规格】每张净重 30g，45g。

【贮藏】密闭，置阴凉处。

祛风湿止痛散

【处方】生川乌 90g，生草乌 90g，花椒 90g，羌活 90g，独活 90g，防风 90g，透骨草 135g，姜石 90g，红花 135g，狼毒 135g，半夏 50g，白附子 90g，地骨皮 135g，蛇床子 90g，艾叶 135g，木贼 135g，甘松 90g，硫黄 150g，栀子 90g，胆矾 90g，白鲜皮 70g，川木通 90g，猪牙皂 90g，明矾 90g。

【功能与主治】祛风除湿，活血止痛。用于风寒湿痹，筋骨劳损等症。

【用法与用量】外用，一日 1～2 次。除去塑料袋，骨质增生症用食醋一两，其他疾病用白酒一两，倒在药袋上将其湿润，然后热蒸 30 分钟，再用时蒸 20 分钟即可。用时用干毛巾包好敷于患处，温度适宜时，去掉毛巾。每次热敷应保持温度和一定时间（40 分钟左右）。每包药反复使用 10 次，切勿将药分为 10 等份使用。

【注意】①本品系外用药，有毒。严禁入口，切勿与食品接触。②蒸药容器要专用。③个别患者可能产生轻度皮肤过敏反应，停药后可自愈。患部有溃烂者忌用。

【规格】每袋 250g，450g。

【贮藏】密封。

茸蓉补肾口服液

【处方】肉苁蓉 80g，淫羊藿 40g，鹿茸 2g，海马 10g，蛤蚧 50g，锁阳30g, 菟丝子30g, 蛇床子30g, 补骨脂15g, 狗肾20g, 巴戟天20g, 韭菜子15g, 附子12g, 肉桂10g, 人参50g, 黄芪50g, 熟地50g, 当归15g, 女贞子15g, 枸杞子20g, 山茱萸10g, 五味子5g, 茯苓20g, 牛膝10g。

【功能与主治】助阳滋阴，健脾益肾。适用于脾肾不足，阴阳两虚所致的精神萎靡，食欲不振，睡眠不安，阳痿早泄等。

【用法与用量】口服，一次10mL，一日二次，早晚空腹服用。

【规格】每支装10mL

【贮藏】密封，置阴凉干燥处。

三鞭温阳胶囊

【处方】鹿茸（醋炙）49.6g，人参40g，熟地黄（奶制）11.8g，穿山甲（酥油制）16g，生地黄（奶制）16g，石燕（煅、姜汁制）19.8g，肉苁蓉（蒸）17.9g，细辛2.9g，地骨皮（酒炙）8g，杜仲炭（酒炙）3.8g，附子（水制、醋炙）6.1g，丁香（花椒炒）5.1g，天冬（酒炙）8g，朱砂（荞面包蒸）5.1g，甘草（蜜炙）1.9g，蜻蜓（去足翅）3.8g，枸杞子（蜜炙）6.1g，淫羊藿（奶制）3.8g，虾仁（酥油制）16g，补骨脂（酒炙）6.1g，锁阳（酒炙）6.1g，牛膝（酒炙）8g，急性子5.1g，砂仁（蜜炙）8g，大青盐（炒）8g，雀脑（硫黄制）6.1g，蚕蛾（去头足）1.9g，菟丝子（酒炙）6.1g，海狗肾（滑石粉烫）3.2g，驴肾（滑石粉烫）8g，狗鞭（滑石粉烫）4.8g，制成1000粒。

【功能与主治】温肾壮阳。用于命门火衰、阳痿不举，肾冷精寒，腰膝痿弱。

【用法与用量】口服，一次2~3粒，一日1次，晨起温开水送服。

【禁忌】肝肾功能不全、肾病造血系统疾病，孕妇及哺乳期妇女禁用。

【注意事项】①本品为处方药，须在医生指导下使用；②本品含有朱砂，不宜长期服用；③本品含有马兜铃科植物细辛，用药期间应定期

复查肾功能;④服用本品超过1周期,应检查血、尿中汞离子浓度,检查肝、肾功能,超过规定限度者立即停用。

【规格】每粒装0.3g。

【贮藏】密封。

三层茴香丸

【处方】八角茴香（盐100g拌炒）200g,川楝子（炒）200g,木香200g,茯苓800g,北沙参200g,荜茇200g,槟榔100g、附子（制）100g。

【功能与主治】温经散寒,行气止痛。用于寒疝及寒湿所致的少腹疼痛。

【用法与用量】口服,一次9g,一日2次,饭前服用。

【贮藏】密闭,防潮。

三肾丸（岢岚方）

【处方】鹿肾（滑石粉烫）45g,狗肾（滑石粉烫）60g,驴肾（滑石粉烫）150g,仙茅540g,附子（制）660g,肉桂660g,淫羊藿（羊油炙）660g,木瓜540g,牡丹皮660g,山药（麸炒）660g,山茱萸660g,白术（土炒）240g,茯苓240g,小茴香（盐炙）1080g,甘草（蜜炙）540g,陈皮540g,楮实子（盐炙）660g,覆盆子1080g,续断240g,当归660g,川芎660g,地黄240g,熟地黄1080g,胡芦巴（盐炙）660g,肉苁蓉540g,锁阳660g,巴戟天540g,补骨脂（盐炙）660g,黄芪（蜜炙）660g,枸杞子660g,天冬660g,麦冬540g,牛膝660g,杜仲（盐炙）660g,菟丝子660g,人参60g,鹿茸（酥油炙）60g,海马（酥油炙）60g,蛤蚧（酥油炙）8对。

【功能与主治】补肾益精,温肾壮阳。用于肾精亏损,元阳不足所致的阳痿滑精,腰膝酸冷,气短神疲。

【用法与用量】口服,一次1~2丸,一日2次,淡盐水送下。

【注意】服药期间，忌生冷食物，应节制房事。

【规格】每丸重6g。

【贮藏】密封。

少林跌打止痛膏

【处方】芥子536g，牛膝179g，骨碎补179g，何首乌179g，木瓜179g，续断179g，泽兰179g，莪术179g，五加皮179g，猴骨179g，海风藤179g，韩信草179g，漆树根179g，人字草179g，鸡骨香179g，辣蓼179g，驳骨丹179g，黑面神179g，重楼179g，老虎筋179g，桔梗179g，大黄179g，独活179g，杜仲179g，红花179g，附子179g，地黄179g，蔓荆叶179g，一点红179g，大风艾179g，半枫荷179g，三棱179g，走马胎179g，马鞭草179g，鹅不食草179g，独脚乌桕179g，宽筋藤179g，节节花179g，草乌179g，小茴香179g，细辛179g，当归尾179g，荆芥179g，川芎179g，自然铜（煅）179g，飞天蠄蟧357g，麻黄357g，琥珀357g，胡椒357g，血竭357g，三七357g，血余炭357g，马钱子357g，水杨酸甲酯231g，樟脑713g，肉桂油46g，丁香油46g，薄荷脑154g，枫香脂稠膏180g。

【功能与主治】活血散瘀，消肿止痛。用于跌打肿痛，腰膝痹痛及风湿关节炎。

【用法与用量】外用，贴患处。

【注意】孕妇慎用。

【规格】每盒8贴装，每贴6cm×9cm。

【贮藏】密封，避热。

麝香解痛膏

【处方】生附子500g，丁香500g，石菖蒲500g，红花250g，徐长卿250g，大黄500g，甘松250g，川芎500g，麝香3.5g，冰片500g，樟脑250g，薄荷油150g，桂皮醛100g。

【功能与主治】活血、散寒、止痛。用于扭挫伤,关节酸痛等。

【用法与用量】洗净患处,揩干,将膏药贴于患处,每天换药一次。

【注意】孕妇忌用。

【贮藏】密封,置阴凉处。

麝香暖脐膏

【处方】麝香 3.36g,当归 67.2g,桃仁 67.2g,肉桂 67.2g,丁香 16.8g,阿魏 10.08g,大黄 67.2g,僵蚕 67.2g,防风 33.6g,羌活 33.6g,附子 67.2g,制成 1000 张。

【功能与主治】祛寒止痛。用于小儿脘腹疼痛,风寒湿痹等。

【用法与用量】外用,温热化开,贴于肚脐上。

【禁忌】孕妇禁用。

【注意事项】本品不宜长期使用。

【规格】每张净重 5g。

【贮藏】密闭,置阴凉处。

肾炎温阳胶囊

【处方】人参 90g,黄芪 450g,附子(盐炙)270g,党参 270g,茯苓 270g,肉桂 180g,香加皮 270g,木香 180g,大黄 270g,白术 270g,葶苈子 270g。

【功能与主治】温肾健脾,化气行水,用于慢性肾炎,症见脾肾阳虚、全身浮肿、面色苍白、脘腹胀满、纳少便溏、神倦尿少。

【用法与用量】口服,一次 3 粒,一日 3 次。

【规格】每粒装 0.48g。

【贮藏】密封。

肾炎温阳片

【处方】人参、黄芪、附子(盐炙)、党参、茯苓、肉桂、香加皮、木香、大黄、白术、葶苈子。

【功能与主治】温肾健脾，化气行水。用于慢性肾炎，症见脾肾阳虚，全身浮肿，面色苍白，脘腹胀满，纳少便溏，神倦尿少。

【用法与用量】口服，一次4~5片，一日3次。

【规格】片心重0.32g。

【贮藏】密闭。

升白康颗粒

【处方】黄芪400g，当归400g，女贞子320g，鸡血藤280g，枸杞子200g，补骨脂200g，丹参134g，附子（制）134g。

【功能与主治】补养肝肾，益气生血。用于肿瘤患者因放疗、化疗引起的白细胞减少症。

【用法与用量】开水冲服，一次2-3袋，一日3次。

【规格】每袋重7.5g。

【贮藏】密封。

生白合剂（口服液）

【处方】淫羊藿240g，补骨脂120g，附子（制）80g，枸杞子240g，黄芪240g，鸡血藤240g，茜草240g，当归120g，芦根240g，麦冬120g，甘草120g。

【功能与主治】温肾健脾，补益气血；用于癌症放、化疗引起的白细胞减少属脾肾阳虚，气血不足证候者，症见神疲乏力，少气懒言，畏寒肢冷，纳差便溏，腰膝酸软等。

【用法与用量】每日3次，每次40mL，用温开水送服。或遵医嘱。

【注意】阴虚火旺及有出血倾向者禁用。热毒证禁用。孕妇禁用。

【规格】每支10mL，20mL，每瓶250mL。

疏风再造丸

【处方】蕲蛇150g，红参200g，草豆蔻（炒）100g，甘草100g，赤芍50g，胆南星50g，茯苓50g，冰片15g，川芎150g，广藿香50g，油松节 50g，附子（制）50g，黄芩 100g，磁石（煅）50g，熟地黄 100g，两头尖 100g，防风 100g，细辛 100g，白术（炒焦）50g，地龙 100g，肉桂 100g，当归 150g，大黄 150g，黄精 100g，乌药 50g，乳香（炒）75g，麻黄 100g，茜草 100g，红花 100g，檀香 50g，全蝎 100g，玄参 50g，葛根 100g，羌活 100g，白芷 100g，独活 100g，木瓜 150g，牛膝 100g，三七 100g，红曲 100g，秦艽 50g，青皮 50g，香附 100g，丁香 100g，骨碎补（烫）50g。

【功能与主治】舒筋活血，化痰通络。用于半身不遂，手足麻木，口眼歪斜，筋骨拘挛，屈伸不便，风寒湿痹。

【用法与用量】口服，一次 1 丸，一日 2 次。

【注意】孕妇忌服。

【规格】丸重 10g。

【贮藏】密封。

四逆颗粒

【处方】附子（制）3000g，干姜 2000g，甘草（蜜炙）3000g。

【功能与主治】温中祛寒，回阳救逆。用于阳虚欲脱，冷汗自出，四肢厥逆，下利清谷，脉微欲绝。

【用法与用量】温开水冲服，一次 2g，一日 3 次，或遵医嘱。

【规格】每袋装 2g（相当原生药 16g）。

【贮藏】密封，置阴凉处。

锁仙补肾口服液

【处方】枸杞子 22g，蛇床子 22g，淫羊藿 22g，锁阳 22g，仙茅 22g，巴戟天 16.5g，附子（制）22g，熟地黄 11g，肉桂 5.5g，蜂蜜（炼）50g，苯甲酸钠 1g，蔗糖 100g，制成 1000mL。

【功能与主治】补肾助阳。用于肾阳不足所致的阳痿遗精，腰膝酸软，头晕耳鸣等。

附录二 已批准上市含附子的中药品种

【用法与用量】口服,一次 30mL,一日 2 次。

【注意事项】阴虚火旺者慎用。

【规格】每支装 10mL,30mL。

【贮藏】密封,置阴凉处。

痰饮丸

【处方】苍术 150g,干姜 50g,附子(炙)75g,肉桂 50g,白术(炒)150g,甘草(炙)50g,白芥子(炒)75g,紫苏子(炒)100g,莱菔子(炒)150g。

【功能与主治】温补脾肾,助阳化饮。用于痰饮咳嗽,气促发喘,咯吐白痰,畏寒肢冷,腰酸背冷,腹胀食少。

【用法与用量】口服,一次 14 丸,一日 2 次,儿童酌减。

【注意】患感冒发烧,热性咳嗽,潮热咯血等症及孕妇禁服。心脏病、高血压患者慎用。

【规格】每丸重 0.18g。

【贮藏】密闭,防潮。

特制狗皮膏

【处方】枳壳、细辛、赤石脂、青风藤、天麻、青皮、羌活、乌药、川乌(生)、甘草、白蔹、黄柏、川芎、木香、远志、桃仁、白术、草乌(生)、小茴香、穿山甲、菟丝子、川楝子、蛇床子、威灵仙、大风子、赤芍、牛膝、补骨脂、续断、附子、杜仲、香附、僵蚕、当归、陈皮、肉桂、儿茶、乳香、血竭、没药、丁香、樟脑、水杨酸甲酯、薄荷油、冰片、盐酸苯海拉明、颠茄流浸膏、氮酮。

【功能与主治】祛风散寒,舒筋活血,和络止痛。用于风寒湿痹,肩臂腰腿疼痛,肢体麻木,跌打损伤。

【用法与用量】外用,贴于患处。

【注意】对橡胶膏过敏,皮肤糜烂及外伤化脓者不宜贴用。

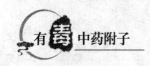

【规格】7cm×10cm。

【贮藏】密封。

天麻胶囊（片）

【处方】天麻60g，羌活100g，独活50g，杜仲（盐炙）70g，牛膝60g，粉萆薢60g，附子（制）10g，当归100g，地黄160g，玄参60g。

【功能与主治】祛风除湿，舒筋通络，活血止痛。用于肢体拘挛，手足麻木，腰腿酸痛。

【用法与用量】口服，一次6粒，一日2~3次。

【注意】孕妇慎用。

【规格】每粒装0.25g。

【贮藏】密封。

天麻祛风补片

【处方】天麻（姜汁制）60g，当归160g，附片（砂炒）60g，杜仲（盐炙）70g，独活50g，茯苓60g，川牛膝（酒炙）60g，生地黄160g，肉桂60g，羌活80g，玄参60g。

【功能与主治】温肾养肝，除湿止痛。用于肝肾亏损之头昏、头晕、耳鸣，畏寒肢冷，四肢关节疼痛，腰酸膝软，手足麻木等症。

【用法与用量】口服，一次6片，一日3次。

【注意】感冒忌用。

【贮藏】密封。

天蛾补肾口服液

【处方】雄性柞蚕蛾200g，熟地黄30g，肉苁蓉30g，牛膝30g，菟丝子40g，蒺藜40g，蛇床子60g，淫羊藿100g，五味子30g，附子（制）15g，红参15g，黄芪15g，高山红景天40g，木香10g。

【功能与主治】补肾壮阳，益气培元。适用于肾阳虚证，症见神疲乏力，畏寒肢冷，腰膝酸软，阳痿等。

【用法与用量】口服,一次 10mL,一日 3 次。

【规格】每支装 10mL。

【贮藏】密封,置阴凉干燥处。

天麻丸

【处方】天麻 60g,羌活 100g,独活 50g,杜仲(盐炒)70g,牛膝 60g,粉萆薢 60g,附子(制)10g,当归 100g,地黄 160g,玄参 60g。

【功能与主治】祛风除湿,通络止痛,补益肝肾,用于风湿瘀阻、肝肾不足所致痹病,症见肢体拘挛,手足麻木,腰腿酸软。

【用法与用量】口服,水蜜丸一次 6g,大蜜丸一次 1 丸,一日 2～3 次。

【注意】孕妇慎用。

【规格】大蜜丸每丸重 9g。

【贮藏】密封。

通痹胶囊

【处方】马钱子(制)、白花蛇、蜈蚣、全蝎、地龙、僵蚕、乌梢蛇、天麻、人参、黄芪、当归、羌活、独活、防风、麻黄、桂枝、附子(制)、制川乌、薏苡仁、苍术、白术(炒)、桃仁、红花、没药(制)、穿山甲(制)、延胡索(制)、牡丹皮、阴行草、王不留行、鸡血藤、香附(酒炙)、木香、枳壳、砂仁、路路通、木瓜、川牛膝、续断、伸筋草、大黄、朱砂。

【功能与主治】调补气血,祛风胜湿,活血通络,消肿止痛。用于寒湿阻络、肝肾两虚型痹证;风湿性关节炎,类风湿性关节炎。

【用法与用量】饭后服,一次 1 粒,一日 2～3 次,或遵医嘱。

【注意】孕妇禁用。肝肾功能损害与高血压患者慎用。

【规格】每粒装 0.31g。

【贮藏】密封。

同仁大活络丸

【处方】蕲蛇（酒炙）、乌梢蛇（酒炙）、铁丝威灵仙（酒炙）、全蝎、僵蚕（麸炒）、两头尖（醋炙）、草乌（炙）、天麻、麻黄、羌活、细辛、防风、豹骨（制）、官桂、丁香、附子（制）、赤芍、血竭、没药（醋炙）、乳香（醋炙）、地龙、甘草、龟甲（醋淬）、白术（炒）、当归、何首乌（黑豆酒炙）、熟地黄、骨碎补、茯苓、玄参、人参、绵马贯众、广藿香、沉香、熟大黄、青皮（醋炙）、豆蔻、黄芩、香附（醋炙）、葛根、松香（制）、黄连、乌药、木香、天南星（制）、牛黄、安息香、水牛角浓缩粉、冰片、麝香。

【功能与主治】祛风，舒筋，活络，除湿。用于风寒湿痹引起的肢体疼痛，手足麻木，筋脉拘挛，中风瘫痪，口眼歪斜，半身不遂，言语不清。

【用法与用量】温黄酒或温开水送服。水蜜丸一次2~4g；大蜜丸一次1~2丸，一日2次。

【注意】孕妇忌服。

【规格】大蜜丸每丸重3.6g；水蜜丸每丸装2g。

【贮藏】密封。

万应宝珍膏

【处方】荆芥18g，山柰18g，麻黄18g，南刘寄奴18g，羌活18g，藁本18g，柴胡18g，地黄18g，生川乌18g，防风18g，苍术18g，川芎18g，独活18g，续断18g，威灵仙18g，何首乌18g，生草乌18g，赤芍18g，三棱18g，大黄18g，生天南星18g，当归18g，桃仁18g，香附18g，白芷18g，五加皮18g，枳壳18g，海风藤18g，猪牙皂18g，连翘18g，莪术18g，冰片18g，肉桂18g，细辛18g，附子（制）18g，木香18g，乳香（制）18g，没药（制）18g，阿魏18g，樟脑18g，小茴香18g。

【功能与主治】舒筋活血、解毒。用于跌打损伤,风湿痹痛,痈疽肿痛。

【用法与用量】加温软化,贴于患处。

【注意】阳痈肿痛慎用。

【规格】每张净重9g,18g。

【贮藏】置阴凉处。

尪痹颗粒

【处方】地黄20g,熟地黄20g,续断15g,独活10g,骨碎补15g,桂枝10g,防风10g,威灵仙15g,皂角刺10g,白芍12g,狗脊(制)15g,知母15g,红花10g,附子(制)15g,淫羊藿15g,羊骨20g,伸筋草10g。

【功能与主治】补肝肾,强筋骨,祛风湿,通经络。用于久痹体虚,关节疼痛,局部肿大、僵硬畸形,屈伸不利及类风湿性关节炎见有上述证候者。

【用法与用量】开水冲服,一次6g,一日3次。

【注意】孕妇慎用。

【规格】每袋装3g,6g。

【贮藏】密封。

尪痹片

【处方】地黄、熟地黄、续断、独活、骨碎补、桂枝、防风、威灵仙、皂角刺、白芍、狗脊(制)、知母、红花、附子(制)、淫羊藿、羊骨、伸筋草。

【功能与主治】补肝肾,强筋骨,祛风湿,通经络。用于久痹体虚,关节疼痛,局部肿大、僵硬畸形,屈伸不利及类风湿性关节炎见有上述证候者。

【用法与用量】口服,一次7~8片,一日3次。

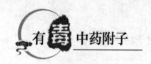

【注意】孕妇慎服。

【规格】每素片重0.25g。

【贮藏】密封。

微达康颗粒（膏、口服液）

【处方】刺五加150g，黄芪150g，陈皮90g，熟地黄180g，女贞子150g，附子（制）45g，淫羊藿150g。

【功能与主治】扶正固本，补肾安神。用于微波及肿瘤放疗、化疗及射线损伤引起的白细胞、血小板减少，免疫功能降低、体虚乏力、失眠多梦，食欲不振等。

【用法与用量】开水冲服。用于肿瘤放疗、化疗及射线损伤：一次40g，一日3次；一周后，一次20g，一日3次。用于微波损伤：一次20g，一日2次。

【规格】每袋装20g。

【贮藏】密封。

胃腹乐

【处方】肉桂、附子、干姜、荜茇、高良姜。

【功能与主治】温中散寒，理气止痛。适于新久脾胃虚寒、脘腹冷痛。

【用法与用量】使用时除去外包装，将药袋反复摇动，轻轻揉搓1~2分钟，固定于胃脘或腹部即可，一次1包，一日1次，7日为一疗程。

【注意】①使用时撕去外层包装，将药袋反复摇动，轻轻揉搓约1分钟，5分钟开始发热，将药袋敷于脘腹部即可。②在使用过程中，每隔3~4小时将药袋取下轻轻揉搓，防止板结。③若温度过高，须垫毛巾或移动位置，以防烫伤。

【贮藏】避光，密闭，置阴凉干燥处。

温经颗粒

【处方】党参147g，黄芪59g，茯苓88g，白术147g，附子29g，肉桂 88g,干姜 59g,吴茱萸 59g,沉香 29g,郁金 59g,厚朴 29g,制成 1000g。

【功能与主治】养血温经,散寒止痛。用于妇女血寒,经期腹痛,腰膝无力,湿寒白带,血色暗淡,子宫虚冷。

【用法与用量】开水冲服,一次 1 袋,一日 2 次。

【规格】每袋装 5g。

【禁忌】孕妇禁用,糖尿病患者禁服。

温脾止泻丸

【处方】参 45g,白术(麸炒)105g,茯苓 60g,甘草 45g,木香 30g,青皮(醋炙)30g,炮姜 15g,黄连 15g,熟地黄 120g,山药 60g,肉桂(去粗皮)30g,附子(制)45g,泽泻 60g。

【功能与主治】温中散寒,健脾止泻。用于脾寒阳虚,中宫失运,泄泻无度,样如米泔。

【用法与用量】米汤或温开水送服,一次 1 丸,一日 2 次,成人加量服用。

【规格】每丸重 3g。

【贮藏】密封。

温肾前列胶囊

【处方】熟地黄 150g,淫羊藿 150g,山药 100g,茯苓 130g,山茱萸 80g,泽泻 130g,牡丹皮 100g,肉桂 30g,附子 30g,牛膝 100g,虎杖 130g,萹蓄 130g,瞿麦 130g,车前子 100g,制成 1000 粒。

【功能与主治】益肾利湿。用于肾虚夹湿的良性前列腺增生症,症见小便淋漓,腰膝酸软,身疲乏力等。

【用法与用量】口服,一次 4~6 粒,一日 2~3 次。

【规格】每粒装 0.5g。

【贮藏】密封。

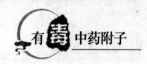

温肾苏拉甫片

【处方】中亚白及 200g，肉豆蔻 200g，高良姜 200g，附子 100g，肉豆蔻衣 100g，肉桂 100g，罂粟壳 100g，西红花 10g。

【功能与主治】温肾除湿。用于早泄，遗精，遗尿症等。

【用法与用量】口服，一次 1~2 片，一日 1 次。

【注意】老少体弱者服用量酌减。

【贮藏】密封。

温胃舒胶囊（颗粒）

【处方】党参 183g，附子（制）150g，黄芪（炙）183g，肉桂 90g，山药 183g，肉苁蓉（制）183g，白术（炒）183g，山楂（炒）225g，乌梅 225g，砂仁 60g，陈皮 150g，补骨脂 183g。

【功能与主治】扶正固本，温胃养胃，行气止痛，助阳暖中。用于慢性萎缩性胃炎、慢性胃炎所引起的胃脘冷痛，腹胀，嗳气，纳差，畏寒，无力等症。

【用法与用量】口服，一次 3 粒，一日 2 次。

【注意】胃大出血时忌用。

【规格】每粒装 0.4g。

【贮藏】密封。

乌梅丸

【处方】乌梅肉 120g，青椒（去目）12g，细辛 18g，黄连 48g，黄柏 18g，干姜 30g，附子（炙）18g，桂枝 18g，人参 18g，当归 12g。

【功能与主治】温脏安蛔。用于治疗蛔厥，久痢，厥阴头痛，或脾胃虚引起之胃脘痛，肢体瘦弱。

【用法与用量】口服，一次 2 丸，一日 2~3 次。

【注意】孕妇忌服。

【规格】每丸重 3g。

【贮藏】 密封。

小儿肺咳颗粒

【处方】 人参 20g，茯苓 20g，白术 8g，陈皮 20g，鸡内金 20g，大黄（酒炙）12g，鳖甲 20g，地骨皮 23g，北沙参 39g，炙甘草 12g，青蒿 29g，麦冬 39g，桂枝 8g，干姜 8g，附子（制）8g，瓜蒌 29g，款冬花 20g，紫菀 20g，桑白皮 23g，胆南星 8g，黄芪 20g，枸杞子 20g，蔗糖 833g，制成 1000g。

【功能主治】 健脾益肺，止咳平喘。用于肺脾不足，痰湿内壅所致咳嗽或痰多稠黄，咳吐不爽，气短，喘促，动辄汗出，食少纳呆，周身乏力，舌红苔厚；小儿支气管炎见以上证候者。

【用法与用量】 开水冲服，一岁以下一次 2g，一至四岁一次 3g，五至八岁一次 6g，一日 3 次。

【注意事项】 高热咳嗽慎用。

【规格】 每袋装 3g，6g。

【贮藏】 密封。

心宝丸

【处方】 洋金花 150g，人参 660g，肉桂 660g，附子 2500g，鹿茸 100g，冰片 5g，麝香 6g，三七 330g，蟾酥 5g。

【功能与主治】 温补心肾，益气助阳，活血通脉。用于治疗心肾阳虚，心脉瘀阻引起的慢性心功能不全；窦房结功能不全引起的心动过缓、病窦综合征，以及缺血性心脏病引起的心绞痛及心电图缺血性改变。

【用法与用量】 口服，慢性心功能不全按心功能 1、2、3 级一次分别服用 120、240、360mg，一日 3 次，一疗程为 2 个月；在心功能正常后改为日维持量 60～120mg。病窦综合征病情严重者一次 300～600mg，一日 3 次，疗程为 3～6 个月。其他心律失常（期外收缩）及房颤，心

肌缺血或心绞痛一次 120~240mg，一日 3 次，一疗程为 1~2 个月。

【注意】阴虚内热、肝阳上亢、痰火内盛者以及孕妇、青光眼患者忌服。

【规格】每丸重 60mg。

【贮藏】密封。

雪上一枝蒿速效止痛

【处方】雪上一枝蒿、生川乌、生草乌、红花、乳香、金叶子、黑骨头、川芎、金铁锁、重楼、附子、见血飞、冰片。

【功能与主治】舒筋活血，消肿止痛。用于跌打损伤（软组织扭伤、挫伤等）和各种关节痛。

【用法与用量】外用，一日 3 次，每次适量，外搽患处，适当按摩，皮肤破处不搽。

【注意】本品有毒，用后洗手，严禁内服。

【规格】每瓶装 30mL，50mL。

【贮藏】密封。

血宝胶囊

【处方】熟地黄 62g，当归 46g，漏芦 61g，丹参 46g，党参 77g，鸡血藤 30g，附子 2g，桂枝 4g，枸杞子 62g，仙鹤草 47g，川芎 15g，黄芪（蜜炙）46g，补骨脂 30g，制何首乌 47g，虎杖 31g，牛西西 46g，连翘 30g，赤芍 16g，女贞子 46g，牡丹皮 18g，狗脊 15g，刺五加 76g，鹿茸 3.5g，紫河车 31g，阿胶 15g，白术（炒）31g，陈皮 15g，人参 15.5g，水牛角浓缩粉 18.5g，牛髓 4.5g。

【功能与主治】补阴培阳，益肾健脾。用于再生障碍性贫血，白细胞缺乏症，原发性血小板减少症，紫癜。

【用法与用量】口服，一次 4~5 粒，一日 3 次，小儿酌减。

【规格】每粒装 0.3g。

阳参益肾胶囊

【处方】 淫羊藿 396g，山茱萸 132g，人参 132g，炙甘草 39.6g，山药 132g，枸杞子 396g，熟地 132g，肉桂 105.6g，柴胡 132g，阳起石 132g，附子（制）105.6g。

【功能与主治】 补肾壮阳，益气健脾。用于肾阳亏虚所致的腰膝酸软，神疲乏力，头晕耳鸣，畏寒肢冷，夜尿频多，遗精等症。

【用法与用量】 口服，一次 2～3 粒，一日 3 次。

【注意】 ①在医生指导下使用。②疗程应不超过 28 天。③忌生、冷食物

【规格】 每粒装 0.3g。

【贮藏】 密封，置阴凉干燥处。

阳和解凝膏

【处方】 鲜牛蒡草 480g（或干品 120g），鲜凤仙透骨草 40g（或干品 10g），生川乌 20g，桂枝 20g，大黄 20g，当归 20g，生草乌 20g，生附子 20g，地龙 20g，僵蚕 20g，赤芍 20g，白芷 20g，白蔹 20g，白及 20g，川芎 10g，续断 10g，防风 10g，荆芥 10g，五灵脂 10g，木香 10g，香橼 10g，陈皮 10g，肉桂 20g，乳香 20g，没药 20g，苏合香 40g，麝香 10g。

【功能与主治】 温阳化湿，消肿散结。用于阴疽，瘰疬未溃，寒湿痹痛。

【用法与用量】 外用，加温软化，贴于患处。

【规格】 每张净重 1.5g，3g，6g，9g。

【贮藏】 密闭，置阴凉干燥处。

腰肾膏

【处方】 肉苁蓉 38g，八角茴香 38g，熟地黄 38g，补骨脂 38g，淫羊藿 38g，蛇床子 38g，牛膝 38g，续断 38g，甘草 38g，杜仲 38g，菟丝子 38g，枸杞子 38g，车前子 38g，小茴香 38g，附子 25g，五味子 25g，乳

香 13g，没药 13g，丁香 13g，锁阳 6g，樟脑 26g，冰片 17g，薄荷油 22g，肉桂油 5g，水杨酸甲酯 43g，枫香脂稠膏 45g，盐酸苯海拉明 10g。

【功能与主治】温肾助阳，强筋壮骨，祛风止痛。用于肾虚性腰膝酸痛，肌肉酸痛，亦可用于夜尿、遗精、早泄、阳痿等症。

【用法与用量】外用，贴于腰部两侧腰眼穴或加贴下关元穴，痛症贴患处。

【规格】6cm×9cm。

【注意】孕妇慎用。

【贮藏】密闭，避光，置阴凉干燥处。

一柱天胶囊

【处方】蚕蛾（制）96g，淫羊藿（羊油炙）96g，巴戟天 72g，熟地黄 96g，山药 48g，山茱萸 36g，枸杞子 48g，菟丝子（蒸）48g，鹿茸 48g，杜仲（炭）48g，当归（炒）36g，肉桂 24g，附子（制）24g，蜈蚣（酒炙）8g，天麻 24g，人参 24g，鹿鞭 8g。

【功能与主治】温补肾阳，填补精血。用于久病体虚，神疲乏力，饮食少进，大便不实，畏寒肢冷，腰膝酸软，阳痿不举患者。

【用法与用量】口服，每次 2 粒，一日 2 次。

【注意】阴虚火旺者慎用。

【规格】每粒装 0.4g。

【贮藏】密封，置阴凉干燥处。

颐和春胶囊（颗粒、口服液）

【处方】人参 75g，川牛膝 50g，狗肾（制）100g，锁阳 100g，鹿茸（去毛）12.5g，淫羊藿 200g，鹿鞭（制）3g，沙参 100g，冰片 2.5g，蛇床子 200g，熟地黄 100g，韭菜子（炒）125g，覆盆子 75g，附子（制）50g，路路通 75g。

【功能与主治】补肾壮阳，健脑强心。用于肾阳虚引起的阳痿、遗精、精冷不孕,腰膝酸软等症。

【用法与用量】 口服,一次 4~5 粒,一日 2 次。

【注意】 阴虚发热型、湿热型患者忌服。

【规格】 每粒装 0.3g。

【贮藏】 密封。

益安回生口服液

【处方】 红参 137.5g,附子(制)150g,肉桂 75g,砂仁 75g,五味子 62.5g,当归 112.5g,白芍 150g,香附 125g,延胡索(醋炙)150g,全蝎 62.5g,丹参 150g,酸枣仁(炒)225g,甘草 125g。

【功能与主治】 温补脾肾,宁心安神,脱毒治疗。主治脾肾阳虚,邪毒扰心证。症见面色㿠白无华,流涕呵欠寒战,腰膝酸软疼痛,食欲不振,舌淡脉弱者。适用于因中断滥用阿片类依赖性药物而出现的戒断综合征。

【用法与用量】 口服,治疗前三天,一次 2~3 支,一日 3 次,从第四天酌情减量,或遵医嘱。

【规格】 每支 10mL。

【贮藏】 密封,置阴凉干燥处。

益肺化痰胶囊

【处方】 熟地 45g,山茱萸(酒蒸)25g,人参 20g,茯苓 17g,山药 25g,苦杏仁(炒)25g,丹参 35g,赤芍 25g,地龙 30g,冬虫夏草 10g,牡丹皮 17g,泽泻 17g,麦冬 17g,五味子(炒)17g,淫羊藿 17g,红花 17g,枸杞子 17g,附子(制)17g,桑寄生 17g,橘红 17g,当归 17g,黄芪 17g,千年健 17g,肉桂 12g,豆蔻 8g,黄芩(酒炒)17g,葶苈子 17g。

【功能与主治】 补肾益肺,活血化痰。适用于肺肾两虚所致的咳嗽,咳痰,气短等症。

【用法与用量】口服,一次5粒,一日3次。

【注意】感冒发烧、气管炎急性发作不宜使用。

【规格】每粒装0.3g。

【贮藏】密封,防潮贮存。

益肾灵胶囊(颗粒)

【处方】枸杞子200g,女贞子300g,附子(制)20g,芡实(炒)300g,车前子100g,补骨脂(炒)200g,覆盆子200g,五味子50g,桑椹200g,沙苑子250g,韭菜子(炒)100g,淫羊藿150g,金樱子200g。

【功能与主治】益肾壮阳。用于肾亏阳痿、早泄、遗精、少精、死精。

【用法与用量】口服,一次3-4粒,一日3次。

【规格】每粒装0.33g。

【贮藏】密封。

益肾消肿丸

【处方】熟地黄1342.7g,地黄386g,山药671.3g,茯苓251.7g,泽泻503.5g,地骨皮235g,女贞子(酒炙)537.1g,五味子(醋炙)134.3g,附子(炙)134.3g,怀牛膝(去头)83.9g,肉桂(去粗皮)134.3g,郁金134.3g,车前子(盐炙)251.7g,蜂蜜(炼)4914g,制成1000丸。

【功能与主治】温补肾阳,化气行水。用于肾阳虚证,症见水肿,腰酸腿软,尿频量少,痰饮喘咳;慢性肾炎见上述证候者。

【用法与用量】口服,一次1丸,一日2次。

【禁忌】孕妇忌服。

【注意事项】服用前应除去蜡皮、塑料球壳;本品不可整丸吞服。

【规格】每丸重9g。

【贮藏】密封。

143. 益心丸（口服液）

【处方】红参 882g，牛角尖粉 294g，蟾酥 147g，冰片 176g，红花 59g，牛黄 353g，附子（制）206g，麝香 59g，三七 382g，安息香 176g，珍珠 206g。

【功能与主治】益气强心，芳香开窍，活血化瘀。用于心绞痛、胸闷、心悸、气促及冠心病、心功能不全见有上述证候者。

【用法与用量】舌下含服或吞服，一次 1~2 丸，一日 1~2 次。

【注意】孕妇忌服，月经期慎用。

【规格】每 10 丸重 0.22g。

【贮藏】密封。

薏辛除湿止痛胶囊

【处方】当归 96g，白芍 120g，白术 120g，薏苡仁 80g，附子（制）64g，桂枝 120g，乌梢蛇 96g，地龙 96g，牛膝 120g，细辛 40g，甘草 40g。

【功能与主治】散寒除湿，活血止痛。用于痹证寒湿闭阻，瘀血阻滞引起的关节疼痛，关节肿胀等症的辅助治疗。

【用法与用量】口服，一次 3 粒，一日 3 次。

【注意】①服药期间防止风、寒、湿刺激及过度劳累、生气等。②建议在医生指导下使用。

【规格】每粒装 0.3g。

【贮藏】密封。

右归胶囊（丸）

【处方】熟地黄 300g，附子（炮附片）75g，肉桂 75g，山药 150g，山茱萸（酒炙）112.5g，菟丝子 150g，鹿角胶 150g，枸杞子 150g，当归 112.5g，杜仲（盐炒）150g。

【功能与主治】温补肾阳，填精止遗。用于肾阳不足，命门火衰，

腰膝酸冷，精神不振，怯寒畏冷，阳痿遗精，大便溏薄，尿频而清。

【用法与用量】 一次4粒，一日3次。

【规格】 每粒0.45g。

【注意】 孕妇禁用。

鱼鳔补肾丸

【处方】 鱼鳔胶（蛤粉炒）120g，枸杞子120g，莲须120g，肉苁蓉120g，巴戟天（盐炙）120g，杜仲（盐炙）120g，当归120g，菟丝子（盐炙）120g，补骨脂（盐炙）90g，茯苓90g，淫羊藿（羊油炙）120g，肉桂60g，沙苑子（盐炙）90g，牛膝（炒）90g，附片（砂炒）60g。

【功能与主治】 壮阳益精。用于肾阳虚弱，肾精亏损所致的头昏、眼花、耳鸣、腰痛膝软、阳痿、早泄、梦遗滑精、不育，宫冷不孕，面色发黑等症。

【用法与用量】 口服，一次1丸，一日2次。

【注意】 伤风感冒者忌用。

【规格】 每丸重9g。

【贮藏】 密封。

玉龙油

【处方】 干姜48g，赤芍48g，天南星16g，草乌16g，川乌16g，附子16g，乳香10.7g，白芷8g，威灵仙8g，细辛6.4g，五倍子2.7g，薄荷油56mL，水杨酸甲酯56mL，樟脑56g，琥珀36g，薄荷脑20g，丁香罗勒油5.6mL，肉桂油3.6mL，八角茴香油3.6mL。

【功能与主治】 驱风祛寒，止痛消瘀。用于风湿骨痛，关节扭伤，肩周炎，腰腿痛，跌打瘀痛，神经痛等。

【用法与用量】 外搽患处，每天4~5次，或湿敷患处或穴位，每隔3~4小时加药油少许，症状消失或基本消失后，继续用药数次，巩固疗效。

【贮藏】密封。

再造丸

【处方】蕲蛇肉20g，全蝎15g，地龙5g，僵蚕（炒）10g，穿山甲（制）10g，豹骨（制）10g，麝香5g，水牛角浓缩粉15g，牛黄2.5g，龟甲（制）10g，朱砂10g，天麻20g，防风20g，羌活20g，白芷20g，川芎20g，葛根15g，麻黄20g，肉桂20g，细辛10g，附子（制）10g，油松节10g，桑寄生20g，骨碎补（炒）10g，威灵仙（酒炒）15g，粉萆薢20g，当归10g，赤芍10g，片姜黄2.5g，血竭7.5g，三七5g，乳香（制）10g，没药（制）10g，人参20g，黄芪20g，白术（炒）18g，茯苓10g，甘草20g，天竺黄10g，何首乌（制）20g，熟地黄20g，玄参20g，黄连20g，大黄20g，化橘红40g，青皮（醋炒）10g，沉香10g，檀香5g，广藿香20g，母丁香10g，冰片2.5g，乌药10g，豆蔻10g，草豆蔻20g，香附（醋炙）10g，两头尖（醋炙）20g，建曲40g，红曲5g。

【功能与主治】祛风化痰，活血通络。用于中风，口眼歪斜，半身不遂，手足麻木，疼痛拘挛，语言謇涩。

【用法与用量】口服，一次1丸，一日2次。

【注意】孕妇禁用。

【规格】每丸重9g。

【贮藏】密封。

赞化鹿茸丸

【处方】鹿茸（去毛）67g，当归54g，酸枣仁（炒）67g，鹿角霜67g，柏子仁67g，熟地黄67g，肉苁蓉67g，鹿角胶67g，黄芪67g，附子（制）14g。

【功能与主治】补气养血，扶肾壮阳，调经祛寒。用于诸虚百损，心肾不交，阳痿不举，疝气腹痛，女子带下，胞寒不育，腰腿酸痛。

【用法与用量】口服，一次1丸，一日2次。

【规格】每丸重9g。

【贮藏】密封。

增力再生丸

【处方】人参70g，黄芪（蜜炙）70g，熟地黄70g，当归（酒洗）70g，白芍70g，川芎70g，白术70g，茯苓70g，薏苡仁50g，鸡血藤50g，钩藤50g，僵蚕50g，防风50g，羌活50g，木瓜50g，牛膝（酒洗）50g，乌药50g，杜仲（盐炒）50g，附子（制）30g，肉桂30g，沉香30g，甘草30g，大枣30g。

【功能与主治】补气养血，舒筋活络。用于气血虚弱，筋骨疼痛，四肢麻木，中风，半身不遂，遗精失血，再障贫血。

【用法与用量】口服，一次1丸，一日2次。

【注意】孕妇慎用。

【规格】每丸重9g。

【贮藏】密封。

镇静艾比洁德瓦尔丸

【处方】附子4g，珍珠4g，荜茇4g，琥珀4g，胡椒（黑）8g，干姜8g，高良姜8g，桂皮8g，大叶补血草8g，欧矢车菊根8g，沉香8g，丁香8g，花椒8g，白及12g，玉竹12g，香青兰12g，西红花2g。

【功能与主治】镇静安神，益心强身，清理败血。用于心神紊乱，癫狂乱言。

【用法与用量】口服，一次4~7g，一日1次；儿童酌减。

【规格】每丸重0.2g。

【贮藏】密闭，防潮。

正骨膏（正骨膏药）

【处方】当归125g，木鳖子125g，党参125g，紫草125g，防风125g，延胡索125g，甘草125g，熟地黄125g，羌活125g，陈皮125g，防己 125g, 赤芍 125g, 枸杞子 125g, 象皮 125g, 杜仲 125g, 川牛膝 125g, 苍术 125g, 人参 125g, 豹骨 125g, 海桐皮 125g, 附子 125g, 天麻 125g, 玉竹 125g, 僵蚕 125g, 白芷 125g, 补骨脂 125g, 白术 125g, 黄芪 125g, 透骨草 125g, 锁阳 125g, 大黄 125g, 远志 125g, 淫羊藿 125g, 独活 125g, 白芍 125g, 续断 125g, 半夏 125g, 狗脊 125g, 首乌 125g, 甘松 125g, 川芎 125g, 龟甲 125g, 石南藤 125g, 粉萆薢 125g, 细辛 125g, 秦艽 125g, 川乌 125g, 干姜 125g, 天南星 125g, 山药 125g, 草乌 125g, 牡丹皮 125g, 泽泻 125g, 木瓜 125g, 红花 125g, 降香 125g, 五加皮 125g, 巴戟天 125g, 地黄 125g, 苏木 125g, 血余炭 125g, 骨碎补 125g, 肉桂 300g, 三七 125g, 肉苁蓉 125g, 没药 125g, 佛手 125g, 白及 125g, 牛黄 15g, 乳香 125g, 穿山甲 125g, 龙骨 125g, 血竭 125g, 地骨皮 125g, 麝香 13g, 儿茶 125g, 鹿茸 125g, 冰片 300g, 珍珠 25g, 木香 125g。

【功能与主治】舒筋接骨，活血止痛。用于筋骨疼痛，跌打损伤，接骨续筋。

【用法与用量】温水洗净患处，再用白酒擦洗。将膏药加温软化，药粉捻匀，贴于患处。贴 5～7 小时取下，隔 1～2 天后再以前法贴之。伤重者可另换膏药贴之。

【注意】孕妇禁用。

【规格】每张净重 38g。

【贮藏】密闭，置阴凉干燥处。

正天胶囊

【处方】钩藤 336g，川芎 303g，麻黄 168g，细辛 168g，附子（制）168g，白芍 201g，羌活 168g，独活 102g，防风 168g，地黄 168g，当归 168g，鸡血藤 507g，桃仁 102g，红花 102g，白芷 168g。

【功能与主治】疏风活血，养血平肝，通络止痛。用于外感风寒、瘀血阻络、血虚失养、肝阳上亢引起的多种头痛，神经性头痛，颈椎病

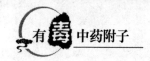

型头痛,经前头痛。

【用法与用量】口服。一次2粒,一日3次。疗程2周,可连续服用2个疗程。

【注意】①用药期间注意血压的监测;②孕妇慎用;③宜饭后服用;④有心脏病史者,用药期间注意监测心律情况。

【规格】每粒装0.45g。

【贮藏】密封,置阴凉干燥处。

止血复脉合剂

【处方】阿胶、附子、川芎、大黄。

【功能与主治】止血祛痰,滋阴复脉。用于上消化道出血量多,症见烦躁或神志淡漠,肢冷,汗出,脉弱无力等症。可作为失血性休克的辅助治疗药物。

【用法与用量】口服,一次20~40mL,一日3~4次,或遵医嘱。治疗失血性休克,开始2小时内服180mL,第3~12小时和12~24小时分别服90~180mL,第二至第七天可根据病情恢复情况,每天给药90~180mL,分数次口服或遵医嘱。

【规格】每支装20mL;每瓶装200mL。

【贮藏】密闭,置阴凉干燥处。

治疝茴香丸

【处方】小茴香(盐炙)100g,北沙参100g,川楝子(炒)100g,木香100g,槟榔50g,附子(制)100g,荜茇100g,茯苓400g。

【功能与主治】温经散寒,消疝止痛。用于寒疝腹痛,睾丸偏坠,阴囊肿胀。

【用法与用量】口服,一次6g,一日2次。

【规格】每40丸重3g。

【贮藏】密闭,防潮。

附录二 已批准上市含附子的中药品种

中风再造丸

【处方】黄芪20g,当归20g,川芎20g,桃仁10g,红花10g,地龙10g,丹参20g,血竭8g,三七25g,乳香(制)10g,没药(制)10g,琥珀10g,牛膝20g,淫羊藿40g,乌梢蛇(去头尾)40g,全蝎5g,僵蚕(炒)10g,穿山甲(烫)20g,狗骨(制)30g,苏合香5g,冰片3.5g,水牛角(浓缩粉)16g,牛黄3.5g,龟甲(醋炙)10g,朱砂10g,天麻20g,钩藤25g,菊花20g,防风20g,羌活10g,白芷20g,麻黄20g,葛根25g,桂枝20g,细辛10g,附子(制)5g,槲寄生25g,骨碎补(烫)10g,威灵仙(酒炒)25g,绵萆薢20g,红参20g,白术(炒)10g,茯苓20g,甘草20g,胆南星20g,天竺黄10g,何首乌(制)20g,熟地黄20g,玄参10g,黄连20g,大黄(酒炙)20g,沉香10g,檀香10g,丁香10g,草豆蔻20g,香附(醋炙)10g。

【功能与主治】舒筋活血,祛风化痰。用于口眼歪邪,言语不清,半身不遂,四肢麻木,风湿,类风湿性关节炎等。

【用法与用量】口服,一次7.5g,一日2次。

【注意】孕妇忌服。

【规格】每45粒重7.5g

【贮藏】密封。

壮阳健威丸(参茸大补丸)

【处方】鹿角胶150g,沉香150g,杜仲(盐水炒)150g,茯苓150g,远志(制)75g,肉桂150g,甘草(蜜炙)75g,山药150g,枸杞子150g,锁阳150g,附子(制)75g,制何首乌150g,黄狗肾150g。

【功能与主治】补肾壮阳,生精益髓。用于阳虚畏寒,腰膝酸痛,阳痿。

【用法与用量】口服,一次1丸,一日1~2次。

【规格】每丸重3g。

【贮藏】密封。

紫丹银屑胶囊

【处方】紫硇砂 200g，决明子 300g，附子（制）300g，干姜 300g，桂枝 150g，白术 150g，白芍 200g，黄芪 300g，丹参 150g，降香 75g，淀粉 150g，制成 1000 粒。

【功能与主治】养血祛风，润燥止痒。用于血虚风燥所致的银屑病。

【用法与用量】口服，一次 4 粒，一日 3 次。

【禁忌】孕妇忌服。

【规格】每粒装 0.5g。

【贮藏】密封。

（中国中医科学院中药研究所叶祖光、张广平）

（中药复方新药开发国家工程研究中心翟建英、张思玉）